TREINAMENTO DE ENFERMAGEM EM UNIDADE DE TERAPIA INTENSIVA

TREINAMENTO DE **ENFERMAGEM EM UNIDADE DE TERAPIA INTENSIVA**

EDITORAS
Camila Lima
Lilia de Souza Nogueira

manole
editora

Produção Editorial: Departamento Editorial da Editora Manole
Projeto gráfico: Departamento de Arte da Editora Manole
Editoração eletrônica: Gilbert Julian da Costa Barbosa
Ilustrações: Luargraf
Capa: Ricardo Yoshiaki Nitta Rodrigues
Ilustração da capa: Freepik

CIP-BRASIL. CATALOGAÇÃO NA PUBLICAÇÃO
SINDICATO NACIONAL DOS EDITORES DE LIVROS, RJ

T722

Treinamento de enfermagem em unidade de terapia intensiva / editoras Camila Lima, Lilia de Souza Nogueira. - 1. ed. - Santana de Parnaíba [SP] : Manole, 2024.
il.

Inclui bibliografia e índice
ISBN 9788520464687

1. Enfermagem - Prática. 2. Técnicos de enfermagem - Treinamento. 3. Enfermagem de tratamento intensivo. I. Lima, Camila. II. Nogueira, Lilia de Souza.

24-88239 CDD: 610.736
CDU: 616-083

Gabriela Faray Ferreira Lopes - Bibliotecária - CRB-7/6643

Edição – 2024

Editora Manole Ltda.
Alameda América, 876
Tamboré – Santana de Parnaíba – SP – Brasil
CEP: 06543315
Fone: (11) 41966000
www.manole.com.br | https://atendimento.manole.com.br/
Impresso no Brasil | *Printed in Brazil*

Dedicatórias

Gostaria de expressar minha profunda gratidão a duas pessoas muito especiais em minha vida: minha filha Isadora Dorado Cagnina e meu marido Alex Ferreira Cagnina. Mesmo diante da minha ausência durante a escrita deste livro, vocês sempre me incentivaram e apoiaram em todos os momentos. Sem o amor e o suporte de vocês, nada disso seria possível. Sou eternamente grata pela inspiração e motivação diária que vocês me proporcionam. Amo vocês!

Com gratidão,
Camila Lima

À minha valiosa família, que sempre está ao meu lado, apoiando-me incondicionalmente e acreditando nos meus sonhos.

É muito amor e gratidão.
Lilia de Souza Nogueira

Agradecimentos

À Profa. Lilia Nogueira, que aceitou o desafio de editar esta obra e contribuiu grandiosamente para o seu sucesso. Ela é um exemplo de profissionalismo e dedicação.

Profa. Dra. Camila Lima

À Profa. Camila Lima, pelo convite e caminhar nesta jornada de muito aprendizado. Expresso meu respeito e admiração pelo seu profissionalismo e competência.

Profa. Dra. Lilia de Souza Nogueira

Aos autores que, com muita sabedoria e dedicação, compartilharam suas experiências e conhecimento. Vocês foram essenciais para a concretização deste livro.
Nosso mais sincero reconhecimento e gratidão.

Profas. Dras. Camila Lima e Lilia de Souza Nogueira

Editoras

Camila Lima
Professora Doutora do Departamento de Enfermagem Médico-cirúrgica da Escola de Enfermagem da Universidade de São Paulo (EEUSP). Bacharelado em Enfermagem. Pós-graduação em Educação em Saúde e Enfermagem em Cardiologia. Especialização e Aprimoramento em Enfermagem em Nefrologia. Mestrado em Ciências da Saúde – Nefrologia. Doutorado em Ciências da Saúde pela Faculdade de Medicina da Universidade de São Paulo (FMUSP). Experiência em Nefrologia e Terapia Intensiva. Orientadora do Programa de Pós-graduação em Enfermagem na Saúde do Adulto (PROESA).

Lilia de Souza Nogueira
Professora Associada do Departamento de Enfermagem Médico-cirúrgica da Escola de Enfermagem da Universidade de São Paulo (EEUSP). Mestre e Doutora em Ciências pela EEUSP. Especialista em Terapia Intensiva pelo Centro Universitário São Camilo (CUSC) e em Cardiologia pela Escola Paulista de Enfermagem da Universidade Federal de São Paulo (EPE-Unifesp). Coordenadora do Programa de Pós-graduação em Enfermagem na Saúde do Adulto (PROESA). Líder do Grupo de Estudos em Trauma – Assistência e Indicadores de Gravidade.

Autores

Aline Nair Biaggio Mota
Graduada em Enfermagem pela Escola de Enfermagem da Universidade de São Paulo (EEUSP). Aprimoramento e Especialização em Enfermagem em Cardiologia pelo Instituto do Coração do Hospital das Clínicas da Faculdade de Medicina da Universidade de São Paulo (InCor-HC-FMUSP). Mestrado e Doutorado em Ciências pelo Programa de Pós-graduação em Enfermagem na Saúde do Adulto (Proesa) da EEUSP. *Clinical Research Associate II* da ICON plc. Experiência nas áreas de Terapia Infusional, Telessaúde, Cardiologia e Pesquisa Clínica.

Ana Carolina Lazarinz
Fisioterapeuta pela Universidade Federal de São Carlos (UFSCar). Especialista em Terapia Intensiva pela Universidade Federal de São Paulo (Unifesp). Doutoranda pela Faculdade de Medicina da Universidade de São Paulo (FMUSP). Fisioterapeuta na Unidade de Terapia Intensiva Adulto do Hospital Israelita Albert Einstein (HIAE).

Camila Lima
Bacharelado em Enfermagem. Pós-graduação em Educação em Saúde e Enfermagem em Cardiologia. Especialização e Aprimoramento em Enfermagem em Nefrologia. Mestrado em Ciências da Saúde – Nefrologia. Doutorado em Ciências da Saúde pela Faculdade de Medicina da Universidade de São Paulo (FMUSP). Experiência em Nefrologia e Terapia Intensiva. Professora Doutora do Departamento de Enfermagem Médico-cirúrgica da Escola de Enfermagem da Universidade de São Paulo (EEUSP).

Daniela de Paula Coelho
Graduada em Enfermagem pelo Centro Universitário São Camilo. Especialista em Gestão da Saúde, Gestão da Qualidade e Segurança do Paciente, Docência para o Ensino Técnico e Superior em Enfermagem e Unidade de Terapia Intensiva Adulto. Mestre em Ciências da Saúde pela Escola de Enfermagem da Universidade de São Paulo (EE-USP) e Doutoranda no Programa de Pós-graduação em Psicobiologia pela Universidade Federal de São Paulo (Unifesp). Instrutora de *Mindfulness* pelo Centro Mente Aberta (Unifesp). Possui experiência na assistência aos pacientes críticos, docência e qualidade hospitalar. Desenvolve pesquisas nas áreas de estresse ocupacional, qualidade de vida no trabalho e *Mindfulness* pelo Grupo de Pesquisa de Práticas Integrativas e Complementares (GEPICs) da USP e pelo Grupo Mente Aberta de pesquisas em *Mindfulness* (Unifesp).

Daniella Pires Nunes
Graduada em Enfermagem pela Faculdade de Enfermagem da Universidade Federal de Goiás (UFG). Mestre e Doutora em Ciências da Saúde pela Universidade de São Paulo (USP). Livre-docente pela Universidade Estadual de Campinas (Unicamp). Professora Associada da Área de Enfermagem Médico-cirúrgica da Faculdade de Enfermagem (FEnf) da Unicamp. Orientadora do Programa de Pós-graduação em Enfermagem e da Gerontologia da Unicamp. Líder do Grupo de Pesquisa em Tecnologias e Cuidado no Envelhecimento (GPTCEn). Coordenadora da Extensão da FEnf-Unicamp.

Danilo Batista de Almeida
Mestre em Enfermagem pela Faculdade Israelita de Ciências da Saúde Albert Einstein (FICSAE). Especialista no Cuidado ao Paciente Crítico pelo Hospital Sírio-Libanês (HSL) e em Oxigenação por Membrana Extracorpórea (ECMO) pela *Extracorporeal Life Support Organization* (ELSO). Enfermeiro na Unidade de Terapia Intensiva Adulto (UTIA) do Hospital Israelita Albert Einstein (HIAE).

Danton Matheus de Souza
Graduado em Enfermagem pela Escola de Enfermagem da Universidade de São Paulo (EEUSP). Especialista em Saúde da Criança e do Adolescente pela EEUSP. Atuação no Hospital das Clínicas da Faculdade de Medicina da Universidade de São Paulo (HC-FMUSP). Pesquisador na temática de Desafios da Assistência à Criança Gravemente Enferma, com enfoque na Dor Total e Controle de Sintomas. Experiência prática na Assistência à Criança Gravemente Enferma em Pronto-Socorro Infantil, Unidade de Terapia Intensiva Neonatal e Pediátrica (UTINP), Unidade de Internação Pediátrica (UIP), Unidade de Dor e Cuidados Paliativos Pediátricos, e às Crianças Hígidas em Unidade Básica de Saúde (UBS).

Eduardo Tavares Gomes
Graduado em Enfermagem. Mestre em Enfermagem pelo Programa Associado de pós-graduação em Enfermagem (PAPGEnf) da Universidade de Pernambuco (UPE) e da Universidade Estadual da Paraíba (UEPB). Doutor em Ciências pelo Programa de Pós-graduação em Enfermagem em Saúde do Adulto (Proesa) da Escola de Enfermagem da Universidade de São Paulo (EEUSP). Especialista em Enfermagem em Cardiologia pelo Programa de Residência de Enfermagem do Pronto-Socorro Cardiológico de Pernambuco Professor Luiz Tavares (Procape), em Suporte Avançado de Vida pela Faculdade de Enfermagem Nossa Senhora das Graças (FENSG) da Universidade de Pernambuco (UPE) e em Enfermagem em Centro Cirúrgico, Centro Material e Esterilização (CME) e Recuperação Pós-anestésica (RPA) pela Universidade Estácio de Sá. *Fellow* pelo *Evidence-Based Clinical Fellowship Program* pelo Instituto Joanna Briggs (JBI), Brasil. Membro da Associação Brasileira de Enfermeiros de Centro Cirúrgico, Recuperação Anestésica e Central de Material e Esterilização (Sobecc) e da Associação Brasileira de Enfermagem em Terapia Intensiva (Abenti). Enfermeiro Assistencial da Unidade Coronariana do Hospital das Clínicas da Universidade Federal de Minas Gerais (UFMG) – Empresa Brasileira de Serviços Hospitalares (EBSERH). Membro do Grupo de Pesquisa Prática Pedagógica no Ensino Superior de Enfermagem e no Cuidado à Saúde do Adulto e do Idoso (Prapec).

Eduesley Santana Santos
Graduado em Enfermagem com Bacharelado pela Universidade Federal de Sergipe (UFS). Aprimoramento e Especialização em Enfermagem em Cardiologia no Instituto do Coração do Hospital das Clínicas

da Faculdade de Medicina da Universidade de São Paulo (InCor-HC-FMUSP). Doutor em Ciências pelo InCor-HC-FMUSP na Área de Concentração da Cardiologia. Estágio Pós-doutoral pela Faculdade de Medicina da Universidade de São Paulo (FMUSP). Professor Adjunto II da Universidade Federal de Sergipe (UFS).

Ellen Catarine Cabianchi

Bacharelado em Enfermagem pelo Centro Universitário Ingá (Uningá). Mestrado em Gestão, Tecnologias e Inovação em Urgência e Emergência pela Universidade Estadual de Maringá (UEM). Áreas de atuação: Doação de Órgãos e Tecidos para Transplantes, Urgência e Emergência, Humanização da Assistência de Enfermagem e Acolhimento Familiar. Enfermeira do Serviço de Doação de Órgãos e Tecidos para Transplantes do Hospital Universitário Regional de Maringá (HUM) da Universidade Estadual de Maringá (UEM).

Eloiza de Oliveira Silva

Enfermeira. Mestre e Doutoranda em Ciências da Saúde na Escola de Enfermagem da Universidade de São Paulo (EEUSP). Professora Instrutora da Faculdade de Ciências Médicas da Santa Casa de São Paulo (FCMSCSP).

Érica Almeida Carvalho Peixoto

Enfermeira pela Escola Bahiana de Medicina e Saúde Pública (EBMSP). Mestre em Enfermagem pela Faculdade Israelita de Ciências da Saúde Albert Einstein (FICSAE).

Evandro de Senna Silva

Mestre e Doutor em Cuidados Críticos. Especialista em Emergência pelo Centro Universitário São Camilo (CUSC) e em Cardiologia pela Universidade Federal de São Paulo (Unifesp). Supervisor das Unidades de Terapia Intensiva (UTI) Clínicas e Cirúrgicas do Hospital das Clínicas da Faculdade de Medicina da Universidade de São Paulo (HC-FMUSP). Membro Efetivo da *Latin American Emergency Collegium*, Estados Unidos.

Fabíola Mika Tanabe

Graduada em Enfermagem pela Escola de Enfermagem da Universidade de São Paulo (EEUSP). Especialista em Cuidados Intensivos pelo Programa de Residência Multiprofissional da Universidade Federal de São Paulo (Unifesp). Mestre em Ciências pelo Programa de Pós-graduação em Enfermagem da Escola Paulista de Enfermagem da Unifesp (EPE-Unifesp). Analista de Informações Assistenciais Sênior no Hospital Sírio-Libanês (HSL). Coordenadora do Programa de Residência Uniprofissional de Urgência e Emergência do HSL.

Firmino Ferreira Haag

Coordenador Médico do Projeto TeleUTI do Hospital das Clínicas da Faculdade de Medicina da Universidade de São Paulo (HC-FMUSP). Supervisor de equipe técnica de saúde da Unidade de Terapia Intensiva (UTI) Adulto. Diretor Clínico do Hospital Geral São Mateus (HGSM) – Secretaria de Estado da Saúde. Médico Especialista Titular em Clínica Médica pela Sociedade Brasileira de Clínica Médica (SBCM), em Cardiologia pela Sociedade Brasileira de Cardiologia (SBC), em Medicina Intensiva pela Associação de Medicina Intensiva Brasileira (AMIB), em Medicina de Urgência pela SBCM e Medicina de Emergência pela Associação Brasileira de Medicina Diagnóstica (Abramede). Pós-graduado em Gestão de Saúde (MBA) pela Fundação Getulio Vargas (FGV).

Flávia de Oliveira Motta Maia

Graduada em Enfermagem pela Escola de Enfermagem da Universidade de São Paulo (EEUSP). Mestre, Doutora e Pós-doutora em Ciências da Saúde na Área de Saúde do

Adulto e Idoso. Professora Doutora da Área de Fundamentos de Enfermagem da Faculdade de Enfermagem da Universidade Estadual de Campinas (FEnf-Unicamp). Orientadora do Programa de Pós-graduação em Enfermagem da FEnf-Unicamp – Cuidado e Inovação Tecnológica em Saúde e Enfermagem. Líder do Grupo de Pesquisa em Tecnologias e Cuidado no Envelhecimento (GPTCEn). *Core staff* do Centro Brasileiro para o Cuidado à Saúde Baseado em Evidências (CBSBE): Centro de Excelência do Instituto Joanna Briggs (JBI) e treinadora habilitada pelo JBI para os cursos *Comprehensive Systematic Review Training Program* e *Evidence Implementation Training Program*. Coordenadora do Núcleo de Avaliação de Tecnologias em Saúde do Hospital de Clínicas da Unicamp (HC-Unicamp).

Frederico José Araújo Medeiros
Médico formado pela Universidade Federal da Paraíba (UFPB). Especialista em Medicina Intensiva. Mestre em Terapia Intensiva. Doutor em Gestão Estratégica em Terapia Intensiva. Médico intensivista da Unidade de Terapia Intensiva (UTI) do Complexo de Doenças Infectocontagiosas Clementino Fraga. Médico intensivista da UTI de Doenças Infectocontagiosas do Hospital Correia Picanço.

Gustavo Niankowski Saliba
Médico Cirurgião do Programa de Transplante Pulmonar do Hospital Israelita Albert Einstein (HIAE). Médico Intensivista do Departamento de Pacientes Graves do HIAE. Médico do Time de Oxigenação por Membrana Extracorporal (ECMO) do HIAE.

Igor Smolentzov
Médico Nefrologista Assistente do Grupo de Injúria Renal Aguda do Hospital das Clínicas da Faculdade de Medicina da Universidade de São Paulo (HC-FMUSP).

Joathan Borges Ribeiro
Bacharel em Enfermagem pela Universidade Tiradentes. Mestre e Doutorando em Ciências pelo Programa de Pós-graduação em Enfermagem na Saúde do Adulto (PROESA) da Escola de Enfermagem da Universidade de São Paulo (EEUSP). Titulado em Terapia Intensiva (TENTI-AD) pela Associação Brasileira de Enfermagem em Terapia Intensiva (ABENTI), à qual é associado com vinculação à Associação de Medicina Intensiva Brasileira (AMIB). Especialista em Cuidado ao Paciente Crítico na modalidade Residência em Enfermagem e em Gestão da Qualidade em Saúde e Segurança do Paciente, ambas pelo Instituto de Ensino e Pesquisa Sírio-Libanês. Docência em Enfermagem na Faculdade Venda Nova do Imigrante (Faveni). Membro da Diretoria do Grupo Inova AMIB gestão 2024/2025. Representante das UTIs no Conselho de Enfermagem Noturno do Hospital Sírio-Libanês. Membro do Núcleo de Investigação em Cuidado no Envelhecimento e Enfermagem em Terapia Intensiva da EEUSP – Conselho Nacional de Desenvolvimento Científico e Tecnológico (CNPq). Enfermeiro Assistencial da Unidade de Terapia Intensiva (UTI) Geral Adulto do Hospital Sírio-Libanês (HSL). Tutor do Programa de Residência Multiprofissional em Emergências Clínicas e Trauma da Universidade Santo Amaro (Unisa).

Julia Sumie Nakaima Fugita
Farmacêutica. Especialização em Farmácia Clínica no Cuidado ao Paciente Crítico pelo Hospital Sírio-Libanês (HSL). Residência Multiprofissional em Prevenção e Terapêutica Cardiovascular pelo Instituto do Coração do Hospital das Clínicas da Faculdade de Medicina da Universidade de São Paulo (InCor-HC-FMUSP). Estágio no Centro Hospitalar Universitário do Porto – Portugal. Programa de Aprimoramento Profissional em Farmácia Hospitalar e Clínica

pelo InCor. Farmacêutica clínica no InCor, atuando na Unidade Coronariana.

Lucas Spadoni Tavares

Graduação em Fisioterapia pela Universidade Metodista de São Paulo (Umesp). Especialista em Fisioterapia Hospitalar pela Faculdade de Medicina da Universidade de São Paulo (FMUSP). Mestre em Fisioterapia pela Universidade Cidade de São Paulo (Unicid).

Luciana Ogawa

Graduada em Enfermagem pela Escola de Enfermagem da Universidade de São Paulo (EEUSP). Especialista em Enfermagem Obstétrica pela Universidade São Camilo. Mestre em Ciências pela EEUSP. *Core Staff* do Centro Brasileiro para o Cuidado à Saúde Baseado em Evidências: Centro de Excelência do JBI (JBI Brasil). Membro do Núcleo de Enfermagem Baseada de Evidências (NUEBE) do Hospital Universitário da Universidade de São Paulo (HU-USP). Enfermeira Assistencial do Centro Obstétrico do HU-USP.

Luciana Severo Brandão

Enfermeira Intensivista da Unidade de Terapia Intensiva (UTI) de Gastroenterologia do Instituto Central do Hospital das Clínicas da Faculdade de Medicina da Universidade de São Paulo (IC-HC-FMUSP). Especialista em Terapia Intensiva pela Universidade das Faculdades Metropolitanas Unidas (FMU). Especialista em Acesso Vascular e Terapia Infusional pelo Instituto Israelita de Ensino e Pesquisa Albert Einstein. Membro do Grupo de Estudos e Boas Práticas em Terapia Infusional do IC-HC--FMUSP.

Luciana Soares Costa Santos

Enfermeira. Bacharelado e Licenciatura pela Universidade Federal de São Carlos (UFSCar). Especialista em Enfermagem em Unidade de Terapia Intensiva (UTI) pela Faculdade de Medicina da Universidade de São Paulo (FMUSP). Educação em Saúde pela FMUSP e Enfermagem Cirúrgica pela Universidade Federal de São Paulo (Unifesp). Mestre em Enfermagem pela Universidade Estadual de Campinas (Unicamp). Doutora em Ciências pela Escola de Enfermagem da Universidade de São Paulo (EEUSP). Docente da Graduação e Pós-graduação da Faculdade de Ciências Médicas da Santa Casa de São Paulo (FCMSCSP). Coordenadora do Curso de Pós-graduação em Cardiologia e Hemodinâmica da FCMSCSP. Coordenadora Administrativa do curso de Pós-graduação de Enfermagem em Estomaterapia da FCMSCSP. Supervisora Técnica do Curso de Pós-graduação de Enfermagem em Clínica Médica e Cirúrgica da FCMSCSP. Supervisora Técnica do Curso de Pós-graduação de Gerontologia. Coordenadora da Liga de Enfermagem na Assistência ao Paciente Crítico (LEAP) e Liga de Enfermagem na Assistência Pré-hospitalar/Trauma da FCMSCSP. Experiência na área de Enfermagem com ênfase em Saúde do Adulto Clínico e Cirúrgico, atuando nos temas: Processo de Enfermagem, Doenças Crônicas Não Transmissíveis, Terapia Intensiva e Emergência.

Marcelo José dos Santos

Professor Associado do Departamento de Orientação Profissional da Escola de Enfermagem da Universidade de São Paulo (EEUSP).

Márcia Epifanio Novais Pizze

Enfermeira formada pela Universidade Bandeirante de São Paulo (Uni-Ban). Especialização em Gerenciamento de Enfermagem pelo Centro Universitário São Camilo (CUSC). Especialização em Cuidados Paliativos pelo Programa de Residência Multiprofissional em Saúde do Idoso em Cuidados Paliativos pela Faculdade de Medicina de São Paulo Hospital das Clínicas (FMUSP).

Maria Carolina Barbosa Teixeira Lopes
Enfermeira. Especialista em Enfermagem em Emergência pela Escola Paulista de Enfermagem (EPE) da Universidade Federal de São Paulo (Unifesp). Mestre e Doutora em Ciências pelo Programa de Pós-graduação em Enfermagem da EPE-Unifesp. Professora Adjunta da Disciplina de Enfermagem em Cuidados Intensivos e Emergência do Departamento de Enfermagem Clínica e Cirúrgica da EPE-Unifesp.

Maria de Fátima Fernandes Vattimo
Enfermeira. Mestrado e Doutorado em Fisiologia Renal na Universidade Federal de São Paulo (Unifesp). Pós-doutorado na *Indiana University Purdue University*, Indianapolis, Estados Unidos. Professora Titular da Escola de Enfermagem da Universidade de São Paulo (EEUSP).

Maria de Jesus Castro Sousa Harada
Graduada em Enfermagem pela Universidade de Fortaleza (Unifor). Mestre em Enfermagem pela Escola Paulista de Medicina da Universidade Federal de São Paulo (EPM-Unifesp). Doutora em Enfermagem pela EPM-Unifesp. Tem experiência na área de Enfermagem, com ênfase em Segurança do Paciente, Enfermagem Pediátrica e Terapia Intravenosa. Professora Aposentada da EPM-Unifesp.

Mariana Bucci Sanches
Enfermeira Graduada pela Famerp. Mestre em Ciências da Saúde. Especialista em Cuidados à Pessoa com Dor pelo Hospital Sírio-Libanês (HSL). Aperfeiçoamento em Processos Educacionais em Saúde pelo HSL. Especialista em Enfermagem em Terapia Intensiva pela Faculdade de Medicina de São José do Rio Preto (Famerp). Enfermeira do Serviço de Tratamento da Dor do HSL.

Mariana de Freitas Grassi
Enfermeira. Mestre e Doutora em Enfermagem pela Universidade Estadual Paulista Júlio de Mesquita Filho (Unesp). Especialista em Nefrologia pelo Hospital das Clínicas da Faculdade de Medicina da Universidade de São Paulo (HC-FMUSP). Especialista em Gestão em Saúde e Terapia Intensiva pela Universidade Federal de São Paulo (Unifesp).

Marina de Góes Salvetti
Enfermeira. Aprimoramento em Terapia Cognitivo-Comportamental pelo Instituto de Psiquiatria da Faculdade de Medicina da Universidade de São Paulo (IPq-FMUSP). Mestrado e Doutorado em Ciências pelo Programa de Pós-graduação em Enfermagem na Saúde do Adulto (Proesa-EEUSP). Pós-doutorado em Enfermagem pela Universidade Federal do Rio Grande do Norte (UFRN). Professora Associada do Departamento de Enfermagem Médico-cirúrgica da Escola de Enfermagem da Universidade de São Paulo (EEUSP).

Mateus Ettori Cardoso
Graduado em Medicina pela Universidade do Vale do Sapucaí (Univas). Residência em Infectologia pelo Centro Universitário de Saúde do ABC. Experiência em diversos níveis de atenção, como enfermaria, serviço de controle de infecção hospitalar e ambulatório. Médico Assistente no Centro de Referência e Treinamento DST/AIDS e Mestrando no Instituto Clemente Ferreira.

Nadja Roberta Melo Cury
Graduação em Medicina e Residência em Clínica Médica pela Universidade Nova Iguaçu (Unig). Residência em Terapia Intensiva pela Associação de Medicina Intensiva Brasileira (Amib). Especialização em Terapia Intensiva pela Amib, em Endocrinologia pela Faculdade Centro Brasileiro de Pós-gradua-

ções (Cenbrap) e Instituto de Pesquisa e Ensino Médico (IPEMED). Coordenadora da Maternidade Mogimmater e Médica Plantonista em Unidade de Terapia Intensiva (UTI) do Hospital de Clínicas Luzia.

Nórthon Roberto Ferreira de Mendonça

Psicólogo pela Universidade Federal de Alagoas (UFAL). Especialista em Terapias Cognitivo-Comportamentais pela Faculdade de Ensino Regional Alternativa (Fera). Especialista em *Mindfulness* e Promoção de Saúde pelo Centro Brasileiro de *Mindfulness* e Promoção da Saúde – Mente Aberta da Universidade Federal de São Paulo (Mente Aberta/Unifesp). Instrutor de *Mindfulness* pelo Mente Aberta/Unifesp. Mestre e Doutorando em Psicologia Cognitiva pela Universidade Federal de Pernambuco (UFPE). Desenvolve pesquisas sobre *Mindfulness*, Regulação Emocional, Avaliação Psicológica e Inteligência Emocional no Núcleo de Estudos em Avaliação Psicológica (Neap) da UFPE e no Grupo Mente Aberta de Pesquisas em *Mindfulness* (Unifesp).

Patrícia Ana Paiva Corrêa Pinheiro

Enfermeira. Especialização e Aprimoramento em Cardiologia pelo Instituto do Coração do Hospital das Clínicas da Faculdade de Medicina da Universidade de São Paulo (InCor-HC-FMUSP). Especialização em Unidade de Terapia Intensiva (UTI) pela Associação Brasileira de Enfermagem em Terapia Intensiva (Abenti). Especialização em Administração nos Serviços de Saúde pela Faculdade de Saúde Pública da Universidade de São Paulo (FSPUSP). *Clinical Fellowship* do Instituto Joanna Briggs (JBI). Mestrado em Ciências pelo Programa de Pós-graduação em Enfermagem na Saúde do Adulto (Proesa) da Escola de Enfermagem da USP (EEUSP). Enfermeira Chefe das UTIs das Clínicas do InCor-HC-FMUSP. Instrutora de Suporte Básico de Vida e Suporte Avançado de Vida em Cardiologia do InCor, Centro de Treinamento da *American Heart Association* (AHA). Membro do Grupo de Pesquisa Prática Pedagógica no Ensino Superior de Enfermagem e no Cuidado à Saúde do Adulto e do Idoso (Prapec).

Paula Lage Pasqualucci

Médica Pediatra. Graduação em Medicina pela Faculdade de Medicina do ABC (FMABC). Especialização em Pediatria pela Faculdade de Medicina da Universidade de São Paulo (FMUSP) e pela Sociedade Brasileira de Pediatria (SBP). Doutoranda pelo Departamento de Pediatria da FMUSP. Coordenadora Clínica da Unidade de Pediatria Integrativa do Departamento de Pediatria da FMUSP. Formação em Fundamentos de *Mindfulness* pelo Instituto de Psiquiatria da FMUSP e *Mindfulness* para crianças e adolescentes pelo Eline Snel Method. Coautora do Programa *Be Mindfu*l (Programa Be.M) para promoção de saúde mental para pacientes pediátricos com doenças crônicas. Em formação em Psicanálise com Crianças pelo Instituto Sedes Sapientiae.

Paulo Carlos Garcia

Graduado em Enfermagem pela Escola de Enfermagem da Universidade de São Paulo (EEUSP). Especialista em Cuidados de Enfermagem em Terapia Intensiva de Adultos, Mestre e Doutor em Ciências pela EEUSP. Licenciado em Enfermagem pela EEUSP e Faculdade de Educação da Universidade de São Paulo. Pós-doutorando do *The Marjory Gordon Program for Clinical Reasoning and Knowledge Development at the William F. Connell School of Nursing do Boston College*. *Adjunt staff* do Centro Brasileiro para o Cuidado à Saúde Baseado em Evidências: Centro de Excelência do JBI (JBI Brasil). Coordenador do Núcleo de

Enfermagem Baseado em Evidências (NUEBE) do Hospital Universitário da Universidade de São Paulo (HU-USP) e Chefe Técnico da Divisão de Enfermagem Cirúrgica do Departamento de Enfermagem (DE) do HU-USP.

Rafael Rodrigo da Silva Pimentel
Doutorando Direto do Programa de Pós-graduação em Gerenciamento em Enfermagem da Escola de Enfermagem da Universidade de São Paulo (EEUSP). Especialista na modalidade residência em Gerência de Serviços de Enfermagem na Universidade Estadual de Londrina (UEL).

Ramon Antônio Oliveira
Enfermeiro e Especialista em Cuidados de Enfermagem em Alta-Complexidade pela Pontifícia Universidade Católica de Minas Gerais (PUC Minas). Mestre e Doutor em Ciências pela Escola de Enfermagem da Universidade de São Paulo (EEUSP) com estágio de Pesquisa na *The University of Nottingham* – Reino Unido. Professor Doutor do Departamento de Enfermagem Médico-Cirúrgica da EEUSP

Renata Eloah de Lucena Ferretti-Rebustini
Enfermeira pela Escola Paulista de Enfermagem da Universidade Federal de São Paulo (EPE-Unifesp). Especialista em Enfermagem Geriátrica e Gerontológica pela EPE-Unifesp, em Gerontologia pela Sociedade Brasileira de Geriatria e Gerontologia (SBGG) e em Cardiologia pelo Centro Universitário São Camilo. Doutora em Ciências pela Faculdade de Medicina da Universidade de São Paulo (FMUSP). Pós-doutora em Psicometria pelo Laboratório de Métodos Psicométricos e Experimentais da Universidade de Quebec, Canada. Livre-docente pela Escola de Enfermagem da Universidade de São Paulo (EEUSP). Professora Associada do Departamento de Enfermagem Médico-cirúrgica da EEUSP. Pesquisadora do Laboratório de Investigação Médica em Envelhecimento da Faculdade de Medicina da USP e do Instituto de Estudos Avançados da USP. Líder do Grupo de Pesquisa em Enfermagem em Terapia Intensiva e Cuidado no Envelhecimento da EEUSP/CNPq. Membro do Comitê de Boas Práticas Científicas da Pró-reitoria de Pesquisa e Inovação da USP.

Rennan Martins Ribeiro
Consultor Clinico. Título de Especialista em Terapia Intensiva Adulto pela Associação Brasileira de Enfermagem em Terapia Intensiva (Abenti). Especialista em Enfermagem em Neurologia pela Universidade Federal de São Paulo (Unifesp). Membro da Diretoria da Abenti & Associação Brasileira de Enfermagem em Neurologia e Neurocirurgia (Abeneuro). *Chair of Nursing Leadership Section* na *Neurocritical Care Society*.

Ricardo Tavares de Carvalho
Médico Cardiologista, Intensivista com área de atuação em Medicina Paliativa. Professor Livre-docente pela Faculdade de Medicina da Universidade de São Paulo (FMUSP). Coordenador do Núcleo Técnico Científico em Cuidados Paliativos do Hospital das Clínicas (HC) da FMUSP. Supervisor do Programa de Residência de Medicina Paliativa e Coordenador Técnico do Programa de Residência Multiprofissional de Cuidados Paliativos do HC-FMUSP. Diretor do Instituto Paliar.

Rita de Cássia Almeida Vieira
Docente do Departamento de Enfermagem da Universidade Federal de Sergipe (UFS) – Campus Lagarto. Graduação em Enfermagem e Licenciatura em Enfermagem pela UFS. Mestre em Ciências da Saúde pela UFS.

Doutora em Ciências da Saúde e Pós-doutorado pela Escola de Enfermagem da Universidade de São Paulo (EEUSP). *Postdoctoral Research Fellow* pelo Programa de Neuropsiquiatria da *University of British Columbia*. Atuou como Enfermeira Assistencial e Professora Contratada da EEUSP. Líder do Grupo de Estudos em Neurotrauma e Neurointensivismo da UFS. Vice-líder do Grupo Interdisciplinar de Cuidados Críticos da UFS. Membro do Grupo de Pesquisa em Assistência e Indicadores de Gravidade da EEUSP. Como linha de pesquisa, enfoca o cuidar do doente adulto grave com afecções neurológicas agudas e crônicas, aplicação prática de índices de gravidade e indicadores prognósticos após trauma, recuperação funcional, qualidade de vida, alterações comportamentais, sintomas psiquiátricos e desfechos após o trauma cranioencefálico.

Rita Tiziana Polastrini

Enfermeira Pediatra, atuando na Unidade de Dor e Cuidados Paliativos do Instituto da Criança e do Adolescente do Hospital das Clínicas da Faculdade de Medicina da Universidade de São Paulo (ICr-HC-FMUSP). Coordenadora Administrativa da Unidade de Pediatria Integrativa do Departamento de Pediatria da FMUSP. Especialista em Administração Hospitalar pela Faculdade de Saúde Pública da USP (FSP-USP). Diplomada em Cuidados Paliativos pela Universidade Del Salvador em Buenos Aires, com chancela de Oxford-UK. Certificado de Capacitador do EPEC Latino em Pediatria pelo *Boston Children's Hospital* e *Dana-Farber Cancer Institute*.

Rosane Almeida de Freitas

Enfermeira. Coordenadora do Serviço de Doação de Órgãos e Tecidos para Transplantes do Hospital Universitário de Maringá (HUM) da Universidade Estadual de Maringá (UEM). Pós-doutoranda na Escola de Enfermagem da Universidade de São Paulo (EEUSP) em Gerenciamento de Ações e Serviços de Enfermagem e Saúde. Doutorado e Mestrado em Ciências da Saúde pela UEM. Pós-graduação em Viabilidade Tecidual pela UEM e Formação Pedagógica na Área de Educação em Saúde: Enfermagem pela Escola Nacional de Saúde Pública Sergio Arouca (ENSP)/Fundação Oswaldo Cruz (Fiocruz). Bacharelado em Enfermagem pela UEM. Áreas de atuação: doação de órgãos e tecidos para transplantes, urgência e emergência, humanização da assistência de enfermagem e acolhimento familiar.

Solange Diccini

Enfermeira. Doutora em Ciências pela Universidade Federal de São Paulo (Unifesp). Professora Associada aposentada da Escola Paulista de Enfermagem (EPE) da Unifesp. Coordenadora Clínica de *brain4care*. Presidente da Associação Brasileira de Enfermagem em Neurologia e Neurocirurgia (Abeneuro) (2022-2024).

Suely Sueko Viski Zanei

Enfermeira Especialista em Cuidados Intensivos pela Escola de Enfermagem da Universidade de São Paulo (EEUSP). Mestrado em Enfermagem Fundamental pela EEUSP. Doutorado em Saúde do Adulto pela EEUSP. Enfermeira/Professora do Departamento de Enfermagem. Graduação e Especialização em Enfermagem – área de Cuidados Intensivos e Emergência pela Universidade Federal de São Paulo (Unifesp). Docente da Disciplina de Enfermagem em Cuidados Intensivos e Emergência na Escola Paulista de Enfermagem (EPE) da Unifesp. Coordenadora do Programa de Residência Multidisciplinar em Cuidados Intensivos da Unifesp.

Vanessa de Brito Poveda

Graduação em Enfermagem. Mestrado, Doutorado, Pós-doutorado e Livre-docência pela Universidade de São Paulo (USP).

Professora Associada do Departamento de Enfermagem Médico-Cirúrgica da Escola de Enfermagem da Universidade de São Paulo (EEUSP). Presidente da Comissão de Pós-Graduação da EESUP.

Vanessa Yukie Kita

Enfermeira. Especialista em Enfermagem em Cuidados Intensivos pela Escola Paulista de Enfermagem da Universidade Federal de São Paulo (EPE-Unifesp). Mestre em Ciências pelo Programa de Pós-graduação em Enfermagem pela EPE-Unifesp. Enfermeira da Disciplina de Enfermagem em Cuidados Intensivos e Emergência – Departamento de Enfermagem Clínica e Cirúrgica da EPE-Unifesp.

Vilanice Alves de Araújo Püschel

Enfermeira. Mestrado, Doutorado e Livre-docência pela Universidade de São Paulo (USP). Professora Titular do Departamento de Enfermagem Médico-cirúrgica da Escola de Enfermagem da Universidade de São Paulo (EEUSP). Experiência na área de ensino de Enfermagem e na Assistência de Enfermagem na Saúde do Adulto e do Idoso. Desenvolve pesquisas relacionadas à educação em Enfermagem, a programas educativos voltados às doenças crônicas e à prática baseada em evidências. Diretora da EEUSP (Gestão 2023-2027). Diretora do Centro Brasileiro para o Cuidado à Saúde Baseado em Evidências: Centro de Excelência do JBI sediado na EEUSP. Coordenadora e Instrutora do *JBI Evidence Implementation Training Program* (Curso de Implementação de Evidências em Saúde) e do *Comprehensive Systematic Review Training Program* (Curso Revisão Sistemática da Literatura). Membro da *Implementation Science and Synthesis Network of the Americas* (ISSNA). Ex-presidente da Associação Brasileira de Enfermagem – Seção São Paulo (ABEn-SP), Gestão 2020-2022. Coordenadora emérita da *Red Iberoamericana de Investigación en Educación en Enfermería* (RIIEE), no Brasil. Orientadora de Mestrado e Doutorado no Programa de Pós-graduação em Enfermagem na Saúde do Adulto (Proesa) da EEUSP e Supervisora de Pós-doutorado. Líder do grupo de pesquisa Prática Pedagógica no Ensino Superior de Enfermagem e no Cuidado à Saúde do Adulto e do Idoso (Prapec).

Sumário

Apresentação

Caro(a) leitor(a),

Apresentamos o livro *Treinamento de Enfermagem em Unidade de Terapia Intensiva*, uma obra composta por casos reais vivenciados por enfermeiros renomados na área de cuidados críticos, em colaboração com outros profissionais que compõem a equipe multidisciplinar da Unidade de Terapia Intensiva (UTI). O público-alvo deste livro são estudantes de enfermagem e enfermeiros que desejam aprimorar seus conhecimentos na área de cuidados críticos.

O livro apresenta temas relevantes e atuais como a doença pelo coronavírus 2019 (covid-19), as práticas integrativas e complementares, o paciente crítico crônico, a terapia de oxigenação por membrana extracorpórea (ECMO) e o cuidado a quem cuida, entre outros, distribuídos em 17 capítulos.

Cada capítulo apresenta um estudo de caso real, com desfecho positivo ou negativo, que possibilita ao leitor vivenciar situações comuns e reais que acontecem na prática clínica no contexto da terapia intensiva. A estruturação do estudo de caso inclui problematização e, em alguns, um dilema, estimulando o raciocínio clínico do leitor pautado em evidências científicas. Além disso, é abordado o papel da enfermagem com aplicação do processo de enfermagem, conforme o caso apresentado.

O livro traz uma abordagem diferenciada ao utilizar metodologias ativas como *storyboard*, mapa mental, figuras e infográficos que proporcionam um aprendizado fluido e prático. Ao final de cada capítulo, o leitor tem a possibilidade de praticar os conceitos apresentados por meio de exercícios de fixação, incluindo palavras cruzadas e caça-palavras. Acreditamos que a abordagem utilizada na elaboração da obra é uma ferramenta útil para o aprendizado e um dos diferenciais deste livro.

Ressaltamos que a proposta do livro surgiu porque entendemos que um trabalho envolvendo a equipe multidisciplinar favorece a comunicação e a qualidade do cuidado que sempre almejamos no ambiente da UTI e fortalece a enfermagem como ciência. Convidamos você a embarcar nessa jornada conosco e aprimorar seus conhecimentos na área da assistência ao paciente crítico.

Boa leitura!
Camila Lima e Lilia Nogueira

Prefácio

A prática clínica de enfermagem em Unidade de Terapia Intensiva (UTI) para o cuidado de pacientes com graves alterações da homeostase envolve complexidade e intensidade de ações. O trabalho conjunto da equipe multiprofissional na UTI é fundamental para a prestação da assistência ao paciente crítico, com destaque à(ao) enfermeira(o) que favorece a integração e a organização dos cuidados.

Um dos papéis fundamentais da(o) enfermeira(o) de UTI consiste na monitorização e vigilância contínua das condições clínicas do paciente, possibilitando detectar precocemente alterações que necessitam de avaliação e intervenção da equipe multiprofissional, evitando situações potenciais de agravamento com risco de morte. A equipe multiprofissional depende da(o) enfermeira(o) da UTI para obter informações precisas e atualizadas quanto à condição clínica dos pacientes. A participação conjunta da(o) enfermeira(o) na definição das metas do tratamento clínico e do planejamento dos cuidados requer conhecimento profundo das evidências científicas, da fisiopatologia e das necessidades psicossociais do paciente para proporcionar cuidados holísticos.

A assistência ao paciente crítico exige, da(o) enfermeira(o) e da equipe multiprofissional da UTI, formação especializada em cuidados intensivos aliada à experiência. Além disso, por trabalharem com tecnologia em constante evolução e devido aos avanços frequentes no tratamento das doenças, torna-se necessária a educação contínua para avançar em seus conhecimentos e competências.

O cuidado aos pacientes gravemente acometidos pela doença com instabilidade hemodinâmica, hipoxemia e outras disfunções orgânicas exige raciocínio clínico para tomada de decisão. O raciocínio clínico é uma habilidade cognitiva multifacetada que o(a) profissional da saúde na UTI exercita constantemente na sua prática clínica para a tomada de decisão. Considerando a diversidade e a complexidade de cada paciente crítico, o processo do raciocínio clínico dependerá da bagagem de conhecimento e da experiência prévia do(a) profissional para alcançar a decisão fundamentada nas melhores evidências científicas e realizar práticas seguras.

Este livro aborda os principais temas da prática de enfermagem em cuidados intensivos que contribuirão para aquisição/atualização dos conhecimentos e enriquecerão o processo do raciocínio clínico. O conteúdo foi organizado de modo a apresentar o texto, o mapa mental com seus principais conceitos, seguidos pela apresentação de casos e finalizados com exercícios que facilitam a assimilação dos conceitos e definições. Essa proposta favorece o desenvolvimento do raciocínio clínico e o pensamento crítico.

Os fundamentos e a importância da prática segura, a prevenção para eventos adversos e a manutenção da boa qualidade da assistência na UTI estão amplamente abordados no primeiro capítulo, "Segurança do paciente na prevenção de eventos adversos e infecções relacionadas à assistência à saúde". A importância desse conteúdo é ressaltada, pois as intervenções invasivas necessárias para o tratamento e controle aumentam a vulnerabilidade do paciente crítico aos eventos adversos.

Além dos conteúdos sobre disfunções orgânicas e terapêuticas, o livro traz outros destaques: aborda as peculiaridades dos cuidados às pessoas idosas e mulheres no ciclo gravídico puerperal na UTI, contextualiza e caracteriza o paciente crítico crônico, evidencia os cuidados ao paciente e familiares em momentos especiais como a situação de morte encefálica e final de vida. Ressaltam-se, ainda, as abordagens não farmacológicas, ou seja, as práticas integrativas e complementares no contexto da UTI.

A contribuição dos cuidados de qualidade de enfermeiras(os) na redução da mortalidade de pacientes cirúrgicos e de idosos em ventilação mecânica na UTI foi publicada há quase 10 anos pela Enfermeira e Pesquisadora Linda H. Aiken da *University of Pennsylvania School of Nursing*. Nesse estudo, a(o) enfermeira(o) de UTI é destacada(o) como profissional da saúde essencial para atender às necessidades de cuidados intensivos de pacientes vulneráveis, com comorbidades que evoluem com falência de múltiplos órgãos, definindo condições clínicas complexas com alto risco de resultados adversos. A competência em cuidados intensivos da enfermeira evidenciará a qualidade da assistência derivada da sua prática clínica em UTI.

A covid-19 destacou a importância dos cuidados intensivos e revelou a(o) enfermeira(o) e sua equipe. Diante da doença transmissível desconhecida e em situação extremamente adversa e complexa, as(os) enfermeiras(os) de UTI empenharam seus esforços e sua coragem no cuidado e recuperação dos pacientes/familiares. Contudo, os efeitos cumulativos da pandemia ainda podem ser observados, muitas(os) foram afetadas(os) pela doença e algumas(ns) perderam a vida, outras(os) sofrem consequências da perda de familiares/amigos, do intenso trabalho conduzido com medo da doença, pela elevada carga de trabalho em ambientes e condições de extrema dificuldade. A importância do cuidado à saúde da equipe de enfermagem da UTI também está contemplada no último capítulo deste livro.

A arte do cuidado intensivo em enfermagem é alcançada com o conhecimento fundamentado em evidências científicas, com a habilidade experiente e segura, ética profissional e respeito ao ser humano.

Convido os leitores a usufruírem da riqueza do conteúdo deste livro que expressa em detalhes, na linguagem escrita, o raciocínio clínico e a prática fundamentada em evidências científicas para o cuidado seguro de enfermagem aos pacientes na UTI.

Este livro, organizado pela Profa. Dra. Lilia de Souza Nogueira e pela Profa. Dra. Camila Lima, mantém a tradição do ensino e da pesquisa em cuidados intensivos construída ao longo de muitos anos e corroborada por várias docentes do Departamento de Enfermagem Médico-Cirúrgica da Escola de Enfermagem da Universidade de São Paulo. Agradeço o privilégio de escrever este prefácio.

Profa. Dra. Iveth Yamaguchi Whitaker

Professora Associada (aposentada) da Disciplina Enfermagem em Cuidados Intensivos e Emergência do Departamento de Enfermagem Clínica e Cirúrgica Programa de Pós-graduação em Enfermagem da Escola Paulista de Enfermagem da Universidade Federal de São Paulo

CAPÍTULO 1

Segurança do paciente na prevenção de eventos adversos e infecções relacionadas à assistência à saúde

Aline Nair Biaggio Mota
Érica Almeida Carvalho Peixoto
Maria de Jesus Castro Sousa Harada
Mateus Ettori Cardoso
Vanessa de Brito Poveda
Ramon Antônio Oliveira

RESUMO

Dado que é impossível extinguir a possibilidade do erro, que é uma característica imutável do ser humano, cabe aos profissionais de saúde transformar o ambiente no qual atuam no mais seguro possível, ao compreender como e por que o erro ocorre, sob a perspectiva de falhas humanas e do sistema de saúde que devem, portanto, ser analisadas de modo abrangente para que possam ser corrigidas e prevenidas. Este capítulo aborda diversas vertentes relacionadas ao controle de eventos adversos e infecções de maneira a colaborar com sua redução durante a assistência à saúde ao paciente crítico. São abordadas a evolução do conhecimento sobre erro humano nos sistemas de saúde e a função da enfermagem na garantia da segurança do paciente, no controle de eventos adversos e de infecções relacionadas à assistência de saúde em pacientes criticamente doentes, incluindo a segurança no processo de administração de medicamentos. Para tanto, serão discutidas higienização de mãos e prevenção de infecções mais prevalentes em cuidados intensivos como pneumonia associada à ventilação mecânica (PAV); infecção de corrente sanguínea (ICS), relacionada a cateter venoso central; e infecção do trato urinário (ITU), associada a cateter vesical de demora. O enfermeiro, como educador, prestador e supervisor de cuidados a pacientes gravemente enfermos e agente gerenciador de riscos, deve basear sua prática nas melhores e mais recentes evidências científicas, associadas a uma postura ética e crítica, fornecendo assim uma assistência segura e de qualidade.

TÓPICOS ABORDADOS

1. Evolução do conhecimento sobre erro humano nos sistemas de saúde.
2. A enfermagem e a segurança do paciente.
3. Medidas de prevenção de Infecções Relacionadas à Assistência à Saúde (IRAS).
4. A equipe de enfermagem no controle de eventos adversos (EAs) em pacientes críticos.
5. Processo de enfermagem no cuidado ao paciente crítico acometido por IRAS.

OBJETIVOS DE APRENDIZAGEM

Que ao final deste capítulo o leitor seja capaz de:

- Compreender a evolução do conhecimento sobre o erro humano e segurança do paciente nos sistemas de saúde, apoiado nos conceitos adotados no Programa Nacional de Segurança do Paciente e na Classificação Internacional de Segurança do Paciente da Organização Mundial da Saúde (OMS).
- Conhecer o Programa Nacional de Segurança do Paciente e as estratégias desenvolvidas pelo Ministério da Saúde, no Brasil, relacionadas com a segurança do paciente.
- Descrever os principais elementos para garantia da segurança do paciente crítico.
- Elencar e analisar as principais estratégias para segurança do paciente e prevenção de IRAS.
- Comparar as estratégias recomendadas para otimização da segurança e prevenção de IRAS, entre pacientes sob cuidados críticos, com aquelas implementadas em sua prática clínica.
- Elaborar um plano de cuidados de enfermagem para prevenção dos principais EAs entre pacientes sob cuidados críticos internados em Unidade de Terapia Intensiva (UTI).

SEGURANÇA DO PACIENTE CRÍTICO

Evolução do conhecimento sobre erro humano nos sistemas de saúde

Desde Hipócrates (460 a 370 a.C.), considerado pai da medicina, a partir de seu postulado *Primum non nocere*, que significa "primeiro não cause o dano", já se percebia que o cuidado ao paciente poderia, além do tratamento e cura, trazer consequências em diferentes níveis, incluindo a morte[1].

Ao longo do tempo, outros profissionais de diferentes áreas do conhecimento contribuíram para a compreensão sobre o erro humano, a segurança e a qualidade da assistência à saúde, como Florence Nightingale, precursora da enfermagem moderna[2].

Florence ganhou destaque principalmente por sua gestão visionária do ambiente, organizando os serviços de lavanderia, rouparia, cozinha, almoxarifado e limpeza[2]. Empregou seus conhecimentos de estatística para avaliar o impacto de suas medidas no cuidado, demonstrando, por exemplo, que as mortes por infecção durante a guerra da Crimeia caíram de 40% para 2,2% após a adoção de medidas de higiene e controle do ambiente[3]. A partir disso, foi possível conhecer e entender os mecanismos de transmissão das infecções no ambiente hospitalar, um dos principais danos causados pela assistência à saúde, e traçar planos de cuidados e padrões de qualidade de modo a evitar sua ocorrência.

Outros fatos marcaram a ampliação e a compreensão da temática aqui abordada. Em 1991, o *Harvard Medical Practice Study* (HMPS) revisou 30.121 prontuários de 51 hospitais de Nova York, verificando que EAs ocorreram em 3,7% das internações e, destes, 70,5% causaram lesões incapacitantes transitórias, 2,6% lesões incapacitantes permanentes e 13,6% levaram à morte[4].

No entanto, foi em 1999 que o tema tornou-se mais relevante, com a divulgação do relatório do *Institute of Medicine* (IOM) *To err is human: Building a Safer Health System* (Errar é humano: construindo um sistema de saúde mais seguro)[1]. Neste relatório, a definição de evento adverso (EA) é apresentada como "*dano causado pelo tratamen-*

to médico e não pela condição basal do paciente, prolongando o tempo de permanência ou resultando em incapacidade". Além disso, foram reportados dados de dois grandes estudos realizados em Nova York, Colorado e Utah, estimando que até 98 mil norte-americanos morriam por ano nos hospitais devido à ocorrência de tais eventos[5,6]. Ainda neste relatório, James Reason, importante pesquisador na área do erro humano, referiu que jamais poderemos extinguir a possibilidade do erro, já que esta é uma característica imutável no ser humano, mas podemos transformar o ambiente no qual os seres humanos agem, desenhando sistemas que tornem mais fácil fazer o certo e mais difícil fazer o errado.

A partir dessa premissa, ampliou-se a compreensão do erro nos sistemas de saúde, sob a perspectiva de falhas do sistema, não somente humanas, que devem ser analisadas de modo abrangente para que possam ser corrigidas e prevenidas a fim de evitar sua ocorrência ou recorrência.

É oportuno lembrar que erros podem ocorrer com qualquer profissional da saúde, independentemente de sua capacidade técnica, e em qualquer fase do processo do cuidar. Diferentemente da premissa divulgada de que "errar é humano", na área da saúde o erro foi sendo culturalmente atribuído ao mau profissional, um problema do indivíduo, e não do sistema de atendimento ou da complexidade no processo de tomada de decisão.

Na publicação "*Two decades since to err is human: an assessment of progress and emerging priorities in patient safety*", constata-se que a presença de danos evitáveis permanece alta. Desse modo, é imperativo investir em diferentes abordagens científicas e políticas para identificar áreas de riscos atuais e emergentes no cenário do cuidado. Nas últimas duas décadas, áreas como assistência ambulatorial, erros de diagnóstico e tecnologia da informação em saúde passaram a ser consideradas como de risco de segurança e que demandam intervenções específicas. Sobre esta última, destaca-se o fato de que a crescente disponibilidade de dados em repositórios eletrônicos requer implementação de investimentos para o desenvolvimento e testes de métodos para medir, rotineira e continuamente, a frequência e os tipos de danos ao paciente, além de sua prevenção em casos específicos[7].

Diversos estudos seguiram o protocolo HMPS e foram realizados em países como Canadá, Holanda, Suíça, Inglaterra, Espanha e Brasil, para avaliar a segurança do paciente durante as internações hospitalares. Nesses estudos, a incidência de EAs variou entre os países, detectando-se números elevados de EAs considerados evitáveis[8].

Em 2002, a OMS publicou a Resolução *World Health Assembly* (WHA) 55.18, *Qualidade da atenção: segurança do paciente*, que requeria urgência aos estados membros em dispor maior atenção às questões relacionadas à segurança do paciente[9]. A partir disso, iniciou-se o movimento de criação de instituições dedicadas ao tema em vários países como a *National Patient Safety* (NPS), no Reino Unido, a *Danish Society for Patient Safety*, na Dinamarca, a *Australian Patient Safety Agency*, na Austrália, e a *Agency for Healthcare Research and Quality* (AHRQ), nos Estados Unidos, dentre outras[10].

Em 2004 a OMS criou a *World Alliance for Patient Safety* e o *Patient Safety Program*, com o objetivo de definir e organizar os conceitos sobre segurança do paciente e estabelecer medidas de redução de riscos e mitigação de EAs. Assim, surgiu a Taxonomia ou Classificação Internacional de Segurança do Paciente (*International Classification for Patient Safety* – ICPS)[11], na qual alguns termos, bastante utilizados nos serviços de

Quadro 1 Termos e respectivos conceitos-chave da Classificação Internacional de Segurança do Paciente (ICPS) da OMS

Termo	Conceito
Segurança do paciente	Reduzir, a um mínimo aceitável, o risco de dano desnecessário associado ao cuidado de saúde.
Dano	Comprometimento da estrutura ou função do corpo e/ou qualquer efeito dele oriundo, incluindo-se doenças, lesão, sofrimento, morte, incapacidade ou disfunção, podendo, assim, ser físico, social ou psicológico.
Risco	Probabilidade de um incidente ocorrer.
Incidente	Evento ou circunstância que poderia ter resultado, ou resultou, em dano desnecessário ao paciente.
Circunstância notificável	Incidente com potencial dano ou lesão.
Near miss	Incidente que não atingiu o paciente.
Incidente sem lesão	Incidente que atingiu o paciente, mas não causou dano.
Evento adverso	Incidente que resulta em dano ao paciente.

Fonte: Documento de referência para o Programa Nacional de Segurança do Paciente[12].

saúde, são apresentados no Quadro 1. Vale lembrar que as taxonomias se encontram em movimentos constantes, sofrendo alterações conforme acompanham o desenvolvimento científico e tecnológico do tema em questão.

O Brasil tem desenvolvido importantes ações para promover a melhoria da qualidade e segurança do paciente nos serviços de saúde, por meio da Agência Nacional de Vigilância Sanitária (Anvisa)/Gerência de Tecnologia em Serviços de Saúde (GGTES), dentre outros órgãos e instituições, destacando-se o controle e prevenção das Infecções relacionadas à Assistência à Saúde (IRAS), que será discutido a seguir com mais profundidade neste capítulo.

Em 2013, foi instituído o Programa Nacional de Segurança do Paciente (PNSP) – Portaria GM n° 529, de 1° de abril de 2013[13], que tem como objetivos: promover e apoiar a implementação de iniciativas voltadas à segurança do paciente em diferentes áreas por meio da implantação da gestão de risco e de Núcleos de Segurança do Paciente (NSP) nos estabelecimentos de saúde; envolver os pacientes e familiares nas ações de segurança do paciente; ampliar o acesso da sociedade às informações relativas à segurança do paciente; produzir, sistematizar e difundir conhecimentos sobre segurança do paciente; e fomentar a inclusão do tema segurança do paciente no ensino técnico e de graduação e pós-graduação na área da saúde.

Ainda em 2013, com o objetivo de regulamentar as ações de segurança do paciente de acordo com os objetivos do PNSP, foi publicada a Resolução da Diretoria Colegiada (RDC) da Anvisa nº 36[14]. A RDC apresenta os conceitos de gestão de risco e traz a obrigatoriedade da criação do NSP nos serviços de saúde, além da notificação, vigilância e monitoramento dos incidentes relacionados à assistência à saúde.

Desde então, a Anvisa promove anualmente, em parceria com os Núcleos de Segurança do Paciente de Vigilância Sanitária (NSP VISA) do país, a "Avaliação Nacional de Práticas de Segurança do Paciente" para hospitais com leitos de terapia intensiva, considerados hospitais prioritários, desde 2016. Essa iniciativa está apoiada no Plano Integrado de Gestão Sanitária da Segurança do Paciente

2021-2025 e é considerada como uma estratégia importante para a promoção da cultura da segurança, uma vez que enfatiza a gestão de riscos, o aprimoramento da qualidade e a aplicação das boas práticas em serviços de saúde. O instrumento avalia 21 indicadores de estrutura e processo, baseados na RDC nº 36/2013, que institui as ações de Segurança do Paciente em Serviços de Saúde[15].

A partir da notificação de eventos adversos realizada pelos NSP dos serviços de saúde, a Anvisa realiza a análise dos dados e disponibiliza anualmente o relatório "Incidentes relacionados à assistência à saúde". De acordo com o relatório 2021-2022, os incidentes com maior número de notificações foram as falhas durante a assistência à saúde (aproximadamente 60 mil), lesão por pressão (em torno de 55 mil), falhas envolvendo cateter venoso (40 mil notificações) e queda do paciente (mais de 20 mil)[16].

Dados da Rede de Banco de Dados de Segurança do Paciente (*Network of Patient Safety Databases* – NPSD), elaborada e mantida pela Agência de Pesquisa e Qualidade em Saúde (*Agency for Healthcare Research and Quality* – AHRQ) e pelo Departamento de Saúde e Serviços Humanos dos Estados Unidos, mostram que os eventos com maior número de notificações até dezembro de 2021 foram os incidentes relacionados a medicamentos e soluções (mais de 300 mil notificações), queda do paciente (acima de 237 mil), erros relacionados à cirurgia e/ou anestesia (aproximadamente 100 mil notificações) e lesão por pressão (em torno de 81 mil notificações)[17].

Dada a alta incidência de danos evitáveis, líderes políticos e de saúde de todo o mundo aprovaram durante a 74ª Assembleia Mundial da Saúde, realizada em 2021, a Decisão WHA74, que prevê a adoção do Plano de Ação Global para a Segurança do Paciente 2021-2030[18]. Com o objetivo de promover políticas, estratégias e ações de segurança do paciente, o Plano de Ação conta com 35 estratégias divididas entre sete objetivos estratégicos. A Figura 1 apresenta a visão geral do Plano de Ação, enquanto o Quadro 2 exibe a estrutura para ação e suas estratégias.

Importância do desenvolvimento da cultura de segurança nos serviços de saúde

Há a necessidade então de que as instituições de saúde transcendam as ações em prol da segurança do paciente e corroborem para o desenvolvimento de uma cultura de segurança. A RDC nº 36/2013 define cultura de segurança como "conjunto de valores, atitudes, competências e comportamentos que determinam o comprometimento com a gestão da saúde e da segurança, substituindo a culpa e a punição pela oportunidade de aprender com as falhas e melhorar a atenção à saúde"[14].

Quando a segurança é instituída como processo cultural, observa-se maior consciência e compromisso ético profissional, contribuindo para a prestação de assistência de excelência, diminuição de custos e aumento na satisfação dos pacientes[19]. Sendo assim, é importante que medidas de promoção e manutenção da cultura de segurança sejam constantemente aplicadas nos serviços se saúde, como:

- Elaboração de sistemas de liderança com o objetivo de sensibilizar, responsabilizar, habilitar e agir em favor da segurança de cada um dos pacientes assistidos.
- Avaliação periódica da cultura de segurança institucional por meio de questionários validados, como o *Hospital Survey on Patient Safety Culture* (HSOPSC)[20] e o *Safety Attitudes Questionnaire* (SAQ)[21].

- Promoção de trabalho em equipe, de maneira proativa e sistemática, a fim de contribuir para o desenvolvimento de habilidades e redução de danos preveníveis.
- Desenvolvimento de sistema de vigilância e monitoramento eficientes.
- Identificação e mitigação de riscos, com enfoque contínuo na redução dos danos preveníveis.

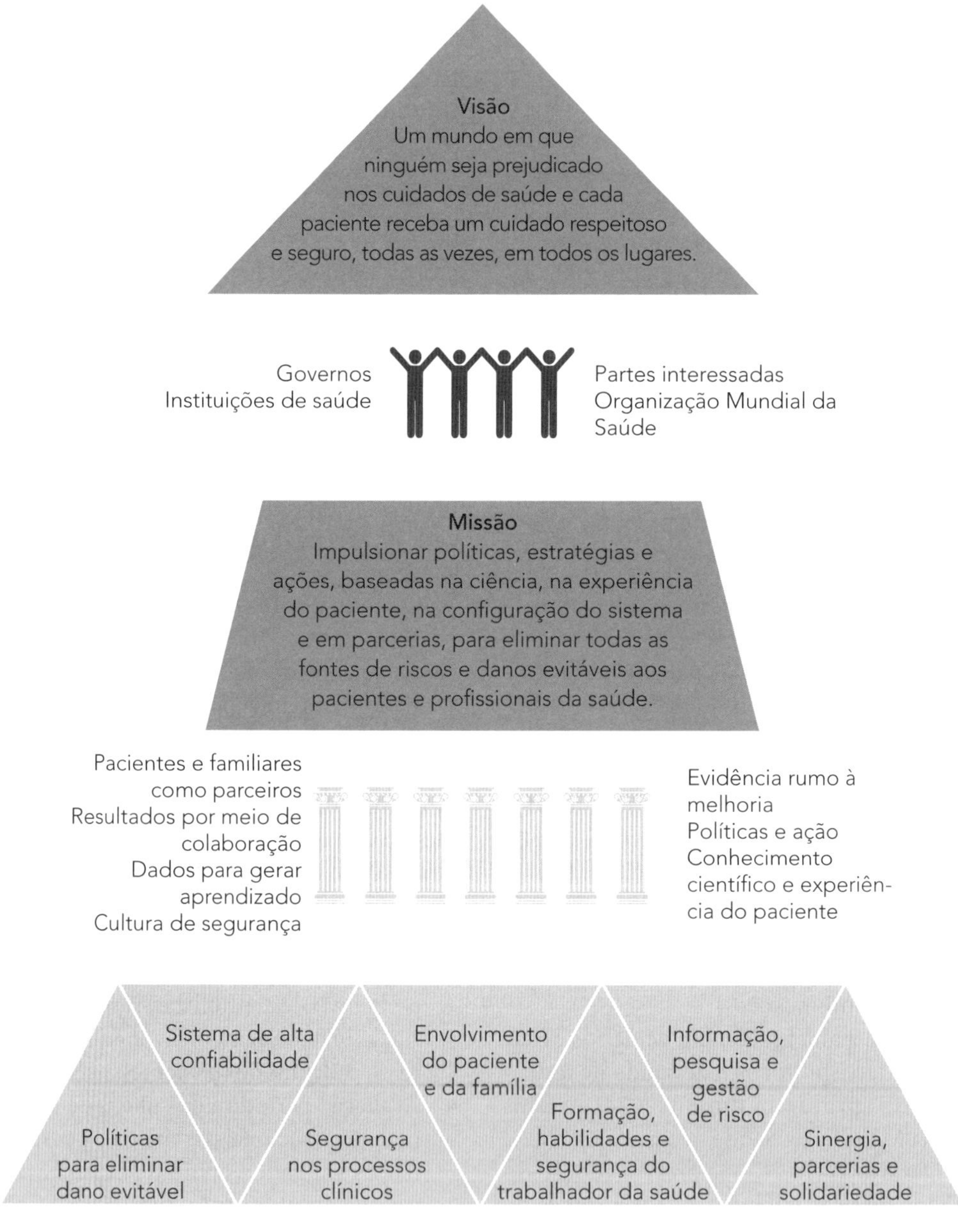

FIGURA 1 Visão geral do plano de ação global para a segurança do paciente 2021-2030.
Fonte: Plano de ação global para a segurança do paciente 2021-2030: Em busca da eliminação dos danos evitáveis nos cuidados de saúde[18].

Quadro 2 Estrutura para ação do plano de ação global para a segurança do paciente 2021-2030

1 Políticas para eliminar danos evitáveis nos cuidados de saúde	1.1 Estrutura para política de segurança do paciente, estratégia e implementação	1.2 Mobilização e alocação de recurso	1.3 Medidas legislativas de proteção	1.4 Padrões de segurança, regulamento e credenciamento	1.5 Dia Mundial de Segurança do Paciente e os Desafios Globais de Segurança do Paciente
2 Organizações de alta confiabilidade	2.1 Cultura de transparência, abertura e de não culpabilização	2.2 Boa governança para o sistema de saúde	2.3 Capacidade de liderança para funções clínicas e gerenciais	2.4 Resiliência/ superação do Sistema de Saúde quanto aos fatores humanos	2.5 Segurança do paciente em emergências e situações/ locais de adversidade extrema
3 Segurança dos processos clínicos	3.1 Segurança de procedimentos clínicos sujeitos a risco	3.2 Desafio global de segurança do paciente: medicação sem dano	3.3 Controle e prevenção de infecção e resistência antimicrobiana	3.4 Segurança de dispositivos médicos, medicamentos, sangue e vacinas	3.5 Segurança do paciente na atenção primária e nas transições pelos níveis de atenção à saúde
4 Envolvimento do paciente e da família	4.1 Desenvolvimento de políticas e programas em conjunto com o paciente	4.2 Aprendizagem a partir da experiência do paciente para melhoria da segurança	4.3 Defensores do paciente e campeões de segurança do paciente	4.4 Divulgação do incidente de segurança do paciente para vítimas	4.5 Informações e educação para pacientes e familiares
5 Formação, habilidades e segurança dos profissionais de saúde	5.1 Segurança do paciente no treinamento e educação profissional	5.2 Centros de excelência para educação e treinamento em segurança do paciente	5.3 Competências de segurança do paciente como requisitos regulamentares	5.4 Ligando segurança do paciente com sistema de avaliação de trabalhadores de saúde	5.5 Ambiente de trabalho seguro para profissionais de saúde
6 Informação, pesquisa e gestão de risco	6.1 Relatório de incidentes de segurança do paciente e sistemas de aprendizagem	6.2 Sistemas de informação para segurança do paciente	6.3 Sistemas de vigilância para segurança do paciente	6.4 Programas de pesquisa sobre segurança do paciente	6.5 Tecnologia digital para segurança do paciente
7 Sinergia, parceria e solidariedade	7.1 Envolvimento das partes interessadas	7.2 Entendimento conjunto e compromisso compartilhado	7.3 Redes de segurança do paciente e colaboração	7.4 Iniciativas multissetoriais e cruzamento geográfico para segurança do paciente	7.5 Alinhamento com programas técnicos e iniciativas

Fonte: Plano de ação global para a segurança do paciente 2021-2030: Em busca da eliminação dos danos evitáveis nos cuidados de saúde[18].

Conforme apresentado neste capítulo, a segurança do paciente é um princípio fundamental para o cuidado em saúde, desafiando-nos diariamente no seu entendimento de como e por que os erros acontecem com frequência e de modo repetido, gerando importantes discussões sobre os danos associados, sua mitigação, redução e/ou prevenção. Aprendemos com esse processo que erros assistenciais podem ser evitados. Para isso, é imprescindível que os serviços de saúde aprendam com os erros do passado para prevenir erros futuros. Além disso, trabalhar em equipe, melhorar a formação dos profissionais de saúde, aplicar conhecimentos baseados em evidências e escutar o paciente são iniciativas fundamentais[22].

Pode ser considerada uma meta ousada modificar a forma de trabalho buscando tornar o cuidado em saúde mais seguro; todavia, sabemos que é viável, como demonstram casos de sucesso, tais como estratégias desenvolvidas na área de controle de infecções em serviços de saúde.

Estratégias de melhoria para segurança dos pacientes críticos

Acredita-se que um dos caminhos para um cuidado mais seguro ao paciente seja, especialmente, o resultado da associação entre a implementação de estratégias e intervenções de acordo com as características da instituição, entendendo que cada uma tem seus próprios desafios, a depender do tipo e complexidade do cuidado realizado, acrescido do fortalecimento da cultura de segurança.

Nesse contexto, Vincent e Amalberti[23] apresentam cinco estratégias de segurança. As duas iniciais têm como foco otimizar o cuidado prestado ao paciente, as outras abordam a gestão de riscos e a prevenção de dano, cada uma associada a um conjunto de intervenções. Os autores enfatizam que essas estratégias podem ser aplicadas em diferentes níveis de cuidado, desde a linha de frente até a regulamentação e a governança do sistema de saúde. O Quadro 3 apresenta essas estratégias e seus objetivos.

Uma das características principais da Unidade de Terapia Intensiva (UTI) é a alta demanda na realização de diagnósticos invasivos e procedimentos terapêuticos de alta complexidade, na qual são incorporadas tecnologias modernas que requerem monitorização sofisticada, além da realização de diversas atividades de maneira rápida

Quadro 3 Cinco estratégias de segurança

	Estratégia	Objetivo
1	Segurança como melhor prática	Reduzir danos específicos e melhorar os processos clínicos a partir de diretrizes cientificamente embasadas e processo adequado de implementação para garantir o engajamento e a adesão da equipe.
2	Melhorar os processos e sistemas de saúde	Intervir para apoiar profissionais e equipes, melhorar as condições de trabalho, o ambiente e as práticas organizacionais.
3	Controle de riscos	Impor restrições ou limites ao desempenho de atividades, ao fluxo de pacientes ou procedimentos, aos profissionais ou às condições de trabalho.
4	Melhorar a capacidade de monitoramento, adaptação e resposta	Considerar que erros e falhas podem ocorrer e manter métodos de monitoramento, adaptação e resposta sólidos, permitindo sua adesão inclusive em situações atípicas e de maior estresse no dia a dia assistencial.
5	Mitigar o dano	Prever possíveis danos, de modo a reduzir a gravidade e severidade, e traçar estratégias de recuperação dos envolvidos – pacientes e profissionais de saúde.

e ininterrupta pelos profissionais envolvidos, possibilitando o aumento da sobrevida, rápida identificação de complicações e a possibilidade de intervenções imediatas. Nesse contexto, os profissionais têm que, frequentemente, tomar decisões rápidas e efetivas em busca do sucesso no tratamento ou cuidado e sem causar danos ao paciente[24].

Existe vasta literatura a respeito da epidemiologia dos EAs em serviços de saúde, incluindo-se as UTIs, que serão abordados a seguir, bem como sobre os tipos mais comuns e suas consequências. A maioria dos estudos visa, por meio dos resultados, enriquecer o saber da enfermagem no desenvolvimento de estratégias para melhorar a qualidade do cuidado ao paciente gravemente enfermo.

A despeito dos EAs mais prevalentes na UTI, destacam-se os relacionados a infecções, sendo um dos objetivos deste capítulo abordar esse ponto. Todavia, erros relacionados ao processo de administração de medicamentos não podem ser esquecidos. O erro de medicação caracteriza-se por um evento que constitui a maior proporção do total de danos evitáveis devido a cuidados inseguros, pode ocorrer em qualquer fase da terapia medicamentosa e pode ou não causar danos ao paciente, sem considerar o ônus econômico e psicológico imposto por eles.

Vários fatores contribuem para esse tipo de EA em pacientes em UTI, destacando-se:

- Polifarmácia – uso rotineiro e concomitante de quatro ou mais medicamentos por um paciente.
- Múltiplas vias de acesso vascular e/ou arterial.
- Administração de hemocomponentes concomitantes com fármacos.
- Soluções de reposição ou hidratação.
- Nutrição parenteral.
- Administração de medicamentos em bolus.
- Frequência nas trocas dos medicamentos em decorrência da instabilidade do paciente crítico.
- Prescrição de vários especialistas.
- Interrupções no processo de preparo e administração.
- Ambiente físico inadequado.
- Cansaço e estresse da equipe, distração.
- Falha na comunicação com outros serviços e equipe.
- Sobrecarga de trabalho.
- Treinamento insuficiente dos profissionais.
- Falta, falha ou violação dos protocolos estabelecidos.
- Mau funcionamento de bombas de infusão.
- Falta de informações sobre o paciente.
- Falta de conhecimento sobre medicamentos.
- Inexatidão no cálculo de doses.
- Não disponibilidade do medicamento.
- Nomenclatura de medicamentos.
- Prescrições ilegíveis ou incompletas.
- Problemas no armazenamento e distribuição do medicamento, entre outros.

Erros envolvendo medicamentos apresentam-se entrelaçados por fatores que podem ser simultâneos, consecutivos ou restritos a um único aspecto dos acima mencionados. Desse modo, o processo de administração de medicamentos não pode, em nenhuma circunstância, ser considerado um procedimento simples.

Segundo a Organização Mundial da Saúde (OMS), os medicamentos são responsáveis por 50% de todos os danos evitáveis em cuidados em saúde, que, se fossem evitados, gerariam uma economia de US$ 42 bilhões em todo o mundo. Reconhecendo a importância substancial e a complexidade da prevenção e redução de danos relacionados a medicamentos, a OMS lançou a campanha intitulada "Desafio Global de Segurança do Paciente: Medicação sem Dano", visando oferecer o impulso necessário para consolidar os esforços atuais dos órgãos, sociedades e população em geral sobre a segurança do paciente nesse campo. Recomendamos a leitura desse material para maior aprofundamento sobre o tema[25].

Para realização do cuidado seguro no processo de administração de medicamentos, o enfermeiro, profissional responsável pela administração segura e eficaz da terapêutica, deve, além de avaliar as condições clínicas, cognitivas e comportamentais do paciente, conhecer as características da terapia medicamentosa visando proporcionar qualidade na assistência, com menor risco de complicações e adequada implementação da terapêutica prescrita.

Infecções relacionadas à assistência à saúde no contexto dos cuidados críticos

De acordo com as definições do Centro de Controle e Prevenção de Doenças dos Estados Unidos (CDC)[26], as Infecções Relacionadas à Assistência à Saúde (IRAS) podem ocorrer enquanto os indivíduos recebem cuidados de saúde em qualquer unidade, incluindo hospitais, centros cirúrgicos, ambulatórios, instalações de hemodiálise e unidades de cuidado de longo prazo. Os agentes etiológicos podem ser bactérias, fungos, vírus ou outros patógenos menos comuns. O Centro Europeu de Prevenção e Controle de Doenças (ECDC)[27] acrescenta que algumas dessas infecções podem ter menor impacto, outras podem afetar mais seriamente a saúde do paciente, aumentando o tempo de internação, os custos hospitalares, além de causar sofrimento considerável a esses pacientes e seus familiares.

Os pacientes que recebem assistência à saúde podem ser acometidos pelas IRAS; no entanto, aqueles sob cuidados em UTIs têm entre cinco a dez vezes o risco de desenvolverem esse evento[28]. Dados do ECDC apontaram prevalência de 19,5% de IRAS entre pacientes hospitalizados nesse setor, diante de 5,2% de infecções adquiridas em outras unidades de internação. Consequentemente, o uso de antimicrobianos é mais elevado e, portanto, necessário em aproximadamente 56% dos pacientes internados em UTI[27].

A necessidade de emprego de dispositivos médicos invasivos é um dos principais fatores envolvidos na patogênese das IRAS entre pacientes sob cuidados críticos[29]. As principais infecções relacionadas a dispositivos (Figura 2), que incluem a ICS associada a cateter central, ITU associada a cateter e pneumonia associada à ventilação

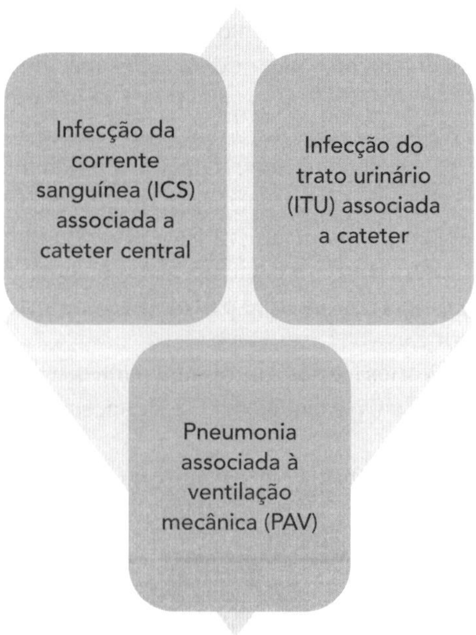

FIGURA 2 Principais infecções relacionadas a dispositivos médicos.
Fonte: Elaborada pelos autores.

mecânica (PAV)[26], podem ser definidas como um tipo de IRAS que acomete pacientes em uso de um dispositivo invasivo, por um período superior a 48 horas, sendo que, na data do diagnóstico da infecção, o paciente estava em uso do dispositivo ou havia sido removido no dia anterior[30].

A OMS estima que o desfecho seja desfavorável em aproximadamente 30% dos pacientes afetados por um ou mais episódios de IRAS ocorridas em ambiente de terapia intensiva[31]. Isso pode decorrer de inúmeros fatores intrínsecos relacionados ao próprio paciente, como extremos de idade, fragilidade, imunossupressão, presença de comorbidades e gravidade da condição, que ocasionam a necessidade de cuidados críticos; bem como fatores extrínsecos, como o rompimento de barreiras naturais de proteção para realização de procedimentos invasivos. Alguns exemplos incluem cateterização de veia central, cateterização vesical de demora, instalação de drenos, contaminação/colonização do ambiente e das mãos dos profissionais de saúde, assim como a não adesão às práticas para prevenção do agravo[32].

Segundo a OMS, o risco de desenvolvimento de IRAS está relacionado, dentre outros fatores, à condição econômica do país. Entre pacientes submetidos à internação hospitalar em países desenvolvidos, aproximadamente 7% desenvolvem pelo menos um tipo de IRAS, em comparação a aproximadamente 15% daqueles que recebem cuidados de saúde em hospitais localizados em países subdesenvolvidos, de baixa ou média renda[33].

De acordo com os dados publicados pelo ECDC, na Europa, no ano de 2017, 8,3% (11.787) dos pacientes que permaneceram em UTI por mais de dois dias foram diagnosticados com pelo menos uma IRAS associada a dispositivo[34].

Nos Estados Unidos, o *Centers for Diseases Control and Prevention* (CDC) estimou, em um estudo de prevalência pontual publicado em 2018, que aproximadamente um a cada 31 pacientes seja acometido por um tipo de IRAS durante a internação hospitalar, sendo que aproximadamente 30% deles estavam sob cuidados críticos[35].

No Brasil, dados publicados pela Anvisa revelam que a maior densidade de incidência de IRAS em UTI adulto por topografia foi de PAV (11,5%), ITU por uso de cateter vesical de demora (4,7%) e ICS associada a cateter central (4,4%)[36].

Corroborando com esses achados, resultados de estudo anterior, que estimou a ocorrência de IRAS em 152 hospitais brasileiros, apontaram taxa de prevalência pontual de IRAS de 10,8%, sendo as mais frequentes a PAV (3,6%) e a ICS relacionada a cateter venoso central (2,8%). Destaca-se o fato de que as IRAS foram mais frequentes nos hospitais com mais de 200 leitos em comparação àqueles com 50 a 199 leitos (12,8% *vs.* 6,9%, respectivamente). Ademais, verifica-se que a maioria dos pacientes acometidos por IRAS, em hospitais brasileiros, consiste em recém-nascidos e idosos e que 14,7% deles faziam uso de cateter vesical de demora, 16,3% de cateter venoso central e 7,3% estavam sob ventilação mecânica invasiva[37].

As IRAS são consideradas EAs preveníveis e problemas de saúde pública, pois aumentam a morbidade, prolongam o período de internação, elevam o risco de óbito, assim como os custos relacionados à assistência; além de, frequentemente, provocarem a internação em isolamentos, prolongamento do afastamento das atividades sociais e de trabalho e comprometimento psicológico dos pacientes[38,39]. Os resultados de uma investigação realizada na Escócia apontaram que a PAV e a ICS relacionada a cateter venoso central foram as topografias de IRAS que mais impactaram o tempo de permanência hospitalar (16,4 e 11,4 dias adicionais de internação, respectivamente). Ademais, os custos diretos por caso de IRAS foram estimados em aproximadamente 4.048 libras esterlinas (£); do mesmo modo, as PAV corresponderam às IRAS com maior custo direto por caso (£ 38.460) seguidas pelas ICS relacionadas a cateter central (£ 5,917)[40].

ENFERMAGEM NA PREVENÇÃO DE IRAS

De acordo com as considerações descritas anteriormente, elencaram-se as principais medidas de prevenção de IRAS, conforme os principais cuidados da equipe de enfermagem a serem implementados ao paciente gravemente enfermo.

Higienização das mãos

A pele é uma superfície de proteção sem a qual a vida do ser humano não seria possível. Esse órgão é dinâmico e está sob controle homeostático, ou seja, qualquer alteração resulta em elevação na proliferação de suas células. Como efeito de sua extensão e diferenças entre as áreas que recobre, está em constante contato com microrganismos como bactérias e fungos[41,42].

A microbiota que coloniza a pele pode ser classificada em microbiota **transitória** e microbiota **residente**.

- **Microbiota transitória**: coloniza a camada mais superficial da pele, sobrevive por curto período e é sensível à remoção por meio da higienização com água, sabonete simples e fricção mecânica. Raramente se multiplica na pele e pode causar IRAS; é frequentemente adquirida por profissionais de saúde durante a prestação de cuidados diretos ou mesmo por meio do contato com superfícies contaminadas, ou seja, áreas próximas ao paciente, equipamentos e superfícies imóveis[41,42].
- **Microbiota residente:** está presente nas camadas mais profundas da pele, é mais resistente à remoção com água, sabonete e fricção. Cabe destacar que as mãos dos profissionais podem ser colonizadas de maneira persistente por microrganismos patogênicos, como *Staphylococcus aureus*. Estes, por sua vez, têm papel preponderante na patogênese de IRAS entre pacientes gravemente enfermos e imunossuprimidos[41,42].

A prática de higienização das mãos reduz de modo significativo a transmissão de microrganismos e, por conseguinte, a ocorrência de IRAS. Para se evitar a transmissão de microrganismos pelas mãos, três elementos são necessários durante a higienização[41,42]:

1. Um agente tópico com ou sem ação antimicrobiana.
2. Atendimento ao procedimento recomendado.
3. Adesão regular nos momentos indicados.

O sabonete comum, sendo o líquido mais comumente encontrado nos serviços de saúde, pode não conter a adição de agente antisséptico ou contê-lo em baixas concentrações, com o objetivo de agir como conservante. Esses produtos promovem a remoção da sujidade, substâncias orgânicas, óleos e da microbiota das mãos por meio da ação mecânica. A realização da higiene das mãos, com esse tipo de agente, promove um nível de descontaminação considerado adequado para a maioria dos procedimentos realizados no ambiente de cuidados críticos[41,42].

Os sabonetes podem incluir em sua composição agentes antissépticos, com ação antimicrobiana imediata e efeito residual ou persistente, preferencialmente não tóxicos, alergênicos e irritantes; estes últimos podem comprometer a adesão à higienização das mãos. Além disso, recomenda-se sua seleção por um comitê que considere a preferência dos profissionais de saúde e a relação custo-efetividade[41,42].

As soluções alcoólicas são igualmente importantes no procedimento de higienização das mãos e prevenção da transmissão cruzada de microrganismos. Os álcoois agem, predominantemente, na desnaturação e coagulação das proteínas, ruptura da integridade citoplasmática, lise celular e interferência no metabolismo celular. Apresentam rápida ação e atividades bactericida e fungicida consideradas excelentes, especialmente contra bactérias Gram-positivas, bactérias Gram-negativas em estado vegetativo, abrangendo também microrganismos multirresistentes. As soluções alcoólicas, geralmente disponíveis nos serviços de saúde, estão na apresentação gel, líquida ou espuma. Contudo, o efeito das soluções alcoólicas para higienização das mãos pode ser afetado pelo emprego de quantidades inadequadas da solução, curto tempo de fricção das mãos e presença de sujidade ou matéria orgânica nas mãos previamente à sua aplicação[41,42].

Vale destacar que as soluções alcoólicas têm sido indicadas como produto de escolha para higienização das mãos, na ausência de sujeira aparente, pois promovem a redução da carga microbiana, são de aplicação mais rápida em comparação à higienização com água e sabonete, além de permitir a instalação de dispensadores nos pontos de prestação de cuidados em saúde[41,42].

O procedimento de higienização das mãos é uma medida individual simples e custo-efetiva para prevenção das IRAS, em quaisquer topografias, recomendado a todos os profissionais que trabalham nos serviços de saúde, que mantenham contato direto ou indireto com os pacientes, que atuam na manipulação de medicamentos, alimentos e materiais esterilizados ou contaminados. Além disso, familiares, visitantes e acompanhantes devem ser orientados a realizarem o procedimento antes e após o contato com o paciente. Desse modo, recomenda-se a **higienização das mãos com água e sabonete** nas seguintes ocasiões[41,42]:

- Ao iniciar e ao terminar o turno de trabalho.
- Quando as mãos estiverem visivelmente sujas ou contaminadas com sangue e outros fluidos corporais.
- Antes e após usar o sanitário.
- Antes e após as refeições.
- Antes do preparo e manipulação de medicamentos.
- Antes e após o contato com pacientes colonizados ou infectados por *C. difficile.*
- Após várias aplicações consecutivas de produto alcoólico.

A higienização das mãos com uso das **preparações alcoólicas** está recomendada nos seguintes casos[41,42]:

- Antes e após o contato com o paciente.
- Antes de realizar procedimentos assistenciais e manipular dispositivos invasivos.
- Antes de calçar luvas para inserção de dispositivos invasivos que não requerem a degermação cirúrgica das mãos, como a inserção de cateter venoso periférico.
- Após o risco de exposição a fluidos corporais, como na aferição do débito de drenos.
- Ao mudar de um sítio corporal contaminado para outro limpo durante a prestação de cuidado ao paciente (p. ex., ma-

nipulação da fralda com posterior manipulação de cateter venoso central).

- Após o contato com objetos e superfícies próximas ao paciente.
- Antes e após a remoção de luvas.

A higienização das mãos com solução contendo agentes antissépticos está recomendada nas situações a seguir[41,42]:

- Nos casos de precaução de contato recomendadas para pacientes portadores de microrganismos multirresistentes.
- Nos casos de surtos.

A higienização das mãos se trata de procedimento transversal para prevenção de IRAS; assim, além dos produtos e momentos específicos para sua realização, a técnica para sua execução deverá ser respeitada, a fim de que seja obtida a máxima redução na microbiota da pele. Dessa maneira, as técnicas recomendadas pelo Ministério da Saúde Brasileiro são descritas a seguir[41,42]:

- Higienização simples das mãos com água e sabonete ou com sabão antisséptico (Figura 3):

A. Abrir a torneira e molhar as mãos com cuidado para não encostar na pia.
B. Aplicar sobre a palma das mãos quantidade suficiente de sabonete, segundo a recomendação do fabricante.
C. Ensaboar a palma das mãos, friccionando-as entre si.
D. Esfregar a palma da mão direita contra o dorso da mão esquerda, entrelaçando os dedos e vice-versa.
E. Entrelaçar os dedos e friccionar os espaços interdigitais.
F. Esfregar o dorso dos dedos de uma mão com a palma da mão oposta, segurando os dedos, com movimento vai e vem e vice-versa.
G. Esfregar o polegar direito, com auxílio da palma da mão esquerda, utilizando-se movimento circular e vice-versa.
H. Friccionar as polpas digitais e unhas da mão esquerda contra a palma da mão direita, fechada em concha, fazendo movimento circular e vice-versa.
I. Esfregar o punho, com o auxílio da mão direita, utilizando movimento circular e vice-versa.
J. Enxaguar as mãos, retirando os resíduos de sabonete. Evitar contato direto das mãos ensaboadas com a torneira e a pia.
K. Secar as mãos com papel-toalha descartável, iniciando pelas mãos e seguindo na direção dos punhos. No caso de torneira com contato manual para fechamento, sempre proteja as mãos com papel-toalha antes de fechá-la.
L. A duração estimada do procedimento pode variar entre 40 e 60 segundos.

- Higienização antisséptica das mãos (com emprego de solução alcoólica/gel alcoólico) (Figura 4)[41,42]:

A. Aplicar na palma da mão quantidade suficiente do produto para cobrir todas as superfícies das mãos, segundo a orientação do fabricante.
B. Friccionar as palmas das mãos entre si.
C. Friccionar a palma da mão direita contra o dorso da mão esquerda, entrelaçando os dedos e vice-versa.
D. Friccionar a palma das mãos entre si com os dedos entrelaçados.
E. Friccionar o dorso dos dedos de uma mão com a palma da mão oposta, segurando os dedos e vice-versa.
F. Friccionar o polegar direito, com o auxílio da palma da mão esquerda, empregando-se movimento circular e vice-versa.

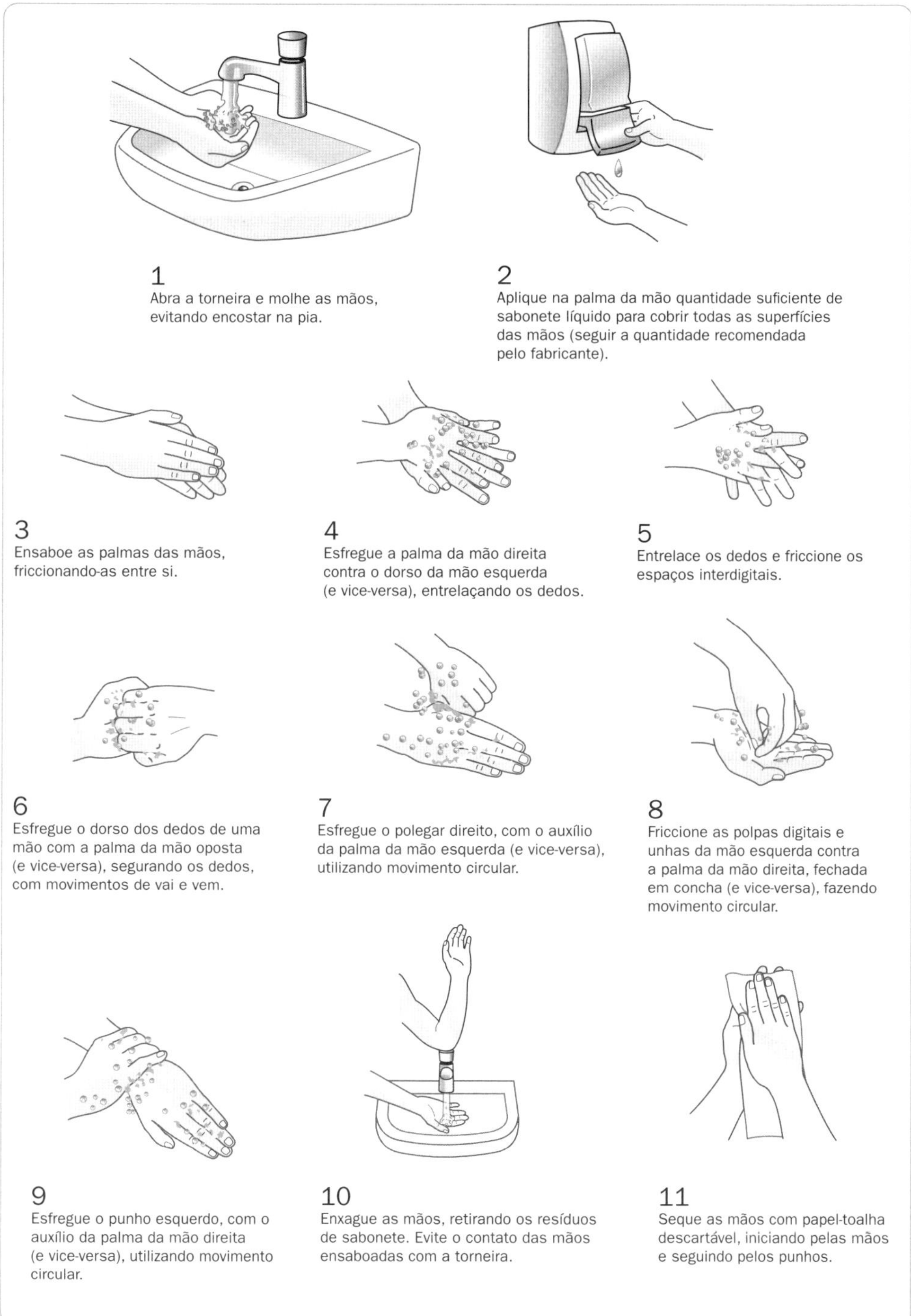

FIGURA 3 Técnica para higienização simples das mãos.

Fonte: Brasil. Agência Nacional de Vigilância Sanitária (Anvisa). Segurança do Paciente em Serviços de Saúde: Higienização das mãos. Brasília (DF): Anvisa; 2009. p. 109[41].

G. Friccionar as polpas digitais e unhas da mão esquerda contra a palma da mão direita, fazendo um movimento circular e vice-versa.

H. Friccionar os punhos com movimentos circulares.

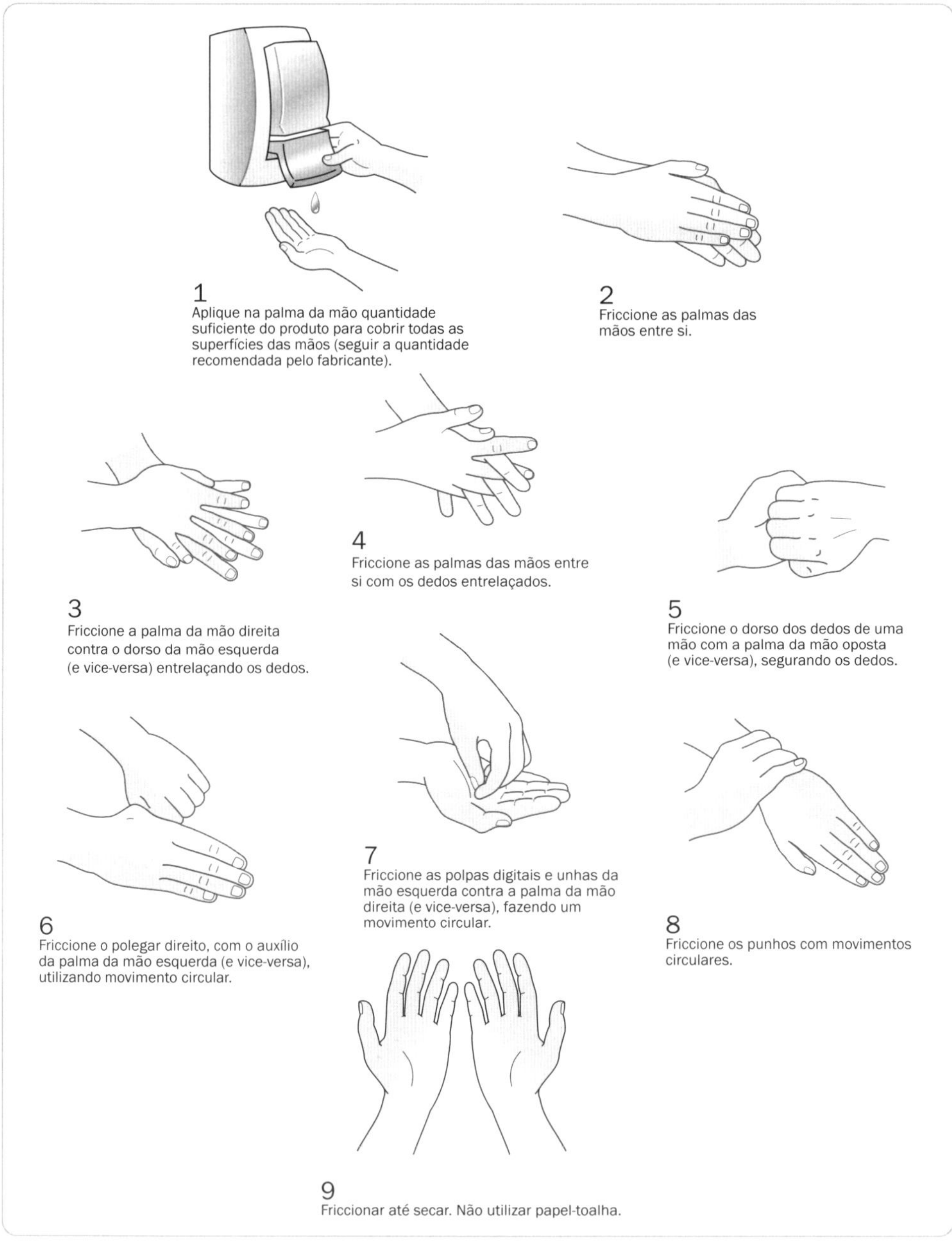

FIGURA 4 Técnica para higienização das mãos com preparações alcoólicas.

Fonte: Brasil. Agência Nacional de Vigilância Sanitária (Anvisa). Segurança do Paciente em Serviços de Saúde: Higienização das mãos. Brasília (DF): Anvisa; 2009. p. 109[41].

I. Friccionar até secar. Não está recomendado o emprego de papel para concluir a secagem.

Assim, a fim de contribuir para a prevenção de IRAS de maior importância epidemiológica foram elencadas as demais estratégias de destaque nos subtítulos a seguir.

Prevenção de Pneumonia Associada à Ventilação Mecânica (PAV)

A PAV é definida como uma infecção do parênquima pulmonar em pacientes ventilados mecanicamente por um período superior a dois dias (da internação, da inserção do dispositivo) e que na data da infecção estavam em ventilação mecânica (VM) ou o dispositivo havia sido removido no dia anterior[43].

O diagnóstico clínico de PAV deve considerar uma combinação de sinais, sintomas, achados radiológicos e laboratoriais. Dessa forma, a Anvisa recomenda o emprego de critérios para o diagnóstico e notificação dos casos de PAV (Quadro 4).

A PAV é considerada confirmação microbiológica se preencher pelo menos um dos critérios laboratoriais estabelecidos (Quadro 5), além dos parâmetros clínicos descritos anteriormente.

Diretrizes de Prevenção de Pneumonia Associada à Ventilação Mecânica

Neste subitem serão apresentadas as medidas de prevenção recomendadas à assistência de enfermagem prestada a pacientes sob cuidados críticos. A seguir, os autores elencaram as diretrizes de prevenção relacionadas ao trabalho da equipe de enfermagem (Quadro 6).

Quadro 4 Critérios diagnósticos para notificação de casos de PAV definida clinicamente segundo a Anvisa, 2022

PAV definida clinicamente
Paciente em VM por um período maior que dois dias de calendário, sendo o D1 considerado o dia de início e na data da infecção o paciente estava em VM ou o ventilador mecânico havia sido removido no dia anterior.
E Com doença cardíaca ou pulmonar de base*, com dois ou mais exames de imagem** seriados com um dos seguintes achados novo e persistente ou progressivo e persistente: ▪ Infiltrado; ▪ Opacificação; ▪ Cavitação;
E Pelo menos um dos sinais e sintomas: ▪ Febre (temperatura: > 38°C), sem outra causa associada. ▪ Leucopenia (< 4.000 céls./mm^3) ou leucocitose (> 12.000 céls./mm^3). ▪ Alteração do nível de consciência, sem outra causa aparente, em pacientes com 70 anos ou mais.
E Pelo menos dois sinais e sintomas: ▪ Surgimento de secreção purulenta ou mudança das características da secreção ou aumento da secreção respiratória ou aumento da necessidade de aspiração. ▪ Piora da troca gasosa (queda de saturação, $PaO_2/FiO_2 < 240$ ou aumento da oferta de oxigênio ou dos parâmetros ventilatórios). ▪ Ausculta pulmonar com roncos ou estertores. ▪ Início ou piora da tosse ou dispneia ou taquipneia.
E Os sinais/sintomas e exames de imagem ocorreram no período de janela de infecção.
*Pacientes **sem** comorbidade pulmonar ou cardíaca (síndrome de desconforto respiratório agudo, displasia broncopulmonar, edema pulmonar ou doença pulmonar obstrutiva crônica), **uma** radiografia de tórax com as alterações descritas já atinge o critério.
**Exemplos de exames de imagem: radiografia de tórax, tomografia computadorizada de tórax, ultrassonografia de tórax.

Fonte: NOTA TÉCNICA GVIMS/GGTES/ANVISA nº 02/2021 Critérios Diagnósticos das Infecções Relacionadas à Assistência à Saúde – 2022[43].

Quadro 5 Critérios diagnósticos para notificação de casos de PAV definida microbiologicamente segundo a Anvisa, 2022

PAV definida microbiologicamente

Pelo menos um dos resultados abaixo:
▪ Hemocultura positiva, sem outro foco de infecção.
▪ Cultura positiva do líquido pleural.
▪ Cultura quantitativa positiva de secreção pulmonar obtida por procedimento com mínimo potencial de contaminação (lavado broncoalveolar, escovado protegido ou aspirado endotraqueal).
▪ Na bacterioscopia do lavado broncoalveolar, achado ≥ 5% de leucócitos e macrófagos contendo microrganismos (presença de bactérias intracelulares).
▪ Cultura positiva de tecido pulmonar.
▪ Exame histopatológico mostrando pelo menos uma das seguintes evidências de pneumonia:
  ▪ Formação de abscesso ou foco de consolidação com infiltrado de polimorfonucleares nos bronquíolos e alvéolos.
  ▪ Evidência de invasão de parênquima pulmonar por hifas ou pseudo-hifas.
▪ Vírus, *Bordetella*, *Legionella*, *Chlamydophila* ou *Mycoplasma* identificados a partir de cultura de secreção ou tecido pulmonar ou identificados por teste microbiológico realizado para fins de diagnóstico clínico ou tratamento.
▪ Aumento de quatro vezes nos valores de IgG na sorologia para patógeno (p. ex., *influenza*, *Chlamydophila*).
▪ Aumento de quatro vezes nos valores de IgG na sorologia para *Legionella pneumophila* sorogrupo I titulada ≥ 1:128 na fase aguda e convalescença por imunofluorescência indireta.
▪ Detecção de antígeno de *Legionella pneumophila* sorogrupo I em urina.

E Os sinais/sintomas, os exames de imagens e laboratoriais ocorreram no período de janela de infecção.

Fonte: NOTA TÉCNICA GVIMS/GGTES/ANVISA nº 02/2021 Critérios Diagnósticos das Infecções Relacionadas à Assistência à Saúde – 2022[43].

Outras estratégias devem ser empregadas a fim de promover a redução do tempo de VM e a exposição do paciente ao risco de PAV, como:

- O processamento dos materiais de assistência ventilatória deve atender às recomendações vigentes[45].
- Mobilização precoce do paciente e cuidados bucais com vistas à redução do biofilme[45].
- O emprego de sistemas fechados de aspiração parece não estar associado à redução nas taxas de ocorrência de PAV; contudo, pode ser verificada menor contaminação do ambiente[45].

Prevenção de infecção da corrente sanguínea relacionada a cateter central

A infecção primária da corrente sanguínea laboratorialmente confirmada associada a cateter central é aquela que ocorre entre pacientes em uso de um cateter central por um período maior que dois dias consecutivos e que na data da infecção o paciente estava em uso do dispositivo ou este havia sido removido no dia anterior. Assim, os seguintes critérios diagnósticos são adotados pela Anvisa para detecção e notificação de casos de infecção primária da corrente sanguínea laboratorialmente confirmada associada a cateter central entre crianças maiores de 28 dias de vida e adultos (Quadro 7)[43].

Diretrizes de prevenção de infecção da corrente sanguínea associada a cateter central

A seguir, no Quadro 8, foram listadas as diretrizes para prevenção de ICS relacionadas a cateter central publicadas por sociedades de especialistas e agências regulatórias.

Destaca-se que o Quadro 8 buscou dar notoriedade aos procedimentos assistenciais realizados pela equipe de enfermagem durante a assistência do paciente crítico com cateter venoso central. Não menos im-

Quadro 6 Diretrizes para prevenção de PAV[44-46]

Organizações	Diretrizes
Institute for Healthcare Improvement (IHI), 2012[44] Agência Nacional de Vigilância Sanitária (Anvisa), 2017[45] *Society for Healthcare Epidemiology of America* (SHEA), 2022[46]	Elevar cabeceira do leito de 30 a 45°; Interromper sedação diariamente e realizar o teste de respiração espontânea; Avaliar condições de extubação diariamente.
Institute for Healthcare Improvement (IHI), 2012[44]	Discutir, com a equipe de saúde, profilaxia de úlcera péptica e trombose venosa profunda.
Agência Nacional de Vigilância Sanitária (Anvisa), 2017[45]	Monitorar diariamente a pressão do *cuff*; Manter a pressão do *cuff* entre 18 e 22 mmHg ou 25 e 30 cmH_2O; Evitar a extubação acidental e reintubação.
Agência Nacional de Vigilância Sanitária (Anvisa), 2017[45] *Society for Healthcare Epidemiology of America* (SHEA), 2022[46]	Aspirar secreção subglótica rotineiramente; Estimular o uso de ventilação não invasiva; Substituir o circuito respiratório apenas se estiver visivelmente sujo, com mau funcionamento ou segundo recomendação do fabricante; Realizar mobilização precoce; Realizar higiene oral ou escovação dentária **sem** o emprego de gluconato de clorexidina; Empregar tubos endotraqueais com sistemas de drenagem de secreção subglótica entre pacientes com previsão de permanência em VM por período superior a 48-72h; Fornecer, o quanto antes, nutrição enteral *vs*. parenteral.

portante, deve ser acrescida ainda educação permanente da equipe assistencial sobre a avaliação de pacientes com dificuldade de acesso venoso, como aqueles com monitorização e instabilidade hemodinâmica e acesso à terapia dialítica[45].

O uso do ultrassom durante seleção da veia e inserção do dispositivo deve ser considerado para permitir a melhor assertividade do procedimento e prevenção de complicações.

O profissional que realizará a instalação do cateter deverá empregar barreira máxima estéril (gorro, óculos, máscara, avental de manga longa estéril e luvas estéreis). Para o preparo do sítio de inserção do cateter deve ser utilizada solução alcoólica de gluconato de clorexidina > 0,5% em movimentos de vai e vem (por pelo menos 30 segundos). Caso a pele esteja visivelmente suja, a degermação prévia está recomendada[45].

Neste capítulo não foram abordadas as recomendações para cateteres semi-implantáveis, tunelizados ou totalmente implantáveis, pois seu uso é mais frequente entre pacientes com perfil epidemiológico diferente daqueles sob cuidados críticos em UTI[45].

Prevenção da infecção do trato urinário associada a cateter vesical de demora

A infecção do trato urinário (ITU) é uma infecção que envolve qualquer parte do sistema urinário, incluindo uretra, bexiga, ureteres e rins. Para que essa infecção esteja associada ao uso do dispositivo vesical é ne-

Quadro 7 Critérios diagnósticos de infecção primária da corrente sanguínea associada ao cateter central segundo a Anvisa, 2021

PAV definida microbiologicamente
Critério 1: Infecção primária da corrente sanguínea laboratorialmente confirmada associada a cateter central causada por microrganismo patogênico em adultos ou crianças com mais de 28 dias de vida. Paciente com mais de 28 dias de vida em uso de cateter central por um período maior que dois dias consecutivos, sendo o D1 considerado o dia da instalação do dispositivo, e que na data da infecção o paciente estava em uso do dispositivo ou este foi removido no dia anterior; **E** Apresenta microrganismo patogênico, bacteriano ou fúngico, não considerado microrganismo comensal, isolado em amostra de sangue; **OU** Identificado o gênero e a espécie ou pelo menos o gênero, por métodos validados de teste microbiológico não baseado em cultura; **E** O microrganismo identificado não está relacionado a outro foco infeccioso.
Critério 2: Infecção primária da corrente sanguínea laboratorialmente confirmada associada a cateter central causada por microrganismo contaminante da pele em adultos ou crianças maiores de um ano. Paciente com idade superior a um ano em uso de cateter central por período superior a dois dias consecutivos, sendo o D1 considerado o dia da instalação do dispositivo, e que na data da infecção o paciente estava em uso do dispositivo ou esse foi removido no dia anterior. **E** Apresenta pelo menos um dos sinais e sintomas, a saber: ▪ Febre (temperatura > 38°C); ▪ Calafrios; ▪ Hipotensão (pressão arterial sistólica < 90 mmHg em adultos); **E** Apresenta microrganismos contaminantes da pele comensais, a saber: *Corynebacterium* spp. (exclui *C. diphtheriae*), *Bacillus* spp. (exclui *B. anthracis*), *Propionibacterium* spp., *Staphylococcus* coagulase negativa, *Streptococcus* do grupo *viridans*, *Aerococcus* spp. e *Micrococcus* spp., identificados em duas ou mais hemoculturas, coletadas em momentos distintos, no mesmo dia ou no máximo no dia seguinte. **E** O microrganismo selecionado não está relacionado ao outro foco infeccioso. **E** Os sinais/sintomas ocorreram no período de janela da infecção.

Fonte: NOTA TÉCNICA GVIMS/GGTES/ANVISA nº 02/2021 Critérios Diagnósticos das Infecções Relacionadas à Assistência à Saúde – 2022[43].

cessário que o paciente tenha usado o cateter vesical de demora por mais de dois dias consecutivos e que na data da infecção o paciente esteja com o cateter instalado ou este tenha sido removido no dia anterior. Os critérios diagnósticos utilizados pela Anvisa para definição de ITU associada a cateter estão descritos no Quadro 9.

Medidas de prevenção de infecção do trato urinário associada a cateter vesical de demora

A prevenção de ITU associada a cateter vesical de demora está majoritariamente sob a responsabilidade da equipe de enfermagem, pois o enfermeiro é o profissional habilitado para a instalação do cateter e a equipe de enfermagem por sua manutenção[49].

O enfermeiro deve avaliar as indicações para uso do cateter urinário, a saber:

- Pacientes com impossibilidade de micção espontânea; paciente instável hemodinamicamente com necessidade de monitorização do débito urinário pós-operatório, com manutenção pelo menor período possível (tempo máximo recomendável de até 24 horas), exceto para cirurgias urológicas específicas.

Quadro 8 Diretrizes para prevenção de infecção da corrente sanguínea associada ao cateter central entre pacientes adultos[43-48]

Organizações	Diretrizes
Society for Healthcare Epidemiology of America (SHEA), 2022[47]	▪ Realizar banho com solução de clorexidina degermante entre pacientes críticos. ▪ Realizar a antissepsia do sítio de inserção do cateter com agente à base de clorexidina alcoólica, conforme troca do curativo. ▪ Realizar desinfecção das conexões, conectores valvulados e portais de adição de medicamentos com preparação alcoólica de clorexidina, álcool 70% ou iodopovidona por meio da aplicação vigorosa e fricção mecânica por no mínimo cinco segundos. ▪ Garantir uma adequada taxa paciente/enfermeiro e limitar o número de enfermeiros que rodiziam o cuidado entre a UTI e outras unidades. ▪ Realizar vigilância de infecções da corrente sanguínea associadas a cateter central.
Agência Nacional de Vigilância Sanitária (Anvisa), 2017[45]	▪ Utilizar um *checklist* para assegurar as práticas de prevenção de infecção no momento da inserção do cateter. ▪ O enfermeiro que acompanha a inserção do cateter central deve interromper o procedimento caso observe quebras na técnica asséptica. ▪ Realizar banho com clorexidina em situações especiais (pacientes com idade superior a dois meses; internados em UTI com alta taxa de infecção da corrente sanguínea relacionada a cateter central; pacientes de alto risco para desfechos desfavoráveis – imunossupressão grave, presença de próteses e/ou para pacientes com infecções recorrentes). ▪ Proteger com material impermeável as coberturas, cateteres e conexões durante o banho a fim de evitar contaminação. ▪ Realizar desinfecção das conexões, conectores valvulados e portais de adição de medicamentos com solução antisséptica à base de álcool por meio da aplicação vigorosa e fricção mecânica de 5 a 15 segundos. ▪ Avaliar, no mínimo uma vez ao dia, o sítio de inserção do cateter central, por inspeção visual e palpação sobre o curativo intacto em busca de sinais flogísticos.
Agência Nacional de Vigilância Sanitária (Anvisa), 2017[45] *Society for Healthcare Epidemiology of America* (SHEA), 2022[47]	▪ Higienizar as mãos antes e após a manipulação do cateter. ▪ Substituir o curativo transparente estéril a cada sete dias e o curativo com gaze a cada dois dias. Caso o curativo esteja sujo, solto ou úmido, trocar imediatamente. ▪ Não atrasar a substituição da cobertura que perder sua integridade dada a substancial elevação do risco de infecção. ▪ Garantir e documentar a adesão à técnica asséptica durante a inserção do cateter. ▪ Avaliar diariamente a permanência do cateter e remover quando não houver indicação. ▪ Desinfetar o *hub* do cateter, conectores não agulhados e extensores antes de acessar o cateter. ▪ *Hubs*, conectores não agulhados e extensores não empregados para administração de hemocomponentes ou formulações lipídicas devem ser substituídos a cada sete dias.
Agência Nacional de Vigilância Sanitária (Anvisa), 2017[45] *Society for Healthcare Epidemiology of America* (SHEA), 2022[47] *Institute for Healthcare Improvement* (IHI), 2012[48]	▪ Higienizar as mãos antes e após a manipulação do cateter. ▪ Avaliar diariamente a permanência do cateter e remover quando não houver indicação.

Quadro 9 Infecção do trato urinário associada a cateter vesical de demora entre pacientes adultos e pediátricos maiores de 1 ano, segundo a Anvisa, 2022

ITU associada a cateter vesical de demora em pacientes > 1 ano
Paciente > 1 ano em uso de cateter vesical de demora instalado por um período maior que dois dias no calendário (sendo o D1 considerado o dia da instalação) e que na data da infecção estava com ele instalado ou havia sido removido no dia anterior. E Apresenta pelo menos um dos seguintes sinais e sintomas, sem outras causas reconhecidas: ▪ Febre (Temperatura: > 38°C); ▪ Dor ou desconforto suprapúbico; ▪ Dor ou desconforto lombar; ▪ Urgência miccional;* ▪ Aumento da frequência miccional;* ▪ Disúria.* E Possui cultura de urina positiva com até duas espécies microbianas** $\geq 10^5$ UFC/mL. E Os sinais/sintomas e a primeira urocultura positiva ocorreram no período de janela de infecção. * Em paciente que removeu o cateter no dia anterior à data da infecção. ** Acima de duas espécies microbianas, há grande possibilidade de ter ocorrido contaminação da amostra.

Fonte: NOTA TÉCNICA GVIMS/GGTES/ANVISA nº 02/2021 Critérios Diagnósticos das Infecções Relacionadas à Assistência à Saúde – 2022[43].

- Tratamento de lesões por pressão de grau IV em pacientes do sexo feminino devido ao comprometimento da cicatrização dado o contato com a urina[45].

Outras estratégias para a prevenção de ITU devem ser instituídas como:

- Higienizar as mãos antes da realização do procedimento.
- Realizar higiene íntima do paciente previamente à instalação do cateter com sabonete comum ou agente antisséptico.
- Utilizar campo estéril fenestrado.
- Organizar o material estéril sobre o campo.
- Calçar luva estéril.
- Conectar o cateter ao coletor de urina e testar a integridade do balonete.
- Realizar a antissepsia da região perineal partindo do meato uretral para a periferia.
- Manter técnica asséptica para inserção do cateter.
- Fixar o cateter no hipogástrio de pacientes do sexo masculino e na raiz da coxa em pessoas do sexo feminino[45].

As demais recomendações publicadas por sociedades de especialistas e agências regulatórias foram sumarizadas a seguir (Quadro 10).

No controle e prevenção das IRAS a equipe de enfermagem ocupa lugar de destaque, uma vez que representa a maior força de trabalho nas instituições de saúde e é a principal responsável por manipular os dispositivos invasivos[52]. Para tanto, é necessário que esse profissional adote as evidências científicas como pilares para sua prática, além de assumir uma postura ética e crítica em relação à assistência prestada ao paciente[53]. Cabe ainda ao profissional enfermeiro liderar comissões para monitoramento da ocorrência de IRAS, compor comitês para seleção de produtos para saúde, produzir e monitorar os indicadores de qualidade da assistência e realizar educação permanente em saúde, com vistas à melhoria da assistência ao paciente gravemente enfermo.

Esforços não devem ser poupados para implementação do cuidado centrado no paciente, bem como atender às determinações legais do Ministério da Saúde e dos conselhos profissionais, incluindo a realização do processo de enfermagem, conforme recomenda a Resolução nº 358/2009 do Conselho Federal de Enfermagem[54].

Quadro 10 Diretrizes para prevenção de infecção do trato urinário associada a cateter vesical de demora[43,45,48-51]

Organizações	Diretrizes
Agência Nacional de Vigilância Sanitária (ANVISA), 2017[45] *Society for Healthcare Epidemiology of America* (SHEA), 2014[50] *Institute for Healthcare Improvement* (IHI), 2012[51]	▪ Discutir os critérios de indicação do cateterismo vesical de demora com a equipe de saúde e considerar o uso de alternativas; ▪ Utilizar técnica asséptica na inserção do cateter vesical; ▪ Fixar o cateter de modo seguro e que não permita tração ou movimentação; ▪ Manter o sistema de drenagem fechado e estéril; ▪ Não desconectar o cateter ou tubo de drenagem, exceto se a irrigação for necessária; ▪ Trocar todo o sistema quando ocorrer desconexão, quebra da técnica asséptica, em sua instalação, ou vazamento; ▪ Manter o fluxo de urina desobstruído; ▪ Esvaziar a bolsa coletora regularmente, utilizando recipiente coletor individual e evitar contato do tubo de drenagem com o recipiente coletor; ▪ Manter a bolsa coletora abaixo do nível da bexiga; ▪ Realizar a higiene rotineira do meato e sempre que necessário; ▪ Avaliar diariamente a necessidade de permanência do cateter e remover quando não for mais necessário.

A Figura 5 mostra o mapa mental dos principais conceitos apresentados neste capítulo.

ESTUDO DE CASO

Apresentação

Paciente do sexo feminino, 63 anos, foi trazida para o pronto-socorro pela filha, que a encontrou em casa caída no chão após consumo de bebida alcoólica durante o dia. AP: hipertensão arterial. É submetida a vários procedimentos invasivos na UTI.

A hipertensão arterial (HA) pode ser definida como uma doença crônica não transmissível caracterizada pela elevação persistente da pressão arterial conforme a seguir: pressão arterial sistêmica (PAS) igual ou superior a 140 mmHg e/ou pressão arterial diastólica (PAD) igual ou maior a 90 mmHg, medida com emprego da técnica correta, em pelo menos duas ocasiões diferentes, na ausência do emprego de medicamentos anti-hipertensivos[55].

A HA é uma doença assintomática e evolui com alterações estruturais e funcionais em órgãos-alvo, como coração, cérebro, rins e vasos. Além disso, a HA comporta-se como o único fator de risco independente para o acometimento por doenças cardiovasculares e doença renal crônica e a morte prematura. Os impactos da HA podem ser medidos em relação aos sistemas de saúde, como elevação dos custos relacionados à assistência, além daqueles diretos aos pacientes, como complicações nos órgãos-alvos fatais e não fatais, como a doença arterial coronária, insuficiência cardíaca, fibrilação atrial, acidente vascular encefálico, doença renal crônica e doença arterial obstrutiva crônica[55].

Histórico

Evoluiu com rebaixamento do nível de consciência, Glasgow de 8 (AO = 2; MRV = 2; MRM = 4), escala de Cincinnati 2 (alteração de rima labial e fala) e hipertensão (PA 180 × 90 mmHg). Para monitoramento de pressão arterial invasiva, a paciente foi intubada, o cateter venoso central em veia subclávia D foi puncionado, assim como a artéria radial E. Um cateter vesical de demora de duas vias, 14 FR, foi instalado para monitoramento do débito urinário. Na vigência das primeiras 12h de internação a paciente foi encaminhada para

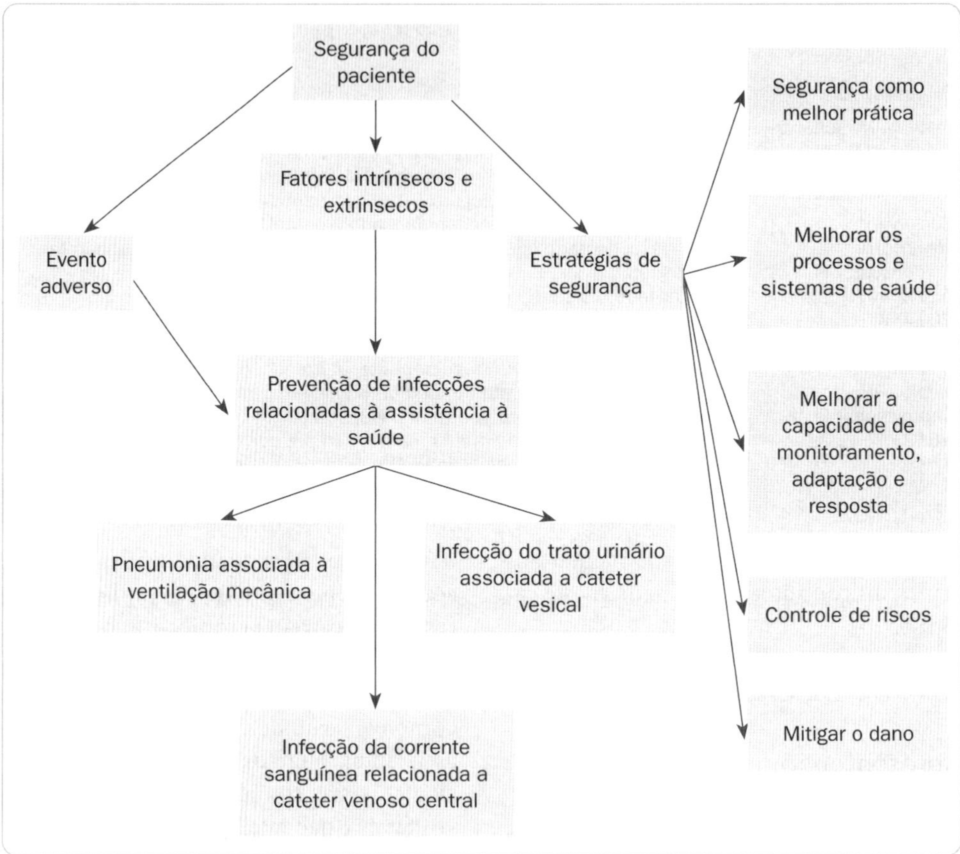

FIGURA 5 Mapa mental dos conceitos apresentados no capítulo.
Fonte: Elaborada pelos autores.

realização de tomografia computadorizada de crânio, que evidenciou imagens de perda de contorno insular e da diferenciação branco-cinzenta, além de artéria cerebral hipodensa, correspondentes a acidente vascular encefálico isquêmico; depois, foi encaminhada para UTI. Não foi indicada a realização de fibrinólise devido ao tempo decorrido até o atendimento médico, escore NIHSS = 10.

Exames laboratoriais na admissão

Nenhum achado diferente do normal foi verificado pela equipe de saúde.

- **Desenvolvimento do caso**: O paciente apresentou melhora do quadro neurológico, Glasgow de 8 para 12.
- **Problema:** No terceiro dia após a admissão na UTI apresenta hipertermia de 38ºC, e os seguintes achados laboratoriais: leucócitos: 9.790/mm^3, bastonetes: 2%, creatinina sérica: 3,87 mg/dL e proteína C-reativa > 153,3 mg/dL, sob diálise contínua. Nas últimas 24 horas apresentou oligúria com presença de grumos no frasco coletor do cateter vesical de demora, segundo registro do técnico de enfermagem. Sem alterações de imagem na radiografia de tórax e com

parâmetros ventilatórios baixos. Amostra de urina foi obtida após solicitação do médico intensivista para realização de urocultura e antibiograma, e o resultado revelou o crescimento de > 100.000 UFC/mL de *Escherichia coli*, resistente a ciprofloxacina, norfloxacina, sulfametoxazol + trimetoprima e ácido nalidíxico, conforme resultado esquemático disposto no Quadro 11. Foi iniciado, portanto, o tratamento para ITU associada a cateter vesical de demora.

- **Dilema da equipe:** O que poderia ser implementado para minimizar o risco de ITU associada a cateter vesical de demora?

Diversas são as medidas que podem ser realizadas nos níveis institucional e individual, ou seja, de cuidado ao paciente. Assim, tomando em consideração as recomendações para prevenção de ITU elencadas anteriormente, os seguintes questionamentos podem ser realizados:

- A indicação para cateterismo vesical de demora está amparada na literatura científica?

Sim, segundo o *Centers for Diseases Control and Prevention*, pacientes sob cuidados críticos que requerem o acurado controle de balanço hídrico podem ser submetidos à instalação de cateter vesical de demora[50].

- A técnica para inserção do cateter vesical de demora é adequada?

Em consulta ao Serviço de Controle de Infecções Relacionadas à Assistência à Saúde (SCIRAS), o enfermeiro coordenador da unidade verificou baixas taxas de adesão ao

Quadro 11 Resultado de cultura aeróbia

Cultura aeróbia	**Referência: Negativa**	**Quantitativo limite de detecção: pessoas do sexo feminino e crianças 1.000 UFC/mL. Pessoas do sexo masculino: 100 UFC/mL**
Cultura aeróbia: Urina de Jato Médio		
Microrganismo identificado:	***Escherichia coli***	**> 100.000 UFC/mL**
Antibiograma		
Amicacina		Sensível
Amoxacilina/ácido clavulânico		Sensível
Ampicilina		Sensível
Cefepima		Sensível
Ceftrixona		Sensível
Cefuroxima		Sensível
Ciprofloxacino		Resistente
Ertapeném		Sensível
Gentamicina		Sensível
Meropeném		Sensível
Nitrofurantoína		Sensível
Norfloxacino		Resistente
Piperaciclina/Tazobactam		Sensível
Sulfametoxazol + trimetoprima		Resistente
Ácido nalidíxico		Resistente

procedimento de higiene das mãos, o que pode contribuir sobremaneira para a ocorrência de IRAS.

Ademais, em ambientes de prestação de cuidados críticos, para inserção de um cateter vesical de demora é altamente recomendado o uso de procedimento asséptico e dispositivos estéreis, a saber: luvas estéreis, campo estéril, gaze ou compressas estéreis, solução antisséptica, assepsia do meato uretral e emprego de gel estéril lubrificante de uso único[50]. Na investigação dos potenciais pontos de melhoria realizada pela enfermeira do SCIRAS, verificou-se a indisponibilidade de campos estéreis na instituição, o que concorreu para o emprego de embalagens de itens estéreis (embalagem de luvas estéreis e outras) como campo, o que pode, devido à composição e a dimensões inadequadas, ter comprometido a barreira máxima estéril e a contaminação do cateter já no momento da inserção[50].

- O cuidado após a inserção do cateter atendeu às diretrizes de prevenção de ITU?

Foi apontado durante o processo de revisão do prontuário que o cateter foi desconectado da bolsa coletora acidentalmente, por um profissional de saúde, durante a transferência da maca para o tomógrafo antes mesmo de a paciente ter sido admitida na UTI. Uma falha de comunicação fez que o enfermeiro intensivista não fosse comunicado e o sistema não fosse substituído.

Outro ponto levantado pela enfermeira coordenadora da UTI foi a indisponibilidade de cálice graduado individual. Ocorreu, naquela unidade, o emprego de um cálice único para o esvaziamento das bolsas coletoras de todos os pacientes em uso de cateter vesical de demora. Além disso, a rotina institucional para banho/higiene de pacientes sob sedação não incluía a limpeza regular do meato uretral daqueles em uso de cateter vesical, o que ensejou revisão.

Medidas adicionais que podem ser implementadas por enfermeiros coordenadores de UTI a fim de prevenir ITU associada a cateter vesical:

- Um sistema eletrônico que recorde o enfermeiro de todos os pacientes em uso de cateter vesical de demora e que solicite a avaliação diária da necessidade de manutenção do dispositivo[50].

Quadro 12 Diagnósticos de enfermagem da NANDA, resultados de acordo com a classificação da NOC e intervenções segundo a classificação das intervenções de enfermagem, 2022

Diagnóstico de Enfermagem	Resultados	Intervenções
Hipertermia (00007)	Identifica efeitos de medicamentos prescritos sobre a temperatura corporal	▪ Controlar a administração dos medicamentos antipiréticos prescritos; ▪ Aferir a temperatura axilar após 30-60 minutos após a administração do antipirético; ▪ Controlar a infecção por meio da administração dos medicamentos antimicrobianos prescritos.
Risco de lesão do trato urinário (00250)	Realiza controles para riscos identificados	▪ Comunicar o médico sobre sinais de infecção do trato urinário; ▪ Manter higienização adequada das mãos antes e após a manipulação do cateter; ▪ Manter sistema de drenagem urinária fechado, estéril e sem obstruções;

(Continua)

Quadro 12 Diagnósticos de enfermagem da NANDA, resultados de acordo com a classificação da NOC e intervenções segundo a classificação das intervenções de enfermagem, 2022 (Continuação)

Diagnóstico de Enfermagem	Resultados	Intervenções
		▪ Assegurar posicionamento da bolsa de drenagem abaixo do nível da bexiga; ▪ Usar bolsas coletoras de urina com dispositivos de esvaziamento localizados na parte inferior; ▪ Manter a permeabilidade do sistema de cateter urinário do dispositivo; ▪ Realizar higiene de rotina do meato com água e sabão durante o banho diário; ▪ Limpar o cateter urinário externamente ao meato; ▪ Esvaziar o dispositivo de drenagem urinária a intervalos regulares e específicos; ▪ Esvaziar a bolsa de drenagem antes de todos os transportes do paciente; ▪ Evitar colocar a bolsa de drenagem entre as pernas do paciente durante o transporte, quando houver; ▪ Monitorar quanto à distensão da bexiga; ▪ Usar pedidos de interrupção e lembretes automáticos para solicitar remoção do dispositivo, quando a indicação for resolvida.
Risco de lesão por pressão em adulto (00304)	Realiza controles para riscos identificados	▪ Utilizar uma ferramenta de avaliação de risco que seja reconhecida pela equipe do serviço para monitorar os fatores de risco do indivíduo; ▪ Documentar quaisquer incidências prévias de formação de lesões por pressão; ▪ Documentar o peso e as mudanças de peso; ▪ Documentar o estado da pele na admissão e diariamente; ▪ Monitorar intensivamente áreas avermelhadas; ▪ Remover a umidade excessiva da pele decorrente da perspiração; ▪ Aplicar barreiras protetoras; ▪ Mobilizar o paciente com cuidado (p. ex., evitar cisalhamento), a cada duas horas; ▪ Colocar o roteiro de mudanças de posição ao lado do leito; ▪ Inspecionar a pele sobre proeminências ósseas e outros pontos de pressão pelo menos uma vez ao dia durante os reposicionamentos; ▪ Evitar massagem sobre proeminências ósseas; ▪ Manter os lençóis limpos, secos e sem dobras; ▪ Utilizar leitos e colchões especializados; ▪ Hidratar a pele ressecada, ainda íntegra; ▪ Evitar água quente e utilizar sabão neutro durante o banho; ▪ Aplicar protetores nos calcanhares, cotovelos e região sacral.
Risco de trombose (00291)	Realiza controles para riscos identificados	▪ Obter um histórico detalhado da saúde do paciente a fim de determinar os fatores de risco para trombose; ▪ Implementar o protocolo institucional para os pacientes que forem considerados de risco; ▪ Avaliar a presença da tríade de Virchow: estase venosa, hipercoagulabilidade e traumatismo resultante de dano intimal; ▪ Realizar diariamente avaliação completa da circulação periférica; ▪ Iniciar imediatamente o regime apropriado de tromboprofilaxia em pacientes de risco de acordo com a política e o protocolo organizacional; ▪ Aplicar meia elástica de compressão gradual ou mangas de compressão ou aplicar dispositivo de compressão pneumática intermitente; ▪ Remover meia elástica de compressão gradual ou mangas de compressão e dispositivo de compressão pneumática intermitente por 15 a 20 minutos a cada 8 horas; ▪ Administrar anticoagulantes de baixa dosagem profiláticos e/ou medicamento antiplaquetário, conforme a prescrição.

- Diretrizes ou rotinas institucionais que autorizem enfermeiros a liderarem a retirada de cateteres vesicais sem a necessidade de avaliação de outros profissionais[50].
- Educação e *feedback* para enfermeiros a respeito de sua performance no procedimento de higiene das mãos, indicações do uso de cateter vesical e cuidados com o paciente cateterizado[50].

Infraestrutura administrativa para prevenção de ITU associada a cateter vesical:

- Fornecer e implementar protocolos institucionais que abordem os critérios de inserção, uso e manutenção do cateter.
- Garantir que os prestadores de cuidados em saúde estejam treinados a respeito das técnicas de inserção, manutenção e remoção do cateter. Além disso, os profissionais devem estar cientes a respeito das complicações relacionadas ao emprego de cateteres.
- Garantir que todos os insumos necessários para a inserção asséptica dos cateteres estejam disponíveis.
- Considerar a implementação de um sistema, disponível no prontuário do paciente, para documentação dos seguintes dados: indicações para inserção do cateter, data e horário da inserção, profissional responsável pela inserção e data e horário da remoção do cateter.
- Realizar vigilância da ITU associada a cateter vesical.
- Implementar um sistema de auditoria a fim de que a adesão às medidas de prevenção do agravo seja medida rotineiramente para que seus resultados apontem área de possíveis melhorias.

Considerando os dados essenciais do caso, o processo de enfermagem é descrito no Quadro 12.

Desfecho

A paciente recebeu os cuidados requeridos, houve controle da ITU, posterior remoção da assistência ventilatória invasiva e seguimento em unidade de internação clínica.

VAMOS PRATICAR?

1. São considerados *never events*, com notificação em até 72h, exceto:
   a. Procedimento cirúrgico realizado no lado errado do corpo.
   b. Gás errado na administração de O_2 ou gases medicinais.
   c. Lesão por pressão estágio II.
   d. Óbito ou lesão grave de paciente associado à fuga do paciente.

2. Associe os termos às suas respectivas definições:
   a. Dano
   b. Incidente
   c. *Near miss*
   d. Evento adverso
   ( ) Incidente que resulta em dano ao paciente.
   ( ) Comprometimento da estrutura ou função do corpo e/ou qualquer efeito dele oriundo, incluindo-se doenças, lesão, sofrimento, morte, incapacidade ou disfunção, podendo, assim, ser físico, social ou psicológico.
   ( ) Evento ou circunstância que poderia ter resultado, ou resultou, em dano desnecessário ao paciente.
   ( ) Incidente que não atingiu o paciente.

3. Os cuidados para prevenção de infecção do trato urinário associada a cateter vesical de demora incluem, exceto:
   a. Discutir os critérios de indicação do cateterismo vesical de demora com a equi-

pe de saúde, utilizar técnica asséptica na inserção do cateter vesical e não desconectar o cateter do tubo de drenagem.

b. Manter o fluxo de urina desobstruído, esvaziar a bolsa coletora regularmente com emprego de um cálice comum e manter a bolsa coletora abaixo do nível da bexiga urinária.
c. Realizar a higiene rotineira do meato e, sempre que necessário, avaliar diariamente a necessidade de manutenção do cateter e remover o mais breve possível.
d. Fixar o cateter de modo seguro e que não permita tração ou movimentação, fixar o cateter na raiz da coxa de pessoas do sexo feminino e no hipogástrio de pessoas do sexo masculino.

4. Em relação à infecção da corrente sanguínea associada a cateter central, assinale a alternativa correta:
   a. Durante a instalação de um cateter venoso central o emprego de barreira máxima estéril substitui o procedimento de higiene das mãos.
   b. O curativo no sítio de inserção do cateter composto por película transparente estéril deverá ser substituído diariamente com vistas à prevenção de infecções.
   c. O enfermeiro deverá aguardar 24 horas e observar o progresso de exsudação no óstio de inserção do cateter central antes de comunicar o caso ao intensivista.
   d. O enfermeiro intensivista levanta suspeição de infecção da corrente sanguínea associada a cateter venoso sobre paciente internado em UTI há 36 horas, cateter central há mais de 48h, apresentou episódio de febre, hipotensão e calafrios.

5. Em relação às IRAS, assinale a alternativa incorreta:
   a. Leucopenia (< 4.000 céls./mm^3) ou leucocitose (> 12.000 céls./mm^3) podem ser sinais de suspeição de IRAS no contexto de pacientes gravemente enfermos.
   b. Alteração no nível de consciência em pacientes com > 70 anos de idade, piora da troca gasosa com manifestação de queda de saturação podem sugerir PAV.
   c. A PAV e a infecção da corrente sanguínea associada a cateter central têm as menores repercussões econômicas aos serviços e sistemas de saúde.
   d. A higienização das mãos de profissionais de saúde, profissionais dos serviços auxiliares, pacientes, familiares e acompanhantes parece ser a medida de menor custo e com maior efetividade na prevenção de IRAS.

REFERÊNCIAS

1. Institute of Medicine (US) Committee on Quality of Health Care in America IOM, Kohn LT, Corrigan JM, Donaldson MS. To Err is Human: Building a Safer Health System. Washington (DC): National Academies Press; 2000.
2. Santos TCF, Peres MAA, Filho AJA, Aperibense PGGS, Alcántara EL. Legado de Florence Nightingale: Reflexão sob a Ótica de Pierre Bourdieu. Texto contexto – Enferm. 2022; 31:e20210200. Doi: https://doi.org/ 10.1590/1980-265X-TCE-2021-0200.
3. Dossey BM. Florence Nightingale. Her Crimean fever and chronic illness. J Holist Nurs. 2010;28(1):38-53. Doi: https://doi.org/10.1177/0898010109356472
4. Brennan TA, Leape LL, Laird NM, Hebert L, Localio AR, Lawthers AG, et al. Incidence of adverse events and negligence in hospitalized patients. Results of the Harvard Medical Practice Study I. N Engl J Med. 1991; 324(6):370-6. Doi: https://doi.org/10.1056/NEJM199102073240604
5. Brennan TA, Hebert LE, Laird NM, Lawthers A, Thorpe KE, Leape LL, et al. Hospital characteristics

associated with adverse events and substandard care. Jama. 1991; 265(24):3265-9. Available from: https://pubmed.ncbi.nlm.nih.gov/2046108/.

6. Gawande AA, Thomas EJ, Zinner MJ, Brennan TA. The incidence and nature of surgical adverse events in Colorado and Utah in 1992. Surgery. 1999; 126(1):66-75. Doi: https://doi.org/ 10.1067/msy.1999.98664.
7. Bates DW, Singh H. Two Decades Since To Err Is Human: An Assessment Of Progress And Emerging Priorities In Patient Safety. Health Aff (Millwood). 2018;37(11):1736-43. Doi: https://doi.org/ 10.1377/hlthaff.2018.0738.
8. Panagioti M, Khan K, Keers RN, Abuzour A, Phipps D, Kontopantelis E, et al. Prevalence, severity, and nature of preventable patient harm across medical care settings: systematic review and meta-analysis. BMJ. 2019;366:l4185. Doi: https://doi.org/ 10.1136/bmj.l4185.
9. World Health Organization WHO. World Alliance for Patient Safety: forward programme 2008-2009. 1st ed. Geneva: World Health Organization; 2008.
10. Agência Nacional de Vigilância Sanitária ANVISA. Gestão de Riscos e Investigação de Eventos Adversos Relacionados à Assistência à Saúde. In: Saúde GdVeMeSd, Saúde GGdTeSd, editors. Brasília (DF): ANVISA; 2017. p. 92.
11. Sherman H, Castro G, Fletcher M, Hatlie M, Hibbert P, Jakob R, et al. Towards an International Classification for Patient Safety: the conceptual framework. Int J Qual Health Care. 2009;21(1):2-8 Doi: https://doi.org/ 10.1093/intqhc/mzn054.
12. Ministério da Saúde MS, Fundação Oswaldo Cruz FOC, Agência Nacional de Vigilância Sanitária ANVISA. Documento de referência para o Programa Nacional de Segurança do Paciente. Brasília – DF2014. p. 42.
13. Portaria no 529 de 1° de abril de 2013. Institui o Programa Nacional de Segurança do Paciente (PNSP), Brasília, 23 abr. 2013. Seção 1:43. (2013).
14. Resolução da Diretoria Colegiada. RDC no. 36 de 25 de julho de 2013 que institui ações para a segurança do paciente em serviços de saúde e dá outras providências, 26 jul. 2013. Seção 1:36. (2013).
15. Agência Nacional de Vigilância Sanitária ANVISA. Avaliação Nacional das Práticas de Segurança do Paciente – Hospitais com UTI. Brasília (DF): ANVISA; 2020.
16. Agência Nacional de Vigilância Sanitária ANVISA. Incidentes relacionados à assistência à saúde: Resultados das notificações realizadas no Notivisa – Brasil, outubro de 2021 a setembro de 2022. Brasília (DF): ANVISA; 2022.
17. Network of Patient Safety Databases Dashboards NPSDD, Agency for Healthcare Research and Quality AHRQ, Rockeville MD. NPSD Dashboards. USA; 2021.
18. World Health Organization WHO. Global Patient Safety Action Plan 2021–2030: Towards eliminating avoidable harm in health care. Geneva: WHO; 2021. p. 108.
19. Costa DB, Ramos D, Gabriel CS, Bernardes A. Cultura de Segurança do Paciente: Avaliação pelos Profissionais de Enfermagem. Texto contexto – enferm. 2018;27(3):e2670016. Doi: https://doi.org/ 10.1590/0104-070720180002670016.
20. Sorra J, Nieva V. Hospital Survey on Patient Safety Culture. AHRQ publication no 040041. Rockville: Agency for Healthcare Research and Quality; 2004.
21. Sexton JB, Helmreich RL, Neilands TB, Rowan K, Vella K, Boyden J, et al. The Safety Attitudes Questionnaire: psychometric properties, benchmarking data, and emerging research. BMC Health Serv Res. 2006;6(44). Doi: https://doi.org/ 10.1186/1472-6963-6-44.
22. World Health Organization WHO. WHO patient safety curriculum guide for medical schools. In: WHO, editor. geneva: WHO; 2009. p. 254.
23. Vincent C, Amalberti R. Safer Healthcare: Strategies for the Real World. Oxford (UK): Springer Open; 2016. 170 p.
24. Pedreira MLG, Harada MJCS. Segurança do Paciente na Unidade de Cuidados Intensivos. In: Pedreira MdLG, Harada MdJCS, Viana DL, editors. Enfermagem no Cuidado Crítico – Neonatal, Pediátrico e de Adulto: yendis; 2015. p. 1048.
25. Donaldson LJ, Kelley ET, Dhingra-Kumar N, Kieny M-P, Sheikh A. Medication Without Harm: WHO's Third Global Patient Safety Challenge. Lancet. 2017;389(10080):1680-1. Doi: https://doi.org/ 10.1016/S0140-6736(17)31047-4.
26. Centers for Disease Control and Prevention CDC. Identifying Healthcare-associated Infections (HAI) for NHSN Surveillance. In: National Healthcare Safety Network Centers for Disease Control and Prevention N, editor: CDC; 2023. p. 30.
27. European Centre for Disease Prevention and Control ECDC. Point prevalence survey of healthcare-associated infections and antimicrobial use in European acute care hospitals 2011-2012. In: ECDC ECfDCaP-, editor. Stockholm: ECDC; 2013.
28. Rejeb MB, Sahli J, Chebil D, Khefacha-Aissa S, Jaidane N, Kacem B, et al. Mortality among Patients with Nosocomial Infections in Tertiary Intensive Care Units of Sahloul Hospital, Sousse, Tunisia. Arch Iran Med. 2016;19(3):179-85. Available from: https://pubmed.ncbi.nlm.nih.gov/26923889/.
29. Bennett EE, VanBuren J, Holubkov R, Bratton SL. Presence of Invasive Devices and Risks of Healthcare-Associated Infections and Sepsis. J Pediatr Intensive Care. 2018;7(4):188-95. Doi: https://doi.org/ 10.1055/s-0038-1656535

30. Agência Nacional de Vigilância Sanitária ANVISA. Programa Nacional de Prevenção e Controle de Infecções Relacionadas à Assistência à Saúde (PNPCIRAS) 2021 a 2025. In: ANVISA, editor. Brasília (DF)2021. p. 61.
31. Allegranzi B, Nejad SB, Combescure C, Graafmans W, Attar H, Donaldson L, et al. Burden of endemic health-care-associated infection in developing countries: systematic review and meta-analysis. Lancet. 2011;377(9761):228-41. Doi: https://doi.org/10.1016/S0140-6736(10)61458-4
32. European Centre for Disease Control and Prevention ECDC. Surveillance of surgical site infections and prevention indicators in European hospitals – HAI-Net SSI protocol, version 2.2. Stockholm: ECDC; 2017. p. 42.
33. World Health Organization WHO. Global report on infection prevention and control In: WHO, editor. Geneva: WHO; 2022. p. 182.
34. European Centre for Disease Control and Prevention ECDC. Healthcare-associated infections in intensive care units – Annual Epidemiological Report for 2017. Stockholm; 2019. p. 13.
35. Magill SS, O'Leary E, Janelle SJ, Thompson DL, Dumyati G, Nadle J, et al. Changes in Prevalence of Health Care-Associated Infections in U.S. Hospitals. N Engl J Med. 2018; 379(18):1732-44. Doi: https://doi.org/10.1056/NEJMoa1801550.
36. Agência Nacional de Vigilância Sanitária ANVISA. Boletim Segurança do Paciente e Qualidade em Serviços de Saúde nº 17. In: ANVISA, editor. Brasília (DF): ANVISA; 2017. p. 5.
37. Fortaleza CMCB, Padoveze MC, Kiffer CRV, Barth AL, Carneiro ICDRS, Giamberardino HIG, et al. Multi-state survey of healthcare-associated infections in acute care hospitals in Brazil. J Hosp Infect. 2017;96(2):139-44. Doi: https://doi.org/10.1016/j.jhin.2017.03.024.
38. Roque KE, Tonini T, Melo ECP. Adverse events in the intensive care unit: impact on mortality and length of stay in a prospective study. Cad Saude Publica. 2016;32(10):e00081815. Doi: https://doi.org/10.1590/0102-311X00081815
39. Agência Nacional de Vigilância Sanitária ANVISA. Boletim Informativo: Segurança do Paciente e Qualidade em Serviços de Saúde. In: ANVISA, editor. Brasília (DF): ANVISA; 2014. p. 23.
40. Manoukian S, Stewart S, Graves N, Mason H, Robertson C, Kennedy S, et al. Bed-days and costs associated with the inpatient burden of healthcare-associated infection in the UK. J Hosp Infect. 2021;114:43-50. Doi: https://doi.org/ 10.1016/j.jhin.2020.12.027.
41. Agência Nacional de Vigilância Sanitária ANVISA. Segurança do Paciente em Serviços de Saúde: Higienização das mãos. In: ANVISA, editor. Brasília (DF): AVNVISA; 2009. p. 109.
42. Centers for Disease Control and Prevention CDC. Guideline for Hand Hygiene in Health-Care Settings: Recommendations of the Healthcare Infection Control Practices Advisory Committee and the HICPAC/SHEA/APIC/IDSA Hand Hygiene Task Force. Atlanta: CDC; 2002. p. 56.
43. Agência Nacional de Vigilância Sanitária ANVISA. Nota Técnica GVIMS/GGTES Nº 07/2021: Critérios diagnósticos das Infecções Relacionadas à Assistência à Saúde (IRAS): notificação nacional obrigatória para o ano de 2022. In: GVIMS/GGTES, editor. Brasília (DF): ANVISA; 2022. p. 96.
44. Institute for Healthcare Improvement IHI. How-to Guide: Prevent Ventilator-Associated Pneumonia. Cambridge, Massachusetts, USA; 2012. p. 45.
45. Agência Nacional de Vigilância Sanitária ANVISA. Medidas de Prevenção de Infecção Relacionada à Assistência à Saúde. In: ANVISA, editor. Brasília (DF); 2017. p. 122.
46. Klompas M, Branson R, Cawcutt K, Crist M, Eichenwald EC, Greene LR, et al. Strategies to prevent ventilator-associated pneumonia, ventilator-associated events, and nonventilator hospital-acquired pneumonia in acute-care hospitals: 2022 Update. Infect Control Hosp Epidemiol. 2022;43(6):687-713. Doi: https://doi.org/ 10.1017/ice.2022.88.
47. Buetti N, Marschall J, Drees M, Fakih MG, Hadaway L, Maragakis LL, et al. Strategies to prevent central line-associated bloodstream infections in acute-care hospitals: 2022 Update. Infect Control Hosp Epidemiol. 2022;43(5):553-69. Doi: https://doi.org/ 10.1017/ice.2022.87.
48. Institute for Healthcare Improvement IHI. How-to Guide: Prevent Central Line Associated Bloodstream Infections (CLABSI). Cambridge, MA: IHI; 2012. p. 40.
49. Resolução COFEN 450/2013. Normatiza o procedimento de sondagem vesical no âmbito do Sistema COFEN/ Conselhos Regionais de Enfermagem, de 11 de dezembro de 2013.
50. Lo E, Nicolle LE, Coffin SE, Gould C, Maragakis LL, Meddings J, et al. Strategies to prevent catheter-associated urinary tract infections in acute care hospitals: 2014 update. Infect Control Hosp Epidemiol. 2014;35:S32-47. Available from: https://pubmed.ncbi.nlm.nih.gov/25376068/.
51. Institute for Healthcare Improvement IHI. How-to Guide: Prevent Catheter-Associated Urinary Tract Infection. Cambridge, MA: IHI; 2012. p. 28.

52. Lesny M, Conrad M, Latarche C, Sylvestre A, Gaujard E, Dubois V, et al. Adverse events during nursing care procedure in intensive care unit: The PREVENIR study. Intensive Crit Care Nurs. 2020;60:102881. Doi: https://doi.org/ 10.1016/j.iccn.2020.102881.
53. Shang J, Needleman J, Liu J, Larson E, Stone PW. Nurse Staffing and Healthcare Associated Infection, Unit-level Analysis. J Nurs Adm. 2020;49(5):260-5. Doi: https://doi.org/ 10.1097/NNA.0000000000000748.
54. Resolução COFEN 358/2009. Dispõe sobre a Sistematização da Assistência de Enfermagem e a implementação do Processo de Enfermagem em ambientes, públicos ou privados, em que ocorre o cuidado profissional de Enfermagem, e dá outras providências. COFEN. 2009.
55. Barroso WKS, Rodrigues CIS, Bortolotto LA, Mota-Gomes MA, Brandão AA, Feitosa ADdM, et al. Diretrizes Brasileiras de Hipertensão Arterial – 2020. Arq Bras Cardiol. 2020;116(3):516-659. Doi: https://doi.org/10.36660/abc.20201238.
56. NANDA International NI. Diagnósticos de Enfermagem da NANDA-I: Definições e Classificação – 2021-2023. Herdman TH, Kamitsuru S, Lopes CT, editors. Porto Alegre: ArtMed; 2021. 468 p.
57. Bulechek G, Butcher H, Dochterman J. Classificação das intervenções de enfermagem (NIC). Rio de Janeiro: Elsevier; 2020.
58. Moorhead S, Maas M, Swanson E. Classificação dos Resultados de Enfermagem (NOC): mensuração dos resultados. Rio de Janeiro: GEN Guananara Koogan; 2020.

GABARITO

1. Resposta: C

Comentário: As alternativas A, B e D contemplam *never events*, considerados eventos prioritários pela Anvisa, que nunca deveriam ocorrer em serviços de saúde e que demandam medidas urgentes para impedir suas recorrências[10]. A alternativa C contempla um evento adverso, mas apenas lesões por pressão estágios III e IV são consideradas *never events*.

2. Resposta: D, A, B, C

Comentário: Com a criação do *Patient Safety Program*, a OMS buscou definir e organizar os conceitos sobre segurança do paciente, surgindo assim a Taxonomia ou Classificação Internacional de Segurança do Paciente, posteriormente traduzida para a língua portuguesa pelo Centro Colaborador para a Qualidade do Cuidado e Segurança do Paciente (Proqualis/Icict/Fiocruz).

3. Resposta: B

Comentário: O emprego de cálice comum entre pacientes sob uso de cateter vesical de demora é altamente desencorajado devido à elevação do risco de contaminação do sistema coletor por microrganismos cruzados e infecção por ascensão, por exemplo.

4. Resposta: D

Comentários: O emprego de barreira máxima estéril (gorro, avental estéril, luvas estéreis e máscara cirúrgica) não substitui o procedimento de higiene das mãos. Ademais, o curativo com emprego de película transparente pode ser trocado até sete dias após sua instalação na ausência de sinais de exsudação, sangramento e se devidamente afixado à pele. O evento de exsudação no óstio de inserção do cateter deverá ser prontamente comunicado ao médico intensivista para que as medidas adequadas sejam tomadas.

5. Resposta: C

Comentário: A PAV e a infecção da corrente sanguínea relacionada ao cateter venoso central são as topografias de IRAS com as maiores repercussões negativas, tanto para os pacientes e seus familiares, devido à elevada morbidade e mortalidade, como para os sistemas de saúde, diante do elevado custo.

CAPÍTULO 2

Assistência de enfermagem ao paciente crítico com disfunção cardíaca

Patrícia Ana Paiva Corrêa Pinheiro
Eduardo Tavares Gomes
Julia Sumie Nakaima Fugita
Vilanice Alves de Araújo Püschel

RESUMO

As doenças cardiovasculares representam a principal causa de internação nas Unidades de Terapia Intensivas (UTIs) brasileiras, onde os enfermeiros têm centralidade no cuidado, na gestão do cuidado e na educação dos pacientes. Neste capítulo, apresentamos abordagem geral do paciente crítico cardiológico e das principais alterações que exigem do enfermeiro conhecimentos, habilidades e atitudes para um cuidar baseado em evidências científicas. Para esse fim, o conhecimento científico, o cuidado centrado na pessoa, o raciocínio clínico e o diagnóstico são elementos essenciais na aplicação do processo de enfermagem em todas as suas etapas, que qualificam a assistência de enfermagem ao paciente crítico com disfunção cardíaca e melhoram os resultados em saúde.

TÓPICOS ABORDADOS

1. O paciente crítico cardiológico.
2. Síndrome coronariana aguda.
3. Insuficiência cardíaca.
4. Farmacologia na abordagem terapêutica dos pacientes críticos com disfunção cardíaca.
5. Assistência de enfermagem na disfunção cardíaca com necessidade de cardioversão e desfibrilação.
6. Prevenção secundária na disfunção cardíaca: dispositivos cardíacos eletrônicos implantáveis (DCEI).
7. Discussão de casos clínicos.

OBJETIVOS DE APRENDIZAGEM

Que ao final deste capítulo o leitor seja capaz de definir o paciente crítico cardiológico, explanar os critérios de admissão do paciente crítico cardiológico e as doenças de maior prevalência na Unidade de Terapia Intensiva (UTI); compreender a síndrome coronariana aguda e a assistência a ser prestada nessas condições; classificar a insuficiência cardíaca e correlacionar com a terapêutica no paciente grave; apresentar casos clínicos.

O PACIENTE CRÍTICO CARDIOLÓGICO

As doenças cardiovasculares representam a principal causa de internação nas UTIs brasileiras. Apesar dos avanços nas abordagens terapêuticas, a doença cardíaca resulta em diminuição significativa da qualidade de vida e da atividade diária dos pacientes. Além dos gastos referentes às internações hospitalares e aos atendimentos de urgência, essa condição clínica resulta, muitas vezes, em aposentadorias precoces e em altos custos socioeconômicos. Os enfermeiros devem estar preparados para cuidar da pessoa com doença cardíaca em todos os níveis de atenção. Neste capítulo daremos foco aos cuidados críticos.

O paciente crítico é aquele cuja vida está ameaçada por falência de uma ou mais funções vitais e sua sobrevivência depende de meios avançados de vigilância, monitorização e tratamento. Os cuidados de enfermagem visam conhecer a situação do paciente, prever e detectar precocemente complicações e assegurar uma intervenção precisa, concreta e eficiente em tempo útil. São cuidados que exigem observação, ações contínuas e de maneira sistematizada, altamente qualificados e prestados para manter as funções básicas de vida, prevenir complicações, limitar incapacidades e promover a recuperação[1].

Pacientes de terapia intensiva cardiológica apresentam alterações cardiovasculares decorrentes da doença prévia que levaram à admissão na UTI ou da evolução da doença crítica, como falência orgânica e repercussões associadas às terapias utilizadas.

O Brasil está entre os países com maior taxa de mortalidade e morbidade por doenças cardiovasculares, sendo a principal causa de internação em UTIs brasileiras, especialmente em UTIs cardiológicas, coronarianas ou em unidades de recuperação de cirurgias cardiotorácicas para estabilização do quadro[2].

Dados do Sistema Único de Saúde (SUS) mostram número significativo de internações para procedimentos cardiovasculares clínicos e cirúrgicos, em especial para atendimento de pacientes com insuficiência cardíaca, doenças cerebrovasculares e síndrome coronariana aguda. Hospitalizações para intervenção coronária percutânea aumentaram significativamente nas últimas décadas, enquanto os procedimentos cirúrgicos per-maneceram estáveis[3].

Na admissão de pacientes nas UTIs cardiológicas, devem ser consideradas as necessidades de[4,5]:

- Suporte respiratório invasivo e não invasivo.
- Suporte hemodinâmico com uso de drogas inotrópicas e/ou vasopressoras.
- Suporte hemodinâmico com uso de balão intra-aórtico e de terapia de suporte renal.
- Vigilância e monitoramento intensivo.
- Instabilidade de um ou mais sistemas orgânicos.
- Alto risco de descompensação de um ou mais sistemas orgânicos.
- Arritmias malignas mal toleradas (taqui ou bradiarritmia).

Os critérios definidos para admissão dos pacientes em UTI são regidos pela Resolução do Conselho Federal de Medicina nº 2.156, de 17/11/2016, e devem ser observados por intensivistas com foco na avaliação individualizada do paciente. A norma tem como meta contribuir para a melhora do fluxo de acolhimento de pacientes em situação de instabilidade clínica, diante da oferta de leitos de UTI, especialmente na rede pública, em todo o Brasil[4,5].

O enfermeiro participa de todas as fases do processo de cuidado ao paciente crítico, que envolve admissão, cuidados diretos, gestão do cuidado, bem como transição do cuidado da UTI para uma unidade de internação. Quando a vaga é liberada e cedida ao paciente, são instituídas iniciativas para a obtenção de informações do paciente e preparo do leito a fim de atender às suas necessidades, planejamento do cuidado e estabelecimento de um plano terapêutico, aspectos fundamentais para a estabilização do quadro clínico, prestação de assistência segura ao paciente, além de melhor prognóstico[6].

A obtenção de dados do paciente que será admitido é de extrema importância, uma vez que a UTI é um setor que favorece falha no processo de comunicação devido ao número de profissionais da equipe multiprofissional atuantes, perfil dos pacientes, vários procedimentos e tecnologia. Para evitar tais falhas, *checklists* são utilizados para promover a segurança na transição de cuidados[6].

Compete ao enfermeiro na admissão do paciente grave:

- Receber a comunicação do paciente que será admitido.
- Monitorar e identificar o paciente com pulseira apropriada à beira-leito, evitando riscos assistenciais.
- Implementar o Processo de Enfermagem com base na avaliação clínica do paciente.
- Identificar riscos assistenciais (queda, flebite, lesões por pressão, dentre outros), aplicar escores de gravidade e fazer o dimensionamento de pessoal;
- Acolher o paciente e sua família, quando presente.

A atuação do enfermeiro ao admitir e estabelecer as etapas do processo de cuidar do paciente crítico é fundamental para o desfecho da alta do paciente da UTI, que se beneficia dos cuidados intensivos e da reabilitação necessária. A Figura 1 sintetiza a abordagem do paciente crítico cardiológico.

É importante considerar que os problemas cardíacos que levam o paciente a

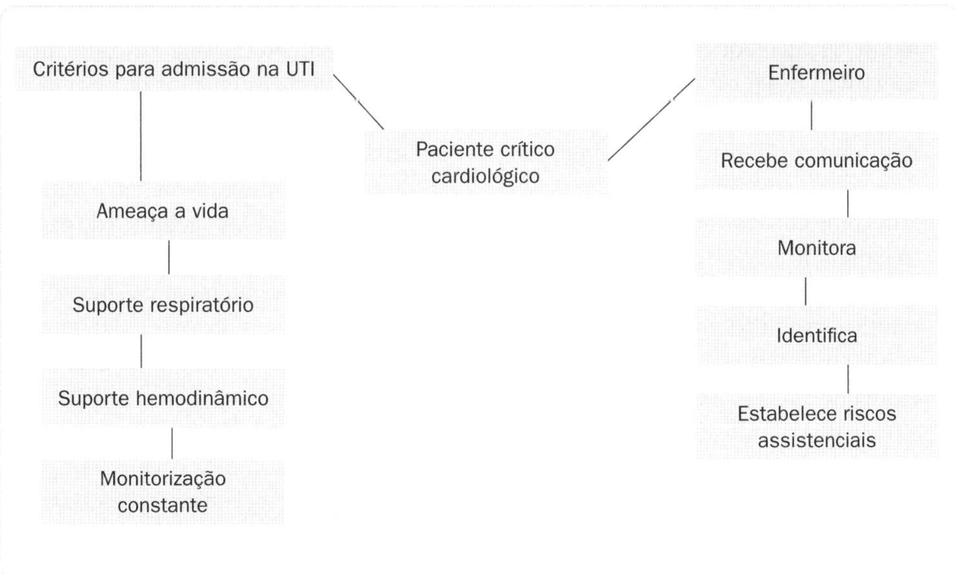

FIGURA 1 Abordagem do paciente crítico cardiológico.
Fonte: Elaborada pelos autores.

necessitar de cuidados críticos em uma UTI são diversos, sendo os mais comuns relativos ao sistema de irrigação do próprio coração, da função cardíaca, de complicações cardíacas, como arritmias, que exigem intervenções farmacológicas e variados procedimentos que serão abordados a seguir.

SÍNDROME CORONARIANA AGUDA

A dor torácica é o principal sintoma em um paciente com síndrome coronariana aguda[7]. O eletrocardiograma (ECG) deve ser realizado e interpretado nos primeiros 10 minutos do contato com pacientes suspeitos para síndrome coronariana aguda (SCA) e seus achados podem diferenciar o paciente em dois grupos[7]:

- Síndrome coronariana aguda ou infarto agudo do miocárdio (IAM) com supradesnível do segmento ST (IAMCST): paciente com dor torácica aguda e supradesnivelamento persistente do segmento ST ou bloqueio de ramo esquerdo (BRE) novo ou presumivelmente novo é condição geralmente relacionada com oclusão coronariana e necessidade de reperfusão imediata.
- Síndrome coronariana aguda ou infarto agudo do miocárdio sem supradesnível do segmento ST (IAMSST): paciente com dor torácica aguda sem supradesnivelamento persistente do segmento ST, associado ou não a outras alterações de ECG que sugerem isquemia miocárdica de alguma natureza com amplo espectro de gravidade: elevação transitória do segmento ST, infradesnivelamento transitório ou persistente do seguimento ST, inversão de onda T, outras alterações inespecíficas da onda T (plana ou pseudonormalização) e, até mesmo, ECG normal. Neste grupo, estão os pacientes com angina instável, ou seja, sem alterações de marcadores de necrose miocárdica, e aqueles com IAMSST, quando há elevação de marcadores de necrose miocárdica.

Pacientes podem dar entrada no serviço de emergência com dor torácica e ECG com sinais de isquemia e troponina positiva, mas quando encaminhados à hemodinâmica não são identificadas lesões obstrutivas ou ainda lesões com obstrução inferior a 50%. Esses pacientes pertencem ao grupo MINOCA, do inglês, *myocardial infarction with non obstructive coronary arteries* (traduzindo: infarto do miocárdio com artérias coronárias não obstrutivas)[7,8].

Em 2019, a *American Heart Association* categorizou as causas do MINOCA como ateroscleróticas, que abrangem erupção da placa, e não ateroscleróticas, que abrangem vasoespasmo coronário epicárdico, dissecção espontânea da artéria coronária, disfunção microvascular coronariana e incompatibilidade entre oferta e demanda de oxigênio[8].

A maioria das mortes por IAM ocorre nas primeiras horas da manifestação da doença (de 40 a 65%) e aproximadamente 80% nas primeiras 24 horas[6]. O diagnóstico do paciente com SCA deve ser realizado levando em consideração as seguintes avaliações[6,7]:

- **Dor torácica:** considerar a localização (tórax, irradiação para a mandíbula, região interescapular, membros superiores), a característica (dor em pressão, aperto ou peso, sensação de estrangulamento ou queimação, acompanhada ou não por dispneia, sudorese, náuseas ou síncope), a duração (o desconforto na angina instável [AI] geralmente é curto, < 10 min. Episódios ≥ 10 min sugerem infarto), os fatores de piora ou alívio da dor (uma importante característica da angina é a sua relação com o esforço físico. Os sintomas classicamente aparecem ou se intensificam ao esforço, mas não se alteram com relação à posição ou respiração).

- **História pregressa:** fatores de risco para aterosclerose (tabagismo, diabetes, dislipidemia, hipertensão arterial e insuficiência renal crônica); antecedente familiar de doença coronariana; doença arterial obstrutiva periférica, doença carotídea, doença coronariana prévia; doenças inflamatórias crônicas, como lúpus ou atrite reumatoide.
- **ECG:** deve ser providenciado nos 10 primeiros minutos da chegada do paciente ao serviço de emergência e evidencia alterações como o supradesnível do segmento ST em duas ou mais derivações, sendo prioritário para decisão terapêutica.
- **Exames laboratoriais:** os biomarcadores indicados para o diagnóstico da SCA são a troponina e o CKMB. Na disponibilidade de troponina ultrassensível, nenhum outro marcador deve ser solicitado rotineiramente para diagnóstico de IAM. A dosagem sérica deve ser realizada na admissão e reavaliada em 1h ou até 2h. Caso indisponível, a troponina convencional deve ser coletada na admissão e repetida pelo menos uma vez, 3 a 6h após, caso a primeira dosagem seja normal ou discretamente elevada. Dosagens de CK-MB massa podem ser realizadas se a troponina não estiver disponível.

Para o melhor atendimento do paciente com SCA, um protocolo de dor torácica deve ser instituído, inclusive com a escolha de um ou mais escore de gravidade para a SCA. Os dois escores mais utilizados mundialmente são o *Global Registry of Acute Coranary* (GRACE) e o escore *Thrombolysis in Myocardial Infarction* (TIMI).

No escore GRACE, oito variáveis prognósticas de mortalidade hospitalar foram identificadas, sendo o escore total de um determinado paciente obtido pela soma dos pontos de cada uma delas. As variáveis são[6,7]:

1. Idade em anos – variando de 0 ponto (< 30) a 100 pontos (> 90).
2. Frequência cardíaca (bpm) – variando de 0 ponto (< 50) a 46 pontos (> 200).
3. Pressão arterial sistólica (em mmHg) – variando de 0 ponto (> 200) a 58 pontos (< 80).
4. Níveis de creatinina (mg/dL) – variando de 1 ponto (< 0,40) a 28 pontos (> 4,0).
5. Insuficiência cardíaca (Classe *Killip*) – variando de 0 ponto (classe I) a 59 pontos (classe IV).
6. Parada cardíaca na admissão – variando de 0 ponto (não) a 39 pontos (sim).
7. Desvio do segmento ST – variando de 0 ponto (não) a 28 pontos (sim).
8. Elevação dos níveis de biomarcadores de lesão cardíaca – variando de 0 ponto (não) a 14 pontos (sim).

Quando a soma dos pontos for ≤ 108, o paciente é considerado de baixo risco para óbito hospitalar, cuja incidência é ≤ 1%. Quando o resultado está entre 109 e 140 (risco intermediário), a mortalidade está entre 1% e 3%. Quando a soma for maior que 140 (alto risco), a mortalidade é superior a 3%.

Uma nova versão do Escore GRACE (GRACE 2.0), com as mesmas variáveis preditoras de desfecho, foi desenvolvida, ampliando a estimativa de risco para os desfechos de morte intra-hospitalar aos 6 meses, 1 ano e 3 anos e de risco de morte ou de IAM em 1 ano[6,7].

No escore TIMI, os marcadores de pior prognóstico em pacientes com SCA sem supradesnível do segmento ST são verificados, sendo: idade ≥ 65 anos; elevação de marcadores bioquímicos; depressão do segmento ST ≥ 0,5 mm; uso de AAS nos 7 dias prévios aos sintomas; presença de três ou mais fatores de risco tradicionais para doença arterial coronária (DAC) (hipertensão, hipercolesterolemia, diabetes *mellitus*, tabagismo, história familiar); DAC conhecida; e angina grave recente (< 24h). Conferindo um ponto para cada um desses itens, o paciente é classificado em baixo risco (escore de 0 a 2), risco intermediário (escore de 3 a 4) ou alto risco (escore de 5 a 7)[6,7].

O tratamento da SCA tem como prioridade recanalizar o fluxo sanguíneo coronariano para os pacientes com supradesnível do segmento ST ou ainda admitir estratégia invasiva imediata para pacientes com SCA sem supradesnível do segmento ST com angina refratária ou instabilidade hemodinâmica ou elétrica (sem comorbidades graves ou contraindicações para esses procedimentos). Caso contrário, deve-se estabelecer estabilização clínica com terapia adjuvante e estratificação clínica e programação de estratificação invasiva[6,7].

Para restabelecer o fluxo sanguíneo coronariano, serviços que dispõem de hemodinâmica devem atender o paciente com SCA com supradesnível do segmento ST em até 90 minutos de sua chegada ou ainda administrar fibrinólise (os mais utilizados são alteplase e tenecteplase) em até 30 minutos da chegada do paciente após a verificação dos critérios de contraindicação para receber a medicação.

A utilização de fibrinolíticos é uma estratégia de reperfusão, visto que em muitos serviços médicos a intervenção coronariana percutânea não está disponível em tempo hábil. O maior benefício é visto em pacientes tratados nas primeiras horas no IAMCSST; dessa forma, quanto antes for usado, maior será o benefício em relação à preservação da função ventricular e à redução da mortalidade.

As contraindicações absolutas do uso do fibrinolítico são: hemorragia intracraniana, lesão vascular cerebral estrutural, neoplasia intracraniana maligna, acidente vascular cerebral isquêmico dentro de 3 meses, suspeita de dissecção de aorta, sangramento ativo (exceto menstruação), trauma cranioencefálico dentro de 3 meses, cirurgia intracraniana ou intraespinhal nos últimos 2 meses, hipertensão arterial grave não controlada (não responsiva às condutas na emergência) e fibrinólise nos últimos 6 meses[6,7].

Tratamentos adjuvantes concomitantemente usados para o alívio dos sintomas na SCA são realizados, sendo: alívio da dor (nitroglicerina endovenosa, que promove vasodilatação coronariana e, em alguns casos, morfina para analgesia); antiagregação plaquetária (AAS, inibidor do receptor P2Y12, como clopidogrel, e o inibidor da glicoproteína IIb/IIIa, como o agrastat); oxigênio (para pacientes com saturação de oxigênio menor que 94%); anticoagulante (heparina não fracionada ou heparina de baixo peso molecular); e betabloqueador (o mais utilizado é o metoprolol endovenoso)[6,7]. O enfermeiro deve estar atento quanto às contraindicações de cada medicação, para evitar iatrogenias.

No Quadro 1 são apresentadas as principais reações adversas que podem levar a uma contraindicação dos medicamentos adjuvantes no alívio dos sintomas na SCA.

As primeiras unidades coronarianas estruturadas ocorreram nos Estados Unidos em 1960, sendo evidenciada a diminuição expressiva da mortalidade pós-infarto, devido ao papel de enfermeiras treinadas para atuar em emergências e atender os pacientes coronarianos[6].

Para esse fim, as enfermeiras devem conhecer a história do paciente; saber avaliar a dor torácica, o ECG e os exames laboratoriais; conhecer e aplicar escores de gravidade e protocolo de dor torácica, naquilo que lhes compete; aplicar o tratamento farmacológico indicado; prestar cuidados diretos ao paciente, atentando-se para a pessoa que recebe o cuidado, bem como à família que espera o horário da visita para obter informações do paciente. A Figura 2 sintetiza a abordagem do paciente com SCA.

INSUFICIÊNCIA CARDÍACA

A insuficiência cardíaca (IC) é uma síndrome clínica complexa, na qual o coração é incapaz de bombear sangue de modo a atender às necessidades metabólicas tissulares, ou pode fazê-lo somente com elevadas pressões de enchimento[9]. Pode ser causada por alterações estruturais ou funcionais cardíacas e caracteriza-se por sinais e sintomas típicos, que resultam da redução no débito cardíaco.

Quadro 1 Principais reações adversas dos medicamentos utilizados na SCA

Medicamentos	Reações adversas
Nitroglicerina endovenosa	Cefaleia, hipotensão ortostática
Morfina	Hipotensão arterial refratária
AAS	Sangramento
Clopidogrel	Sangramento
Heparina não fracionada	Plaquetopenia e sangramento
Heparina de baixo peso molecular	Plaquetopenia e sangramento
Metoprolol endovenoso	Bradicardia

Fonte: Elaborado pelos autores.

No mundo, a IC afeta mais de 23 milhões de pessoas e a sobrevida após 5 anos de diagnóstico pode ser de apenas 35%. A prevalência aumenta conforme a faixa etária, sendo aproximadamente de 1% em indivíduos com idade entre 55 e 64 anos, chegando a 17,4% naqueles com idade maior ou igual a 85 anos[10].

A IC pode ser causada por anormalidade na função sistólica, produzindo redução do volume sistólico (IC sistólica) ou anormalidade na função diastólica, levando a dificuldade no enchimento ventricular (IC diastólica), que também determina sintomas típicos de IC.

Existem formas de classificar a IC. Em linhas gerais, pode se apresentar como IC crônica, quando progressiva e persistente, ou IC aguda, quando apresenta alterações rápidas ou graduais de sinais e sintomas resultando em necessidade de terapia urgente.

A maioria das doenças que leva à IC apresenta baixo débito cardíaco no repouso ou no esforço (IC de baixo débito). Contudo, como muitos pacientes apresentam ambas as formas, convencionou-se definir a IC de acordo com a fração de ejeção do ventrículo esquerdo (FEVE).

A classificação da insuficiência cardíaca pode ser determinada de acordo com a fração de ejeção, a gravidade dos sintomas (classificação funcional da *New York Heart Association* – NYHA) e o tempo e progressão da doença (diferentes estágios)[9].

Quanto à FEVE, avaliada pela ecocardiografia, a IC pode ser classificada, em linhas gerais, em preservada (FEVE ≥ 50%), intermediária (com FEVE entre 40 e 49%) e reduzida (com FEVE < 40%)[9].

A classificação funcional (CF) da NYHA caracteriza a IC como[9]:

- CF I – para pacientes assintomáticos.
- CF II – sintomas leves: quando atividades habituais causam sintomas leves.
- CF III – sintomas moderados: atividades físicas menos intensas que as habituais causam sintomas, com limitação importante e melhora em repouso.
- CF IV – sintomas graves: incapacidade para realizar qualquer atividade sem apresentar desconforto e sintomas no repouso.

Segundo o *American College of Cardiology/American Heart Association*, a IC pode ser ainda classificada em estágios de progressão da doença como:

- Estágio A: Risco de desenvolver IC, mas sem doença estrutural ou sintomas de IC. Nessa fase, deve-se focar no controle de fatores de risco para IC, como tabagismo, dislipidemia, hipertensão, etilismo, diabetes e obesidade.
- Estágio B: Paciente apresenta doença estrutural cardíaca presente, mas sem sintomas de IC. Deve iniciar a terapêutica farmacológica.
- Estágio C: Paciente com doença estrutural cardíaca presente, com sintomas prévios ou atuais de IC. Deve ser otimizado o tratamento clínico e intervenções como dispositivos implantáveis (marca-passo, cardioversores ou desfibriladores) e tratamento cirúrgico (se houver doença valvar ou outras).
- Estágio D: IC refratária ao tratamento clínico. Requer intervenção especializada. Devem ser consideradas todas as medidas dos estágios anteriores, além

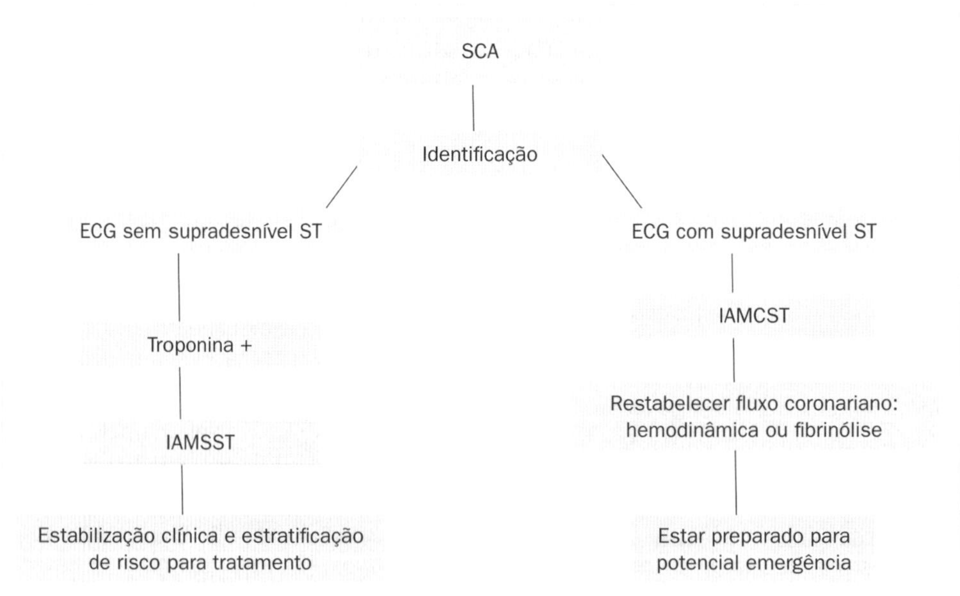

FIGURA 2 Abordagem do paciente com SCA.
Fonte: Elaborada pelos autores.

de transplante cardíaco e dispositivos de assistência ventricular mecânica.

Etiologia da IC e avaliação do paciente

A IC pode ser causada por amplo espectro de doenças e condições que afetam o funcionamento do coração, alterando sua anatomia ou a eletrofisiologia. Dentre as principais etiologias para a IC estão incluídas as de gênese cardíaca, como doença isquêmica, hipertensão, doença chagásica, doença valvar, cardiomiopatias, doenças congênitas e miocardites; e as causas não cardíacas ou externas ao coração, como doenças endócrinas, autoimunes, toxicidade (inclui álcool) e condições periparto.

Os sintomas típicos da IC incluem a falta de ar/dispneia, ortopneia, dispneia paroxística noturna, fadiga/cansaço e intolerância ao exercício. São menos típicos os sintomas de tosse noturna, ganho de peso, dor abdominal, noctúria e oligúria. Os sinais mais específicos e que devem ser alertas para os profissionais de saúde são a pressão venosa jugular elevada, o refluxo hepatojugular, a presença de terceira bulha na ausculta (B3) e o impulso apical desviado para a esquerda, podendo ainda apresentar, de maneira menos específica, crepitações pulmonares, taquicardia, hepatomegalia e ascite, extremidades frias e edema periférico. A soma de mais sintomas aparece em particular nos momentos de descompensação da IC, quando os pacientes apresentam formas mais agudas e tornam-se críticos.

No histórico do paciente com IC em admissão no hospital, o enfermeiro deve atentar para a idade, classe funcional NYHA (pacientes CF III-IV têm maior risco), etiologia da IC, histórico de múltiplas admissões e de pouca adesão terapêutica, caquexia e sarcopenia ou ganho de peso (relacionado ao edema), diabetes, doença pulmonar obstrutiva-crônica (associada a tabagismo), intolerância ao tratamento e uso crônico de inotrópico (risco de intoxicação digitálica e de efeitos adversos do uso prolongado de drogas como a amiodarona).

No ECG, pacientes com IC podem apresentar fibrilação atrial (Figura 3); bloqueio de ramo esquerdo (Figura 4); arritmias ventriculares complexas, como taquicardia ventricular (Figura 5); onda T alternante e intervalo QT longo.

Os exames laboratoriais do paciente com IC podem revelar hiponatremia, creatinina e ureia elevada (síndrome cardiorrenal), disfunção hepática, anemia, hiperuricemia, BNP/NT-proBNP elevados, citocinas e catecolaminas elevadas.

A radiografia simples do tórax é recomendada na avaliação inicial dos pacientes com sinais e sintomas de IC, para avaliação de cardiomegalia (Figura 6) e congestão pulmonar. O método tem maior valor no contexto da IC aguda, em que as alterações de congestão pulmonar são mais intensas e a radiografia pode identificar causas pulmonares de dispneia, como doença pulmonar intersticial, doença pulmonar obstrutiva crônica (DPOC), neoplasia pulmonar e pneumonia[9].

Em resumo, os principais exames para o paciente com IC são hemograma, eletrólitos séricos, função renal, glicemia de jejum, hemoglobina glicosilada, perfil lipídico, função tireoidiana e hepática, ECG de 12 derivações em repouso e radiografia simples do tórax, além do ecocardiograma para investigar fração de ejeção, estado geral do coração e etiologia cardíaca da IC.

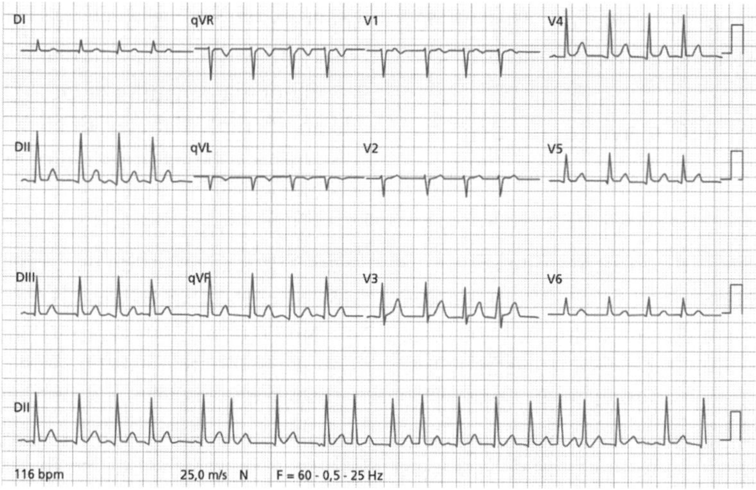

FIGURA 3 Fibrilação atrial.

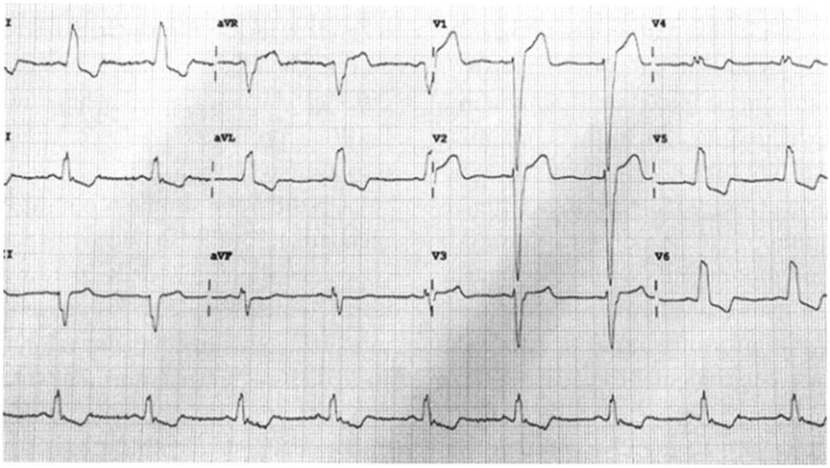

FIGURA 4 Bloqueio de ramo esquerdo.

Fonte: Acervo dos autores.

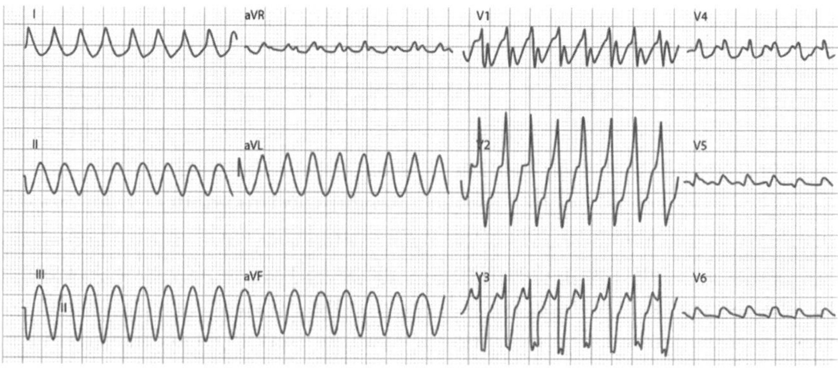

FIGURA 5 Taquicardia ventricular.

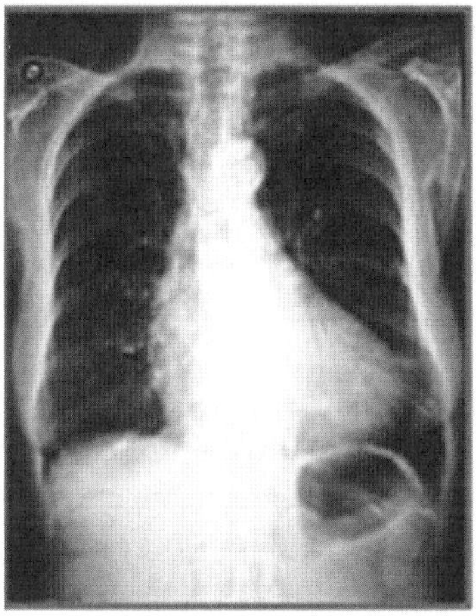

FIGURA 6 Radiografia de tórax: cardiomegalia.
Fonte: Wikimedia Commons.

Insuficiência cardíaca aguda

A IC aguda é uma das principais causas de internação hospitalar no Brasil e no mundo e está relacionada ao aumento da mortalidade e da necessidade de reinternação em curto e longo prazos.

Embora tenham ocorrido avanços no tratamento da IC crônica, a incidência de internações por IC aguda tem aumentado e constitui grave problema de saúde pública, com altíssimo custo para o sistema de saúde. No Brasil, dados do DATASUS mostram que, anualmente, cerca de 200 mil pacientes são internados por IC aguda[10].

A IC aguda é classificada de acordo com quatro aspectos[9]:

- Síndrome clínica de apresentação: insuficiência ventricular esquerda, IC congestiva, choque cardiogênico e edema agudo de pulmão.
- Tempo de evolução da doença: IC aguda nova ou crônica agudizada – IC descompensada.
- Tipo de disfunção ventricular: de acordo com a FEVE.
- Modelo clínico-hemodinâmico: por meio do exame clínico é avaliada a presença de congestão ou baixo débito cardíaco.

A classificação clínico-hemodinâmica classifica os pacientes em quente (sem baixo débito e com boa perfusão periférica) e frio (com baixo débito e má perfusão) ou em paciente seco (sem congestão sistêmica ou pulmonar) ou úmido (com congestão), apresentando a combinação desses perfis em quatro categorias, sintetizados no Quadro 2:

- Quente-congesto – sem baixo débito e com congestão.
- Quente-seco – sem baixo débito ou congestão.
- Frio-congesto – baixo débito e congestão.
- Frio-seco – com baixo débito e sem congestão.

Pacientes com IC crônica podem procurar o serviço de emergência na descompensação, assim como aqueles com formas agudas da IC. A IC aguda é uma apresen-

Quadro 2 Classificação clínico-hemodinâmica da insuficiência cardíaca

		Congestão	
		Não	Sim
Perfusão adequada	Sim	Perfil A (Quente e seco)	Perfil B (Quente e úmido)
	Não	Perfil L (Frio e seco)	Perfil C (Frio e úmido)

tação crítica, com risco importante para os pacientes.

Os pacientes com disfunção cardíaca podem apresentar descompensação durante o internamento ou durante a realização de procedimentos, necessitando de internação em unidades de cuidados críticos.

Na admissão dos pacientes com suspeita clínica de IC aguda, a avaliação inicial deve focar nos sinais de instabilidade hemodinâmica que possam colocar o paciente em risco de morte. Devem ser avaliados, o mais precocemente no atendimento à IC de maneira aguda, o fator causal, a apresentação clínica, o modelo clínico-hemodinâmico, presença de comorbidades não cardiovasculares descompensadas e de outros fatores de descompensação e a presença de arritmias ou bradiarritmias ou alterações isquêmicas agudas no ECG. Sinais como insuficiência respiratória aguda e presença de choque cardiogênico, arritmias instáveis ou emergências hipertensivas devem ser tratados imediatamente.

Na IC descompensada, ocorre de modo gradual diminuição da contratilidade miocárdica com retenção de água e sódio, com aumento global da volemia, que precipita a fadiga e dispneia. Esses pacientes apresentam, geralmente, excesso de volume (hipervolêmico absoluto) e ganho de peso abrupto com manutenção de uma pressão arterial sistólica normal ou baixa.

Contudo, na IC aguda nova, que corresponde a menos de um terço dos casos, o paciente tem aumento agudo da pós-carga, com disfunção diastólica do ventrículo esquerdo ou perda aguda da contração. Ocorre uma redistribuição da volemia da periferia para o pulmão, ficando o paciente hipovolêmico periférico e hipervolêmico no pulmão e, dessa forma, os pacientes apresentam menos edemas.

Os fatores de descompensação da IC aguda são alvo do manejo do enfermeiro, em particular na atenção primária. A adesão terapêutica e mudanças de hábitos de vida incluindo dieta, atividade física e cessação do tabagismo e alcoolismo são foco do cuidado dos enfermeiros e primordiais para evitar descompensações e complicações da IC crônica. Manter a hipertensão arterial e a diabetes sob controle é uma meta importante a ser traçada junto com os pacientes.

Embora outras disfunções cardíacas possam precipitar uma descompensação, o manejo de fatores modificáveis tem grande impacto na evolução da doença. A Figura 7 sintetiza o manejo do paciente com IC.

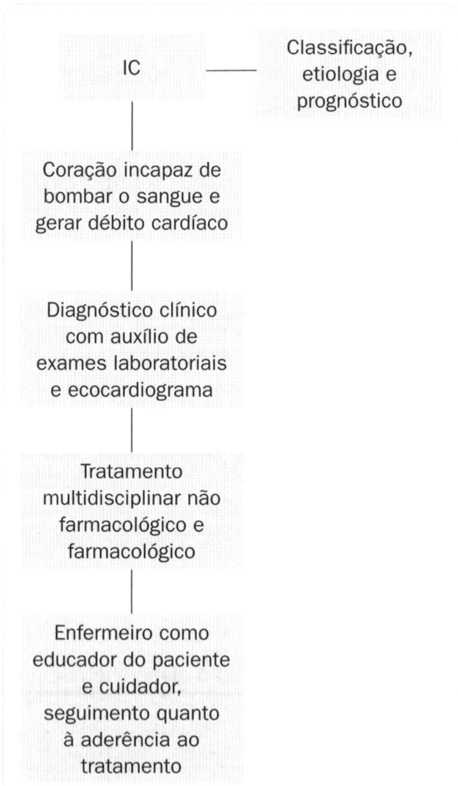

FIGURA 7 Manejo do paciente com insuficiência cardíaca (IC).

Fonte: Elaborada pelos autores.

A terapia farmacológica é parte importante do tratamento de pacientes com disfunção cardíaca e será abordada a seguir.

FARMACOLOGIA NA ABORDAGEM TERAPÊUTICA DOS PACIENTES CRÍTICOS COM DISFUNÇÃO CARDÍACA

A prescrição de medicamentos para pacientes críticos com disfunção cardíaca merece atenção especial dos profissionais de enfermagem. A compensação do estado hemodinâmico deve ser monitorada de perto pelo enfermeiro. Embora as classes de drogas mais frequentes sejam uma rotina nas unidades de cuidados críticos em cardiologia, a atenção ao preparo e administração requer conhecimentos específicos do mecanismo de ação e possíveis eventos adversos, de maneira a otimizar a monitorização hemodinâmica e garantir maior segurança no uso das drogas.

Várias drogas vêm sendo utilizadas para o controle de sintomas e instabilidade hemodinâmica. O alvo terapêutico principal na IC aguda é a redução da congestão com o uso de diuréticos, agentes vasodilatadores e inotrópicos[9].

Diuréticos

Os diuréticos são amplamente utilizados. Considerando o mecanismo de ação, temos os diuréticos de alça (p. ex., furosemida), tiazídicos (p. ex., hidroclorotiazida, clortalidona) e poupadores de potássio (ou antagonistas da aldosterona. Por exemplo: espironolactona).

No Quadro 3 apresentamos os principais diuréticos, doses e frequência de uso.

A furosemida é utilizada precocemente para a redução da congestão de modo eficaz, principalmente no edema agudo de pulmão. Deve ser administrada para pacientes críticos por via intravenosa, na dose inicial de 20 a 40 mg, em *bolus*. A dose deve ser, no mínimo, equivalente à de uso prévio. Pode ser administrada em *bolus* com horários fixos, com doses extras em quadros agudos ou em bomba de infusão contínua. Na infusão contínua em bomba utilizando equipo fotossensível, a solução de furosemida é pura. Devem ser monitorados sempre o balanço hídrico, a função renal e o peso do paciente.

Vasodilatadores

Os vasodilatadores são indicados nos pacientes com perfil hemodinâmico quente-congesto, na ausência de hipotensão arterial ou choque cardiogênico, hipovolemia ou comorbidades como sepse[9].

Na IC aguda, os vasodilatadores endovenosos contribuem para a redução das pressões de enchimento ventricular esquer-

Quadro 3 Principais diuréticos, doses e frequências de uso

Diuréticos	Dose inicial (mg)	Dose máxima (mg)	Frequência
Diuréticos de alça			
Furosemida	20	240	4x ou 6x/dia
Tiazidicos			
Hidroclorotiazida	25	100	1x ou 2x/dia
Clortalidona	12,5	50	1x ou 2x/dia
Poupadores de potássio			
Espironolactona	25	50	1x ou 2x/dia

Fonte: Diretriz Brasileira de Insuficiência Cardíaca Crônica e Aguda, 2018[9].

do e na redução da pós-carga, melhorando o desempenho da função ventricular, ocasionando aumento do débito cardíaco e a melhora da perfusão renal, com aumento do débito urinário.

Os benefícios clínicos comprovados dos vasodilatadores na IC aguda estão relacionados ao controle da pressão arterial nos pacientes com hipertensão arterial sistêmica e à melhora da dispneia[9].

O nitroprussiato de sódio tem apresentação exclusivamente endovenosa, devendo ser administrado em equipos fotossensíveis. Deve ser administrado em acesso central, podendo a infusão inicial ser realizada em linha periférica até a obtenção da via central.

O uso prolongado do medicamento pode levar a um acúmulo de cianeto, sendo evidenciado por acidose metabólica (láctica), hiperoxemia venosa, falta de ar, confusão mental e até morte. Uma alternativa para o uso do medicamento é a administração de tiossulfato de sódio, pois aumenta a capacidade do organismo de eliminar íons cianeto.

Inotrópicos

A utilização do suporte terapêutico com agentes inotrópicos ou vasoconstrictores aplica-se para os pacientes com hipotensão arterial sintomática, baixo débito cárdico com disfunção orgânica ou no choque cardiogênico. Os inotrópicos constituem a classe de drogas utilizadas para aumentar a força de contração miocárdica, com os objetivos de melhorar o débito cardíaco e manter a pressão de perfusão e o fluxo adequado para os órgãos.

A dobutamina atua nos receptores beta-2 adrenérgicos, promovendo vasodilatação e reduzindo a resistência vascular sistêmica. Como aumenta a força de ejeção, a vasodilatação promovida tem potencial hipotensor reduzido. Pode ser associada à noradrenalina, em pacientes com choque cardiogênico. Apresenta como fatores limitantes seu potencial arritmogênico e a redução de sua ação com o uso prolongado e em pacientes em uso de betabloqueadores.

É utilizada na IC refratária como ponte para transplante. No choque séptico é utilizada na disfunção do ventrículo esquerdo. No pós-operatório de cirurgias cardíacas, em particular no uso de circulação extracorpórea, até término do efeito anestésico e melhora da depressão miocárdica.

A dobutamina pode ser administrada em veia periférica calibrosa se por poucas horas de uso (como no período perioperatório) e não é compatível com soluções alcalinas, tendo maior estabilidade se diluída em soro glicosado. Como tem efeito cronotrópico positivo, deve ser usada com cautela em pacientes com fibrilação atrial de alta resposta ventricular. Como aumenta o trabalho cardíaco, deve ser usada com cautela em pacientes com grande substrato isquêmico.

Uma alternativa para a dobutamina é a milrinona ou a levosimedana, sendo que ambas podem ser utilizadas concomitantemente aos betabloqueadores.

A milrinona, ao inibir a fosfodiesterase, aumenta os níveis de AMPc, facilitando a entrada de cálcio nos miócitos e aumentando a contratilidade miocárdica. No músculo liso vascular, a elevação do AMPc aumenta a remoção do cálcio intracelular e, consequentemente, a vasodilatação.

A levosimendana promove o relaxamento do músculo liso vascular, gerando uma vasodilatação coronariana e periférica; e seu metabólito ativo pode durar até 5 dias após a suspensão da administração.

A noradrenalina é a droga mais utilizada em pacientes críticos com disfunção cardíaca que apresentam hipotensão, choque cardiogênico e séptico. É uma catecolamina com efeito adrenérgico, sendo utilizada como um agente vasopressor com o objetivo de aumentar a pressão arterial em pacientes em estado de choque. Em pacientes com resistência vascular sistêmica associada ao baixo débito cardíaco e disfunção cardíaca, recomenda-se a interação com dobutamina ou adrenalina.

A epinefrina é uma droga beta-adrenérgica potente na vasodilatação com efeito cronotrópico importante. Pode ser utilizada na instabilidade hemodinâmica com hipotensão após parada cardiorrespiratória (PCR) em bomba de infusão, no choque anafilático por via subcutânea, como droga de segunda linha nas bradicardias até a reversão ou implante de marca-passo. É a droga principal para os protocolos de atendimento à PCR, podendo ser utilizada com antiarrítmicos quando em ritmos desfibriláveis e sendo droga de escolha em ritmos não chocáveis (atividade elétrica sem pulso e assistolia).

Na PCR, deve ser respeitado o tempo de intervalo entre uma dose e outra de 3 a 5 min, ou de maneira prática, alternando a administração da epinefrina com os ciclos de reanimação (ciclo não, ciclo sim, mantendo nos ciclos pares)[11].

Se administrada em bomba de infusão, deve-se garantir sistema fotossensível e identificar a bomba para que não seja administrado nenhum *bolus* de outras drogas na mesma linha. Assim como a noradrenalina, a infusão contínua em acessos periféricos deve ser evitada, considerando o potencial de acidentes em caso de extravasamento.

A vasopressina pode ser associada à noradrenalina no tratamento do choque refratário com doses altas de noradrenalina.

No Quadro 4 é apresentada a posologia dos inotrópicos e vasodilatadores na IC aguda.

Antiarrítmicos

A fibrilação atrial (FA) é a arritmia sustentada mais comum em pacientes críticos. Trata-se de uma desorganização completa da atividade elétrica atrial e, consequentemente, perda da atividade mecânica do co-

Quadro 4 Posologia dos inotrópicos e vasodilatadores na IC aguda

Inotrópico	Posologia	Dose máxima
Dobutamina	2,5 μg/kg/minuto Avaliar ajuste a cada 10 minutos Efeito hemodinâmico em até 2 horas	10-20 μg/kg/minuto
Milrinona	Inicial: 0,375 μg/kg/minuto Ajuste a cada 4 horas	0,75 μg/kg/minuto 0,5 μg/kg/minuto na presença de IRA
Levosimendana	Inicial: 0,05 μg/kg/minuto Ajuste a cada 4 horas de 0,05 μg/kg/minuto Infusão por 24 horas	0,2 μg/kg/minuto
Noradrenalina	Inicial: 0,1-0,2 μg/kg/minuto Ajuste a cada 15 minutos	1,0 μg/kg/minuto

IRA: Insuficiência renal aguda.
Fonte: Comitê Coordenador da Diretriz de Insuficiência Cardíaca. Diretriz Brasileira de Insuficiência Cardíaca Crônica e Aguda. Arq Bras Cardiol. 2018;111(3):436-539. Doi: https://doi.org/10.5935/abc.20180190[9].

ração. A FA pode ser classificada em paroxística, persistente ou permanente.

A amiodarona e a lidocaína são as principais drogas antiarrítmicas prescritas na prática clínica, podendo ser utilizadas na PCR e em taquicardias instáveis e estáveis. A amiodarona bloqueia os canais de sódio, potássio e cálcio e exerce ação antissimpática não concorrente. Já a lidocaína aumenta o limiar de estimulação elétrica do ventrículo e do sistema de His-Purkinje.

O uso prolongado de altas doses da amiodarona pode levar a reações adversas como pneumonia amiodarônica, alterações da tireoide e da função hepática. Em pacientes que fazem o uso contínuo da amiodarona até o implante de dispositivos de estimulação elétrica cardíaca implantáveis (marca-passo, ressincronizadores, cardiodesfibriladores implantáveis), sua administração deve ser realizada em via exclusiva e a monitorização deve ser criteriosa, especialmente para a infusão da droga por mais de 24 horas.

No preparo e administração da lidocaína, atentar para a diluição do medicamento, pois possui incompatibilidades medicamentosas com vasopressores.

ASSISTÊNCIA DE ENFERMAGEM NA DISFUNÇÃO CARDÍACA COM NECESSIDADE DE CARDIOVERSÃO E DESFIBRILAÇÃO

O tratamento de taquicardias com instabilidade hemodinâmica considera a utilização de choques para o reestabelecimento do ritmo original. Nas taquicardias com instabilidade hemodinâmica em que o paciente mantém débito cardíaco para garantir minimamente um pulso palpável, o tratamento utilizado é com um choque induzido sincronizado com o ritmo – cardioversão elétrica (Figura 8). Quando a taquicardia ventricular evolui sem pulso ou o ritmo é de fibrilação ventricular, o equipamento não reconhece uma onda R verdadeira e o choque é administrado sem sincronismo – desfibrilação.

Se a taquicardia supraventricular apresentar complexo QRS estreito regular e monomórfico e o paciente não estiver hipotenso ou instável, pode ser tentada cardioversão farmacológica com dose de adenosina enquanto se prepara a cardioversão, caso a arritmia não se resolva[11].

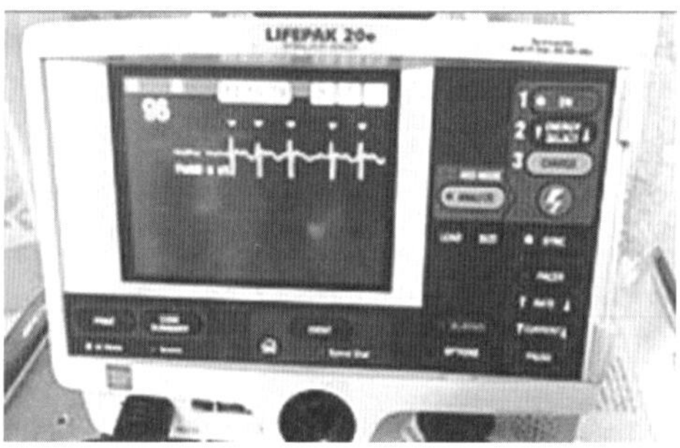

FIGURA 8 Ritmo cardíaco com sincronização ativada para cardioversão.

Fonte: Wikimedia Commons.

FIQUE ATENTO!

Algumas interações medicamentosas podem prolongar o intervalo QT (QTc > 460 ms), gerando o risco de morte súbita cardíaca devido à taquicardia polimórfica, também conhecida como *torsades de pointes*. As principais classes farmacológicas que podem levar ao prolongamento do intervalo QT são: antifúngicos (azóis), antineoplásicos, antiarrítmicos, macrolídeos e sintomáticos como ondansetrona e haloperidol.

As taquicardias instáveis podem evoluir para PCR, na qual ocorre perda abrupta da função cardíaca em uma pessoa que pode ou não ter sido diagnosticada com doença cardíaca e que pode surgir de repente ou na sequência de outros sintomas, sendo geralmente fatal se não receber intervenção adequada[11].

A PCR é reconhecida pela ausência de atividade mecânica cardíaca, confirmada pela perda súbita de consciência, ausência de movimentos respiratórios ou respiração anormal (*gasping*) e ausência de pulso detectável[11]. A PCR pode ser causada por quatro ritmos: fibrilação ventricular (FV), taquicardia ventricular sem pulso (TVSP), atividade elétrica sem pulso (AESP) e assistolia (Figuras 9, 10 e 11).

A identificação precoce de taquicardias instáveis com pulso permite o tratamento que evite a degeneração do ritmo para uma PCR. Nesses casos, para o procedimento da cardioversão, o profissional de enfermagem deve assegurar um bom acesso venoso e deve ser administrada sedação se o paciente estiver consciente[11]. O choque deve ser aplicado com o uso de gel condutor para efetivar o contato com a pele. Deve ser confirmado verbalmente que o aparelho se encontra no modo de sincronismo ligado (*Sync*).

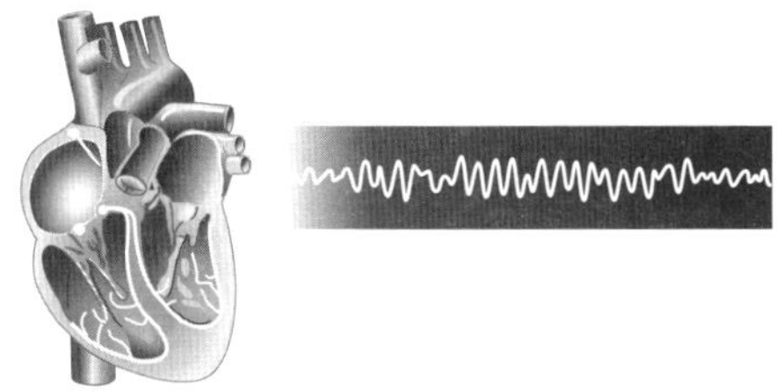

FIGURA 9 Ritmo cardíaco de fibrilação ventricular; indicação para desfibrilação.
Fonte: Wikimedia Commons.

Embora a sincronização seja apenas um modo a ser escolhido no monitor, a tecnologia prescinde de condições adequadas para que o sincronismo ocorra. Na cardioversão sincronizada, o equipamento reconhece um pico de QRS e libera a carga, de modo a evitar que ela seja liberada no momento de repolarização do miocárdio, quando há vulnerabilidade e um choque poderia precipitar uma FV[11]. Se os picos de onda R forem indiferenciados ou de baixa amplitude, o equipamento pode não reconhecer o momento certo e não chocar. Além disso, deve-se conhecer o equipamento disponível, visto que alguns cardioversores funcionam apenas com pás descartáveis aderidas ao tórax e não chocarão se forem feitas tentativas com pás externas manuais[11].

Durante a carga, o profissional que vai executar o procedimento deve dar o comando para que toda a equipe se afaste e só chocar quando confirmar visualmente que nenhum membro da equipe está em contato

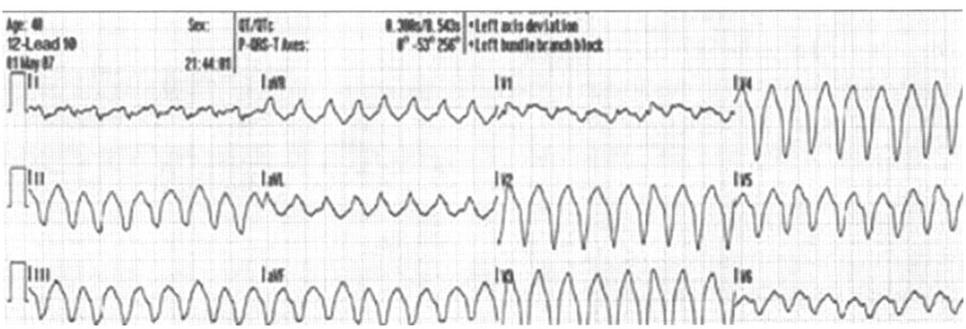

FIGURA 10 Ritmo cardíaco de taquicardia ventricular.
Fonte: Wikimedia Commons.

com o paciente. Nos choques, deve ser desconectada a fonte de oxigênio suplementar. O choque deve ser realizado de acordo com o modo monofásico e bifásico com a carga indicada pelo fabricante.

Para os ritmos sem pulso de taquicardia e fibrilação ventriculares, deve ser iniciada precocemente a reanimação cardiopulmonar com compressões torácicas e, assim que disponível, um desfibrilador; deve-se pausar as compressões e aplicar a desfibrilação. Para a desfibrilação, o botão *Sync* do desfibrilador não deverá estar ativado. A desfibrilação é um procedimento de choque não sincronizado que cessa a atividade elétrica na proposta de que reinicie imediatamente após com um ritmo organizado.

Na desfibrilação, aparelhos monofásicos devem ser utilizados com carga de 360 Joules (J) para o primeiro choque e para os subsequentes. Para os desfibriladores bifásicos, a carga deve ser indicada pelo fabricante, geralmente entre 120 e 200 J. Quando não se souber a carga indicada, oferecer a carga máxima (200 J)[11].

No suporte básico de vida, o desfibrilador externo automático (DEA) deve ser instalado assim que disponível. Com as pás no tórax o aparelho vai solicitar uma pausa nas compressões para identificação do ritmo. Em seguida, ele informará se reconhece um ritmo chocado, o que facilita o procedimento de socorro realizado por leigos. Se o DEA indicar um choque, deve ser dado o comando para que todos se afastem, carregar o aparelho e, em seguida, liberar o choque.

O Conselho Regional de Enfermagem de São Paulo emitiu o Parecer nº 017/2022, que dispõe sobre as "Competências da equipe de enfermagem para realização da cardioversão elétrica, desfibrilação elétrica com dispositivos automáticos e manuais". Conforme esse parecer, o procedimento de cardioversão elétrica requer sedação/analgesia prévia, sendo considerado um procedimento de ato exclusivo do médico, cabendo à equipe de enfermagem a assistência deste paciente antes, durante e após o procedimento[12]. A utilização do desfibrilador externo automático (DEA) é permitida à equipe de enfermagem. Na indisponibilidade do DEA, no âmbito da equipe de enfermagem, é privativo do enfermeiro o manejo do desfibrilador manual para ministrar o choque elétrico[12].

Nas situações de atendimento de emergência clínica, tanto no ambiente extra-hospitalar como intra-hospitalar, é fundamental a capacitação periódica dos profissionais de enfermagem quanto às diretrizes nacionais e internacionais da atuação em PCR e a elaboração de protocolos institucionais sobre esses procedimentos[12].

Os cuidados de enfermagem na desfibrilação consistem em[6,7,11]:

1. O enfermeiro deve saber reconhecer TV sem pulso e FV.
2. O desfibrilador deve ser testado periodicamente para o funcionamento adequado no momento da emergência.
3. Colocar gel nas pás, selecionar a carga máxima, carregar.

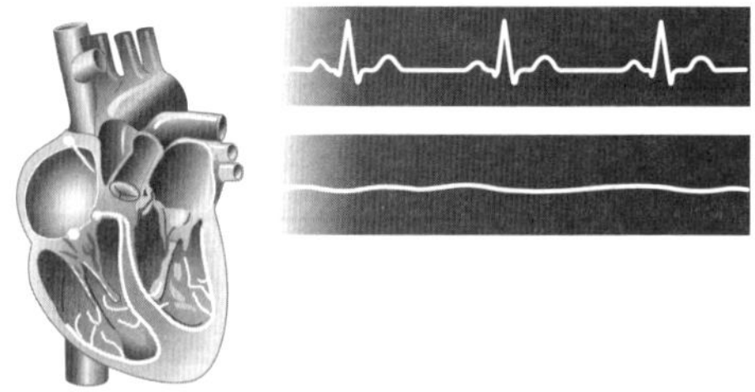

FIGURA 11 Ritmos cardíacos não chocáveis: AESP e assistolia.
Fonte: Wikimedia Commons.

4. Reforçar a vigilância e a ordem para que todos se afastem antes de realizar a desfibrilação (choque não sincronizado).
5. Após o término da emergência, deixar o material em ordem para futuro atendimento.

Na cardioversão elétrica sincronizada, os cuidados de enfermagem são os seguintes[6,7,11]:

1. O enfermeiro deve saber reconhecer os sinais clínicos de instabilidade do paciente (dor torácica, dispneia, síncope, diminuição da pressão arterial sistólica menor que 90 mmHg, rebaixamento do nível de consciência), sendo uma das indicações para a cardioversão ou ainda falha na cardioversão química.
2. O paciente deve ser orientado quanto ao procedimento.
3. Providenciar acesso venoso para aplicação da sedação indicada.
4. Providenciar material para garantir oxigenação e ventilação do paciente com bolsa válvula máscara.
5. O desfibrilador deve ser testado periodicamente para o funcionamento adequado no momento da cardioversão, assim como o carro de emergência.
6. Colocar gel nas pás, selecionar a carga indicada, sincronizar e carregar.
7. Reforçar a vigilância e a ordem para que todos se afastem antes de realizar a cardioversão (choque sincronizado).
8. Choques sequenciais podem ser necessários. Assim, entre um choque e outro, ressincronizar o equipamento e selecionar a carga indicada.
9. Após o término da emergência, deixar o material em ordem para futuro atendimento.

A assistência de enfermagem é fundamental para o paciente que necessita de cardioversão e desfibrilação. Não somente no preparo do ambiente, dos equipamentos, no apoio e realização dos procedimentos e na monitorização, mas também no acolhimento, orientação e acompanhamento dos pacientes após procedimentos.

PREVENÇÃO SECUNDÁRIA NA DISFUNÇÃO CARDÍACA: DISPOSITIVOS CARDÍACOS ELETRÔNICOS IMPLANTÁVEIS (DCEI)

Pacientes com bradicardia instável por bloqueios atrioventriculares podem requerer suporte elétrico para manter frequência ventricular normal. Se refratários ao uso da atropina, esses pacientes são elegíveis para eletroestimulação temporária por marca-passo transcutâneo (com as pás dos desfibriladores) ou implante de dispositivos venosos (por via veia femoral, subclávia ou jugular). Essas vias são temporárias e limitadas ao uso pré-hospitalar (transcutâneo) ou intra-hospitalar (transcutâneo e transvenoso).

Além dos dispositivos de marca-passo, para pacientes com taquicardias instáveis recorrentes que requerem cardioversão ou com risco de morte súbita elevado, atualmente são utilizados dispositivos cardíacos eletrônicos implantáveis (DCEI). Esses são representados por marca-passo (MP), desfibriladores cardíacos implantáveis (CDI) e dispositivos de terapia de ressincronização cardíaca (TRC) e atuam nas bradicardias por bloqueios atrioventriculares, arritmias, insuficiência cardíaca e prevenção de morte súbita, melhorando a qualidade e a expectativa de vida dos pacientes.

Com o avanço das tecnologias, os dispositivos se tornaram menores, com mais funções, com menos indicações de trocas e o implante de DCEIs se difundiu amplamente para pacientes com disfunção cardíaca. Os novos CDIs permitem terapias antitaquicardia sem desconforto, pois dispõem de algoritmos para reduzir a possibilidade de choques inapropriados e de sensores para monitoramento da presença de líquido pulmonar e de alterações do segmento ST, além da possibilidade de monitoramento remoto.

O implante dos DCEIs é feito por meio de uma pequena cirurgia na qual o gerador é posicionado em uma loja infraclavicular e os eletrodos são posicionados de modo unicameral (apenas ventrículo esquerdo) ou bicameral (um próximo ao nó sinusal e o outro no ventrículo esquerdo). À medida que o uso de DCEIs se difundiu, as taxas de incidência de infecção também cresceram de maneira desproporcional (210%), sendo uma das complicações mais graves da terapia com DCEI e associada à morbidade significativa, aumento de hospitalizações, redução da sobrevida e aumento dos custos de saúde[13,14].

No Quadro 5 é apresentada a classificação e uma breve descrição dos DCEIs.

Após leitura dos conteúdos abordados neste capítulo, na sequência, apresentamos um caso mais completo para aprimorar seu raciocínio, levantar problemas de enfermagem, diagnósticos, intervenções e resultados de enfermagem, além de três casos como exercícios e escolha da melhor alternativa.

ESTUDO DE CASO

Apresentação

Paciente AGPB, 46 anos, é admitido na Emergência com desconforto respiratório importante em repouso. Refere que há uma semana vêm piorando os sintomas e que nos últimos dias tem acordado com falta de ar. Após atendimento inicial, é encaminhado para um leito na unidade de terapia intensiva cardiológica do mesmo hospital.

Histórico

Na coleta de dados, foi identificado que o paciente apresentava diagnóstico prévio de miocardiopatia chagásica com fração de ejeção do ventrículo esquerdo reduzida em 38%, sem alterações nas válvulas e com hipertrofia do VE em exame de ecocardiografia com menos de seis meses. O paciente apresentou receita médica anterior e disse que tinha hipertensão arterial e diabetes não insulino-dependente. Estava em uso de carvedilol, enalapril, metformina e dapla-

Quadro 5 Caracterização dos dispositivos cardíacos eletrônicos implantáveis

Classificação	Capacidade principal	Função principal
Marca-passo (MP)	Estimulação/sensibilidade no átrio e/ou ventrículo	Terapêutica de bradiarritmia
Cardiodesfibrilador implantável (CDI)	Cardioversão/desfibrilação por choque ou estimulação rápida	Terapêutica de TV/FV
Ressincronizador cardíaco (RC)	Estimulação biventricular	Ressincronização ventricular (terapêutica da ICC)
CDI + RC	Cardioversão/desfibrilação por choque ou estimulação rápida + estimulação biventricular	Terapêutica de TV/FV + ressincronização ventricular (terapêutica da ICC)

Fonte: Martinelli Filho M, et al. 2007.

gliflozina, atorvastatina e um remédio para a tireoide que não sabia informar. Refere fumar desde os 13 anos sem parar, chegando a um maço por dia. Refere ser sedentário e utilizar bebida alcoólica em baixa dose apenas no fim de semana.

Exames complementares

Radiografia de tórax apresenta sinais de congestão em base pulmonar bilateralmente. Na gasometria arterial, apresentou acidemia (pH 7,26), com aumento do pCO_2 (56 mmHg) e início de hiperlactatemia (lactado 2,9). No ECG de 12 derivações, apresentou fibrilação atrial de alta resposta ventricular (168 bpm).

Desenvolvimento do caso

Na UTI, o paciente apresentou saturação periférica de 84%, pico hipertensivo com PAM 130 mmHg, taquipneia com esforço respiratório, manteve diurese e não evidenciava sinais de baixa perfusão periférica. Ao exame físico, apresentou estertores em base bilateralmente e na ausculta cardíaca presença de B3 e ausência de sopros.

A prescrição médica inicial para a admissão desse paciente incluía anticoagulação, esquema da administração de amiodarona com dose de ataque e mais uma de manutenção por 24h, início da infusão de dobutamina, prescrição de diurético (furosemida), betabloqueador e anti-hipertensivos, além de protetor gástrico e outros sintomáticos.

Na abordagem do enfermeiro intensivista, o paciente reconheceu baixa adesão terapêutica, disse que estava sobrecarregado com o trabalho e que esquecia de tomar seus remédios, que estava sedentário e ainda não tratava da diabetes que havia acabado de descobrir em consulta no posto de saúde.

Problemas de enfermagem prioritários:

- Paciente apresenta baixa saturação periférica.
- Paciente apresenta piora progressiva do padrão respiratório.
- Paciente com congestão pulmonar.
- Paciente apresenta pico hipertensivo e taquicardia.
- Paciente em uso de anticoagulação.
- Paciente em uso de drogas injetáveis.
- Paciente piora progressivamente em virtude da má adesão ao regime terapêutico.

Diagnósticos de enfermagem[16]

- Débito cardíaco diminuído (00029) relacionado à contratilidade alterada e evidenciado por sons de respiração adventícios, dispneia paroxística noturna e presença de som cardíaco B3.
- Excesso de volume de fluido (00026) evidenciado por sons de respiração adventícios, alteração da pressão arterial, padrão respiratório alterado, presença de som cardíaco B3, congestão pulmonar e ganho de peso em um curto período.
- Troca de gases prejudicada (00030) associada à alteração da membrana alvéolo-capilar e doenças cardíacas, evidenciada por pH arterial anormal, profundidade respiratória alterada, hipercapnia, taquicardia e taquipneia.

- Padrão respiratório ineficaz (00032) associado à doença cardíaca e evidenciado por excursão torácica alterada, bradipneia, hipercarpnia, taquipneia e uso de músculos acessórios para respirar.
- Risco de infecção (0004) associado a procedimento invasivo.
- Risco de sangramento (00206) associado ao regime de tratamento.
- Enfrentamento ineficaz.

Considerações importantes:

- Após elencar os problemas, reflita sobre quais são prioritários. Observe como os problemas identificados se relacionam com a identificação de características determinantes para a definição dos diagnósticos de enfermagem (DEs)[16].
- Atentar para o uso dos DEs do Domínio 4 – Classe 4 (Respostas cardiovasculares/pulmonares): a congestão característica da IC e identificada na descrição do caso tem um fator confundidor se considerado o padrão respiratório característico de doença pulmonar obstrutiva crônica presumida pelo tabagismo. No caso, o paciente apresenta tanto o DE "Trocas de Gases Prejudicada" quanto "Padrão Respiratório Ineficaz". Na dúvida, o enfermeiro deve consultar o conceito de cada DE e aplicar o que melhor se adeque.

Resultados de Enfermagem (NOC – *Nursing Outcomes Classification*)

Apresentamos sugestões de Resultados de acordo com a Taxonomia NOC[16]. Para maiores detalhes, consulte as definições relacionadas a cada resultado de enfermagem e particularize para o paciente em discussão.

- Eficácia da bomba cardíaca.
- Estado respiratório: permeabilidade das vias aéreas, troca gasosa, perfusão tissular pulmonar.
- Equilíbrio hídrico.
- Controle de riscos: processo infeccioso.
- Processamento de informações.
- Apoio social.
- Superação de problemas.
- Tomada de decisões.

Intervenções de Enfermagem (NIC – *Nursing Interventions Classification)*

A seguir, são apresentadas sugestões de intervenções de enfermagem de acordo com a Taxonomia NIC[16]. Para maiores detalhes, consulte as atividades relacionadas a cada intervenção de enfermagem e particularize os cuidados na prescrição de enfermagem.

- Cuidados cardíacos – fase aguda e controle do choque cardiogênico – controle e monitorização ácido-básica, controle de arritmias, controle de eletrólitos, controle e monitorização hídrica, monitorização hemodinâmica, punção venosa para terapia endovenosa.
- Controle das vias aéreas, oxigenoterapia e punção de vaso para coleta de sangue arterial: posicionamento, assistência para parar de fumar, testes laboratoriais à beira do leito, administração de medicamentos, controle e monitorização ácido-básico.
- Controle e monitorização hídrica: controle de hipervolemia, administração de medicamentos, controle de peso, interpretação de dados laboratoriais.
- Controle de infecção.
- Facilitar o aprendizado para aderência ao tratamento, incentivando o envolvimento familiar.

CONSIDERAÇÕES FINAIS

Cuidar de pessoas com doenças cardiovasculares em condições críticas não é tarefa fácil. As iniciativas são diversas, pois envolvem não somente os cuidados críticos visando à manutenção da vida e à recuperação da saúde, mas também devem ter como foco o cuidar da pessoa, com seus medos, temores, preocupações; o cuidar da família que sofre pelo temor do limite da vida de um ente querido; e a promoção da saúde e a educação em saúde dos pacientes e famílias, por meio de um plano de transição do cuidado da UTI para unidades de internação, ambulatórios e unidades básicas de saúde.

A pessoa que tem doença cardiovascular precisará de acompanhamento sistematizado, de referência e contrarreferência, dentro do Sistema Único de Saúde. Esses aspectos devem assumir centralidade no cuidado do enfermeiro. Não podemos negar que nos distanciamos muito dos pacientes e de suas famílias, mas precisamos mudar essa realidade, pois para quem atua na UTI é mais um paciente, mas para quem se interna a experiência é única. Precisamos investir em ações de educação em saúde, de modo a contribuir para a melhoria da qualidade de vida dos pacientes, evitar reinternações, especialmente das pessoas com IC, o que sobrecarrega o sistema de saúde, diminui a qualidade de vida e sobrevida dos pacientes e aumenta os custos em saúde.

O cuidado passa pelo conhecimento produzido e disponibilizado em livros-textos, como o que ora se apresenta, mas principalmente pela busca constante das evidências científicas publicadas que devem ser implementadas nos serviços de saúde. É preciso que o enfermeiro aprenda a fazer perguntas e fazer buscas em bases de dados, pois é instrumental necessário para desenvolvimento do raciocínio clínico e diagnóstico, para uma prática baseada em evidências e para fundamentar o processo de enfermagem. **Este é o caminho!**

VAMOS PRATICAR?

Leia o caso 1 para responder às questões 1 e 2.

Caso 1

Sr. JS, 66 anos, deu entrada no pronto-socorro com queixa de dispneia e cansaço aos mínimos esforços, com melhora ao repouso. Ao exame apresentava pressão arterial (PA) de 140 × 80 mmHg, frequência cardíaca (FC) de 81 batimentos por minuto, frequência respiratória (FR) de 20 respirações por minuto, saturação de oxigênio de 96%. O pronto-socorro está lotado. Sr. JS esteve internado na UTI deste hospital há 6 meses atrás, com as mesmas queixas referidas hoje.

1. Diante do quadro descrito, é correto afirmar que o Sr. JS:
   a. Deve ser transferido para a UTI, uma vez que tem internação recente na UTI e não conseguiu manter-se bem em sua casa.
   b. Está instável e necessita de um ECG o mais breve possível, devido ao risco de SCA.
   c. Precisa de um ECG em até 10 minutos de sua chegada ao serviço de emergência e ser encaminhado para a hemodinâmica em até 90 minutos de sua chegada ao hospital.
   d. Deve ser observado e exames complementares devem ser solicitados para definir possibilidade de internação.
   e. Todas as alternativas estão corretas.

2. Qual é o possível diagnóstico do paciente?

a. IAMSST.
b. IC Classe I.
c. IC Classe II.
d. IC Classe III.
e. IC Classe IV.

Caso 2

A enfermeira Maria está de plantão na unidade de terapia intensiva. Sob os seus cuidados estão dois pacientes graves e um leito vago. Um dos pacientes retornou da hemodinâmica após angioplastia e uso de nitroglicerina IV, pois teve dor precordial durante e após o procedimento invasivo. O outro paciente necessita trocar os dispositivos invasivos, pois apresenta sinais de infecção. Sua colega enfermeira Mariele está de plantão no pronto-socorro e deixa Maria de sobreaviso, pois ela receberá na UTI um paciente que está na sala de emergência com IAMCST sendo encaminhado para hemodinâmica e, posteriormente, ocupará o leito vago sob a responsabilidade de Maria.

3. Para a admissão, como a enfermeira Maria deve se organizar?
   a. A enfermeira Maria deve conversar com o médico assistente e solicitar que o paciente do pronto-socorro retorne para lá após hemodinâmica, visto que Maria tem muitas atividades a fazer.
   b. O leito deve ser preparado o mais breve possível, sendo verificado se está limpo e a cama pronta, a monitorização cardíaca está em ordem, as bombas de infusão estão prontas para uso, o material para identificar o paciente e a sinalização para os riscos assistenciais estão disponíveis.
   c. A enfermeira Maria deve preparar o leito para admissão após trocar os dispositivos do seu paciente com risco de infecção.
   d. O leito deve ser preparado o mais breve possível, sendo verificado se está limpo e a cama pronta, a monitorização cardíaca invasiva está em ordem, as bombas de infusão estão prontas para uso, o material para identificar o paciente e a sinalização para os riscos assistenciais estão disponíveis.
   e. As alternativas a e c estão corretas.

Leia o Caso 3 para responder às questões 4 e 5.

Caso 3

Sr. VT, 52 anos, sem doença conhecida. Para eliminar o sobrepeso, decidiu jogar bola com os amigos. Após 30 minutos de atividade física, ele estava todo suado e cansado. Resolveu fazer uma pausa, mas se assustou, pois o cansaço estava piorando e começou a sentir uma pressão no peito. Um de seus amigos o levou para a unidade de emergência. Ao exame: FC = 170 batimentos por minuto, FR = 30 respirações por minuto, PA = 90 × 50 mmHg, saturação de oxigênio = 90%.

4. Sobre esse caso, assinale a alternativa correta:
   a. O Sr. VT deve ser encaminhado imediatamente para a unidade de hemodinâmica.
   b. O paciente deve ser encaminhado para a hemodinâmica e, posteriormente, ser admitido na UTI.
   c. Um ECG deve ser realizado em até 10 minutos da chegada do paciente na emergência e o biomarcador troponina deve ser coletado.
   d. Um ECG deve ser realizado em até 10 minutos da chegada do paciente na emergência e o biomarcador troponina deve ser coletado, posteriormente, deve ser encaminhado para a hemodinâmica mesmo se ECG normal, uma vez que apresenta pressão no peito.

e. As alternativas a e b estão corretas.

5. Após a admissão na emergência, qual diagnóstico de enfermagem a seguir é prioritário diante do quadro:
   a. Dor aguda.
   b. Risco de infecção.
   c. Risco de pressão arterial alterada.
   d. Padrão respiratório ineficaz.
   e. Eliminação urinária prejudicada.

REFERÊNCIAS

1. Ordem dos enfermeiros (PT). Regulamento das competências do enfermeiro especialista em enfermagem em pessoa em situação crítica. Lisboa: Ordem dos enfermeiros.; 2010. Disponível em: http://www.ordemenfermeiros.pt/legislacao/Documents/LegislacaoOE/RegulamentoCompetenciasPessoaSituacaoCritica_aprovadoAG20Nov2010.pdf
2. Aguiar MML, Martins GS, Valduga R, Gerez AP, Carmo EC, Cunha KC, et al. Perfil de unidades de terapia intensiva adulto no Brasil: revisão sistemática de estudos observacionais. Rev Bras Ter Intensiva. 2022;33(4):624-34. Doi: https://doi.org/10.5935/0103-507X.20210088.
3. Oliveira GMM, Brant LCC, Polanczyk CA, Malta DC, Biolo A, Nascimento BR, et al. Estatística Cardiovascular – Brasil 2021. Arq Bras Cardiol. 2022;118(1):115-373. Doi: https://doi.org/10.36660/abc.20211012.
4. Ramos, JGR, Forte DN. Responsabilidade pela razoabilidade e critérios de admissão, triagem e alta em unidades de terapia intensiva: uma análise das recomendações éticas atuais. Rev Bras Ter Intensiva. 2021;33(1):38-47. Doi: https://doi.org/10.5935/0103-507X.20210004.
5. Brasil. Conselho Federal de Medicina (CFM). Resolução CFM nº 2.156/2016, de 28 de outubro de 2016. Estabelece os critérios de admissão e alta em unidade de terapia intensiva. Disponível em: https://sistemas.cfm.org.br/normas/visualizar/resolucoes/BR/2016/2156.
6. Viana RAPP, Whitaker IY, Zanei SSV. Enfermagem em Terapia Intensiva: práticas e vivências. 2ªed. Porto Alegre: Artmed; 2020.
7. Nicolau JC, Feitosa Filho GS, Petriz JL, Furtado RHM, Précoma DB, Lemke W, et al. Brazilian Society of Cardiology Guidelines on Unstable Angina and Acute Myocardial Infarction without ST-Segment Elevation – 2021. Arq Bras Cardiol. 2021;117(1):181-264. Doi: https://doi.org/10.36660/abc.20210180.
8. Oliveira LLH, Correia VM, Nicz PFG, Soares PR, Scudeler TL. MINOCA: one size fits all? probably not – a review of etiology, investigation, and treatment. J Clin Med. 2022;11(19):5497. Doi: https://doi.org/10.3390/ jcm11195497.
9. Comitê Coordenador da Diretriz de Insuficiência Cardíaca. Diretriz Brasileira de Insuficiência Cardíaca Crônica e Aguda. Arq Bras Cardiol. 2018;111(3):436-539. Doi: https://doi.org/10.5935/abc.20180190.
10. Brasil. Ministério da Saúde. Datasus. Internações por insuficiência cardíaca. Brasília; 2019.
11. American Heart Association. Advanced Cardiology Life Support Provider Manual. Texas: American Heart Association; 2021.
12. Conselho Regional de Enfermagem (COREN-SP). Parecer nº 017/2022 Competências da equipe de enfermagem para realização da cardioversão elétrica, desfibrilação elétrica com dispositivos automáticos e manuais. Disponível em: https://portal.coren-sp.gov.br/wp-content/uploads/2022/09/PARECER_017_2022_Cardioversao-eletrica.pdf.
13. Han HC, Hawkins NM, Pearman CM, Birnie DH, Krahn AD. Epidemiology of cardiac implantable electronic device infections: incidence and risk factors. EP Europace. 2021;23(Suppl 4):iv3-iv10. Doi: https://doi.org/10.1093/europace/euab042.
14. Lambert CT, Tarakji KG. Cardiac implantable electronic device infection. Cleve Clin J Med. 2017;84(12 Suppl 3):47-53. Doi: https://doi.org/10.3949/ccjm.84.s3.05.
15. Martinelli Filho M, Zimerman LI, Lorga AM, Vasconcelos JTM. Diretrizes Brasileiras de Dispositivos Cardíacos Eletrônicos Implantéveis (DCEI). Arq Bras Cardiol. 2007; 89(6): e210-e238. Disponível em: http://publicacoes.cardiol.br/consenso/2007/diretriz-DCEI.pdf
16. Herdman HT, Kamitsuru S, Lopes CT, Barros ALBL, Napoleão AA, Cruz DALM, et al. Diagnósticos de Enfermagem da NANDA: Definições e Classificação – 2021-2023. 12 ed. Porto Alegre: Artmed; 2021.

GABARITO

1. Resposta: D
   Comentário:
   - Sr. JS deve ser transferido para a UTI, uma vez que tem internação recente na UTI e

não conseguiu manter-se bem em sua casa? A UTI apresenta critérios para admissão e alta. Para admissão, os pacientes devem necessitar de suporte respiratório ou suporte hemodinâmico, necessidade de drogas vasoativas ou suporte mecânico, vigilância e monitoramento de funções vitais que possam predizer falência de órgãos. Nesse momento, apesar da queixa de dispneia, há melhora ao repouso e os dados vitais do paciente estão estáveis.

- O paciente não apresenta sinais de instabilidade e o ECG não está atrelado ao risco de SCA neste caso.
- Por não se tratar de SCA, o encaminhamento para a hemodinâmica em até 90 minutos de sua chegada ao hospital não se faz necessário.
- O paciente deve ser observado e exames complementares devem ser solicitados para definir possibilidade de internação.

2. Resposta: D
   Comentário:
   - O paciente apresenta IC; contudo, como não tem disponível ecocardiograma, não pode ser classificado de acordo com a fração de ejeção, e outros exames para definir doença estrutural não estão disponíveis. Sendo assim, a melhor classificação a ser utilizada é a classificação funcional da *New York Heart Association* (NYHA), que se baseia no grau de tolerância ao exercício, estando em classe III devido à limitação importante para realizar atividades habituais, com melhora ao descanso.
3. Resposta: B
   Comentário:
   - O leito deve ser preparado o mais breve possível, sendo verificado se está limpo e a cama pronta, a monitorização cardíaca está em ordem, as bombas de infusão estão prontas para uso, o material para identificar o paciente e a sinalização para os riscos assistenciais estão disponíveis.
   - A monitorização invasiva deve ser aguardada, uma vez que o paciente passou por angioplastia para tratar o IAM com supradesnível do segmento ST. Como tudo estava correndo bem, não será necessária a monitorização invasiva. O quanto antes o paciente chegar na UTI, melhor será para o acompanhamento e a monitorização constante.
4. Resposta: C
   Comentário:
   - Um ECG deve ser realizado em até 10 minutos da chegada do paciente na emergência e o biomarcador troponina deve ser coletado. Se o ECG apresentar supradesnível do segmento ST o paciente deverá ser encaminhado imediatamente para a hemodinâmica.
5. Resposta: A
   Comentário:
   - O diagnóstico de enfermagem de dor aguda aplicado no caso de desconforto/dor torácica se torna prioritário e requer um conjunto de intervenções cujos resultados a serem alcançados são tempo-dependentes. Embora possam vir a ser realizados procedimentos invasivos, o risco de infecção não tem o caráter prioritário no atendimento de emergência para a dor torácica. O risco de pressão arterial alterada é importante e o manejo da pressão arterial faz parte do atendimento no protocolo de dor torácica, assim como as metas de oxigenação do sangue devem ser atingidas com intervenções para o padrão respiratório ineficaz. Não há evidências suficientes para o uso suficiente de diagnóstico de eliminação urinária prejudicada. O diagnóstico de dor aguda, portanto, é prioritário por iniciar um protocolo de atendimento para dor torácica.

CAPÍTULO 3

Assistência de enfermagem ao paciente crítico com disfunção pulmonar

Suely Sueko Viski Zanei
Fabíola Mika Tanabe
Maria Carolina Barbosa Teixeira Lopes
Vanessa Yukie Kita

RESUMO

No presente capítulo são apresentadas as principais disfunções respiratórias tratadas em Unidades de Terapia Intensiva. Abordam-se as principais definições utilizadas, quadro clínico geral, intervenções terapêuticas recomendadas e, principalmente, a assistência de enfermagem, destacando-se o Processo de Enfermagem (PE). Ao final do capítulo, apresentam-se um estudo de caso, mapa conceitual e exercícios para reforço do conteúdo.

TÓPICOS ABORDADOS

1. Problemática das disfunções pulmonares graves nas Unidades de Terapia Intensiva.
2. Principais disfunções pulmonares que necessitam de assistência intensiva.
   2.1. Insuficiência respiratória aguda grave.
   2.2. Síndrome do desconforto respiratório aguda.
   2.3. Exacerbação da doença pulmonar obstrutiva grave.
   2.4. Crise asmática grave.
   2.5. Tromboembolismo pulmonar agudo.
3. Intervenções terapêuticas gerais.
   3.1. Oxigenoterapia e suporte ventilatório não invasivo.
   3.2. Acessos às vias aéreas: intubação orotraqueal e traqueostomia.
   3.3. Suporte ventilatório invasivo.
4. Papel da enfermagem nas disfunções pulmonares.
   4.1. Principais diagnósticos e intervenções de enfermagem.

OBJETIVOS DE APRENDIZAGEM

Que ao final deste capítulo, o leitor seja capaz de conhecer a problemática das disfunções pulmonares graves dos adultos no contexto das Unidades de Terapia Intensiva; compreender aspectos fisiopatológicos e intervenções terapêuticas das principais disfunções pulmonares graves em adultos; identificar as prioridades de enfermagem dos pacientes adultos críticos com disfunções pulmonares; e estabelecer as intervenções de enfermagem aos pacientes adultos com disfunções pulmonares graves.

PROBLEMÁTICA DAS DISFUNÇÕES PULMONARES GRAVES NAS UNIDADES DE TERAPIA INTENSIVA

As disfunções respiratórias em adultos que provocam risco de morte são condições relativamente frequentes na maioria das Unidades de Terapia Intensiva (UTIs), considerando-se a necessidade de suporte ventilatório invasivo ou não invasivo. Estudos norte-americanos comprovaram que entre as causas clínicas, a insuficiência respiratória aguda (IRpA) já era um dos motivos mais frequentes de internação nas UTIs[1,2] em períodos anteriores à pandemia de SARS-CoV-2, sendo consideravelmente agravada nesse período.

Vale ressaltar que entre as múltiplas manifestações da SARS-CoV-2, a insuficiência respiratória grave é o principal motivo de internação em UTI. Uma revisão sistemática com metanálise envolvendo 37 estudos com 24.983 participantes revelou que mais de um terço dos pacientes com infecção por coronavírus foram internados em UTI em todo o mundo, sendo que, entre estes, a mortalidade foi de 39%, ou seja, cerca de uma morte para cada três casos, considerando-se o número de internações por covid-19[3]. Esse dado soma-se às demais causas de IRpA grave que, de um modo geral, apresentam elevada mortalidade. (Veja Capítulo 11 – Assistência de enfermagem ao paciente crítico acometido pela covid-19.)

As disfunções respiratórias que evoluem com necessidade de ventilação mecânica pulmonar discutidas no presente capítulo são as que apresentam alterações fisiopatológicas da insuficiência respiratória aguda propriamente dita, destacando-se a síndrome do desconforto respiratório aguda (SDRA), asma aguda grave, doença pulmonar obstrutiva crônica (DPOC) exacerbada e tromboembolismo pulmonar (TEP) agudo. Em razão da relevância do suporte ventilatório não invasivo e invasivo nessas condições clínicas, abordar-se-ão os aspectos mais importantes que o enfermeiro intensivista necessita conhecer para subsidiar de maneira adequada a assistência de enfermagem.

PRINCIPAIS DISFUNÇÕES RESPIRATÓRIAS QUE NECESSITAM DE ASSISTÊNCIA INTENSIVA

Insuficiência respiratória aguda grave (IRpA)

A IRpA é uma síndrome multicausal caracterizada pela inabilidade do sistema respiratório (SR) em realizar suas funções primordiais: promover a oxigenação tecidual para todo o organismo e eliminar o gás carbônico. Quando as trocas gasosas são ineficazes, pode ocorrer a carência de oxigênio no sangue arterial (hipoxemia) ou comprometimento da eliminação do CO_2, resultando no seu acúmulo (hipercapnia). Como consequência, a IRpA é didaticamente classificada como IRpA hipoxêmica ou do tipo I e IRpA hipercápnica ou do tipo II, de acordo com as alterações predominantes, tanto clínicas como gasométricas[4,5] (Quadro 1).

Vale ressaltar que as manifestações clínicas, na prática, nem sempre são suficientemente claras para diferenciar o tipo da IRpA, sendo a classificação útil do ponto de vista didático e, muitas vezes, há sobreposição de sinais e sintomas, principalmente nos casos avançados. Por esse motivo, faz-se necessária a avaliação gasométrica, preferencialmente colhida em ar ambiente para avaliação objetiva dos níveis do pH, $PaCO_2$ e PaO_2[5]. Entretanto, na prática, diante de um quadro de intenso desconforto e fadiga respiratória com iminente parada respiratória, intervenções como oxigenoterapia e intubação traqueal são prioritárias e realizadas, mesmo sem exames prévios. Nesses casos, a coleta da gasometria pode ser realizada posteriormente, com controle fidedigno da fração inspirada de oxigênio (FiO_2) para melhor avaliação das trocas gasosas.

Alterações fisiopatológicas que causam hipoxemia

Nas disfunções respiratórias os mecanismos fisiopatológicos envolvidos mais comuns são descritos a seguir, ressaltando-se que podem ocorrer de modo concomitante (Figura 1).

Quadro 1 IRpA: definição, quadro clínico, parâmetros gasométricos[4,5]

IRpA **Sistema respiratório: déficit de oxigenação e prejuízo na eliminação de gás carbônico**	
IRpA hipoxêmica (predomina hipoxemia)	IRpA ventilatória (predomina hipercapnia)
Sinais e sintomas	
Ansiedade/apreensão, alteração mental, confusão, taquicardia, arritmias, bradicardia e hipotensão (quando severa), dispneia e taquipneia, utilização de musculatura respiratória, cianose e sudorese.	Sonolência, letargia, inquietação, fala arrastada, cefaleia, rebaixamento do nível de consciência, alterações do padrão respiratório, tremores, vermelhidão cutânea/mucosas, taquicardia, arritmias cardíacas.
Parâmetros gasométricos (em ar ambiente)	
PaO_2 ↓ ↓, < 60 mmHg; $PaCO_2$ ↓ ou normal (secundária)	$PaCO_2$ ↑↑, > 48 mmHg PaO_2 ↓
Exemplos	
SDRA, pneumonias, edema pulmonar, hemorragia pulmonar.	DPOC agudizada, doenças neuromusculares, asma aguda, intoxicações.

- **Desequilíbrio da V/Q:** nas situações em que ocorre diminuição da ventilação alveolar (↓V/Q) – por diminuição do volume corrente inspirado de qualquer origem – a PaO_2 (pressão parcial de oxigênio nos alvéolos) diminui e, consequentemente, há diminuição da pressão parcial de oxigênio no sangue arterial (PaO_2), causando a hipoxemia[5,6]. É a causa predominante de hipoxemia na IRpA do tipo I e responde facilmente a administração de oxigênio[4]. Regiões pulmonares com alta V/Q, no caso, excesso de ventilação em relação à perfusão alveolar (conhecida como espaço-morto) piora a ventilação, mas não afeta de maneira significativa as trocas gasosas, exceto se o espaço morto for muito aumentado[5].
- ***Shunt* direito-esquerdo:** ocorre quando há um comprometimento severo nos alvéolos, por exemplo, em casos de atelectasia maciça ou edema alveolar importante. Nesses casos, o sangue proveniente do lado direito do coração passa para o lado esquerdo sem que ocorram as trocas gasosas. Ou seja, o sangue que chega aos pulmões não é oxigenado e não consegue eliminar o excesso de gás carbônico[6]. Os casos graves de SDRA são exemplos nos quais há grande quantidade de *shunt* e, consequentemente, hipoxemia refratária, necessitando, na maioria das vezes, de maneiras invasivas de administração de oxigênio em altas concentrações[5,6].
- **Hipoventilação:** quando há hipoventilação, a concentração da pressão parcial de gás carbônico nos alvéolos ($PaCO_2$) se eleva e, consequentemente, diminui a concentração da pressão parcial de oxigênio (PaO_2), levando à hipoxemia[4]. A hipoventilação é o evento predomi-

nante na IRpA do tipo 2. As doenças neuromusculares, alterações respiratórias por depressão do sistema nervoso central (SNC), DPOC, asma severa, síndrome de obesidade-hipoventilação são outros exemplos que podem levar a IRpA hipercápnica[5,6].

- **Limitação da difusão:** as trocas gasosas ocorrem na membrana alvéolo-capilar; sendo assim, alterações estruturais no componente alveolar, tais como diminuição da área de superfície ou aumento da espessura, podem resultar em defeitos de difusão através da membrana. Da mesma forma, a limitação da difusão pode ser devida à inflamação, fibrose, baixo oxigênio alveolar e redução do tempo de trânsito no capilar pulmonar através da interface alvéolo-capilar. Destaca-se que, nessas situações, a hipercapnia não ocorre, pois o dióxido de carbono se difunde mais facilmente através da membrana do que o oxigênio[4,6].

Vale comentar outra causa possível de hipoxemia, pouco frequente, que está limitada a regiões de grandes altitudes e, portanto, com baixa pressão atmosférica e menor fração de oxigênio. Indivíduos não adaptados a altitudes elevadas podem apresentar sinais de hipoxemia devido à baixa FiO_2 e hipocapnia (↓$PaCO_2$), uma vez que a resposta à hipóxia é a hiperventilação.

Finalizando, a hipoxemia pode ser causada por diferentes mecanismos e, muitas vezes, os motivos estão sobrepostos ou acontecendo de maneira concomitante, predominando um ou outro mecanismo, de acordo com o grau de comprometimento ou o tipo de lesão pulmonar.

Intervenções terapêuticas na IRpA

De um modo geral, as principais intervenções terapêuticas englobam utilização de tratamento medicamentoso específico para causa de base, se conhecida, ou de acordo com a principal suspeita (p. ex., broncodilatadores, antibioticoterapia, he-

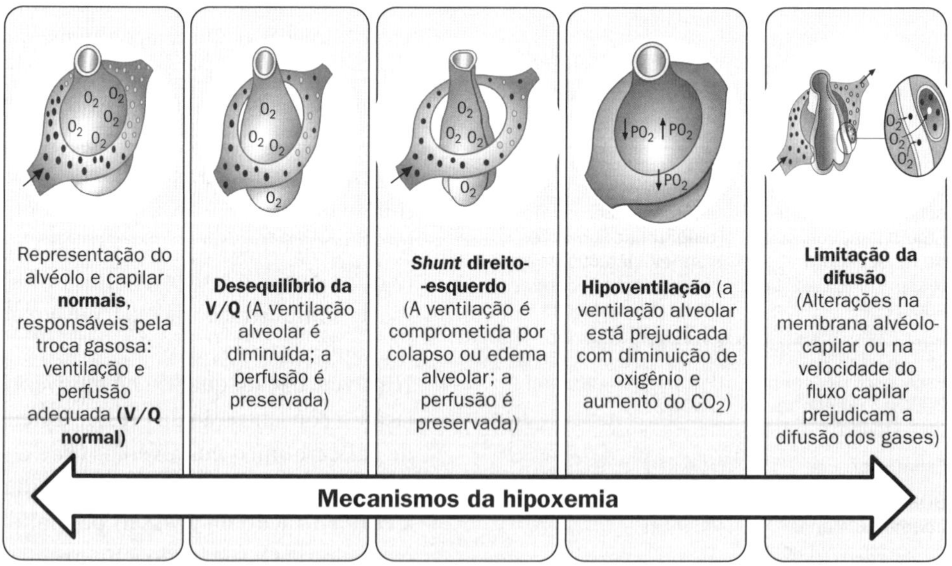

FIGURA 1 Mecanismos responsáveis pela hipoxemia[5,6].

parinoterapia, entre outros), manutenção de posicionamento corporal adequado e uso de oxigenoterapia. Neste último caso, o gás pode ser disponibilizado de diferentes formas, de um simples cateter nasal para os casos mais leves à ventilação mecânica invasiva para os casos mais graves, que serão discutidos adiante.

Síndrome do desconforto respiratório agudo (SDRA)

A SDRA ou ARDS (do inglês *Acute Respiratory Distress Syndrome*) é definida como uma disfunção respiratória aguda caracterizada por intenso processo inflamatório, oriundo, principalmente, da alteração da permeabilidade alvéolo-capilar e edema alveolar de origem não cardiogênica[7-9]. Reconhecida há mais de 50 anos como síndrome da angústia respiratória aguda (SARA), ao longo das décadas, a mortalidade por SDRA vem diminuindo graças aos avanços no conhecimento relacionado aos mecanismos fisiopatológicos e propostas inovadoras de tratamento. A mudança de direção em relação à melhora da sobrevida ocorreu principalmente no final do milênio e início dos anos 2000, envolvendo mudanças nos métodos ventilatórios artificiais e posicionamento corporal[8]. Entretanto, a mortalidade ainda é mundialmente elevada, maior do que 30%, alcançando 45% de acordo com estudos internacionais[7]. Por esse motivo, novos tratamentos e fármacos para melhora das alterações inflamatórias estão sendo implementados e amplamente estudados[9].

Destaca-se que a SDRA pode ser desencadeada por múltiplos fatores, tanto pulmonares como não pulmonares, que irão resultar no processo inflamatório dos pulmões (Quadro 2).

A SDRA associada à pandemia da covid-19 elevou consideravelmente a necessidade de leitos em UTIs em todo o mundo e contribuiu para o aumento da mortalidade humana do planeta a partir de 2020. Atualmente, apesar do melhor controle e queda progressiva das internações hospitalares, ainda ocorre no nosso país e em muitos outros e, portanto, é destacada no Capítulo 11 – Assistência de enfermagem ao paciente crítico acometido pela covid-19.

Classificação diagnóstica da SDRA

Desde 2012, a definição mais utilizada é a de Berlim, resultado de um encontro de especialistas que chegaram a um consenso visando corrigir as falhas de definições anteriores e uniformizar a terminologia globalmente. Destaca-se que nessa nova definição introduz-se a classificação da SDRA em leve, moderada e grave, de acordo com o grau da hipoxemia avaliada pela relação PaO_2/FiO_2[9] (Quadro 3).

Aspectos fisiopatológicos da SDRA

A fisiopatologia da SDRA é complexa, desencadeada, em geral, por um fator precipitante conhecido ou desconhecido e envolve reações inflamatórias exacerbadas.

Quadro 2 Fatores predisponentes da SDRA[7]

Causas	Exemplos
Mais comuns	Pneumonia bacteriana e viral, sepse não pulmonar, aspiração de conteúdo gástrico, choque não cardiogênico, pancreatite, trauma severo ou cirurgias de alto risco, *overdose* de drogas, lesão de isquemia e reperfusão.
Menos comuns	Inalação de fumaça, quase afogamento, utilização de vaporizadores ou cigarros eletrônicos, múltiplas transfusões de produtos sanguíneos.

Tais processos culminam na formação de edema pulmonar e áreas de colapso alveolar, este último, em razão do comprometimento de surfactante, resultando em aumento da complacência dos pulmões.

Vale destacar que a SDRA é considerada como IRpA do tipo 1 ou hipoxêmica e envolve praticamente todos os mecanismos causadores de hipoxemia, sendo o *shunt* o principal, pela gravidade do edema e colapso alveolar[7,8]. Os principais eventos fisiopatológicos na SDRA estão sumarizados na Figura 2.

Medidas terapêuticas específicas

Os pacientes acometidos com SDRA moderada ou grave muito provavelmente necessitarão de suporte ventilatório total ou parcial de maneira invasiva ou não invasiva ao longo do tratamento. Por ser uma medida comum a outras formas de IRpA, a ventilação mecânica será discutida adiante.

Outras intervenções terapêuticas mais específicas na SDRA, tais como o posicionamento corporal em prona e a utilização de oxigenação por membrana extracorpórea (ECMO) são medidas que ganharam destaque, principalmente com os casos graves de covid-19. No caso da ECMO, por tratar-se de uma intervenção de alto custo, ainda não

Fator desencadeante (mais comuns: pneumonias ou sepse) ou fatores não conhecidos

Início do processo inflamatório pulmonar → **fase exsudativa**

Alteração da permeabilidade do endotélio vascular e do epitélio alveolar

Ativação de neutrófilos e monócitos. Macrófagos alveolares secretam citocinas pró-inflamatórias

Ativação de células epiteliais alveolares e células T efetoras, para promover e sustentar a inflamação e as lesões

Inativação do surfactante

Ativação do endotélio e lesões microvasculares

Acúmulo de líquido proteico no interstício e nos alvéolos → edema intersticial e alveolar

Fase proliferativa → reparação tecidual → aumento transitório de fibroblastos, células progenitoras e células epiteliais alveolares → restauração da barreira endotelial, fagocitose de neutrófilos degradados

Sobrevida → **Fase fibrótica** tecidual (alguns pacientes)

FIGURA 2 Principais eventos fisiopatológicos na SDRA[7,8].

Quadro 3 Definição de Berlim de SDRA[9]

Características gerais da SDRA	Classificação da SDRA de acordo com a gravidade da hipoxemia
▪ Início agudo (dentro de 7 dias de novo ou agravamento dos sintomas respiratórios) ▪ Opacidades radiográficas bilaterais que não são totalmente explicadas por derrame, atelectasia ou presença de massas ▪ Fator de risco identificado para SDRA (se não houver fator de risco claro, excluir insuficiência cardíaca como causa) ▪ Não exclusivamente devido a causas cardíacas	▪ Leve: relação PaO_2/FiO_2: entre 200 e 300 mmHg, em CPAP* ou PEEP** $\geq$ 5 cmH_2O ▪ Moderado: relação PaO_2/FiO_2 entre 100 e 200 mmHg em PEEP $\geq$ 5 cmH_2O ▪ Grave: relação $PaO_2/FiO_2 \leq$ 100 mmHg, em PEEP $\geq$ 5 cmH_2O

CPAP: pressão positiva contínua nas vias aéreas; FiO_2: fração de oxigênio inspirado; PaO_2: pressão parcial de oxigênio; PaO_2/FiO_2: relação entre as variáveis (ou relação P/F); PEEP: pressão expiratória final positiva; SDRA: síndrome do desconforto respiratório agudo.
*CPAP: administrado por métodos não invasivos ou invasivos.
**PEEP: fornecida por ventilação mecânica invasiva.

está disponível na maioria das UTIs, mas poderá ser uma opção a ser viabilizada no futuro (ver Capítulo 5 – Assistência de enfermagem ao paciente crítico em uso de ECMO).

Posicionamento em pronação

Pacientes com SDRA grave que apresentam $PaO_2/FiO_2 < 150$ mmHg são os indicados para posição prona. Ao longo dos anos, acumularam-se evidências de alta qualidade que demonstraram redução do risco de morte sem um aumento de complicações, sobretudo se mantida concomitantemente a ventilação mecânica invasiva de maneira protetora. Os estudos mais recentes propõem que o paciente seja mantido na posição por períodos superiores a 12 ou em torno de 16 horas para ser beneficiado[7,8].

Os benefícios do posicionamento ocorrem em razão de a posição prona contribuir para que as forças gravitacionais atuem sobre as regiões pulmonares, fazendo que a pressão pleural seja distribuída de modo mais uniforme. Dessa forma, há uma melhor e mais homogênea ventilação do espaço pulmonar dorsal, recrutamento alveolar em regiões dependentes e limitação da hiperdistensão dos alvéolos. Evitando-se a hiperdistensão alveolar há diminuição de danos secundários decorrentes da própria ventilação mecânica, conhecida como VILI (do inglês, *ventilator induced lung injury*)[7-9].

Exacerbação da doença pulmonar obstrutiva grave

A doença pulmonar obstrutiva crônica (DPOC) é considerada uma das principais causas de morte e a principal causa da morbimortalidade das doenças crônicas no mundo[10].

A DPOC é definida como uma condição respiratória prevenível e tratável, caracterizada por sintomas respiratórios persistentes e limitação do fluxo de ar progressiva devido a alterações nas vias aéreas e/ou alveolares, no parênquima pulmonar e na vasculatura pulmonar (p. ex., enfisema pulmonar, bronquiolite obstrutiva, bronquite crônica, asma)[10,11]. Essa limitação pode estar associada a uma resposta inflamatória crônica anormal dos pulmões, a exposição ambiental de partículas ou gases nocivos (poeiras no trabalho, produtos químicos, poluição do ar, principalmente a fumaça do cigarro) ou a uma deficiência de α1-antitripsina (predisposição genética)[12].

Os sintomas característicos dessa doença consistem na dispneia progressiva e persistente, tosse crônica, expectoração por três ou mais meses em dois anos consecutivos, sibilos na ausculta pulmonar, fadiga, além da perda de peso[10].

A anamnese do paciente acometido pela DPOC consiste no levantamento de dados como a exposição aos fatores de risco, antecedentes pessoais (comorbidades), antecedentes familiares, desenvolvimento dos sintomas, histórias de exacerbação e hospitalização prévia por problemas respiratórios, impacto da doença na vida do paciente, suporte familiar disponível e as possibilidades de reduzir os fatores de risco (especialmente o tabagismo)[10].

Quando associada a anamnese ao exame físico, a espirometria é considerada o primeiro teste para diagnosticar a DPOC[12], assim como o acompanhamento da progressão da doença. Esse teste prognóstico consiste na medida objetiva do nível de limitação do fluxo de ar nas vias aéreas e calcula-se a razão entre o volume de ar expirado forçadamente a partir do ponto de inspiração máxima (capacidade vital forçada, FVC) e o volume de ar expirado durante o primeiro segundo (volume expiratório forçado em um segundo, FEV_1)[10]. Sendo assim, a *Global Initiative for Chronic Obstrucrive Lung Disease* (GOLD) estabeleceu uma classificação de gravidade da limitação do fluxo aéreo na DPOC (FEV_1 após administração de, no mínimo, uma dose adequada de broncodilatador inalatório de ação rápida)[10], como exposto no Quadro 4.

No ambiente de terapia intensiva é mais frequente a internação do paciente com a DPOC exacerbada devido à associação com o quadro de insuficiência respiratória grave e à necessidade de suporte ventilatório[13].

A exacerbação desse quadro é definida como um evento agudo caracterizado pelo agravamento dos sintomas respiratórios que necessita de tratamento adicional[10] e, geralmente, é caracterizada por um aumento da inflamação das vias aéreas acompanhada da elevação de eosinófilos, TNF-α, LTB4 e interleucinas, que desencadeiam a alteração das características e quantidade da secreção pulmonar, piora da tosse, aprisionamento aéreo[14] e aumento da dispneia.

O principal e mais frequente fator desencadeante dessa piora é a infecção do trato respiratório viral e bacteriana[10]; porém, ainda são descritos outros fatores, como ambientais (poluição ou mudanças de temperatura do ambiente), interrupção ou uso inadequado da medicação de base[14], embolia pulmonar, insuficiência cardíaca, bronquiolite, pneumotórax e causa desconhecida[11].

O enfermeiro tem papel fundamental no reconhecimento de parâmetros clínicos da exacerbação da DPOC e do potencial risco de morte. A GOLD descreve o quadro de insuficiência respiratória aguda que ameaça a vida e necessita de cuidados intensivos como frequência respiratória > 30 rpm, uso de musculatura acessória, mudanças agudas no estado mental, ausência de melhora da hipoxemia com o uso de máscara de Venturi e oxigênio suplementar, além de necessidade de aumento da $FiO_2 > 40\%$, $PaCO_2$ aumentada acima do basal ou > 60 mmHg ou na presença de acidose (pH ≤ 7,25)[10].

O tratamento da DPOC exacerbada tem como objetivo reduzir o impacto dos sintomas, a frequência e a gravidade das exacerbações. A terapêutica recomendada compreende suporte respiratório e medidas farmacológicas que consistem na monoterapia ou em associação de broncodilatadores (beta-2-agonistas de curta duração, associados ou não a anticolinérgicos de curta duração), corticosteroides, conforme descrito no Quadro 5.

Além dessas medidas, ainda são contemplados o uso de antibióticos para o tratamento das exacerbações infecciosas na forma moderada ou severa, com aumento da tosse e expectoração purulenta[10] ou se o paciente necessitar de ventilação mecânica durante o episódio de descompensação[13,15]. Podem ainda ser utilizados diuréticos (manutenção do balanço hídrico), anticoagulantes (profilaxia química para tromboembolismo venoso a fim de reduzir o risco TEP) e o tratamento de reposição de nico-

Quadro 4 Classificação da gravidade da limitação do fluxo aéreo na DPOC de acordo com a GOLD[10]

Em pacientes com $FEV_1/FVC < 0,70$		
GOLD 1	Leve	$FEV_1 \geq 80\%$ predito
GOLD 2	Moderada	$50\% \leq FEV_1 < 80\%$ predito
GOLD 3	Severa	$30\% \leq FEV_1 < 50\%$ predito
GOLD 4	Muito severa	$FEV_1 < 30\%$ predito

tina (cessação do tabagismo, evitando abstinência)[14] (Quadro 5).

O suporte respiratório com a oxigenoterapia consiste em uma forma de tratamento na exacerbação do quadro clínico desses pacientes, pois possui um importante papel quando associado ao tratamento farmacológico, discutido adiante.

Crise asmática grave

A asma é uma doença de elevada prevalência no mundo que acomete indivíduos de todas as idades, sobretudo crianças e adultos jovens. Estima-se que afete cerca de 1 a 18% da população mundial e que 3,7% apresentem a forma mais grave da doença. Apesar de ser observada redução das hospitalizações e da mortalidade, a asma ainda está associada a um impacto oneroso pela elevada utilização de recursos de saúde e, quanto à sociedade, pela redução da produtividade[17].

Descrita como uma doença inflamatória crônica, caracterizada por hiper-responsividade das vias aéreas com limitação variável ao fluxo aéreo, a asma manifesta-se pela presença de sintomas respiratórios como dispneia, tosse e sibilos, que podem ter resolução espontânea ou com tratamento. Os sintomas e a limitação do fluxo aéreo podem variar ao longo do tempo e em intensidade.

Diversos são os fatores desencadeantes dessas variações, como exposição a alérgenos ou a substâncias irritantes, variações climáticas, poluição ambiental, agentes ocupacionais, infecções respiratórias, tabagismo e presença de comorbidades. Limitar a exposição ou ocorrência desses fatores é fundamental para o controle da asma[17,18].

Comorbidades como refluxo gastroesofágico, obesidade, rinossinusite crônica, DPOC e apneia do sono devem ser investigadas e tratadas. O tabagismo, mesmo a exposição passiva, predispõe a exacerbações da asma, além de intensificar a piora da função pulmonar. Outro fator que merece destaque é a baixa adesão ao tratamento ou manejo inadequado dos dispositivos inalatórios, sendo que se configuram como as principais causas de falta de controle da doença[17,18].

A asma grave é definida pela presença da doença, que, apesar da boa adesão ao tratamento, e de limitar a exposição aos fatores desencadeantes, necessita de doses progressivamente mais elevadas dos medicamentos para seu controle[17,18].

Os episódios de exacerbações podem ser graves e potencialmente fatais e devem ser reconhecidos precocemente pelos profissionais de saúde. A anamnese e o exame físico contribuem para identificação do quadro de asma e para classificação da gravidade e devem ser realizados simultaneamente ao início da terapia. Além dos sintomas já apresentados, outros podem estar presentes e indicar a intensidade do quadro clínico, destacados no Quadro 6[17-19].

A avaliação do pico de fluxo expiratório (PFE) (ou *peak flow*) também pode ser utilizada para estimar o grau de comprometimento da função pulmonar nas exacerbações. O PFE corresponde ao fluxo mais alto alcançado a partir de uma manobra expiratória forçada máxima, sendo avaliado com um equipamento portátil e que difere de acordo com idade, sexo e altura. Em pacientes com asma controlada, os valores esperados de PFE variam de 80 a 100%, sendo que valores iguais ou inferiores a 50% são indicativos de exacerbação grave[17].

Medidas complementares podem ser necessárias à avaliação, como coleta de gasometria arterial, nos casos em que é observada piora clínica, e a radiografia de tórax na suspeita de doenças cardiológicas

Quadro 5 Medicamentos utilizados na DPOC exacerbada e na crise de asma aguda[10,16,17]

Medicamentos	Mecanismo de ação	Reações adversas
Broncodilatador beta-2-agonista de curta duração	Atua diretamente nos receptores beta-2-adrenérgicos, principalmente na musculatura lisa das vias respiratórias. Recomendado para o manejo inicial da exacerbação da DPOC e da asma: fenoterol, formoterol e salbutamol. Duração de 4 a 6 horas.	Taquicardia, palpitações ou arritmias cardíacas, tremores, tontura, cefaleia, ansiedade e insônia.
Anticolinérgicos de curta duração	Antagoniza os efeitos dos receptores colinérgicos muscarínicos que causam a broncoconstrição, potencializando o efeito broncodilatador. Recomendado o uso de brometo de ipratrópio. Duração de 3 a 6 horas.	Boca seca, visão turva, tontura, cefaleia, náuseas, desconforto gastrointestinal.
Corticoides (endovenoso ou oral)	Reduz a resposta inflamatória por meio da inibição da resposta celular e da redução dos mediadores como a histamina. Recomendado uso precoce de metilprednisolona e prednisona. ▪ Exacerbação da DPOC: primeiramente endovenoso e posteriormente via oral. ▪ Exacerbação da asma: oral nos quadros leves e moderados e endovenoso nos graves.	Irritação oral, laríngea e faríngea. O uso prolongado desta classe de medicamentos pode acarretar miopatia esteróidea.

associadas ou complicações, como pneumotórax, sobretudo quando os pacientes não apresentam a resposta esperada à terapia inicial[17].

As principais metas do tratamento das crises de asma grave são reverter a limitação ao fluxo aéreo e corrigir hipoxemia e hipercapnia. As medidas terapêuticas indicadas incluem beta-2-agonistas de ação curta via inalatória, anticolinérgicos inalatórios e corticosteroides orais ou endovenosos (Quadro 5). Nas crises mais graves pode ser considerado, como complementação da terapia, o uso de sulfato de magnésio (intravenoso) para pacientes que não responderam ao tratamento inicial e apresentam hipoxemia persistente e epinefrina (intramuscular) para asma aguda associada à anafilaxia e angioedema[17-19]. O paciente com disfunção respiratória grave apresenta potencial de deterioração rápida, que pode resultar em necessidade de intubação orotraqueal e parada cardiorrespiratória (PCR). Dessa for-

Quadro 6 Sinais de gravidade da asma aguda[17-19]

Leve ou moderada	Grave
Capacidade de falar frases	Capacidade de falar palavras
Prefere ficar sentado	Incapaz de deitar-se, senta-se curvado para a frente
Sem agitação	Agitado
Frequência respiratória aumentada	Frequência respiratória > 30 rpm
Sem uso de musculatura acessória	Uso de musculatura acessória
Frequência cardíaca 100-120 bpm	Frequência cardíaca > 120 bpm
Saturação de oxigênio 90-95%	Saturação de oxigênio < 90%
PFE > 50%	Pico de fluxo expiratório – PFE < 50%
	Sinais de PCR iminente: sonolência ou confusão, ausência de sibilos/ murmúrios (tórax silencioso)

ma, deve ser monitorado continuamente quanto à melhora dos sintomas respiratórios, da hipoxemia e dos parâmetros hemodinâmicos.

Os indivíduos asmáticos devem ter um plano de alta individualizado que inclua o manejo domiciliar da medicação de controle e resgate, orientações acerca dos fatores de controle da asma, do uso dos dispositivos inalatórios, dos sinais de alerta e de quando procurar serviço médico[17,18].

Tromboembolismo pulmonar agudo

O tromboembolismo pulmonar (TEP) é o resultado da migração de um trombo da circulação venosa para a vasculatura dos pulmões, alojando-se no sistema arterial pulmonar. Uma revisão de base de dados nos Estados Unidos evidenciou que o número de internações por TEP aumentou de quase 60.000 em 1993 (23 por 100.000) para mais de 202.000 em 2012 (65 por 100.000) e estima-se que de 5 a 10% das mortes intra-hospitalares são resultados da doença[20].

A tríade de Virchow consiste nos fatores que contribuem para a formação da trombose e foi identificada por Rudolph Virchow em meados do século 19, sendo: estase de fluxo sanguíneo, hipercoagulabilidade e dano endotelial vascular. Além da tríade, há outros fatores de risco que refletem esses processos fisiopatológicos, podendo ser divididos em intrínsecos e extrínsecos (Quadro 7)[20].

As embolias pulmonares originam-se, em grande parte, dos trombos das veias das panturrilhas, femoropoplíteas e veias ilíacas. Esses trombos começam em áreas com fluxo diminuído, como em cúspides valvares ou bifurcações, e propagam-se pela hipercoagulabilidade local causada por hipóxia e hemoconcentração[20].

Os trombos podem percorrer o sistema venoso, atravessar as câmaras cardíacas direitas e se alojar no sistema arterial pulmonar, levando a anormalidades nas trocas gasosas e hipoxemia, além de potencial instabilidade hemodinâmica devido à obstrução mecânica ao fluxo sanguíneo[20]. A instabilidade hemodinâmica pode ocorrer pela indução da hipertensão pulmonar e sobrecarga aguda do coração direito, resultando em insuficiência ventricular direita e, em alguns pacientes, infarto do ventrículo direito[21].

O tratamento do TEP é realizado por meio de anticoagulação com heparina, trombolíticos ou intervenção cirúrgica, como a trombectomia mecânica[20].

Em relação à infusão de heparina, o normograma a ser seguido dependerá do protocolo institucional; porém, o mais conhecido é o Esquema de Raschke, que visa manter os níveis plasmáticos de heparina entre 0,35 até 0,70 unidade/mL conforme o peso corpóreo. Para iniciar o tratamento, o esquema preconiza *bolus* inicial, seguido de correção da infusão conforme o tempo de tromboplastina parcial ativada (TTPa)[22].

O TTPa e a Relação Normatizada Internacional (RNI) são exames laboratoriais que avaliam a coagulação e devem ser coletados

Quadro 7 Fatores relacionados à formação do trombo

Intrínsecos	Extrínsecos
Fator V Leiden	Trauma/cirurgia
Mutação do gene da protrombina	Obesidade
Deficiência de antitrombina	Estado de periparto
Deficiência de proteína C	Terapia com estrogênio
Deficiência de proteína S	Envelhecimento

Fonte: Adaptado de Turetz[20].

a cada 6 horas[22]. A Figura 3[23] auxilia o médico na tomada de decisão em relação às medidas terapêuticas recomendadas.

INTERVENÇÕES TERAPÊUTICAS GERAIS

Oxigenoterapia e suporte ventilatório não invasivo

Nas disfunções respiratórias graves é necessária a utilização de oxigenoterapia suplementar, de acordo com o déficit de oxigênio e condições clínicas gerais. De modo geral, há uma preocupação de se manter a FiO_2 abaixo de 60 a 70%, ou a menor possível, a fim de diminuir as chances de toxicidade pelo oxigênio[23].

Na exacerbação da asma e em quadros de hipoxemia resultantes da exacerbação da DPOC ($PaO_2 \leq 55$ mmHg ou $SatO_2$ periférica ≤ 88%), com ou sem hipercapnia, recomenda-se a terapia de suplementação de oxigênio[24], preferencialmente em baixo fluxo, orientada pela oximetria de pulso, para alcançar saturação arterial de oxigênio de 93 a 95% (asma) e de 88 a 92%[10] (DPOC). O Quadro 8 apresenta as possibilidades de terapia de suplementação de oxigênio.

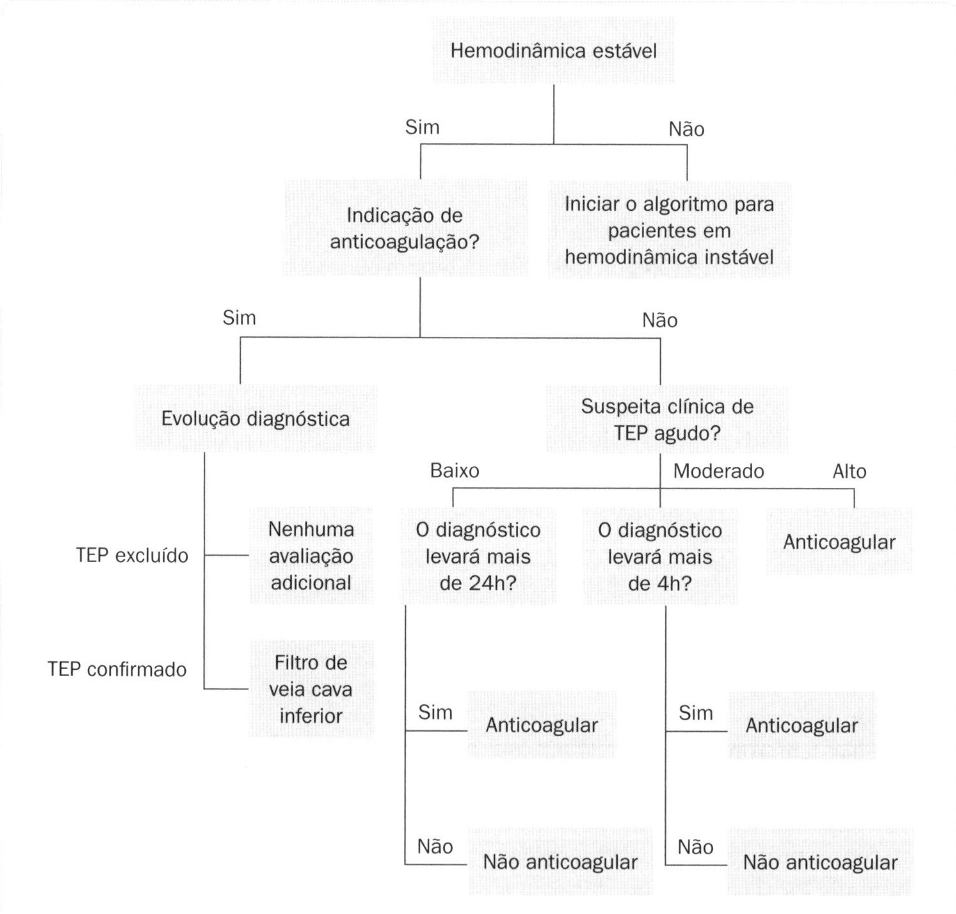

FIGURA 3 Anticoagulação para pacientes estáveis com suspeita de TEP[22].

Após o início da complementação da oferta de oxigênio, o controle da oxigenação e da ventilação deve ser realizado por meio da saturação de oxigênio e/ou da gasometria arterial.

Na exacerbação da DPOC, a ventilação não invasiva (VNI) é precocemente indicada quando o paciente apresentar hipoxemia refratária à suplementação de oxigênio, acidose respiratória com pH < 7,35 e $PaCO_2$ > 60 mmHg e dispneia moderada a grave e uso de musculatura acessória sem melhora com as manobras iniciais[15]. Esse modo ventilatório proporciona melhora das trocas gasosas, reduz o trabalho respiratório e a necessidade de via aérea artificial, assim como diminui o tempo de internação e melhora a sobrevida[10].

A VNI pode ser realizada por meio de dispositivos transparentes, com vedação apropriada, que minimize a pressão nos locais de contato com a pele do paciente e proporcione maior conforto e adaptação aos contornos faciais. Há opções disponíveis, conforme mostrado na Figura 4.

A máscara escolhida pode ser conectada em ventiladores microprocessados exclusivos para VNI ou em ventiladores de ventilação mecânica invasiva com ajustes de parâmetros que compensam possíveis vazamentos. As modalidades mais utilizadas são CPAP (*Continuous Positive Airway Pressure* – pressão positiva contínua nas vias aéreas) e BiPAP (*Bilevel Positive Airway Pressure* – pressão positiva na via aérea em dois níveis), que possibilitam ciclos espontâneos, realizados por meio dos dispositivos, descritos a seguir:

- **CPAP**: aplica uma pressão expiratória final positiva contínua nas vias aéreas em ciclos espontâneos, mantendo os alvéolos pérvios. Pode ser utilizado o ventilador próprio para VNI ou por meio de geradores de fluxo (conhecidos como válvula de CPAP)[11,23].
- **BiPAP**: utiliza dois níveis de suporte por pressão positiva predeterminadas – uma pressão inspiratória (IPAP) e outra pressão expiratória (EPAP) nos ciclos espon-

Quadro 8 Dispositivos de oxigenoterapia, oferta de oxigênio correspondente e suas respectivas indicações[25]

Dispositivo	Oferta de O_2	Indicações
Cateter de oxigênio	▪ Cada 1 L/min aumenta em 3-4% a FiO_2 do ar ambiente (21%); ▪ Uso máximo de 6 L/min, dispositivo de baixo fluxo.	▪ Dispneia leve; ▪ $SatO_2$ > 93%; ▪ IRpA sem *shunt* como mecanismo predominante.
Máscara facial de Venturi	▪ FiO_2 de 24-50% (depende da titulação da peça); ▪ Mistura o ar ambiente com o O_2 em alto fluxo.	▪ IRpA mista (hipoxêmica/ventilatória); ▪ Casos que necessitam de uma precisão na titulação da FiO_2; ▪ Exacerbação da DPOC: para manutenção da $SatO_2$ 88-92%.
Máscara facial de aerossol	FiO_2 variável com fluxo moderado.	IRpA hipoxêmica não refratária ao O_2.
Máscara facial com reservatório ou máscara não reinalante	Alta concentração de O_2 (90-100%) com alto fluxo.	IRpA hipoxêmica com predomínio de *shunt* (SDRA, pneumonia grave), $SatO_2$ < 90%.

DPOC: doença pulmonar obstrutiva crônica; FiO_2: fração inspirada de oxigênio; IRpA: insuficiência respiratória aguda; O_2: oxigênio; $SatO_2$: saturação de oxigênio.

tâneos. A ciclagem a fluxo é gerada por ventiladores próprios de VNI ou por ventiladores convencionais ajustados para tal finalidade[11].

Acessos às vias aéreas: intubação orotraqueal e traqueostomia

Intubação endotraqueal

A intubação endotraqueal consiste na introdução de um tubo na traqueia para manutenção da ventilação ou outra terapia pulmonar. Os benefícios do procedimento são: 1) manutenção de via aérea patente por via oral, nasal ou traqueal; 2) controle da ventilação com oferta de até 100% oxigênio; 3) oferta de altas pressões nas vias aéreas; 4) proteção das vias aéreas, impedindo a aspiração brônquica; 5) remoção de secreções; 6) isolamento pulmonar; e 7) administração de medicamentos como gases anestésicos[27].

O procedimento de intubação endotraqueal é indicado para controle da ventilação em pacientes com hipoxemia refratária e/ou em múltiplas disfunções orgânicas e para proteção de vias aéreas em pacientes com rebaixamento de nível de consciência. A decisão para intubação endotraqueal é baseada nas condições clínicas do paciente, como sinais de dificuldade respiratória e/ou fadiga iminente ou preditores de hipoxemia (Quadro 9)[27].

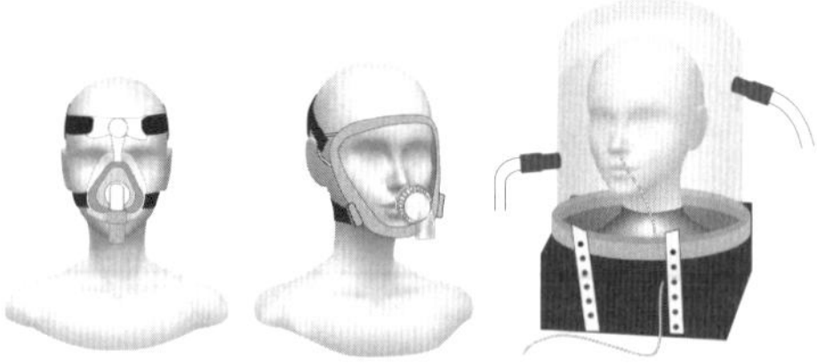

FIGURA 4 Dispositivos para ventilação não invasiva. Da direita para a esquerda: máscara oronasal, máscara *total face*, *helmet*.

Fonte: Adaptado de Bello G, et al. 2018.

O tubo endotraqueal deve ser largo o suficiente para permitir a introdução de uma cânula de aspiração e oferecer baixa resistência ao fluxo de ar[28]. Para mulheres, sugere-se a utilização de cânulas de 7,0 a 8,0 mm e para homens de 8,5 a 9,0 mm[29]. Entretanto, apesar da necessidade, a presença do tubo traqueal pode acarretar diversos riscos, que incluem lesões na cavidade bucal e pele circundante, risco de hiperinsuflação do *cuff* lesionando a região da traqueia, risco de extubação acidental ou intubação seletiva e pneumonia associada à VM (PAV)[11].

Traqueostomia

A traqueostomia consiste em uma incisão cirúrgica no terço superior da parede traqueal anterior para inserção de uma cânula. O procedimento é realizado em até 10% dos pacientes em terapia intensiva, principalmente para aliviar a

Quadro 9 Dificuldade respiratória/preditores de hipoxemia que auxiliam na tomada de decisão para intubação endotraqueal[27]

Sinais de dificuldade respiratória e/ou fadiga iminente	Preditores de hipoxemia
Ansiedade, inquietação ou apatia	Nenhum ou aumento mínimo na relação PaO_2/FiO_2 após 1 a 2 horas
Sinais de hiperatividade simpática	Pacientes com mais de 40 anos
Dispneia	Doença de alta gravidade na admissão (SAPS > 35)
Uso de musculatura acessória	Presença de SDRA
Abertura da boca durante a inspiração	Pneumonia adquirida na comunidade, com ou sem sepse
Cianose	Disfunção de múltiplos órgãos

Fonte: Adaptado de Hagberg CA. 2013[27].

obstrução das vias aéreas superiores (tumor, trauma), evitar danos na laringe devido a intubação endotraqueal prolongada (> 10 dias) e fornecer uma via aérea estável ao paciente em uso de ventilação mecânica prolongada[29].

Os benefícios são:

- Utilização de sedativos em menor quantidade.
- Melhor função laríngea a longo prazo.
- Desmame mais rápido da ventilação mecânica.
- Diminuição no tempo de internação hospitalar.

A traqueostomia precoce está associada ao maior conforto do paciente, e o procedimento pode ser adiado, no máximo, até 2 semanas após o início da insuficiência respiratória aguda, a fim de garantir suporte ventilatório contínuo e adequado[30].

Suporte ventilatório invasivo

O suporte ventilatório invasivo refere-se à utilização de uma via aérea, tubo traqueal ou traqueostomia, como interface entre o sistema respiratório e o aparelho de ventilação mecânica (VM) pulmonar. Em geral, a intubação orotraqueal (IOT) é a mais utilizada em razão da facilidade de acesso, possibilidade de introduzir um tubo mais calibroso e, portanto, oferecer menor resistência ao fluxo aéreo e menor risco de sangramento quando comparada a intubação nasotraqueal. Entretanto, apesar das vantagens imediatas oferecidas, ao longo do tempo, os tubos traqueais acarretam complicações decorrentes da presença do *cuff*, sobretudo relacionadas ao excesso da pressão interna e ao aumento da PAV[30].

O tempo ideal para a realização da traqueostomia em pacientes dependentes de VM é controverso. A troca do tubo orotraqueal pela cânula de traqueostomia pode ser precoce (até 7 dias) ou tardia (> 7 dias), de acordo com as condições clínicas do paciente, mas em razão das complicações, em geral, não excede duas semanas. A traqueostomia possibilita maior conforto ao paciente por liberar a cavidade oral, proporcionando maior possibilidade de comunicação e possível ingesta oral. O risco de extubação acidental é minimizado e facilita outros cuidados como aspiração traqueal, higienização oral e maior mobilidade. A cânula de traqueostomia, por ser mais curta quando comparada aos demais tubos traqueais, pode favorecer o desmame ventilatório, uma vez que oferece menor resistência às vias aéreas. Todavia, há que se considerar que é um procedimento cirúrgico invasivo e que há riscos inerentes a ele. Por esse motivo, a traqueostomia percutânea, realizada por meio de punção e dilatação com introdutores especiais e broncoscopia, vem sendo recomendada[30,31].

Em relação aos ajustes dos parâmetros ventilatórios no aparelho, vale ressaltar que são de responsabilidade médica ou do fisioterapeuta treinado. Entretanto, o enfermeiro participa ativamente na monitorização e controle do paciente de maneira sistemática e não somente da parte respiratória, considerando-se as repercussões clínicas que a VM pode ocasionar.

A assistência ventilatória bem-sucedida e com menores riscos deve ser centrada nas necessidades dos pacientes e vigilância contínua do paciente-ventilador. Para tanto, o conhecimento básico sobre VM e envolvimento dos enfermeiros durante a utilização do aparelho contribui de modo significativo na minimização de possíveis eventos adversos advindos da terapêutica.

Funcionamento básico dos ventiladores

Os ventiladores mecânicos, amplamente utilizados desde a década de 1990, são microprocessados e a cada geração tornam-se cada vez mais sofisticados pela incorporação de novas tecnologias, aumentando, assim, as possibilidades terapêuticas e o desenvolvimento de novos conhecimentos relacionados à fisiologia pulmonar. Entretanto, apesar da sofisticação e recursos, a VM não é isenta de complicações e os profissionais de saúde, principalmente médicos, fisioterapeutas e enfermeiros intensivistas, devem estar atentos ao funcionamento do equipamento e acessórios, bem como à adaptabilidade e à resposta clínica do paciente durante sua utilização[11].

Os modernos ventiladores, apesar das diferenças no design externo, apresentam mecanismos básicos semelhantes. Os aparelhos possuem um corpo principal (microprocessador), com botões/teclas *touch screen* para ajustes de diferentes parâmetros, válvulas de controle para a inspiração (válvula de fluxo) e outra para a expiração (válvula de exalação), circuitos para a transferência do gás entre a máquina e o paciente e vice-versa, sensores de fluxo e pressão e sistemas que possibilitam seu funcionamento, conectando-o à fonte de gás e eletricidade. Um monitor que exibe diferentes telas está conectado ao corpo do aparelho e realiza a interface com o operador, permitindo acessar e visualizar os parâmetros, tanto os ajustáveis (parâmetros de controle) como aqueles que correspondem à resposta do paciente aos ajustes realizados (parâmetros de monitorização). No circuito respiratório, tanto no ramo inspiratório quanto expiratório, em geral, há um pequeno recipiente para coleta de água que deve ser acoplado quando o sistema de umidificação for convencional (jarra para água destilada) e os ramos inspiratório e expiratório são conectados entre si através de uma peça em Y que é conectada ao tubo traqueal ou máscara do paciente (Figura 5). A umidificação pode ser realizada com trocador de calor e umidade ("filtro"), dispensando a jarra de água e seu circuito de conexão e coletores intermediários. Nesse caso, a extremidade do ramo inspiratório pode ser conectada diretamente à saída da válvula de fluxo[11].

Ciclos ventilatórios realizados pelo ventilador mecânico

O VM injeta o ar para dentro das vias aéreas superiores do paciente de maneira cíclica, permitindo a realização de uma fase inspiratória por meio da manutenção de determinada pressão positiva e outra fase expiratória na qual o ar é eliminado de modo passivo. Dessa forma, o ventilador realiza três tipos de ciclos mecânicos, que são liberados conforme a modalidade ventilatória selecionada. Esta, por sua vez, é escolhida pelo operador levando-se em conta as condições clínicas e respiratórias de cada paciente. Os ciclos disponíveis são chamados de **controlados, assistidos e espontâneos**, de acordo com o tipo de modalidade e a presença ou ausência do esforço inspiratório. Se o paciente não apresentar os esforços, o VM irá permitir que haja um ciclo controlado. Ao contrário, se o paciente for capaz de realizar o esforço inspiratório mínimo, o ciclo será iniciado por ele e é denominado *assistido*. Para o paciente que, além do esforço presente, estiver em melhores condições clínicas, é possível programar o ventilador para permitir ciclos espontâneos[32] (Quadro 10).

Destaca-se que entre as fases inspiratória e expiratória há fases intermediárias: a primeira entre a fase inspiratória e expiratória (momento de transição denominado "ciclagem") e outra, entre a fase expiratória e a próxima fase inspiratória (momento de transição denominado "disparo"), determinando o início de nova fase inspiratória. O ventilador inicia a fase inspiratória abrindo a válvula de fluxo e, simultaneamente, fechando a válvula de exalação. Assim, o gás liberado exerce uma determinada pressão para vencer o atrito/resistência das vias aéreas e expandir os pulmões. No final da fase inspiratória, o ventilador fecha a válvula de fluxo e abre a válvula de exalação. Nessa fase, ocorre o esvaziamento dos pulmões de maneira passiva[33,34].

Para que ocorram ciclos assistidos ou espontâneos, o paciente deve apresentar *drive* respiratório. O termo, em inglês, corresponde ao estímulo respiratório desencadeado pelo centro respiratório bulbar (controle neural) que origina o esforço inspiratório, dando início aos ciclos mecânicos (fase inspiratória/fase expiratória). O *drive* respiratório pode estar presente, ausente (em casos de pacientes em apneia por qualquer causa) ou alterado. Por exemplo, pacientes sedados ou em coma, em geral, têm *drive* diminuído. Situações de dor, acidose e hipóxia aumentam o *drive* respiratório. Pacientes com *drive* são capazes de "disparar" o ventilador (do inglês, *trigger*), ou seja, o esforço inspiratório do paciente desencadeia a abertura da válvula de fluxo, o que permitirá a saída do gás que será fornecido ao paciente[35] (Quadro 10).

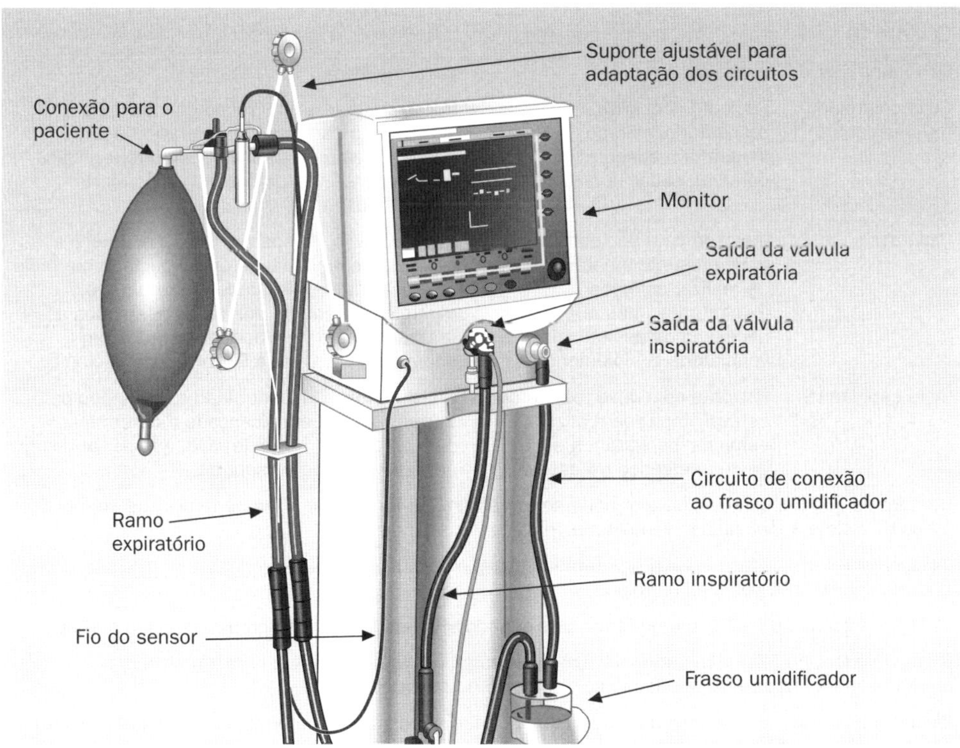

FIGURA 5 Ventilador mecânico.

Modos ventilatórios que utilizam ciclos controlados ou assistidos

Ventilação volume controlado e ventilação por pressão controlada

As denominações ventilação volume controlado (VCV, do inglês, *Volume Controlled Ventilation*) e ventilação por pressão controlada (PCV, do inglês, *Pressure-controlled Ventilation*) referem-se ao modo pelo qual o ventilador libera o gás para realizar as fases inspiratórias dos ciclos respiratórios mecânicos, permitindo assim a insuflação pulmonar[36].

Na VCV, o volume de gás injetado (volume corrente – VC) é predefinido e constante. Isso significa que, atingido o volume, o ventilador interrompe a entrada do gás e permite a exalação. De acordo com as condições pulmonares, o VC programado pode gerar maior ou menor pressão intrapulmonar[34,36]. Por exemplo, em dois pacientes com igual peso predito (peso ideal calculado de acordo com altura e sexo), sendo um com complacência diminuída e outro com pulmões normais, ventilados igualmente com VC de 400 mL, quais são as pressões inspiratórias resultantes? No paciente com complacência ruim o volume programado irá gerar uma pressão inspiratória (PI) maior quando comparada à PI do paciente com pulmões normais[34].

De modo similar, em PCV, ajusta-se previamente uma pressão de insuflação a ser alcançada na fase inspiratória em um determinado tempo, o que, por sua vez, irá gerar um determinado volume corrente, dependendo das condições pulmonares prévias[34,36]. Por exemplo, em um paciente com maior área de resistência pulmonar, a mesma PI programada pode gerar um VC menor do que em outro paciente com pulmões normais

Quadro 10 Denominações e características dos ciclos mecânicos[33-36]

Denominações	Indicação	Características
Ciclo controlado (ou mandatório)	Paciente com *drive* respiratório/esforço inspiratório ausente (Ex.: morte cerebral, sedação profunda).	Início, controle e finalização do ciclo pelo ventilador a partir do ajuste prévio da FR. O aparelho realiza o trabalho respiratório. Indica total dependência do paciente ao suporte ventilatório.
Ciclo assistido	Indicado para paciente com *drive* presente e estável, capaz de realizar esforços inspiratórios, mas que ainda necessita de assistência ventilatória complementar.	Início do ciclo ("disparo/*trigger*") acontece a partir do esforço inspiratório detectado por meio do ajuste da sensibilidade. Entretanto, o controle e o término dos ciclos assistidos são realizados pelo ventilador de acordo com demais parâmetros. A FR total é do paciente.
Ciclo espontâneo	Paciente com *drive* respiratório estável, capaz de realizar esforços inspiratórios sem gasto energético excessivo.	O ciclo é iniciado, controlado e terminado pelo paciente; o volume alcançado é determinado pelo esforço do paciente, podendo ser auxiliado por uma pressão de suporte.
Destaca-se que o modo de ciclagem pode ser determinado por volume, fluxo ou tempo, de acordo com o tipo de ciclo e a modalidade ventilatória.		
Ciclagem a volume: a fase inspiratória termina quando o volume corrente predeterminado é atingido. Ocorre na ventilação volume controlado.		
Ciclagem a tempo: a fase inspiratória termina quando o tempo inspiratório predeterminado é atingido.		
Ciclagem a fluxo: a fase inspiratória termina quando o fluxo inspiratório cai para um nível predeterminado. Ocorre na ventilação com pressão de suporte.		
Ciclagem a pressão: a fase inspiratória termina quando a pressão predeterminada é atingida. Ocorre na ventilação pressão controlada.		

ou menos resistentes (ambos com igual peso predito). Em VCV ou PCV, a exalação se dá de maneira passiva.

Vale destacar que o volume corrente inspiratório usualmente recomendado em ambos os modos deve ser entre 6 e 8 mL/kg do peso predito[37], ajustado de acordo com o nível da $PaCO_2$ desejada. Em caso de paciente hipoxêmico grave, no qual a PEEP esteja em nível mais elevada, o VC calculado é ajustado para limites fisiológicos (4-6 mL/kg do peso predito), pois volumes maiores podem aumentar o risco de hiperinsuflação e barotrauma[35].

Modos ventilatórios que realizam ciclos espontâneos

Ventilação com pressão de suporte (PSV - do inglês, positive support ventilation)

É uma modalidade controlada a pressão que permite apenas ciclos espontâneos, ou seja, o paciente dispara (*trigger*) e controla o ciclo respiratório com o auxílio de uma pressão de suporte (PS) na fase inspiratória. A diferença com o ciclo respiratório fisiológico é a pressão positiva. A ciclagem se dá quando o fluxo inspiratório se reduz para um nível definido (em geral 25% do pico de fluxo), sendo este controlado pelo ventilador[33-37].

A PS era indicada como uma estratégia para o desmame, mas atualmente é aceita como um modo primário de ventilação (PSV). Deve ser utilizada, sempre que possível, e é pré-ajustada para auxiliar o paciente na fase inspiratória do ciclo, considerando-se que realizá-la e atingir volume corrente satisfatório pode ser muito dificultoso, envolvendo maior gasto energético. Destaca-se que o paciente com IRpA, mesmo que em fase de recuperação, além da fraqueza muscular e das condições respiratórias limítrofes, necessita vencer a resistência imposta pelo tubo traqueal e circuitos do ventilador. Tais condições impõem maior trabalho respiratório que, nesse caso, é minimizado com a utilização da PS.

Assim, quanto maior a PS, maior o suporte oferecido e, portanto, maior o volume corrente resultante. Entretanto, a PS não pode ser excessiva (> 10 mL/kg/peso) para não gerar desconforto (aumento excessivo do volume corrente) e diminuir o *drive* respiratório[33-37].

Baixos níveis de suporte de pressão (5 a 7 cmH_2O) são frequentemente utilizados para diminuir a resistência, superando o espaço morto gerado pelos acessórios do ventilador, como os circuitos, seus componentes e tubo traqueal. Níveis mais altos de PS são utilizados para aliviar o trabalho da respiração, complementando o esforço espontâneo do paciente[33-37].

O nível da PS ideal é aquele que fornece volume corrente adequado e propicia conforto respiratório (entre 10-15 cmH_2O é considerado nível moderado). A FR, o TI e o volume corrente são decorrentes das condições pulmonares prévias do paciente e do nível da PS ajustada. Para otimizar parâmetros de oxigenação, utilizam-se a PEEP e a FiO_2[33-37].

Outras modalidades que utilizam ciclos espontâneos são conhecidas como pressão positiva contínua nas vias aéreas (CPAP – do inglês, *continuous positive airway pressure*) e pressão positiva nas vias aéreas em dois níveis (BIPAP – do inglês, *bilevel positive airway pressure*), também conhecida como Bilevel-PAP ou IPAP + EPAP. Todavia, são frequentemente utilizadas na forma de ventilação não invasiva (VNI) e já discutidas.

Fatores que podem interferir na VM

As disfunções pulmonares podem cursar de diferentes formas e, de acordo com essa evolução, pode ser mais ou menos dificultoso ventilar artificialmente e de maneira adequada. As principais condições fisiopatológicas que podem comprometer a VM estão descritas no Quadro 11.

Vale destacar que os ventiladores microprocessados podem realizar diversos cálculos, levando em consideração valores de parâmetros mensuráveis direta ou indiretamente (pressões, fluxo, volumes e tempo). A partir de diversas medidas e com determinados ajustes, o ventilador pode calcular/monitorar, por exemplo, a complacência, a resistência, a constante de tempo, o trabalho respiratório, entre outros, em tempo real, que auxiliarão na monitorização e ajustes mais refinados de acordo com as condições do paciente, evitando assim possíveis lesões pulmonares associadas (VILI) e proporcionando maior conforto e segurança ao paciente[35-37].

O enfermeiro intensivista deve se apropriar da terminologia utilizada no suporte ventilatório para compreender e participar ativamente da terapêutica. A maioria está relacionada às variáveis volume, pressão e tempo. O Quadro 12 apresenta outros termos e os respectivos significados que auxiliarão a ampliar os conceitos sobre os princípios básicos da VM e as consequências da aplicação dos principais recursos e modalidades ventilatórias nos pacientes.

Principais alterações e/ou complicações decorrentes da pressão positiva no sistema cardiovascular

A insuflação pulmonar com pressão positiva é oposta ao mecanismo fisiológico e essa condição acarreta algumas alterações, com destaque para o aumento da pressão intratorácica (PIT) durante a inspiração, o que causa diminuição do retorno venoso. Em ventilação espontânea ocorre o inverso, ou seja, a pressão negativa favorece o aumento do fluxo sanguíneo para o átrio direito (AD)[23,35,37,39].

Tais alterações ocorrem, pois as estruturas dentro da caixa torácica ficam sobre a influência da pressão positiva. No coração, se as pressões pulmonares se alteram, estas influenciarão as pressões cardíacas, pois ambos os órgãos compartilham o mesmo compartimento. O aumento da PIT (e da pressão pleural) eleva a pressão do AD e, consequentemente, diminui o retorno e o volume de enchimento do ventrículo direito (VD) e o DC[23,35,37,39].

Em relação aos ventrículos, estes são interdependentes e trabalham em paralelo. Ao contrário do VD, o VE se beneficia com a pressão positiva. Nesse caso, a pós-carga diminuída do VE facilita a contratilidade cardíaca, favorecendo pacientes com insuficiência cardíaca de VE[35,37,39] (Figura 7).

Além das alterações hemodinâmicas, ocorrem modificações no próprio sistema respiratório[34,35,38], conforme Figura 8.

Ao longo das últimas décadas, estudos comprovaram que a pressão positiva causa diversos tipos de lesões, que podem complicar a evolução de um paciente já comprometido. As principais estão descritas no Quadro 13.

Apesar das possíveis complicações descritas anteriormente, a VM é considerada indispensável nos casos de IRpA grave de qualquer etiologia e em casos de instabilidade hemodinâmica de difícil controle, como o choque[23], a fim de manter as condições de homeostase e sobrevida. Entretanto, os efeitos deletérios podem sobrepor os benefícios e, por essa razão, novas estratégias de ventilação foram propostas a fim de minimizar os danos, sobretudo a VILI. Recomenda-se que seja utilizado um conjunto de parâmetros conhecidos como estratégias protetoras de VM que consistem, basicamente, na utilização de volume corrente próximo do fisiológico (4-6 mL/kg), considerando-se o peso predito, pressão de platô < 30 cmH_2O, *drive pressure* entre 14-16 cmH_2O e PEEP titulada individualmente (melhor PEEP)[23].

Quadro 11 Fatores que podem interferir na VM[33-37]

Resistência das vias aéreas: Refere-se à dificuldade da passagem do ar pelo sistema respiratório até sua chegada aos alvéolos. Em situações patológicas pode ser maior do que o normal e deve ser minimizada para evitar maior esforço inspiratório. A utilização do tubo traqueal em VMI aumenta a resistência, pois aumenta-se o comprimento das vias condutoras e estreita-se a passagem do ar (quanto mais fino o tubo traqueal, maior a resistência imposta). A resistência será maior também em pacientes com secreções ou broncoespasmo, devido ao estreitamento ou obstrução da luz de brônquios/bronquíolos. Se houver aumento da resistência, haverá diminuição do fluxo aéreo e aumento de pressões de vias aéreas, prejudicando a ventilação.
Outros dispositivos que podem aumentar a resistência são o trocador de calor e umidade ("filtro"), intermediários ou extensões entre o tubo e os circuitos ventilatórios.

Complacência do sistema respiratório: A complacência pulmonar refere-se à capacidade de distensão ou estiramento dos tecidos elásticos pulmonares, resultante da força ou da pressão exercida pelo volume de gás durante a insuflação. Alterações na complacência pulmonar afetam a ventilação, enquanto em áreas de melhor complacência a ventilação é privilegiada. Por exemplo, se um indivíduo com complacência pulmonar diminuída não for capaz de distender suficientemente os pulmões por meio do aumento do trabalho respiratório, o volume corrente diminuirá.
Pacientes com SDRA, pneumonias graves ou fibrose pulmonar têm baixa complacência, ou seja, necessitam de maior pressão de insuflação para alcançar o mesmo volume se comparado aos pulmões sadios.

Constante de tempo: Regiões pulmonares poderão distender ou esvaziar em diferentes "tempos", de acordo com a complacência e resistência de cada área. Quando se mensura o tempo necessário (em segundos) para a insuflação ou esvaziamento dos pulmões, essa medida é chamada de constante de tempo (representada pela letra grega *t*). Seu valor representa quão rapidamente as unidades pulmonares reagem a uma alteração de pressão, fornecendo uma indicação da velocidade de enchimento ou esvaziamento dessas unidades. Unidades pulmonares com maior resistência e/ou complacência baixa terão uma constante de tempo maior e exigirão mais tempo para seu enchimento/esvaziamento. Ao contrário, as unidades pulmonares com menor resistência e/ou alta complacência terão uma menor constante de tempo e, portanto, menor tempo de enchimento/esvaziamento. Assim, de acordo com a constante de tempo, o volume das unidades pulmonares se altera. Os valores da constante de tempo considerados normais, ou seja, suficientes para o completo enchimento ou esvaziamento dos alvéolos, são de 5*t*. Se a fase inspiratória do ciclo for iniciada antes do tempo necessário para o esvaziamento completo (p. ex., em 3*t*), haverá aprisionamento de volume, gerando hiperinsuflação e auto-PEEP. Em alguns ventiladores, a constante de tempo expiratória é automaticamente calculada e a informação auxilia na compreensão de como estão as condições pulmonares e facilita a adequação de ajustes mais precisos. Pulmões normais apresentam a *t* expiratória de 0,5 a 0,7 segundo (s). Valores < 0,5 s indicam que a complacência é ruim, ou seja, que o volume e as áreas de aeração são pequenos, tal como acontece em pacientes com SDRA. Valor de *t* maior do que 0,7 s indica aumento da resistência tal como ocorre em pacientes com DPOC, asmáticos, em broncoespasmo ou outra situação que aumente a resistência de vias aéreas.

Trabalho respiratório: O trabalho respiratório representa o trabalho para movimentar a parede torácica e os pulmões durante a insuflação. Pode ser representado como o produto da pressão e do volume, ou seja, para uma determinada pressão aplicada no sistema há uma variação no volume pulmonar. Nos processos patológicos, nos quais a complacência ou a resistência são alteradas, o aumento do trabalho respiratório pode ser significativo, podendo chegar a 25% do consumo total de oxigênio. Uma porção considerável do gasto energético total pode ser necessária para manter os esforços respiratórios, levando o indivíduo à fadiga respiratória.

Quadro 12 Terminologia relacionada à ventilação mecânica pulmonar

Parâmetros ventilatórios ventilador/paciente[35-37]
Relacionados ao **VOLUME:** **Volume corrente (VC):** Quantidade de ar que passa pelos pulmões a cada ciclo. É continuamente monitorado, podendo ser mensurado em L/min na inspiração (VTI, do inglês, *inspiratory tidal volume*, ou seja, volume corrente inspiratório), como na expiração (VTE, do inglês, *expiratory tidal volume*, ou seja, volume corrente expiratório). Quando previamente ajustado, considera-se o peso predito do paciente, valores gasométricos prévios e nível da PEEP. Se o VC monitorado não for próximo ao VC pré-ajustado, provavelmente há escape de ar em algum ponto do sistema e deverá ser rapidamente corrigido. Em pulmões normais, volume adequado resulta em pressão inspiratória adequada. Ao contrário, em pulmões com baixa complacência ou elevada resistência, se o VC for elevado, ocasionará elevada pressão de insuflação, aumentando o risco de barotrauma.
Volume minuto (Vmin): Quantidade de ar que passa pelos pulmões durante um minuto. É variável e depende do VC e da FR, sendo representado como o produto destas variáveis, ou seja, Vmin = VC × FR. É continuamente monitorado pelo ventilador.
Fluxo: Refere-se à quantidade de gás liberado pelo ventilador (em L/min), de maneira automática ou pré-ajustada. A liberação do fluxo é iniciada no momento que a válvula inspiratória é aberta, ou seja, no início da fase inspiratória. O fluxo influencia a pressão resultante nas vias respiratórias. Se for muito elevado, pode resultar em pressão excessiva, que gera desconforto e é prejudicial para a ventilação (colabora também a resistência imposta pelo diâmetro e comprimento dos circuitos). Se o fluxo for insuficiente e lento para chegar até os alvéolos pode aumentar o tempo de insuflação, retardando o enchimento dos pulmões (alteração na constante de tempo).
Relacionados às **PRESSÕES:** **Pressão inspiratória (PI) e PIM ou $PI_{máx}$ (pressão inspiratória máxima):** Quando se opta por ventilar a pressão, o operador deve pré-ajustar o nível de pressão que será exercido pelo ventilador sobre as vias aéreas e pulmões. Essa pressão irá provocar a insuflação pulmonar de acordo com a pressão escolhida e, principalmente, as condições pulmonares do paciente. Em pulmões normais, alta PI pode levar a hiperinsuflação (por aumento do volume corrente) e baixa PI leva a hipoventilação (diminuição do volume corrente). Constata-se que a pressão é adequada pelo valor do volume corrente obtido. A PIM é a máxima pressão atingida ao final da fase inspiratória (em cmH_2O).
Pressão de platô: Refere-se à medida da pressão ao final da inspiração e antes do início da expiração, em um breve momento (aproximadamente 0,5 segundo), no qual não há fluxo de ar, denominado de pausa inspiratória. A pressão de platô inspiratória final (Pplat) é importante, pois reflete o grau de distensão alveolar e deve ser limitada a 30 cmH_2O. A Pplat eleva-se quando o fluxo inspiratório, PEEP ou volume corrente estão aumentados e, nesses casos, o risco de barotrauma é maior.
PEEP (do inglês, *positive end-expiratory pressure* – pressão positiva final na expiração): Refere-se à manutenção de uma pressão acima da pressão atmosférica no final da fase expiratória, impedindo, portanto, que a pressão expiratória retorne ao nível da pressão atmosférica (= zero). Em pacientes intubados, a glote segue permanentemente aberta e essa situação aumenta a tendência de colapso alveolar. Isso pode ser revertido mantendo-se os alvéolos ligeiramente abertos com baixa pressão na fase expiratória (em torno de 5 cmH_2O). Para a melhora da oxigenação, a utilização de PEEP em nível mais elevado (> 5 cmH_2O) é o recurso mais utilizado, além do aumento da FiO_2. Essa condição favorece a troca gasosa, uma vez que, mesmo na fase expiratória, o espaço alveolar permanece preenchido por um determinado volume de ar (de acordo com o nível da PEEP) enriquecido de oxigênio. Isso significa que ocorre aumento da capacidade residual funcional (CRF). A CRF é o volume de gás que permanece nos pulmões após a expiração normal e que está disponível para as trocas gasosas. Assim, há uma melhora significativa da hipoxemia, dependendo do nível da PEEP aplicada. Outros efeitos benéficos são aumento da complacência pulmonar, possibilidade de reduzir a FiO_2, estabilização e recrutamento de unidades alveolares, diminuição de frações de *shunt* com melhora da hipoxemia. Como desvantagens, com a manutenção da PEEP, a pressão de pico inspiratório se eleva, podendo causar hiperdistensão de alvéolos normais e barotrauma, piorando os efeitos da pressão positiva. Igualmente, pode diminuir o retorno venoso, comprometendo o débito cardíaco, sobretudo em pacientes hipovolêmicos (Figura 6). A PEEP tem seu uso amplamente reconhecido por contribuir com a diminuição da mortalidade em pacientes que desenvolvem SDRA moderada ou grave. Vale lembrar que alguns pacientes com limitação do fluxo expiratório (tal como DPOC) podem possuir "auto-PEEP" ou PEEP intrínseca e, nesses casos, o ajuste da PEEP no ventilador (extrínseca) deve ser criterioso para não ser excessiva, gerar barotrauma ou efeito hemodinâmico exacerbado.

(Continua)

Quadro 12 Terminologia relacionada à ventilação mecânica pulmonar (Continuação)

Driving pressure **("pressão de distensão")**: Conceito associado à VILI (lesão induzida pela ventilação mecânica) por utilização de altas pressões (fase inspiratória) nas vias aéreas. Corresponde ao gradiente de pressão entre a Ppl e a PEEP, na ventilação controlada. Recomenda-se que o valor resultante do *driving pressure* [*Driving pressure* = Ppl – PEEP] seja inferior a 15 cmH_2O (ou entre 14-16 cmH_2O). Relacionando essas variáveis, a melhor PEEP é aquela que resulta na menor *driving pressure* para um determinado volume corrente.
*Relacionados ao controle de **TEMPO***   **Tempo de inspiração (TI)**: O TI é previamente programado em algumas modalidades. Corresponde ao tempo que a válvula de fluxo permanece aberta para a saída do gás (nesse período a válvula de exalação permanece fechada). É mensurado em segundos.
Tempo de expiração (TE): Refere-se ao período em que a válvula de fluxo permanece fechada enquanto a válvula da expiração se mantém aberta. O TE pode ser definido tanto pelo paciente (em ciclos assistidos), de acordo com suas necessidades metabólicas, como indiretamente, por meio de programação prévia do aparelho (ciclos controlados)
Relação tempo inspiratório e tempo expiratório (RI:E): A RI:E, dependendo do ventilador, não é um parâmetro ajustável diretamente. Seu valor depende basicamente da FR e do TI previamente ajustado, podendo ser influenciado também pelo volume e fluxo. Procura-se manter a RI:E em 1:2 até 1:3 (próximo do fisiológico), ou seja, o TE é maior que o TI (dobro ou triplo do tempo). No caso, se a TI pré-ajustada for = 1 segundo, o TE será de 2 segundos. Se o TI for diminuído, aumenta-se o TE, se mantida a mesma FR. Vale destacar que TI mais "curto" poderá ser mais adequado em pacientes que mantêm certa hiperinflação (tal como DPOC), pois o prolongamento do TE permitirá maior tempo de esvaziamento pulmonar. Se o TE for "curto" (devido ao TI mais longo) poderá resultar em represamento do volume expirado, ou seja, aumentar o nível da PEEP (Auto-PEEP) e os riscos associados à pressão positiva.
Rise time **(rampa, *slope*, tempo de subida)**: Corresponde ao tempo necessário para que a pressão alcance o valor predeterminado. Esse ajuste está disponível em alguns ventiladores, permitindo alterar a velocidade do fluxo inspiratório de acordo com o paciente. Em geral, pacientes com patologias obstrutivas se adequam melhor ao *rise time* mais acelerado (diminui o TI), ao contrário dos restritivos, nos quais se recomenda que seja menos acelerado.
Parâmetros gerais (presentes em todas as modalidades)
Frequência respiratória (FR): Número de ciclos respiratórios realizados em um minuto. Pode ser pré-ajustada (quando o paciente está em apneia, ocorrem somente ciclos controlados) ou pode ser controlada pelo paciente com *drive* respiratório (ciclos assistidos ou ciclos espontâneos). É continuamente monitorada pelo ventilador. Em modalidades nas quais deseja-se que o paciente faça ciclos espontâneos, a FR do ventilador é mantida em zero.
FiO_2: O ventilador permite oferecer frações de 0,21 a 1 (21-100%) de oxigênio. O ajuste deve ser realizado de acordo com o grau de hipoxemia, tendo como objetivo oferecer a menor fração possível para manutenção da PaO_2 em nível adequado. Esta premissa se deve ao conhecimento de que o oxigênio pode ter efeitos tóxicos como atelectasias de absorção em pacientes com baixa relação ventilação/perfusão ou vasoconstrição cerebral e/ou coronariana. Assim sendo, deve-se ajustar a FiO_2 para que a PaO_2 se mantenha entre 70-100 mmHg ou saturação periférica pela oximetria de pulso ($SapO_2$) entre 94-98%.
Sensibilidade ("disparo", "gatilho" ou *trigger*): Diz respeito ao ajuste necessário para que o ventilador seja capaz de abrir a válvula inspiratória, ou seja, desencadear o início de um ciclo respiratório, a partir de um determinado nível de esforço gerado pelo paciente. Alguns ventiladores ou em determinadas modalidades, o mecanismo de disparo pode ser sensível a mudanças de pressão ou mudanças de fluxo, considerando-se que paciente-máquina estão conectados. Quando o disparo é por pressão, o ciclo respiratório mecânico é iniciado quando o sensor detectar uma deflexão negativa da pressão nas vias aéreas maior que a sensibilidade programada do disparo (gerada pelo paciente realizando o esforço inspiratório). Uma sensibilidade de disparo de valor de –1 até –3 cmH_2O é o usual, o que significa que os ciclos serão acionados pelo ventilador quando a pressão alveolar diminuir de 1 a 3 cmH_2O abaixo da pressão atmosférica (negativas). O disparo a fluxo envolve o uso de um fluxo inspiratório basal contínuo (*bias flow* ou *continuous flow*). Quando a diferença entre o fluxo inspiratório e o fluxo expiratório alcança um determinado limite de sensibilidade, abre-se a válvula inspiratória e um novo ciclo ventilatório começa. Usualmente ajusta-se a sensibilidade em 2 L/min,

(Continua)

Quadro 12 Terminologia relacionada à ventilação mecânica pulmonar (Continuação)

para que o esforço do paciente seja capaz de iniciar o ciclo. Essa forma de disparo é mais rapidamente acionada e, por isso, gera maior conforto ao paciente. Ressalta-se que a sensibilidade do disparo deve permitir que o paciente inicie (ou dispare) o ciclo ventilatório com certa facilidade, evitando esforços desnecessários. Entretanto, uma sensibilidade que seja muito excessiva pode desencadear maior número de disparos em resposta ao movimento do paciente ou mínimos desvios de pressão causados pela água se movendo dentro do tubo do ventilador. Pelo excesso de "sensibilidade", o ventilador desencadeia ciclos que não foram originados pelo paciente, provocando "autodisparo" (ou auto-*triggering*), o que gera assincronismo entre paciente-ventilador.
***Sigh* (suspiro):** Alguns ventiladores permitem o ajuste de determinado número de suspiros (volume corrente maior) intercalados entre os ciclos com volume programado, visando evitar atelectasias.

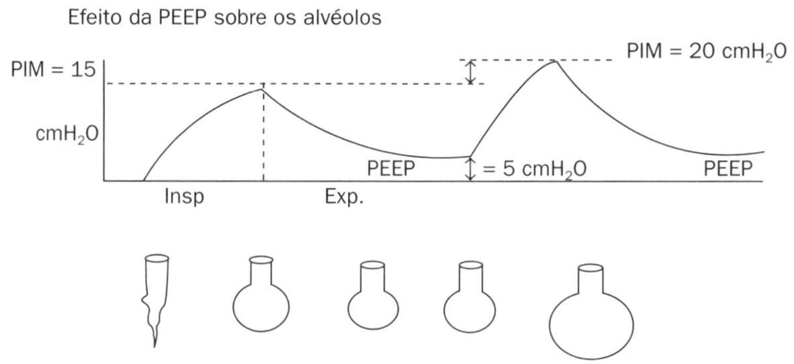

FIGURA 6 Efeito da PEEP sobre o alvéolo colapsado.

Fonte: Adaptada de Macintyre NR, et al. 1989. .

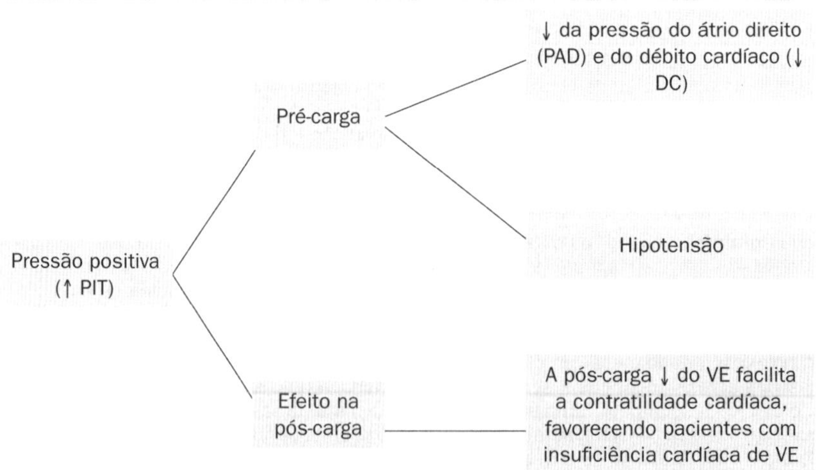

FIGURA 7 Principais alterações e/ou complicações decorrentes da pressão positiva no sistema cardiovascular.

Fonte: Elaborada pelos autores.

Tão logo o paciente apresente melhora das condições ventilatórias e clínicas, ou seja, melhora do quadro causador da IRpA e dos valores gasimétricos, FiO_2 e PEEP em níveis baixos (em torno de 40% e 5 cmH_2O respectivamente) e apresente capacidade de iniciar um esforço inspiratório, inicia-se o processo de retirada do ventilador, conhecido como desmame[37].

A avaliação para o desmame deve ser feita diariamente. Se houver critérios que indiquem possibilidades de sucesso para a retirada do aparelho, o paciente deverá ser submetido previamente ao teste de ventilação espontânea (do inglês, *spontaneous breathing trial* – SBT), com PSV no ventilador ou tubo T. O processo pode ser realizado com níveis baixos de pressão de suporte (7-8 cmH_2O) e baixo PEEP (5 cmH_2O) ou, se já estiverem em níveis mínimos, pode ser utilizado o tubo T adaptado a um nebulizador ligado a uma fonte de oxigênio[23]. Caso o paciente suporte bem o período (em torno de 30 minutos), sem piora importante do desconforto respiratório, tenha condições de proteger a via aérea e presença de tosse, poderá ser extubado com maior segurança[23,33,34].

Vale lembrar que o enfermeiro intensivista deve participar ativamente dessa etapa com a equipe multidisciplinar, sobretudo quanto à observação rigorosa das condições do padrão respiratório e hemodinâmicas durante esse período e após as primeiras horas de extubação, principalmente devido à possibilidade de recrudescimento do desconforto respiratório e à necessidade de reintubação. Não é infrequente a falha no processo e, nesses casos, o paciente é mantido no ventilador por mais 24 horas para, após esse período, reiniciar o desmame[11,37].

PAPEL DA ENFERMAGEM NAS DISFUNÇÕES PULMONARES

Principais diagnósticos e intervenções de enfermagem

A assistência de enfermagem aos pacientes com problemas pulmonares graves deve ser embasada em práticas respaldadas em evidências e de maneira sistematizada. A fim de compilar e facilitar as recomendações para a prestação de uma assistência de qualidade, o Quadro 14 apresenta os principais diagnósticos de enfermagem prováveis e as intervenções de enfermagem pertinentes às disfunções respiratórias[41-43]. Ressalta-se que os pacientes devem ser avaliados individualmente para complementação de outros possíveis diagnósticos,

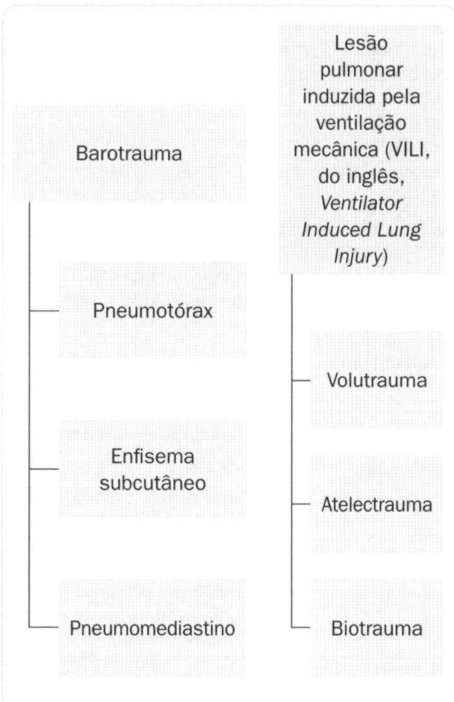

FIGURA 8 Consequências da pressão positiva sobre o sistema respiratório.

Fonte: Elaborada pelos autores.

considerando-se que os pacientes críticos, muitas vezes, apresentam outras disfunções associadas.

A Figura 9 mostra o mapa mental dos principais conceitos apresentados neste capítulo.

ESTUDO DE CASO

No estudo de caso foram relatados os dados principais relacionados às condições ventilatórias, incluindo o Processo de Enfermagem (PE).

Quadro 13 Principais definições de lesões causadas por pressão positiva[34,35,38,40]

Principais definições	
Barotrauma	A pressão positiva excessiva pode ocasionar a ruptura dos alvéolos, provocando a saída do ar para os espaços circundantes ou extra-alveolares. Os tipos possíveis de barotrauma são pneumotórax (mais importante), enfisema subcutâneo, pneumomediastino e pneumoperitônio.
Pneumotórax (presença de ar no espaço pleural)	São mais suscetíveis os portadores de asma, SDRA, doenças pulmonares intersticiais e DPOC. As causas diretamente relacionadas à VM são hiperdistensão dos alvéolos devido ao alto volume corrente e/ou elevada pressão de platô (> 35 cmH_2O) ou PEEP. Insuflações excessivas ou inadvertidas com uso de Ambu® e deslocamento do tubo traqueal para o brônquio direito (intubação seletiva) podem ocasionar pneumotórax.
Lesão pulmonar induzida pela ventilação mecânica (LPIV ou VILI, do inglês, *ventilator induced lung injury*)	A LPIV/VILI é uma forma de lesão aguda que acomete as vias aéreas e parênquima pulmonar decorrente da utilização da VM. O termo VALI (do inglês, *ventilator-associated lung injury*) refere-se à presença de lesão pulmonar, sem comprovação clara da relação com a VM. LPIV/VILI pode ocorrer em qualquer paciente ventilado mecanicamente, porém é mais comum nos pacientes com SDRA. Os mecanismos causadores da VILI foram descritos como volutrauma, atelectrauma e biotrauma.
Volutrauma	Lesão pulmonar provocada por hiperdistensão dos alvéolos por excesso de volume corrente. O alto volume distende ao máximo e repetidamente os alvéolos, ocasionando microfraturas de estresse na membrana alvéolo-capilar, associada ao processo inflamatório semelhante ao que ocorre na SDRA.
Atelectrauma	Alvéolos colapsados (atelectásicos), ao serem abertos na inspiração, são submetidos a elevadas forças de cisalhamento e na expiração retornam à condição de colapso. Essa condição de abertura/fechamento cíclico em alvéolos colapsados, mas potencialmente recrutáveis, é responsável pelo processo de lesão alveolar.
Biotrauma	O termo refere-se à lesão pulmonar mecânica que desencadeia uma intensa resposta biológica, ativando uma cascata de citocinas pró-inflamatórias, o que compromete não somente a área afetada, como também a área circundante não comprometida. Além disso, a resposta pró-inflamatória promove também reações extrapulmonares, lesionando outros órgãos à distância, anteriormente não envolvidos, predispondo-os à falência. Isso se dá devido à saída dos mediadores pró-inflamatórios produzidos pelo pulmão, que são transportados por meio da circulação sistêmica, acarretando risco aumentado de morte.

Vale ressaltar que muitas outras condições clínicas poderiam ser apresentadas, como alterações metabólicas e hemodinâmicas, alterações na integridade da pele, risco para infecções relacionadas à presença de diversos dispositivos médicos, dentre muitas que são relativamente comuns nos pacientes críticos. Todavia, em razão da especificidade do tema, os diagnósticos de enfermagem, bem como as intervenções propostas, foram limitados.

Quadro 14 Assistência de enfermagem para pacientes com disfunções respiratórias

Diagnósticos de enfermagem/resultados esperados	Intervenções de enfermagem
▪ Padrão respiratório ineficaz ▪ Troca de gases prejudicada ▪ Ventilação espontânea prejudicada ▪ Desobstrução ineficaz de vias aéreas Resultados esperados: ▪ Promoção de um padrão respiratório normal ▪ Melhora da ventilação e oxigenação dos tecidos ▪ Manutenção da permeabilidade das vias aéreas e adequada troca de gases	▪ Monitorar atentamente a condição respiratória (frequência, ritmo e profundidade) e a saturação de oxigênio. ▪ Realizar exame físico pulmonar e observar: a simetria, uso dos músculos acessórios e retração da musculatura supraclavicular e intercostal; presença de áreas com ventilação reduzida ou ausente e de ruídos adventícios à ausculta. ▪ Manter a via aérea pérvia. ▪ Monitorar o estado neurológico (atentar para sonolência, confusão). ▪ Manter o decúbito elevado (entre 30 e 45°). ▪ Posicionar o paciente para facilitar a combinação ventilação/perfusão ("pulmão sadio para baixo"), quando adequado. ▪ Iniciar e manter oxigênio suplementar, conforme indicado. ▪ Monitorar narcose por CO_2 em casos de hipercapnia crônica (p. ex., DPOC) durante oxigenoterapia. ▪ Monitorar o fluxo de oxigênio e a eficácia da oxigenoterapia (p. ex., oximetria de pulso, gasometria arterial). ▪ Monitorar sintomas de insuficiência respiratória (p. ex., PaO_2 baixa, níveis elevados de $PaCO_2$, fadiga da musculatura respiratória). ▪ Monitorar as secreções respiratórias do paciente (aspecto e quantidade) e realizar aspiração traqueal, conforme indicado. ▪ Administrar medicamentos, conforme indicado (p. ex., agentes broncodilatadores, corticosteroides, antimicrobianos, diuréticos) e monitorar a resposta do paciente à terapia. ▪ Identificar a necessidade potencial ou real de inserção de via aérea artificial. ▪ Auxiliar na inserção de via aérea artificial, quando indicado. ▪ Monitorar os parâmetros do ventilador mecânico, atentando-se a aumentos da pressão inspiratória e reduções do volume corrente. ▪ Cuidar das vias aéreas artificiais.
▪ Risco de choque Resultados esperados: ▪ Controle do choque ▪ Facilitação da distribuição de oxigênio e nutrientes aos tecidos ▪ Promoção da perfusão tecidual adequada	▪ Monitorar a pressão arterial, frequência e ritmos cardíacos, frequência respiratória, oximetria de pulso, nível de consciência, débito urinário, cor e temperatura da pele e tempo de enchimento capilar. ▪ Monitorar respostas iniciais de compensação ao choque (p. ex., pressão de pulso diminuída, hipotensão ortostática leve, enchimento capilar levemente lentificado, pele pálida/fria ou avermelhada, leve taquipneia, náusea e vômito, aumento da sede e fraqueza). ▪ Manter via aérea pérvia, conforme apropriado. ▪ Iniciar e manter a terapia com oxigênio suplementar, conforme indicado. ▪ Inserir acesso venoso periférico calibroso e identificar a possível necessidade de inserção de acesso venoso central. ▪ Coletar gasometria arterial e monitorar oxigenação tecidual, conforme indicado.

(Continua)

Quadro 14 Assistência de enfermagem para pacientes com disfunções respiratórias (Continuação)

Diagnósticos de enfermagem/resultados esperados	Intervenções de enfermagem
	▪ Atentar-se ao aparecimento de sintomas de insuficiência respiratória (p. ex., fadiga dos músculos respiratórios, níveis reduzidos de PaO_2 e elevados de $PaCO_2$). ▪ Identificar a necessidade de inserção real/potencial de via aérea artificial. ▪ Auxiliar na inserção de via aérea artificial. ▪ Posicionar o paciente para melhora da perfusão. ▪ Monitorar exames laboratoriais, em especial: hemograma, coagulograma, gasometria arterial, lactato, eletrólitos e culturas. ▪ Observar aspecto e quantidade do débito urinário. ▪ Administrar cristaloides e medicamentos, conforme indicado (p. ex., agentes broncodilatadores, corticosteroides, vasopressores, trombolíticos, antiarrítmicos, antimicrobianos, diuréticos) e monitorar a resposta do paciente à terapia. ▪ Monitorar parâmetros hemodinâmicos invasivos (p. ex., pressão venosa central, pressão arterial média e saturação de oxigênio venoso central), conforme apropriado. ▪ Oferecer suporte emocional ao paciente e a seus familiares.
▪ Risco de aspiração Resultados esperados: ▪ Prevenção da aspiração (da entrada de secreções gastrointestinais, orofaríngeas, sólidos ou fluidos nas vias traqueobrônquicas)	▪ Manter o decúbito elevado (entre 30 e 45°), se possível. ▪ Monitorar o nível de consciência, capacidade de deglutição e reflexos de tosse e vômito. ▪ Monitorar a condição pulmonar do paciente. ▪ Manter a via aérea pérvia. ▪ Verificar a necessidade de aspiração oral e/ou traqueal. ▪ Manter o aspirador ou a linha de ar comprimido sempre disponível. ▪ Manter o balonete (*cuff*) traqueal insuflado e monitorar sua pressão diariamente, atentando-se à presença de vazamento. ▪ Verificar o posicionamento do cateter nasogástrico ou nasoenteral antes de administrar a dieta ou medicamentos. ▪ Evitar a administração da dieta, caso o paciente apresente grande volume residual pela sonda.

Apresentação

Mulher de 30 anos portadora de asma desde a infância, em tratamento irregular. No pronto atendimento manteve-se sentada, intolerante a posição supina. Aparenta dificuldade de compreensão e lentidão mental. Cansaço ao falar, respondendo com poucos gestos, taquidispneica, saturação de oxigênio de 86% e uso de musculatura acessória. Taquicárdica, discretamente hipertensa e subfebril (37,5 °C). Foram realizadas três inalações sucessivas com ipratrópio e fenoterol, com resposta insatisfatória. Evolui com piora do padrão respiratório e queda da saturação de oxigênio, com necessidade de intubação orotraqueal e VM invasiva. Passado cateter nasoenteral para alimentação. Aguarda controle por radiografia.

Histórico

Tabagista (1 maço/dia) há 15 anos. Acompanhante relata que a paciente não realiza tratamento regular da asma por negligência. Piora importante há dois dias com sinais gripais. Foi encaminhada à UTI com IRpA, provavelmente por infecção viral. Evoluiu com SDRA, necessidade de dispositivos invasivos: CNE, CVD e cateter venoso central

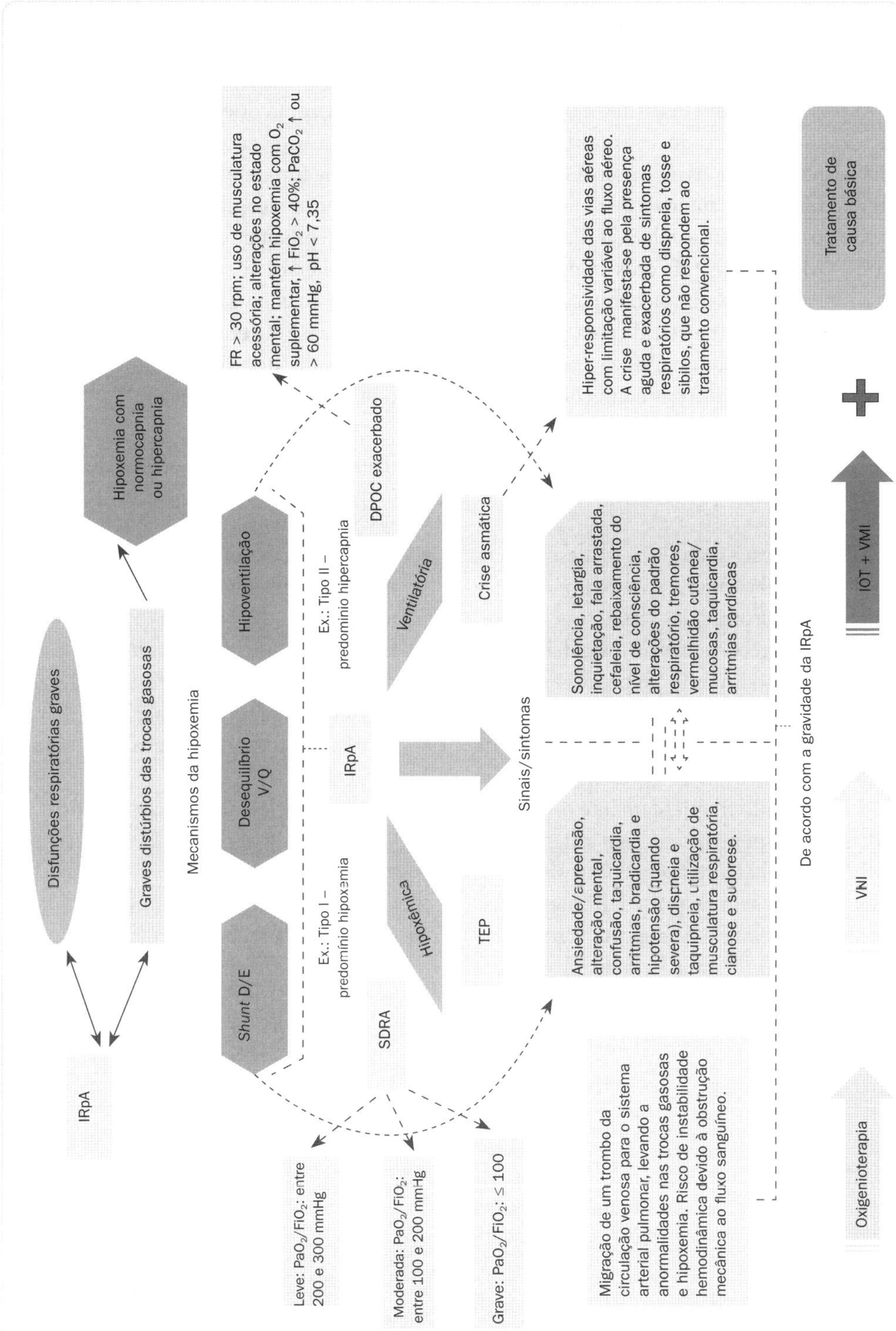

FIGURA 9 Mapa mental dos conceitos apresentados no capítulo.

para sedação, antibioticoterapia, corticoterapia e drogas vasoativas por instabilidade hemodinâmica. Em uso de broncodilatadores, VM prolongada com PEEP alto e dificuldade de desmame. Foi traqueostomizada no 12º dia de intubação, após discussão entre equipe multiprofissional e autorização da família que, a princípio, mostrou-se relutante. Permaneceu com VM por mais três dias, com redução gradativa da PS. Retirada completa do ventilador no 4º dia. Transferida para a Unidade Semi-intensiva com nebulização pela traqueostomia, melhora das condições pulmonares, clinicamente estável, consciente.

Introdução

Uma das causas da IRpA é a descompensação aguda da asma. A asma é uma doença inflamatória crônica das vias aéreas, causando episódios recorrentes de tosse, falta de ar, chiado intenso e aperto no peito, geralmente associados a um fator desencadeante. Esses episódios costumam ser decorrentes da obstrução ao fluxo aéreo generalizado, porém variáveis, sendo frequentemente reversíveis de maneira espontânea ou com tratamento[44]. No caso, a paciente apresentou sintomas exacerbados, sem resposta a broncodilatadores, necessitando de suporte ventilatório invasivo, o que denota a gravidade do caso.

O desenvolvimento da SDRA pode ocorrer após alguns dias na vigência de um fator precipitante que, no caso, foi a própria descompensação da doença de base, desencadeada pela infecção viral e piorada pela condição de fumante. A SDRA é uma IRpA do tipo hipoxêmica, caracterizada por intenso processo inflamatório oriundo, principalmente da alteração da permeabilidade alvéolo-capilar e do edema alveolar de origem não cardiogênica. Em geral, os casos mais graves necessitam de suporte ventilatório total e o risco de mortalidade é elevado[45].

Exames complementares

- H1N1 positivo.
- Radiografia de tórax normal que piorou nos dias subsequentes (opacidade bilateral).
- Exames laboratoriais: evoluiu com leucocitose, aumento discreto/moderado de lactato e plaquetopenia.
- Função renal sem alterações significativas.
- Distúrbios eletrolíticos corrigidos.
- Cultura positiva para *Acinetobacter* spp. em secreção pulmonar.
- Gasometrias arteriais indicando hipoxemia e hipercapnia, pH 7,34. Relação P/F de 280 mm% em ar ambiente.

Quadro 15 Problemas

Problemas Iniciais (admissão) 1. Portadora de asma, não aderente ao tratamento, fumante, com sinais gripais – instalação de crise asmática grave. 2. Sinais e sintomas de intenso desconforto respiratório => situação crítica. 3. Não respondendo satisfatoriamente às medicações inalatórias. 4. Risco de parada respiratória (hipoxemia de 60 mmHg em ar ambiente). 5. Risco de instabilidade hemodinâmica e parada cardíaca.	Discussão: A doença crônica de base sem tratamento regular e a condição de fumante podem favorecer a descompensação pulmonar. Além disso, a paciente desenvolveu sintomas gripais que podem ter sido o gatilho para a crise aguda. Esta é evidenciada por meio dos sintomas respiratórios graves, tais como cansaço ao falar, respostas com gestos, taquidispneia, uso de musculatura acessória, indicando fadiga respiratória importante, hipoxemia, com risco de parada respiratória iminente[44]. Após instalação da máscara de Venturi 40%, a PaO_2 passou a 90% e a relação P/F = 225, indicando, possivelmente, SDRA moderada[9]. Além disso, apresenta rebaixamento do nível de consciência, com períodos de maior agitação, taquicardia e hipertensão, que demonstram comprometimento neurológico e cardiovascular, possivelmente pela hipoxemia[4,5]. A equipe de saúde, especialmente o enfermeiro, deve ficar atenta à resposta aos broncodilatadores, realizando com frequência a ausculta pulmonar em busca de melhora ou piora da sibilância e da tiragem intercostal; realizar a monitorização da oximetria de pulso, bem como outros sinais vitais como frequência cardíaca, pressão arterial e nível de consciência. A manutenção da cabeceira elevada, do dispositivo de oxigenoterapia bem adaptado e do sensor do oxímetro são medidas indispensáveis para acompanhar o desconforto respiratório e tentar minimizá-lo. Assim, faz-se necessária a vigilância contínua e a aproximação do carrinho de emergência visando ao atendimento imediato e evitar a parada cardiorrespiratória. Como apresenta histórico de sinais infecciosos (estado gripal e febre), deve ser monitorada quanto à hipertermia. Diante do elevado risco de instabilidade respiratória e hemodinâmica, discutir com a equipe médica a possibilidade de acesso vascular central e inserção de outros dispositivos como CVD e CNE[11].
Problemas no decorrer da internação na UTI 1. Utilização de IOT e VM com PEEP alto 2. Dependente de VM 3. Piora importante de condições pulmonares, com hipoxemia importante e infecção pulmonar. 4. Uso de sedação. 5. Uso de drogas vasoativas. 6. **Dilema**: indicação de traqueostomia (?)	A utilização de cânula traqueal/IOT requer diversos cuidados, pois além do desconforto e lesões da cavidade oral, há outros riscos, como broncoaspiração, pneumonia associada à ventilação mecânica (PAV), necessidade de aspiração e risco de extubação acidental ou intubação seletiva[11]. Assim, o enfermeiro deve checar periodicamente as condições de fixação e altura do tubo na região dos dentes superiores, fazer ausculta pulmonar periodicamente para averiguar presença de secreções, realizar a higienização oral rigorosa, manter o decúbito elevado, atentar quanto à presença de intolerância a alimentação enteral (maior risco de broncoaspiração se paciente apresentar distensão ou vômito) e sinais de desconforto respiratório no ventilador, monitorando com frequência condições respiratórias e rebaixamento do nível de consciência. Além disso, deve ficar atento aos alarmes do ventilador, que podem indicar a inadequação/assincronia da ventilação[11]. A hipoxemia tende a ser importante devido ao comprometimento das trocas gasosas em decorrência da SDRA e, por esse motivo, o enfermeiro deve programar ações que não agravem o consumo de oxigênio e piorem o desconforto respiratório (evitar cansaço programando as ações de enfermagem, aspirar com hiperoxigenação prévia). As condições hemodinâmicas podem ser agravadas, pois faz uso de pressão positiva, além de drogas vasoativas que necessitam de rigorosa monitorização. Em razão de inúmeros dispositivos invasivos e infecção prévia, há o risco de sepse e, por esse motivo, o enfermeiro deve estar atento a sinais de infecção ou piora clínica. Vale lembrar que a dependência da VM associada à sedação pode propiciar o surgimento de *delirium* e diminuição da mobilidade. Assim, é importante também avaliar o nível de consciência e aplicar escalas apropriadas para detectar a presença de *delirium*. Considerando a alta complexidade e possível imobilidade no leito, deve-se aumentar a vigilância quanto ao aparecimento de lesões por pressão e planejar ações compartilhadas com a equipe de fisioterapia. Finalizando, outro aspecto importante que deverá ser analisado e discutido pela equipe multidisciplinar é o melhor momento para realizar a traqueostomia e a relutância e dificuldade de aceitação do procedimento pelos familiares. Além de explicações quanto ao procedimento, discutir a intervenção psicológica para apoio familiar[11].

Quadro 16 Processo de Enfermagem (PE)

Evolução de enfermagem[41]
Paciente segue no 10º DIH na UTI, internada por SDRA com necessidade de ventilação mecânica invasiva, com dificuldade para o desmame. Evolui hemodinamicamente estável, afebril, sem antibioticoterapia.
AN: sedada com propofol 3 mL/h e fentanila a 1 mL/h em RASS = –3 a +1. CAM positivo. Ao iniciar protocolo de desmame de sedação, apresentou agitação (perigosa) intensa, com risco de retirada de dispositivos invasivos. Não apresenta sinais sugestivos de dor, CPOT = 0. Pupilas isocóricas e fotorreagentes. **AP:** IOT (nº 7,5) em VM modalidade PCV. Parâmetros: FiO_2 35%, PEEP: 8 cmH_2O, OS: 10 cmH_2O, TI:TE – 1:3. Relação P/F 200. Durante o teste para desmame ventilatório, apresentou períodos longos de apneia, sem sucesso para manter em PSV. Expansibilidade torácica simétrica, MV+ diminuídos em bases e com roncos difusos. **ACV:** BRNF em 2T sem sopros audíveis, PAM = 65-75 mmHg, FC = 70-85 bpm, sem necessidade de drogas vasoativas. Perfusão periférica adequada, TEC < 2 segundos. Apresenta edema de MMII (+4+). **ATGI:** Recebe dieta enteral a 70 mL/h, conforme meta calórica. Abdome plano, RH+, flácido. Evacuação presente ontem em média quantidade, pastosa, uma vez. **AGU:** CVD com débito de 2.000 mL/24h (0,7 mL/kg/min), em uso de furosemida 20 mg 1x/dia, BH = –400 mL. Mantém a pele íntegra para lesão por pressão, em uso de proteção em região sacral e calcâneos flutuantes.
Dispositivos: PAI em ARD; CVC em VJID; CNE; CVD.
Legenda: AGU: aparelho geniturinário; AN: aparelho neurológico; AP: aparelho pulmonar; ACV: aparelho cardiovascular; ATGI: aparelho trato gastrointestinal; CPOT – Escala de dor (do inglês, *Critical Care Pain Observation Tool*).

Diagnósticos de enfermagem[41]
Troca de gases prejudicada: *Excesso ou déficit na oxigenação e/ou na eliminação de dióxido de carbono na membrana alvéolo-capilar.* **CD:** Taquicardia, hipoxemia, ritmo respiratório alterado, pH arterial anormal. **FR:** Padrão respiratório ineficaz. **PR:** Não se aplica. **CA:** Asma, desequilíbrio ventilação-perfusão.
Ventilação espontânea prejudicada: *reservas de energia diminuídas, resultando em uma incapacidade do indivíduo de manter respiração adequada para a sustentação da vida.* **CD:** Cooperação diminuída; dispneia; frequência cardíaca aumentada; PCO_2 aumentada; PO_2 diminuída; SaO_2 diminuída; uso aumentado da musculatura acessória; volume corrente diminuído. **FR:** Fadiga de musculatura respiratória. **PR:** Não se aplica
Risco de aspiração: *Vulnerabilidade à entrada de secreções gastrintestinais, secreções orofaríngeas, sólidos ou líquidos nas vias traqueobrônquicas, que pode comprometer a saúde.* **CD:** Motilidade gastrointestinal diminuída (em uso de sedação), nível de consciência reduzido, capacidade de deglutição prejudicada (está com IOT), tosse ineficaz (sedação). **FR:** Diminuição da mobilidade gastrointestinal, deslocamento do cateter enteral. **CA:** Condição crítica, diminuição do nível de consciência, nutrição enteral, presença de sonda orotraqueal.
Resposta disfuncional ao desmame ventilatório adulto. *Incapacidade de indivíduos > 18 anos de idade, que necessitaram de ventilação mecânica durante pelo menos 24h para uma transição bem-sucedida para a ventilação espontânea.* **CD:** Sons de respiração adventícios; secreções audíveis das vias aéreas; agitação psicomotora. **FR:** Ciclo de sono-vigília alterado. **PR:** Indivíduos com histórico de reprovação na tentativa de desmame; indivíduos com história de doenças pulmonares. **CA:** Diminuição do nível de consciência; adquirida disfunção do diafragma de terapia intensiva.
Confusão aguda. *Perturbações reversíveis de consciência, atenção, cognição e percepção que se desenvolvem em um curto período de tempo e que duram menos de 3 meses.* **CD:** Disfunção cognitiva; manifestações neurocomportamentais; agitação psicomotora. **FR:** Ciclo de sono-vigília alterado; mobilidade física prejudicada; privação sensorial. **PR:** Não se aplica. **CA:** Diminuição do nível de consciência; preparações farmacêuticas.
Legenda: CA: condições associadas; CD: características definidoras; FR: fatores relacionados ou fatores de risco; PR: população de risco.

Resultados de enfermagem[42]
Estado respiratório: Ventilação (0403) – movimento de entrada e saída de ar dos pulmões. Classificação da meta do resultado até 96h após o início do manejo terapêutico; a paciente conseguir ventilar de maneira espontânea, evidenciada pela melhora dos testes de função pulmonar e manutenção do volume corrente.
Estado neurológico: Consciência (0912) – despertar, orientação e atenção ao ambiente. Classificação da meta do resultado até 24h após o início do manejo terapêutico, a paciente conseguir obedecer a comandos, apresentar atenção a estímulos ambientais e não apresentar delírio.

(continua)

Quadro 16 Processo de Enfermagem (PE) (continuação)

Intervenções de enfermagem[43]
Monitorar atentamente a condição respiratória (frequência, ritmo e profundidade) e a saturação de oxigênio.
Realizar exame físico pulmonar e observar: simetria, uso dos músculos acessórios e retração da musculatura supraclavicular e intercostal; presença de áreas com ventilação reduzida ou ausente e de ruídos adventícios à ausculta.
Manter o decúbito elevado (entre 30 e 45°).
Monitorar sintomas de insuficiência respiratória (p. ex., PaO_2 baixa, níveis elevados de $PaCO_2$, fadiga da musculatura respiratória).
Monitorar as secreções respiratórias do paciente (aspecto e quantidade) e realizar aspiração traqueal, conforme indicado.
Administrar medicamentos, conforme indicado (p. ex., agentes broncodilatadores, corticosteroides, antimicrobianos, diuréticos) e monitorar a resposta do paciente à terapia.
Monitorar os parâmetros do ventilador mecânico, atentando-se a aumentos da pressão inspiratória e reduções do volume corrente.
Cuidar das vias aéreas artificiais (fixação e posicionamento).
Monitorar o nível de consciência, capacidade de deglutição e reflexos de tosse e vômito.
Verificar a necessidade de aspiração oral e/ou traqueal.
Manter a via aérea pérvia.
Manter o aspirador sempre disponível.
Manter o balonete (*cuff*) traqueal insuflado e monitorar sua pressão diariamente, atentando-se à presença de vazamento.
Verificar o posicionamento do cateter nasogástrico ou nasoenteral antes de administrar a dieta ou medicamentos.
Evitar a administração da dieta, caso o paciente apresente grande volume residual pela sonda.
Realizar medidas de prevenção de pneumonia associada à ventilação mecânica, como higiene oral com clorexidina a 0,12%, manutenção do decúbito > 30°, controle da pressão de *cuff*, aspiração de secreções da cavidade oral, quando necessário.
Conferir o estado neurológico: nível de consciência, nível de sedoanalgesia; avaliação de pupilas.
Medidas não farmacológicas para *delirium*: orientar o paciente em relação ao tempo e espaço, estimular atividades durante o dia, mobilização precoce, retirada de invasivos, manejo de dor, minimizar estímulos auditivos desnecessários.
Medidas farmacológicas para *delirium*: diminuir sedativos e analgesias.
Realizar e anotar balanço hídrico.
Monitorar débito urinário.

Desfecho
Após discussão multiprofissional, optou-se por troca de sedação com propofol para precedex a 5 mL/h. Paciente apresentou melhora do nível de consciência, com diminuição dos episódios de *delirium* hiperativo nas 24h. Porém, devido à polineuropatia adquirida na UTI, o desmame ventilatório permaneceu.
Assim, optou-se pela traqueostomia no 13° dia de internação hospitalar.
Segue aparentemente com melhora das condições respiratórias e gerais, familiares mais tranquilos e iniciado planejamento para alta da UTI com equipe interdisciplinar.

VAMOS PRATICAR?

1. Palavras cruzadas.

Horizontais

1. Mecanismo fisiopatológico que pode levar a hipoxemia e hipercapnia.
2. Deve ser realizado durante exame físico e sempre que o paciente apresentar desconforto respiratório.
3. Abreviação da fração inspirada de oxigênio.
4. Comando respiratório (em inglês).
5. Dispositivo para monitorar a saturação periférica de oxigênio.
6. Abreviatura de ar ambiente.
7. Medicação inalatória para broncoespasmo,
8. Modalidade ventilatória que utiliza ciclos espontâneos, comumente utilizada de maneira não invasiva.
9. Abreviatura de procedimento invasivo para acesso a via aérea pela cavidade oral.
10. Exame laboratorial que deve ser realizado periodicamente para controle de coagulação quando o paciente recebe heparinoterapia.
11. Abreviatura de modalidade ventilatória utilizada de maneira invasiva que realiza somente ciclos espontâneos.
12. Complicação que pode ocorrer por excesso de pressão positiva na via aérea.

Verticais

1. Principal evento fisiopatológico da SDRA, usualmente refratária e que leva a necessidade de oferecer altas concentrações de oxigênio.
2. Abreviatura de pressão máxima inspiratória.
3. Sigla em inglês para o recurso possibilitado pelo ventilador mecânico que mantém os alvéolos abertos na fase expiratória e evita o colapso alveolar e favorece a oxigenação.
4. Em fisiologia pulmonar é a quantidade de ar que entra e sai das vias áreas normalmente, sem esforços. Em ventilação mecânica é a quantidade de ar que pode ser programada na modalidade volume controlada (sigla em português).
5. Denominação da máxima pressão alcançada na fase inspiratória.
6. Máscara utilizada para oxigenoterapia com maior precisão da FiO_2.
7. Som respiratório detectado durante o broncoespasmo, comum durante a crise asmática.
8. Procedimento cirúrgico usualmente utilizado quando o paciente necessita de ventilação invasiva prolongada.
9. Abreviatura de frequência respiratória.
10. Abreviatura de ventilação mecânica.
11. Utiliza-se o peso ... (completar) para calcular o volume corrente adequado.
12. Doença pulmonar caracterizada pela presença de trombo originário da circulação venosa para a vasculatura pulmonar.
13. Denominação genérica para a disfunção respiratória aguda de múltiplas causas que pode causar hipoxemia e/ou hipo ou hipercapnia.
14. Doença pulmonar crônica caracterizada pela limitação do fluxo de ar progressiva devido a alterações nas vias aéreas e/ou alveolares, no parênquima pulmonar e na vasculatura pulmonar.

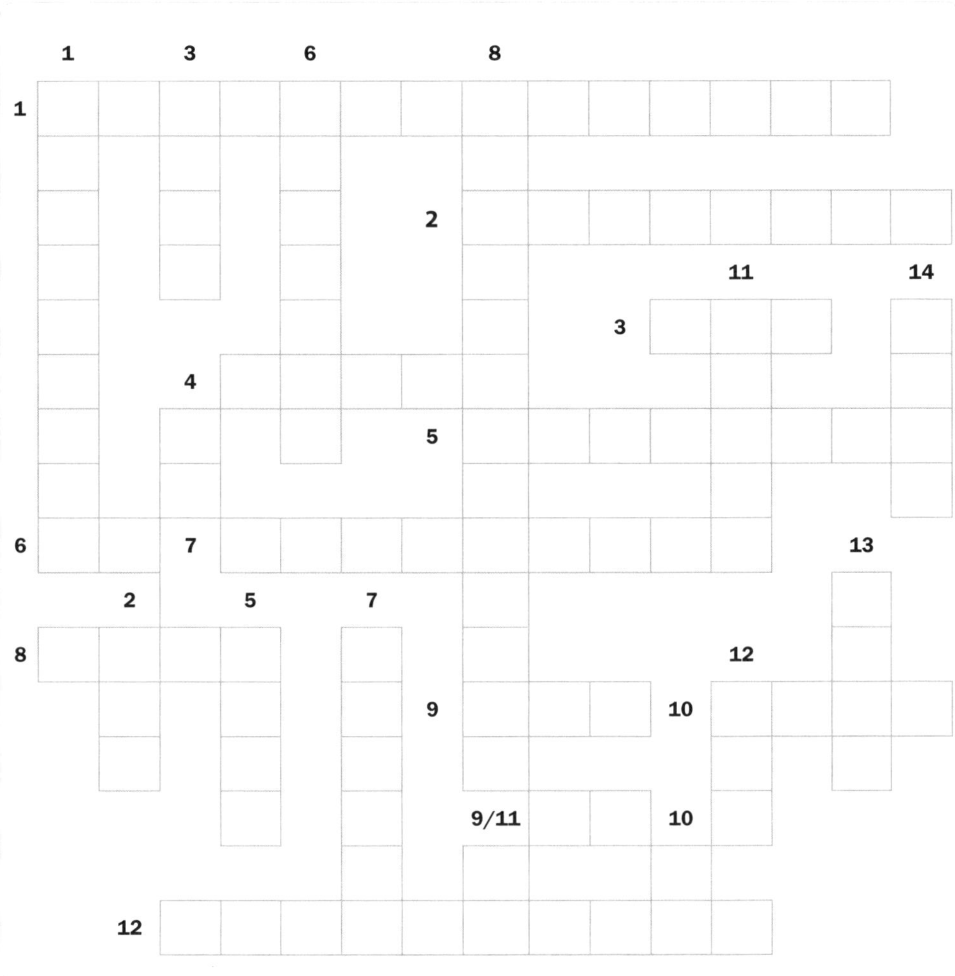

2. Caça-palavras.

Encontre as palavras pertinentes às alterações, sinais e sintomas e possíveis complicações de pacientes com disfunções respiratórias graves (quadro a seguir). As palavras podem estar nas linhas horizontais, verticais, diagonais ou escritas de trás para a frente.

G	M	O	A	S	N	E	T	R	E	P	I	H
F	A	T	E	L	E	C	T	A	S	I	A	S
R	N	G	E	M	D	I	S	P	N	E	A	A
J	H	P	I	M	T	*	C	O	C	H	N	I
A	X	B	F	T	R	I	O	N	M	I	C	D
A	P	A	T	I	A	X	R	*	R	P	R	R
B	O	M	G	T	*	Ç	P	A	R	O	T	A
E	S	O	N	A	I	C	A	N	G	X	A	C
A	G	I	D	A	F	V	C	O	V	E	X	I
P	E	S	S	O	T	C	A	T	X	M	M	U
S	O	N	O	L	E	N	C	I	A	I	M	Q
S	E	C	R	E	Ç	A	O	V	J	A	A	A
F	A	L	A	*	P	O	U	C	O	L	Q	T

AGITAÇÃO	**SECREÇÃO**	**TIRAGEM** (intercostal)
DISPNEIA	**RNC** (Rebaixamento do nível de consciência)	**SONOLÊNCIA**
TAQUICARDIA	**CIANOSE**	**HIPERTENSÃO**
TOSSE	**HIPOXEMIA**	**ATELECTASIAS**
APATIA	**FALA * POUCO**	**FADIGA**

REFERÊNCIAS

1. Cartin-Ceba R, Kojicic M, Li G, Kor DJ, Poulose J, Herasevich V, et al. Epidemiology of critical care syndromes, organ failures, and life-support interventions in a suburban US community. Chest. 2011;140(6):1447-55. Doi: https://doi.org/10.1378/chest.11-1197.
2. Stefan MS, Shieh MS, Pekow PS, Rothberg MB, Steingrub JS, Lagu T, et al. Epidemiology and outcomes of acute respiratory failure in the United States, 2001 to 2009: a national survey. J Hosp Med. 2013;8(2):76-82. Doi: https://doi.org/10.1002/jhm.2004.
3. Abate SM, Ahmed Ali S, Mantfardo B, Basu B. Rate of Intensive Care Unit admission and outcomes among patients with coronavirus: A systematic review and Metaanalysis. PLoS ONE. 2020;15(7):e0235653. Doi: https://doi.org/10.1371/journal.pone.0235653.
4. Shebl E, Mirabile VS, Sankari A, Burns B. Respiratory Failure 2022. In: StatPearls [Internet]. Treasure Island (FL): StatPearls Publishing; 2022
5. Kaynar AM, Sharma S, Pinsky MR, Franklin C, Manning H, Talavera F. Respiratory Failure. 2020. Disponível em: http://emedicine.medscape.com/article/167981-overview.
6. Sarkar M, Niranjan N, Banyal PK. Mechanisms of hypoxemia. Lung India. 2017;34(1):47-60. Doi: https://doi.org/1010.4103/0970-2113.197116. Errata em: Lung India. 2017;34(2):220.
7. Meyer NJ, Gattinoni L, Calfee CS. Acute respiratory distress syndrome. Lancet. 2021;398(10300):622–37. Doi: https://doi.org/1010.1016/S0140-6736(21)00439-6.
8. Williams GW, Berg NK, Reskallah A, Yuan X, Eltzschig HK. Acute Respiratory Distress Syndrome. Anesthesiology. 2021;134(2):270-82. Doi: https://doi.org/10.1097/ALN.0000000000003571.
9. Fernando SM, Ferreyro BL, Urner M, Munshi L, Fan E. Diagnosis and management of acute respiratory distress syndrome. CMAJ. 2021;193(21):e761-e768. Doi: https://doi.org/10.1503/cmaj.202661.
10. Global Initiative for Chronic Obstructive Lung Disease (GOLD). Global Strategy for the Diagnosis, Management and Prevention of Chronic Obstructive Pulmonary Disease: 2022 Disponível em: https://goldcopd.org/2022-gold-reports-2/.
11. Viana RAPP, Whitaker IY, Zanei SSV. Enfermagem em terapia intensiva: práticas e vivências. 2 ed. Porto Alegre: Artmed; 2020.
12. Lareau SC, Fahy B, Meek P, Wang A. Chronic Obstructive Pulmonary Disease (COPD). Am J Respir Crit Care Med. 2019;199(1):P1-P2. Doi: https://doi.org/10.1164/rccm.1991P1.13.
13. Halpin DMG, Criner GJ, Papi A, Singh D, Anzueto A, Martinez FJ, Agusti AA, Vogelmeier CF. Global Initiative for the Diagnosis, Management, and Prevention of Chronic Obstructive Lung Disease. The 2020 GOLD Science Committee Report on COVID-19 and Chronic Obstructive Pulmonary Disease. Am J Respir Crit Care Med. 2021;203(1):24-36. Doi: https://doi.org/10.1164/rccm.202009-3533SO.14.
14. Besen BAMP, Nassar APJ, Azevedo LCP. Medicina intensiva: revisão rápida. Barueri: Manole; 2018.
15. Azevedo LCP, Taniguchi LU, Ladeira JP, Besen BAMP. Medicina intensiva: abordagem prática. 5. ed. Santana de Parnaíba: Manole; 2022.
16. Ford SM. Farmacologia Clínica. 11. ed. Rio de Janeiro: Guanabara Koogan; 2019.
17. Global Initiative for Asthma. Global Strategy for Asthma Management and Prevention, 2022. Disponível em: www.ginasthma.org
18. Carvalho-Pinto RM, Cançado JED, Pizzichini MMM, Fiterman J, Rubin AS, Cerci Neto A, et al. 2021 Brazilian Thoracic Association recommendations for the management of severe asthma. J Bras Pneumol. 2021;47(6):e20210273. Doi: https://doi.org/10.36416/1806-3756/e20210273.
19. Garner O, Ramey JS, Hanania NA. Management of Life-Threatening Asthma: Severe Asthma Series. Chest. 2022;162(4):747-56. Doi: https://doi.org/10.1016/j.chest.2022.02.029.
20. Turetz M, Sideris AT, Friedman OA, Triphathi N, Horowitz JM. Epidemiology, Pathophysiology, and Natural History of Pulmonary Embolism. Semin Intervent Radiol. 2018;35(2):92-8. Doi: https://doi.org/10.1055/s-0038-1642036.
21. Agnelli G, Becattini C. Anticoagulant treatment for acute pulmonary embolism: a pathophysiology-based clinical approach. Eur Respir J. 2015;45(4):1142-9. Doi: https://doi.org/10.1183/09031936.00164714.
22. Raschke RA, Reilly BM, Guidry JR, Fontana JR, Srinivas S. The weight-based heparin dosing nomogram compared with a "standard care" nomogram. A randomized controlled trial. Ann Intern Med. 1993;119(9):874-81. Doi: https://doi.org/10.7326/0003-4819-119-9-199311010-00002.
23. Telias I, Brochard LJ, Gattarello S, Wunsch H, Junhasavasdikul D, Bosma KJ, et al. The physiological underpinnings of life-saving respiratory support. Intensive Care Med. 2022;48(10):1274–86. Doi: https://doi.org/10.1007/s00134-022-06749-3.
24. Morton PG. Cuidados Críticos em Enfermagem – Uma Abordagem Holística. 11 ed. Rio de Janeiro: Guanabara Koogan; 2019.

25. Brandão Neto RA, Souza HP, Marino LO, Marchini JFM, Alencar JCG, Ribeiro SCC. Manual de medicina de emergência. Disciplina de emergências clínicas: Hospital das Clínicas da FMUSP. 3. ed. Barueri: Manole; 2021.
26. O'Driscoll BR, Howard LS, Earis J, Mak V. BTS guideline for oxygen use in adults in healthcare and emergency settings. Thorax. 2017;72(Suppl 1):ii1-ii90. Doi: https://doi.org/10.1136/thoraxjnl-2016-209729.
27. Baker PA, Timmermann A. Indications for Endotracheal Intubation. In: Hagberg CA. Hagberg and Benumof's Airway Management. 3. ed. Texas, Houston. Elsevier; 2013.
28. Higgs A, McGrath BA, Goddard C, Rangasami J, Suntharalingam G, Gale R, et al: Guidelines for the management of tracheal intubation in critically ill adults. Br J Anaesth. 2018;120(2):323–52. Doi: https://doi.org/10.1016/j.bja.2017.10.021
29. Ruetzler K, Krafft P, Frass M. Indications for Endotracheal Intubation. In: Hagberg CA. Hagberg and Benumof's Airway Management. 3 ed. Texas, Houston. Elsevier; 2013.
30. Freeman BD. Tracheostomy Update: When and How. Crit Care Clin. 2017;33(2):311-22. Doi: https://doi.org/10.1016/j.ccc.2016.12.007.
31. Avery B, Stanislaw Jankowski S. Management of and indications for tracheostomy in care of the critically ill patient. Surgery (Oxford). 2018;39(1):187-95. Doi: https://doi.org/10.1016/j.mpsur.2018.01.006.
32. Bonassa J. Princípios básicos dos ventiladores artificiais. In: Carvalho CRR, Ferreira JC, Costa ELV. Ventilação mecânica: princípios e aplicação. Rio de Janeiro: Atheneu; 2015. p.41-53.
33. Karcz M, Vitkus A, Papadakos PJ, Schwaiberger D, Lachmann B. State-of-the-art mechanical ventilation. J Cardiothorac Vasc Anesth. 2012;26:486–506. Doi: https://doi.org/10.1053/j.jvca.2011.03.010.
34. Hyzy RC, McSparron JI. Overview of mechanical ventilation. [Internet]. EUA; 2018. Disponivel em: www.uptodate.com/contents/overview-of-mechanical-ventilation.
35. Hess DR. Respiratory Mechanics in Mechanically Ventilated Patients. Respir Care November 2014;59(11)1773-94. Doi: https://doi.org/10.4187/respcare.03410.
36. Chatburn RL. Fundamentals of mechanical ventilation. [Internet]. Ohio: Cleveland Clinic. Disponível em: https://my.clevelandclinic.org/-/scassets/files/org/respiratory/fundamentals-of-mechanical-ventilation.ashx?la=en
37. Pham Tài, Brochard LJ, Slutsky AS. Mechanical Ventilation: State of the Art. Mayo Clin Proc. 2017;92(9):1382-400. Doi: https://doi.org/10.1016/j.mayocp.2017.05.004
38. Gattinoni L, Quintel M, Marini JJ. Volutrauma and atelectrauma: which is worse? Crit Care. 2018;22(1):264. Doi:https://doi.org/10.1186/s13054-018-2199-2.
39. Gomez H, Pinsky MR. Effect of Mechanical Ventilation on Heart–Lung Interactions. In: Tobin MJ. Principles and Practice of Mechanical Ventilation. 3. ed. New York: McGraw Hill; 2012.
40. Hsu CW, Sun SF. Iatrogenic pneumothorax related to mechanical ventilation. World J Crit Care Med. 2014;3(1):8-14. Doi: https://doi.org/10.5492/wjccm.v3.i1.8.
41. Herdman TH, Kamitsuru S, Lopes CT. Diagnósticos de Enfermagem da NANDA-I: Definições e Classificação – 2021-2023.12 ed. Rio de Janeiro: Artmed; 2021.
42. Moorhead S, Johnson M, Maas ML, Swanson E. Classificação dos Resultados de Enfermagem. 5. ed. Rio de Janeiro: Elsevier; 2016.
43. Bulechek GM, Butcher HK, Dochterman JM. Classificação das Intervenções de Enfermagem (NIC). 6. ed. Rio de Janeiro: Elsevier, 2016.

GABARITO

1. Palavras cruzadas:

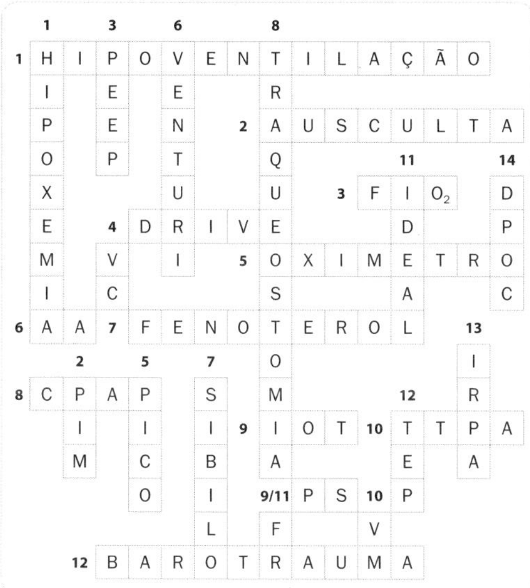

2. Caça-palavras:

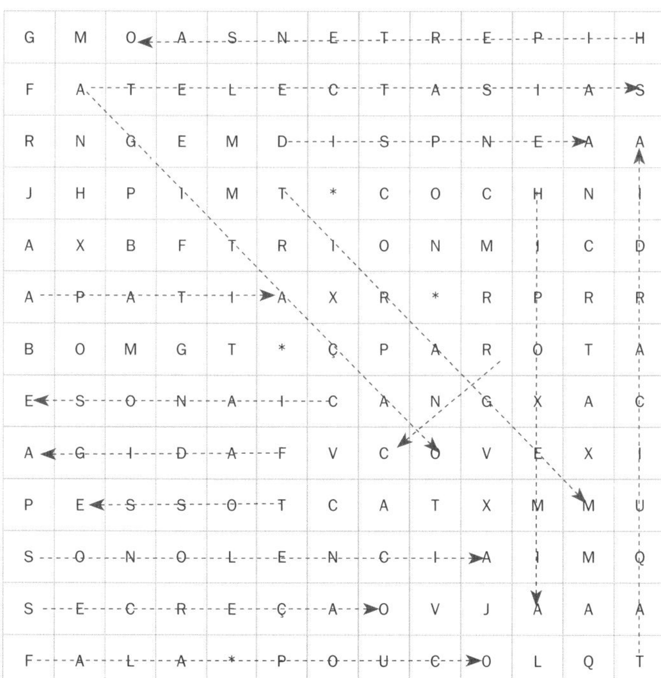

CAPÍTULO 4

Assistência de enfermagem ao paciente crítico em uso de monitorização hemodinâmica

Luciana Soares Costa Santos

RESUMO

A monitorização hemodinâmica inclui métodos invasivos e não invasivos. A avaliação do paciente crítico determina a necessidade individualizada da modalidade mais adequada para acompanhar sua evolução clínica. O acompanhamento da escolha, implante e manutenção dos dispositivos associados, principalmente com a monitorização hemodinâmica invasiva, está atrelado a melhores resultados assistenciais e ao controle das complicações como sangramento, hematomas, tracionamento dos dispositivos, perfurações, tromboses, entre outras. O conhecimento e o desenvolvimento de habilidades de manejo dos insumos da monitorização hemodinâmica podem qualificar a assistência ao paciente crítico que o utiliza, inclusive no suporte circulatório mecânico, indicado para doentes com instabilidades cardiovasculares severas.

TÓPICOS ABORDADOS

1. Definição e finalidade do uso da monitorização hemodinâmica.
2. Tipos de monitorização hemodinâmica.
3. Avaliação das complicações decorrentes da monitorização hemodinâmica.
4. Cuidados de enfermagem na monitorização hemodinâmica.

OBJETIVOS DE APRENDIZAGEM

Que ao final deste capítulo, o leitor seja capaz de compreender o que é a monitorização hemodinâmica; identificar as diferenças entre seus tipos; entender o princípio e a importância; identificar potencial ou real complicação decorrente do seu uso; e realizar os cuidados de enfermagem em pacientes que a utilizam.

DEFINIÇÃO E FINALIDADE DO USO DA MONITORIZAÇÃO HEMODINÂMICA

A finalidade da monitorização hemodinâmica é pautada no auxílio do diagnóstico de diferentes alterações cardiovasculares, guia de intervenções terapêuticas, além de tratar distúrbios e respostas diante de tratamentos. É fundamental o conhecimento da anatomia e fisiologia cardiopulmonar, variáveis do sistema de monitoração de pressões e do débito cardíaco (DC), parâmetros fisiológicos alterados, bem como dos problemas mecânicos ou do sistema de monitoração[1].

A Figura 1 demonstra didaticamente o trajeto do sangue ao deixar o ventrículo esquerdo (VE), percorrer a circulação sistêmica ou grande circulação, retornar ao coração pelo átrio direito (AD), iniciar a circulação pulmonar (pequena circulação), realizar a hematose, seguir para o ventrículo direito (VD) e retornar ao coração pelo átrio esquerdo (AE)[2,3].

A definição de hemodinâmica é tida como o estudo da relação da pressão arterial (PA), fluxo do sangue, volume vascular e frequência cardíaca (FC), avaliação da função ventricular e aspectos físicos do sangue[2].

A avaliação do comportamento hemodinâmico do paciente se faz de maneira mais apropriada na Unidade de Terapia Intensiva (UTI) ou no transoperatório, de acordo com a complexidade do procedimento cirúrgico, pois o equipamento disponível nesses locais permite a precisão avaliativa de parâmetros vitais, contribuindo para uma tomada de decisão assertiva. Essa avaliação também compreende a análise hematimétrica como a concentração de hemoglobina e hematócrito, que exercem função essencial para o transporte de oxigênio (O_2) no processo circulatório. Veja nas Figuras 2 e 3 a importância da monitorização hemodinâmica na perfusão celular e tecidos.

As situações clínicas podem limitar a oferta e o consumo de O_2. Cabe ao profissional de saúde, sobretudo ao enfermeiro,

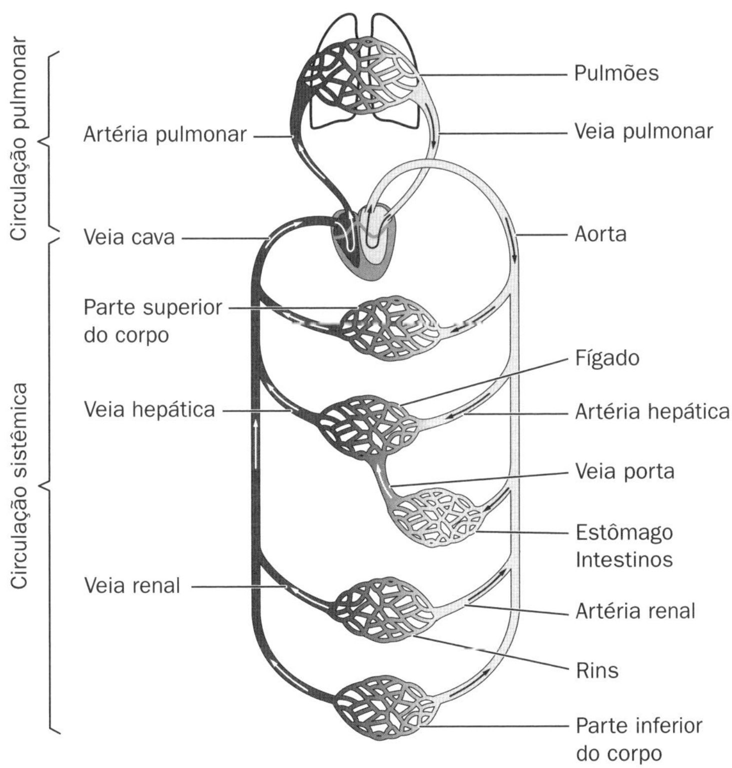

FIGURA 1 Circulações pulmonar e sistêmica associadas ao complexo sistema vascular.
Fonte: Adaptada de Rice University.

avaliar as condições clínicas que podem comprometer a oferta e aumentar o consumo de O_2, levando ao desequilíbrio ácido-básico e a quadros severos de hipóxia e hipoxemia.

A avaliação clínica associada à monitorização hemodinâmica promove a identificação das alterações importantes que podem comprometer o estado geral do paciente, como o débito cardíaco (DC), a pressão de pré-carga e pós-carga e a resistência vascular periférica (RVP), que refletem o desempenho cardíaco. O DC é a quantidade de sangue bombeada pelo VE por minuto, sendo o produto final da relação da frequência cardíaca (FC) e do volume sistólico (VS), definido como volume de sangue ejetado pelo ventrículo a cada contração. O valor normal do DC varia de 4 a 8 L/min, de acordo com o biotipo (Figura 4). Já o índice cardíaco (IC) retrata o DC ajustado à superfície corpórea (DC/área de superfície corpórea), tendo a variação de 2,5 a 4,3 L/min/m² como valores normais[2].

A pressão de pré-carga refere-se ao estiramento da fibra miocárdica no fim da diástole e a pressão de pós-carga equivale à resistência oferecida durante o esvaziamento ventricular, ou seja, a força exercida para ejetar o sangue do coração. Já a contratilidade relaciona-se ao efeito inotrópico no miocárdio[4].

Veja na Figura 5 as variáveis hemodinâmicas e o DC.

O objetivo da monitorização hemodinâmica em UTI é obter dados sobre oferta e consumo de oxigênio aos tecidos, associados ao manejo do DC e da resistência vascular sistêmica (RVS). Estratégias envolvendo expansão volêmica, vasopressores e inotrópicos podem ser guiadas por meio da análise dos dados juntamente com a avaliação clínica do paciente.

Os padrões mínimos de monitorização na UTI vão desde a eletrocardiografia (ECG) contínua, oximetria de pulso, temperatura, capnografia e monitoramento não

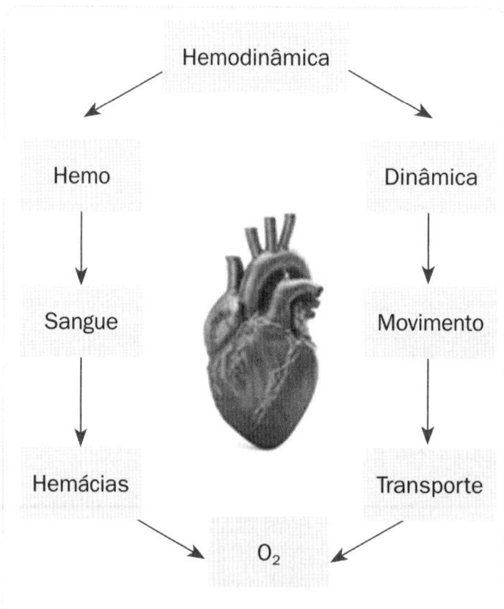

FIGURA 2 Definição de hemodinâmica e seu mecanismo de ação.

Fonte: Elaborada pela autora.

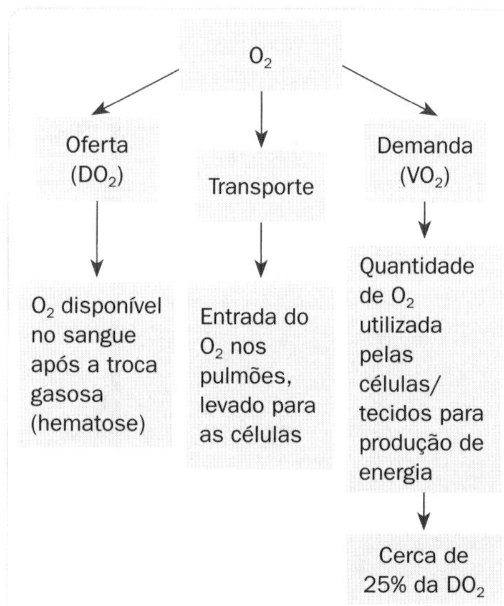

FIGURA 3 Estrutura de perfusão na hemodinâmica.

Fonte: Elaborada pela autora.

invasivo de pressão arterial até procedimentos invasivos como a avaliação da pressão arterial com cateter arterial (pressão arterial invasiva – PAI), monitorização da pressão venosa central (PVC), DC com a utilização do cateter da artéria pulmonar (CAP) ou sistema minimamente invasivo, como o monitoramento do DC e IC pela onda de pressão arterial invasiva (PAI)[5].

O Consenso Brasileiro de Monitorização e Suporte hemodinâmico definiu alguns conceitos para classificação dos pacientes em monitorização hemodinâmica, facilitando a tomada de decisão clínica e melhores critérios de avaliação. Primeiro, a definição de paciente criticamente doente, como

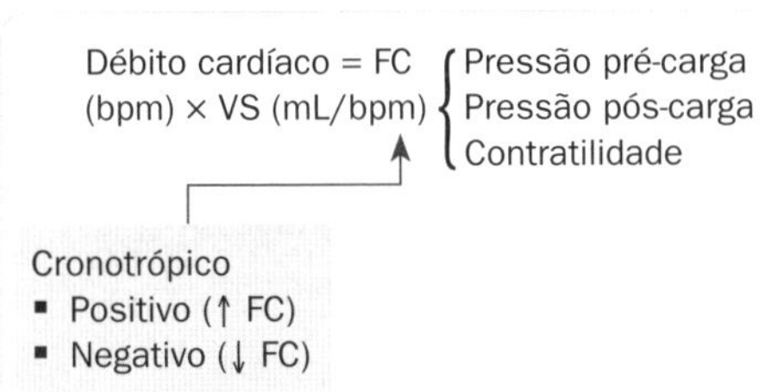

FIGURA 4 Débito cardíaco e sua performance hemodinâmica.

Fonte: Elaborada pela autora.

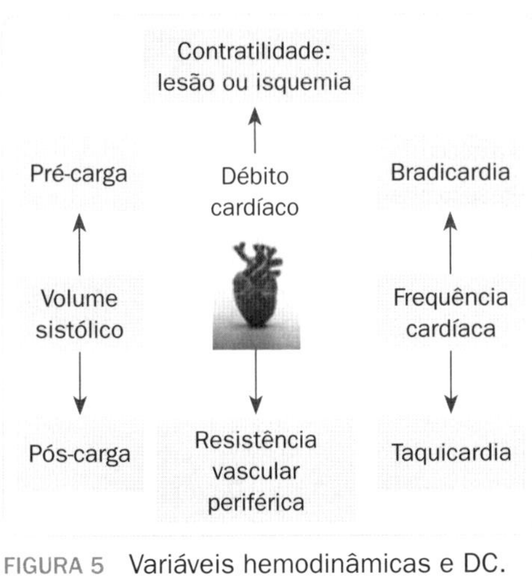

FIGURA 5 Variáveis hemodinâmicas e DC.

Fonte: Elaborada pela autora.

aquele com risco de descompensação ou fisiologicamente instável, cabendo-lhe constante vigilância e validação contínua do tratamento, de acordo com sua evolução[6].

Quanto à classificação hemodinâmica dos pacientes, leva-se em consideração o estado hemodinâmico e seus componentes, variáveis pressóricas e fluxos cardiovasculares e a perfusão tissular[6]. Podem ser classificados em:

- **Estáveis hemodinamicamente**: estado hemodinâmico adequado ou próximo da adequação, sem uso de drogas vasoativas ou qualquer outra forma de suporte cardiovascular.
- **Compensados hemodinamicamente**: apesar de compensado, apresenta risco de descompensação. São pacientes com estado hemodinâmico adequado ou perto da adequação, mas em uso de drogas vasoativas ou de qualquer outra forma de suporte cardiovascular.
- **Instáveis hemodinamicamente**: pacientes com estado hemodinâmico inadequado (visivelmente alterado e sem correções), dependente de drogas vasoativas em altas doses ou aumentando progressivamente ou com qualquer outra forma de suporte cardiovascular.

TIPOS DE MONITORIZAÇÃO HEMODINÂMICA

O suporte do paciente crítico permite monitorização invasiva e não invasiva, fundamentando um diagnóstico claro e norteador para o tratamento adequado[4,7].

Segundo o Consenso Brasileiro de Monitorização e Suporte Hemodinâmico, os componentes da monitorização hemodinâmica básica incluem a parametrização da FC, frequência respiratória (FR), diurese

(0,5 mL/kg/h), ECG contínuo, $SatO_2$, PA não invasiva, temperatura em °C (T°C), PVC e PAI. Pode-se ainda monitorar a saturação venosa mista e o trabalho cardiocirculatório pelo CAP.

A saturação venosa mista de oxigênio (SvO_2) representa a quantidade de sangue venoso misto (sangue que retorna de todo o corpo) que está saturada de oxigênio. A medida da SvO_2 reflete o quanto de oxigênio está retornando ao coração após os tecidos terem extraído o oxigênio para manutenção do metabolismo celular. Valores altos indicam um consumo reduzido, enquanto valores baixos indicam que as células estão extraindo mais O_2. Logo, ela reflete a quantidade de sangue venoso ao nível da veia cava superior que está saturada de oxigênio.

Com o avanço tecnológico em saúde, atualmente encontramos outras formas de monitorização hemodinâmica, minimamente invasiva, por meio da punção arterial ou cateteres especiais, estabelecendo medidas do DC, IC e $SatO_2$ mista.

Monitorização hemodinâmica não invasiva

A monitorização hemodinâmica não invasiva inclui o registro de parâmetros vitais básicos: FC, FR, ECG, T°C e PA não invasiva, mas com controle automatizado de medida, saturação de O_2 e capnografia. Esse tipo de monitorização é considerado registro mínimo na UTI. Seu uso pode indicar uma instabilidade clínica que direciona a tomada de decisão e intervenções mais invasivas para melhor controle do estado de saúde do paciente.

O objetivo principal do seu uso é identificar a variação da perfusão e oxigenação na vigência da necessidade de suporte hemodinâmico do paciente crítico. Seu uso produz resultados de fácil e rápido entendimento, além do custo-benefício[7].

Nesta modalidade de monitorização incluem-se a anamnese, o exame físico e a avaliação clínica. A utilização dos métodos propedêuticos e o registro desses dados favorecem a continuidade da avalição clínica e o acompanhamento das alterações precocemente[8].

A anamnese e os dados do prontuário podem subsidiar a tomada de decisão na interpretação da condição aguda que o paciente apresenta na UTI. Dessa forma, os diagnósticos e as intervenções inadequadas podem ocorrer a partir de uma anamnese

Quadro 1 Valores de normalidade dos parâmetros de monitorização invasiva e não invasiva[4,7,8]

Parâmetro	Valores normais
Frequência cardíaca	60-100 bpm
Frequência respiratória	12-18 ipm
Temperatura	36,7-37,2°C
$SatO_2$	95-100%
Pressão arterial não invasiva	PAS 130-139 mmHg PAD 70-79 mmHg
Pressão arterial sistólica	90-140 mmHg
Pressão arterial diastólica	60-90 mmHg
Pressão arterial média	70-100 mmHg
Pressão venosa central	2-8 mmHg (uso de transdutor de pressão) 3-11 cmH_2O (uso da régua com solução salina). Respiração espontânea 8-12 Ventilação mecânica 12-15
$SatO_2$ mista	68% a 77%
Índice cardíaco	2,5 a 3,0 L/min/m²
Débito cardíaco	4 a 8 L/min
Débito urinário	0,5 mL/kg/h

mal conduzida, sendo essencial que o profissional de saúde sustente seu raciocínio clínico em mecanismos fisiopatológicos sólidos[8].

Já o exame físico geral, mesmo fornecendo dados inespecíficos e comuns em diversas condições, quando empregado de modo sistematizado e com critério, pode fornecer informações importantes, sobretudo quando for repetido e interpretado em conjunto com as intervenções terapêuticas.

A ausculta cardíaca promove avaliação dos batimentos cardíacos normais, como Bulha 1 (B1) e Bulha 2 (B2). A B1 refere-se ao fechamento das válvulas atrioventriculares (tricúspide e mitral) e é melhor auscultada na área apical. A intensidade da B1 aumenta diante de taquicardias ou estenose mitral. Já o desdobramento da B1 acontece quando o fechamento da valva tricúspide é demorado e é melhor auscultado na borda esternal esquerda inferior. Pode estar relacionado ao bloqueio de ramo, estenose tricúspide e defeito do septo atrial, além de fortalecer o diagnóstico de taquicardias. A B2 refere-se ao fechamento das válvulas aórtica e pulmonar. O desdobramento normal fisiológico de B2 é acentuado à inspiração e desaparece na expiração. O desdobramento de B2 que permanece constante na inspiração e expiração é um achado anormal e pode ocorrer em valvopatias cardíacas, defeitos septais e bloqueio de ramo[1,9].

A B3 ocorre no início da diástole durante o enchimento ventricular rápido e é ouvida imediatamente após a B2. É normal em crianças e adultos até 40 anos, quando desaparece, sendo, nesses casos, chamada de B3 fisiológica. Em idosos é sinal de fisiopatologia significativa, normalmente associada à sobrecarga dos ventrículos. Já a B4 é ouvida na fase final da diástole, ocorrendo imediatamente antes de B1 e é produzida durante a contração atrial à medida em que o sangue força a entrada em um ventrículo não complacente. Já a ausculta pulmonar detecta alteração respiratória por meio da identificação dos ruídos adventícios, como sibilos, crepitações, estertores, entre outros[1,9].

Monitorização multiparamétrica

As informações dos monitores multiparamétricos e suas tendências fornecem, na maioria dos casos, a possibilidade ou a presença de um quadro de instabilidade hemodinâmica. A avaliação sistematizada do paciente por meio da anamnese e exame físico sustentam a detecção precoce de alterações de parâmetros vitais importantes para o planejamento de intervenções que podem minimizar os agravos à saúde do paciente crítico. Concomitantemente, na análise da evolução do status de saúde incluímos os resultados de exames laboratoriais como parte desse contexto amplo de investigação para tomada de decisão[1,9].

Assim, como as alterações pressóricas podem se tornar dispensáveis do processo de tomada de decisão nos casos de interpretação isolada, torna-se necessário associá-las à tendência da monitorização do paciente e aos sinais de hipoperfusão tecidual.

Monitorização da frequência cardíaca e ECG

Esta modalidade de monitorização inclui a avaliação do ciclo cardíaco (despolarização e repolarização), por meio do registro do traçado eletrocardiográfico (funcionamento do sistema de condução elétrico cardíaco) pela captação de sinais elétricos por eletrodos adesivos em contato com o tórax do paciente e do valor da FC, registrado pelo monitor multiparamétrico (Figura 6) ou do pulso, por meio da palpação de uma artéria

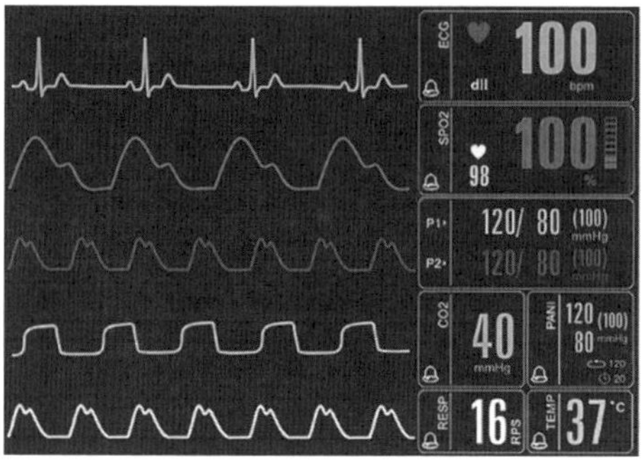

FIGURA 6 Monitor multiparamétrico.

(sítios mais comuns): carótida, radial, braquial, femoral, poplítea, tibial posterior e/ou pediosa.

Para validação da normalidade adotaremos valores de 60 a 100 bpm, para indivíduos adultos, bradicardia para FC abaixo de 60 bpm e taquicardia para FC acima de 100 bpm[8].

Além da monitorização do ritmo cardíaco é importante checar o pulso por meio da palpação (Figura 7), incluindo a avaliação de suas características, intensidade (cheio ou filiforme), ritmicidade (regular ou irregular) e simetria (comparar membros), permitindo uma avaliação mais completa da função cardiovascular do paciente crítico[8].

Monitorização da frequência respiratória, oximetria de pulso e capnografia

Distúrbios de origem respiratória são as causas mais comuns de internação na UTI e necessitam de constante vigilância para detecção precoce das complicações. A FR é o registro da movimentação torácica decorrente da inspiração e da expiração, vinculada à hematose, ou seja, troca gasosa que acontece nos pulmões. Por meio da contagem dos movimentos respiratórios, pode-se observar FR entre 12 e 20 rpm como parâmetro de normalidade, bradipneia nos casos de FR menor que 12 rpm ou taquipneia quando FR encontra-se acima de 20 rpm[7,8].

A avaliação da FR inclui a observação da expansão torácica, frequência, profundidade, ritmo e características da respiração. Seu registro acontece da mesma forma em que a FC é captada, ou seja, pelo uso de eletrodos.

A oximetria de pulso também está associada à avaliação do parâmetro respiratório. Considerada eficaz e de baixo custo, permite a avaliação contínua da oxigenação do paciente, por meio do princípio da espectrofotometria onde a oxiemoglobina (O_2 ligado à hemoglobina) e a dioxiemoglobina (CO_2 ligado à hemoglobina) são identificadas e diferenciadas por uma luz vermelha e infravermelha, além da pletismografia do sangue arterial nos tecidos periféricos que se diferenciam durante a pulsação. A saturação de O_2 reflete o quanto as moléculas de O_2 estão ligadas à hemoglobina. O valor de normalidade inclui $SatO_2$ maior que 95%.

Outra medida importante utilizada no manejo do paciente crítico é a capnografia, que é capaz de registrar o gás carbônico (CO_2) no final da expiração, complementando a avaliação respiratória. Entretanto, só é possível sua avaliação em pacientes sob ventilação mecânica (VM). Seu uso permite identificar, a cada ciclo respiratório, a concentração de CO_2 ao final da expiração.

Monitorização da temperatura

A monitorização da temperatura corporal é um dado importante para avaliação clínica e pode sofrer alterações diante de diferentes fatores, tais como: alteração emocional, temperatura ambiente, atividade física, roupas, ritmo circadiano e processos patológicos[7-8,10].

A versão não invasiva da monitorização da temperatura inclui a medição do

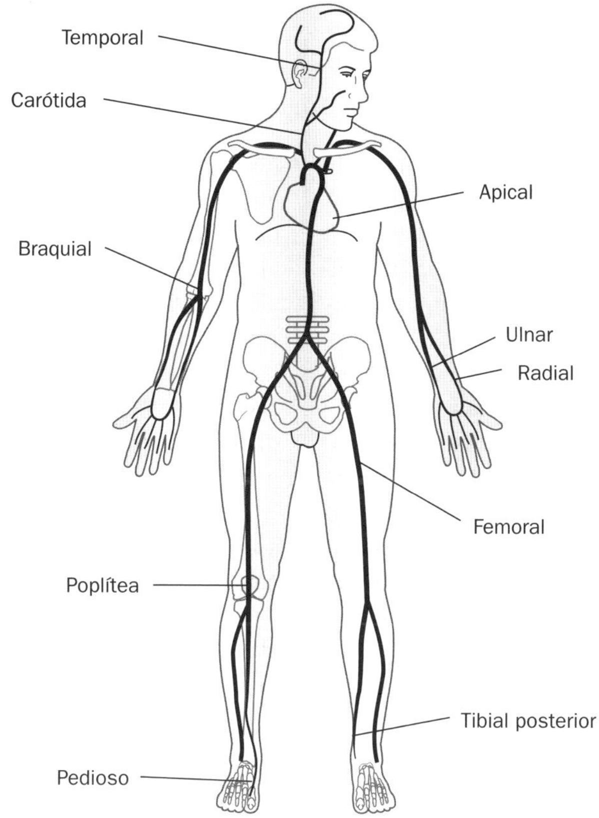

FIGURA 7 Locais de checagem de pulso periférico.

parâmetro via oral, axilar ou timpânica. Os valores da temperatura normal incluem intervalos de 35,6 a 37,7 °C, porém, em pacientes oncológicos, valores superiores a 37,5 °C podem ser considerados como estado febril. Já temperatura acima de 37,8 °C considera-se febre e, acima de 40 °C, hiperpirexia. Temperaturas abaixo de 35,6 °C são consideradas hipotermia. Devemos considerar condições especiais, como pacientes pediátricos, geriátricos e a localização de medição para interpretar o valor mensurado.

Monitorização da pressão arterial não invasiva

A pressão arterial (PA) é tida como a pressão exercida pelo sangue dentro do vaso (artéria), refletindo a situação circulatória[10,11].

$$PA = DC \times RVP$$

A PA depende do trabalho cardíaco: força de contração ventricular e da quantidade de sangue ejetada a cada ciclo cardíaco (Figura 8)[11,12]. A pressão arterial sistólica

(PAS) corresponde à pressão no final da sístole, influenciada pelo volume sistólico do VE, velocidade de ejeção do sangue e resistência da parede da aorta[3]. Já a pressão arterial diastólica (PAD) está relacionada com o relaxamento ventricular, dado pela resistência periférica e FC. A hipotensão arterial é considerada diante de uma PAS < 90 mmHg ou pressão arterial média (PAM) < 60 mmHg, em pacientes previamente normotensos[5,6].

A PAM sofre influências do volume intravascular e da capacitância vascular, diretamente relacionada com o tônus vascular. Essa condição de ajuste está diretamente relacionada ao volume circulante, podendo se alterar em casos de hipervolemia ou hipovolemia e alteração do controle da resistência vascular, como no choque séptico. A PAM é mais fidedigna por sofrer menos alterações em relação ao posicionamento corporal e pressão de perfusão[5,11,12].

$$PAM = \frac{PAS + 2x\ PAD}{3}$$

Essa modalidade não invasiva de aferição de PA pode sofrer influências da variação em relação à pressão real na raiz da aorta, devido às vasoconstrições e vasodilatações periféricas, que podem ser identificadas no paciente. Entretanto, o método auscultatório exige um mínimo de equipamento e é de fácil manuseio; porém, necessita de calibragem frequente e apresenta pouca fidedignidade para medir a PA em pacientes com graves eventos cardiocirculatórios[12,13].

Este padrão de monitorização da PA exige a avaliação correta do tamanho do manguito para não gerar valores inadequados e tomada de decisão pouco eficaz, além do julgamento clínico para programar intervalos regulares de medição e identificar complicações precoces no paciente crítico.

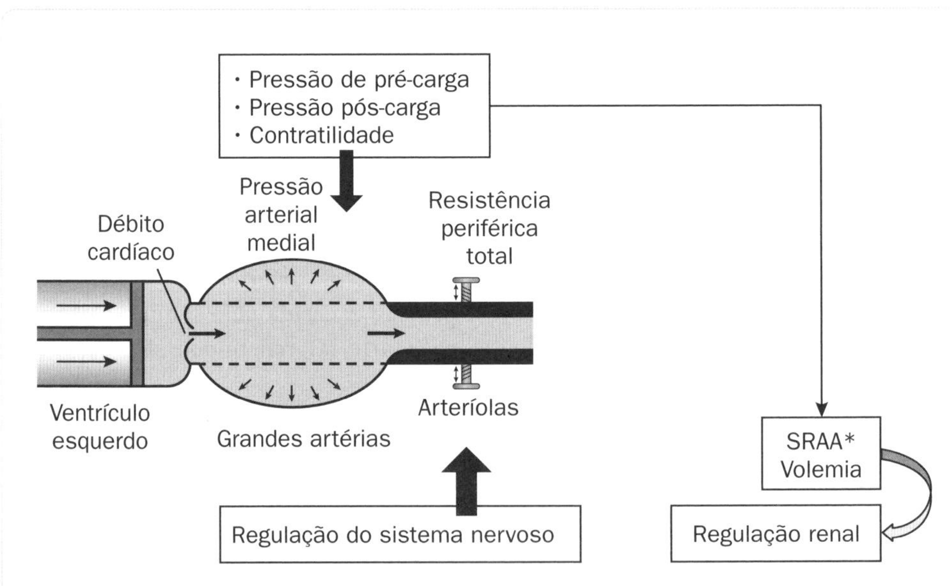

FIGURA 8 Fisiologia da pressão arterial.

*SRAA: sistema renina-angiotensina-aldosterona.

Perfusão periférica

Na avaliação da perfusão periférica avaliamos a cor e a temperatura da pele, além do tempo de enchimento capilar (< 3 segundos é considerado normal).

A perfusão é o resultado de chegada de sangue (rico em O_2) ao local examinado, normalmente as extremidades. Em caso de choque existe o desvio circulatório para preservar a perfusão de órgãos vitais, desencadeando vasoconstrição periférica[14].

Exames laboratoriais

A avaliação clínica na monitorização hemodinâmica inclui o exame físico periódico, anamnese e dados mensurados com a monitorização hemodinâmica invasiva e não invasiva. Alterações da PA, FC, alterações do sensório, enchimento capilar lentificado, cianose de extremidades, pele fria, sudorese, turgor diminuído, diminuição da temperatura das extremidades, diminuição da diurese, alteração eletrolítica, medição de gases sanguíneos, lactato sérico e SvO_2 podem sinalizar a instabilidade precoce do paciente.

O lactato tem sido utilizado tradicionalmente como um marcador de perfusão tecidual. O lactato sérico pode ser utilizado como ferramenta diagnóstica, prognóstica ou orientadora das intervenções terapêuticas. A adequada interpretação dos valores do lactato sérico depende de dois fatores: mecanismos de produção, cinética e depuração. A glicose no final da via glicolítica no citoplasma da célula irá produzir piruvato, que diante da ação da piruvato desidrogenase será convertido em acetil-CoA e na presença de O_2, entra na mitocôndria, produzindo ATP[1,4,14-15]. Dessa forma, o aumento do lactato pode ser resultante de um bloqueio da via mitocondrial e/ou de um desvio metabólico apenas favorecendo a via glicolítica citoplasmática. Além disso, os leucócitos são grandes produtores de lactato e o metabolismo é predominante no fígado e nos rins. Em algumas situações, como a hipóxia, o piruvato não consegue entrar na mitocôndria, favorecendo o aumento do lactato (hiperlactatemia anaeróbica)[1,4,14,15].

Outro mecanismo é o uso de medicamentos que favorecem a conversão do piruvato em lactato, mesmo na presença de O_2 em níveis adequados, como os fármacos calorigênicos: adrenalina, dobutamina e insulina, desencadeando a hiperlactatemia aeróbica. Em condições de choque, o lactato pode ser utilizado como marcador prognóstico, quando se observa que a relação do nível mais elevado de lactato está associada a um pior prognóstico[14-15].

A coleta da gasometria venosa medindo a saturação venosa de O_2 (normalidade: 65-75%) demonstra o consumo de O_2 sistêmico (Figura 9 e Quadro 2) e complemen-

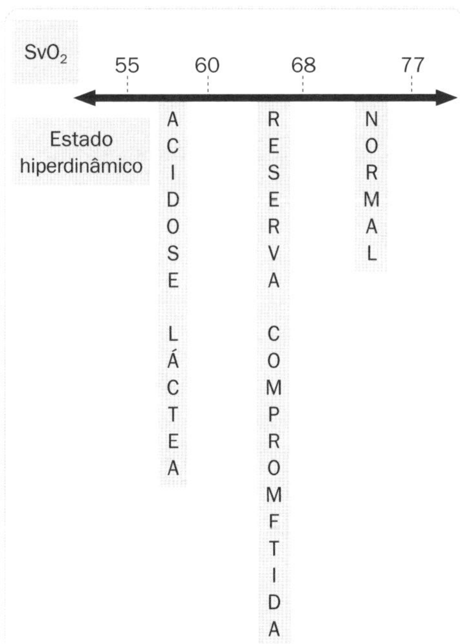

FIGURA 9 Interpretação dos valores da gasometria venosa para SvO_2.

ta o julgamento clínico do paciente crítico em monitorização hemodinâmica, assim como a gasometria arterial (Quadro 3), que avalia o funcionamento pulmonar, detectando eventos agudos, mistos e desequilíbrio ácido-básico[1,4].

Outro exame frequentemente utilizado devido à sua praticidade na avaliação hemodinâmica do paciente grave é a ecocardiografia, que permite avaliar a fração de ejeção (avaliação da disfunção sistólica), DC (estado de choque), distensibilidade da veia cava (predição de infusão de fluidos) e a pressão de artéria pulmonar (embolia pulmonar).

Débito urinário[16]

O débito urinário (DU) está diretamente relacionado à perfusão renal, necessitando de aproximadamente 20% do DC. O controle do DU é importante porque a lesão renal aguda (LRA) pode comprometer o desfecho dos pacientes críticos.

De acordo com o KDIGO, a LRA é definida por uma das seguintes características: aumento da creatinina sérica ≥ 0,3 mg/dL dentro de 48 horas, aumento da creatinina sérica ≥ 1,5 vez o valor basal conhecido ou que se presume ter ocorrido dentro dos últimos 7 dias e DU < 0,5 mL/kg/h durante 6 horas.

A monitorização do DU se traduz na importância de acompanhar a formação de urina que é composta por filtração glomerular, secreção e reabsorção tubular. A sua diminuição reflete a hipoperfusão renal, que pode desencadear inúmeros agravos e aumentar a mortalidade ao paciente.

Alterações como poliúria, anúria e oligúria podem ser frequentemente encontradas durante a monitorização hemodinamica não invasiva do paciente crítico.

Quadro 2 Significados de interpretação dos dados da SvO_2

SvO_2 ↑	Aumentada	Oferta alta
	Diminuída	Demanda baixa
SvO_2 ↓	Diminuída	Oferta baixa
	Aumentada	Demanda alta

Quadro 3 Gasometria arterial

Parâmetro	Valores de normalidade
pH	7,35-7,45
PaO_2	80-100 mmHg
$PaCO_2$	35-45 mmHg
HCO_3	22-26 mmHg
BE	–2 /+2
$SatO_2$	> 95%

Monitorização hemodinâmica invasiva

Nesta modalidade de monitorização é necessário o uso de um cateter vascular, que permite a mensuração de diferentes variáveis para uma fidedigna avaliação hemodinâmica do paciente crítico[4,6,9,11].

Os cateteres podem ser um cateter venoso central (CVC) (mono, duplo ou triplo lúmen), CAP e cateter arterial.

Monitorização da pressão arterial invasiva (PAI)

Para esse tipo de medida de monitorização invasiva da PA (Figura 10), é necessário introduzir uma cânula/cateter em uma artéria periférica (Figuras 11 a 13). Em casos de pacientes críticos, faz-se necessária a colocação de uma linha arterial quando houver necessidade do uso de medicações vasopressoras, com o intuito de controlar a pressão arterial (aumentar ou diminuir) ou em casos de coleta frequente de sangue arterial.

É imprescindível que seja realizado o teste de Allen (Figura 14), que envolve a compres-

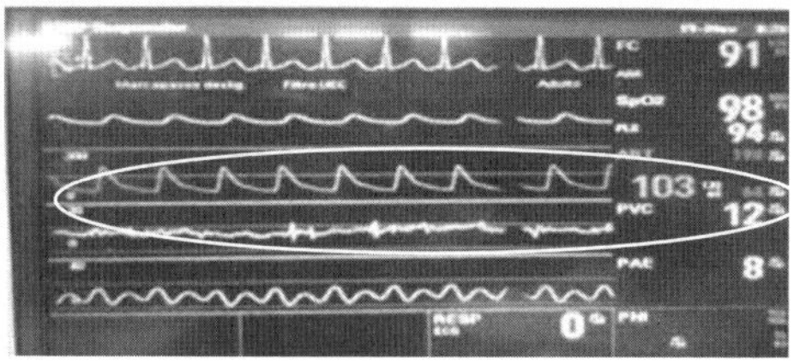

FIGURA 10 Monitorização da pressão arterial invasiva.

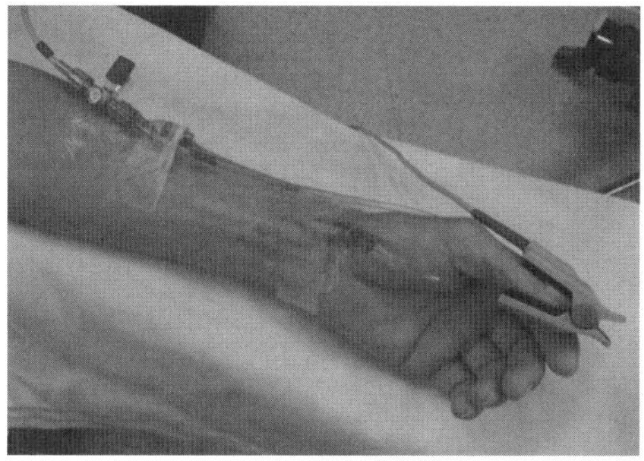

FIGURA 11 Cateter para pressão arterial invasiva.

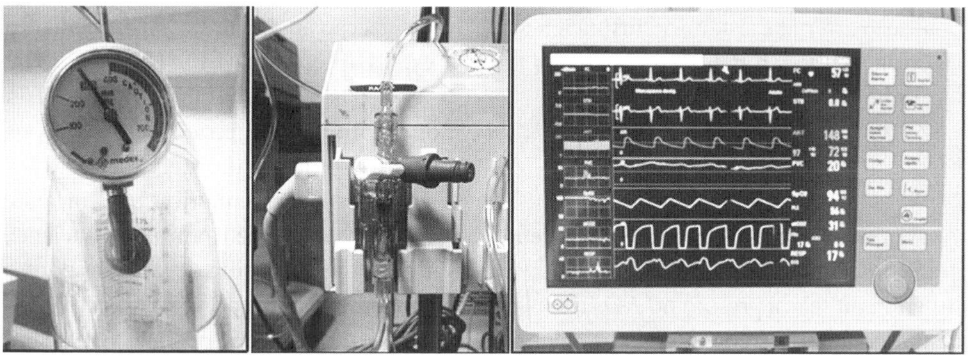

FIGURA 12 Insumos para monitorização da pressão arterial invasiva.

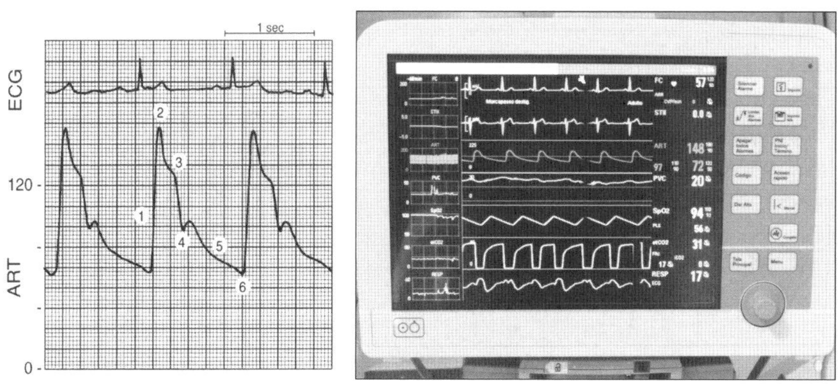

FIGURA 13 Curva da PAI. 1. Subida sistólica; 2. Pressão sistólica de pico; 3. Descida sistólica; 4. Nó dicrótico (fechamento válvula aórtica); 5. Rampa diastólica; 6. Pressão diastólica final.

Fonte: Adaptada de: http://www2.unifesp.br/denf/NIEn/hemodinamica/pag/monitorizacaozero.htm. Acesso em: 23 set. 2023.

são das artérias do antebraço, diariamente, para avaliar se a artéria ulnar é capaz de manter a perfusão adequada do membro cateterizado, no caso da punção da artéria radial. O teste é rápido e eficaz na detecção precoce de comprometimento do membro em função do cateter arterial puncionado, como em casos de tromboembolismo.

Apesar de ser uma forma comum de monitorização hemodinâmica na UTI, é importante compreender as contraindicações da PAI, como as doenças vasculares periféricas e doenças hemorrágicas, além das complicações que podemos encontrar, como embolização arterial e sistêmica, insuficiência vascular, necrose, trombose, dor, hematoma local e hemorragia[5,6,13].

Monitorização da pressão venosa central

A pressão venosa central (PVC) é definida como a pressão exercida na veia cava superior, ou seja, a pressão no AD. Trata-se de um parâmetro frequentemente mensurado na UTI. O acesso venoso central é exigido para monitoramento da PVC. O CVC poderá estar localizado na veia jugular ou veia subclávia com sua ponta posicionada no AD. A monitorização da PVC é considerada um indicador de resposta do paciente ao tratamento, sobretudo em reposições volêmicas[5,13].

A medição da PVC pode ser feita com a coluna d'água (manual) ou com o uso de um transdutor de pressão. Ambos exigem a zeragem do sistema e o posicionamento do paciente em decúbito zero (supino), preferencialmente, sendo considerada ponto de referência a linha axilar média do paciente e a localização do eixo flebostático na interseção entre a linha axilar média e o 4º espaço intercostal (EIC) (Figura 15)[5,13].

Com o uso da linha hemodinâmica e do monitor multiparamétrico, é possível, por meio do uso de uma torneira de três vias, zerar o sistema de monitorização. Para tanto, deve-se fechar a torneirinha para o paciente, retirar a tampa oclusora de uma das pontas para abrir o sistema ao ar, apertar o botão "zero" no monitor até que na tela apareça a mensagem de zerado, recolocar a tampa oclusora e abrir a via do paciente, obser-

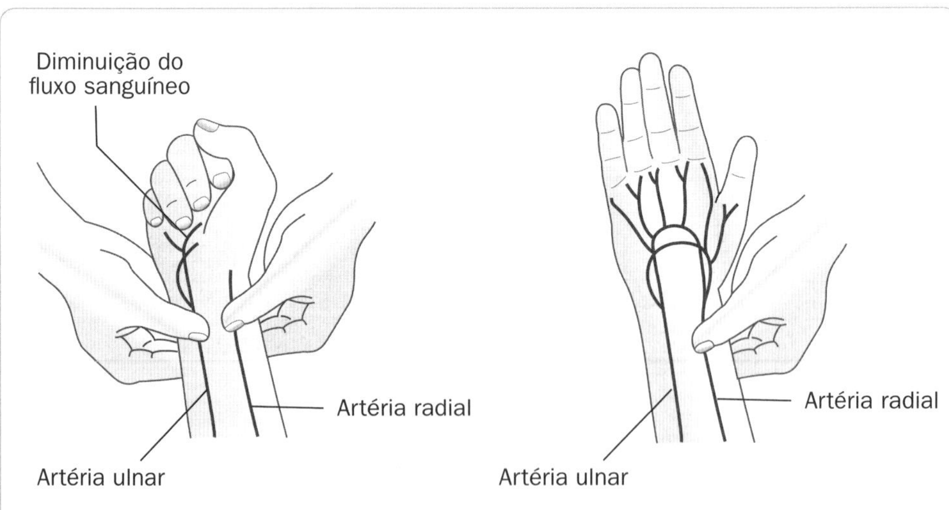

FIGURA 14 Teste de Allen.

vando o formato da curva e o valor da PVC. Em seguida, registra-se o valor da pressão encontrada e a posição medida.

Monitorização do débito cardíaco (DC)

A monitorização hemodinâmica invasiva está relacionada ao uso de CAP ou cateter arterial central, combinado com acesso vascular venoso central, para injeção de solução de SF 0,9% para termodiluição e verificação da PVC e outras pressões relacionadas ao trabalho cardiocirculatório. Atualmente as tecnologias disponíveis mensuram pressões associadas ao método de termodiluição ou combinada com a análise da onda de pulso arterial[5,9-13].

Os cateteres utilizados para medida do DC incluem:

- Cateter Swan-Ganz® ou CAP. Posicionado em um ramo da artéria pulmonar para avaliação de medidas hemodinâmicas contínuas e intermitentes à beira do leito, necessitando do monitor multiparamétrico com um *software* que traduz o sinal de pressão em números para a interpretação do estado hemodinâmico do paciente[5].

A via proximal (azul) do CAP é utilizada para verificação da pressão do AD ou PVC (valores normais da pressão 2 a 8 mmHg). A via amarela ou distal é utilizada para verificação da pressão da artéria pulmonar (PAP) e coleta de sangue para gasometria venosa mista (valores normais da PAP sistólica – 15 a 30 mmHg; PAP diastólica – 4 a 12 mmHg; PAP média – 7 a 18 mmHg). A via vermelha ou via do balão está acoplada a uma seringa de 3 mL, com capacidade máxima de insuflação de 1,5 mL do balão, localizado na extremidade do cateter para medir a pressão de oclusão do capilar pulmonar (POAP ou PCP, valores normais 6 a 12 mmHg), que avalia a pressão gerada no átrio esquerdo (AE) (Figura 16)[13]. Essas pressões refletem diferentes formatos de curvas no monitor multiparamétrico (Figura 17).

Existem algumas contraindicações para o uso do CAP, como o bloqueio de ramo esquerdo (BRE), antecedente de troca(s) valvar(es) tricúspide e pulmonar e presença de marca-passo epicárdico. Ressalta-se que o uso do cateter de Swan-Ganz está em declínio, uma vez que, apesar de eficiente, apresenta risco aumentado de infecção de corrente sanguínea. Portanto, ele é substituído por outros dispositivos minimamente invasivos, como o cateter Presep® e cateter venoso central triplo lúmen para monitorização da saturação venosa central de oxigênio contínua ($SvcO_2$) por meio do módulo óptico conectado ao monitor multiparamé-

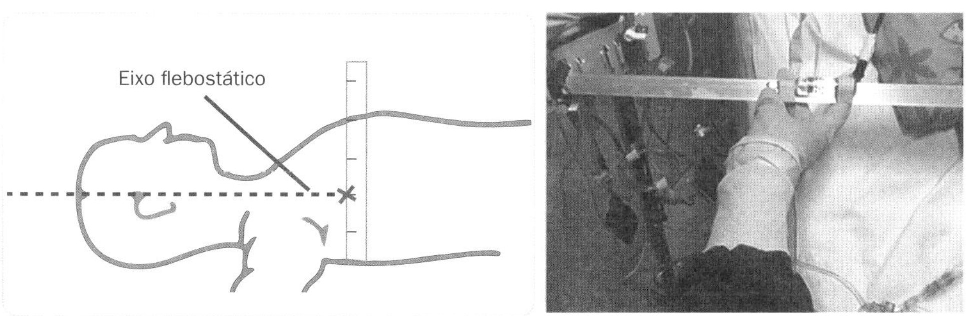

FIGURA 15 Apresentação do eixo flebostático.

Fonte: ilustração: adaptada de http://www2.unifesp.br/denf/NIEn/hemodinamica/pag/monitorizacaozero.htm; foto: acervo da autora.

trico ou específica do fabricante do cateter, que também usa a onda da punção arterial invasiva para mensurar DC e IC[1,11-13].

Suporte circulatório mecânico

O uso do balão intra-aórtico (BIA) inclui uma bomba de contrapulsação utilizada como suporte hemodinâmico para pacientes com falência cardíaca real ou em potencial, tendo como produto final a melhora da perfusão coronariana, o aumento do DC e a redução do trabalho do VE[1,13].

O equipamento é formado pelo cateter balão preenchido por gás hélio, que facilita a insuflação e desinsuflação. O console registra em um monitor as curvas de pressão arterial e pressão do balonete, além de manter acondicionado o torpedo de gás. O BIA pode ser programado de maneira sincronizada ao ECG, PA ou marca-passo, pela frequência na qual é possível determinar o número de insuflações de acordo com a FC – 1:1 (um batimento e uma insuflação do balão), 1:2 (dois batimentos e uma insufla-

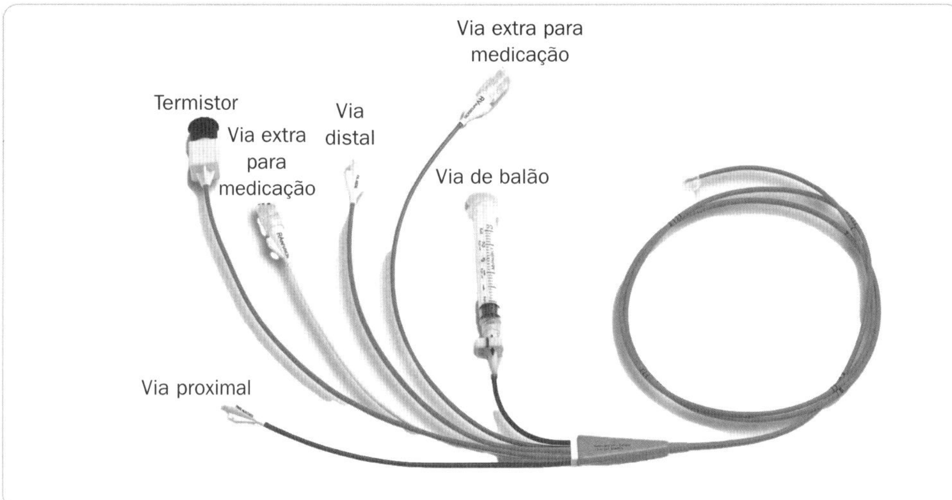

FIGURA 16 Representação do cateter de Swan-Ganz ou cateter de artéria pulmonar.

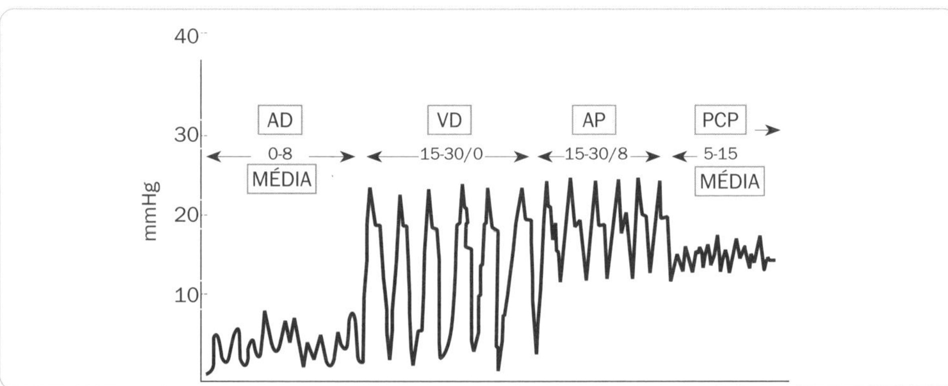

FIGURA 17 Curvas da pressão gerada em diferentes câmaras pelo uso do cateter de Swan-Ganz.

ção do balão) e 1:3 (três batimentos e uma insuflação do balão) ou modalidade de desmame[13].

Por meio de uma punção na artéria femoral é introduzido o cateter balão até a aorta descendente, na iminência da origem da artéria subclávia esquerda, sendo rapidamente insuflado e desinsuflado, às custas do gás hélio, sincronizado com a onda R do complexo QRS[13].

Na fase A, o balão encontra-se insuflado. Neste momento a válvula aórtica se fecha, promovendo um rápido fluxo de sangue através da aorta, aumentando a perfusão coronariana, a pressão diastólica e média, com consequente aumento de aporte sanguíneo periférico, mesentérico e renal. Na fase B, a válvula aórtica se abre, imediatamente antes do QRS, o que reduz a pressão diastólica final e a resistência de esvaziamento do VE, diminuindo o trabalho cardíaco e o consumo de O_2, com consequente melhora do DC (Figura 18).

A indicação do BIA inclui choque cardiogênico, falência do VE, infarto agudo do miocárdio com falência ventricular, choque séptico, suporte para procedimentos hemodinâmicos malsucedidos, ponte para transplante cardíaco etc.

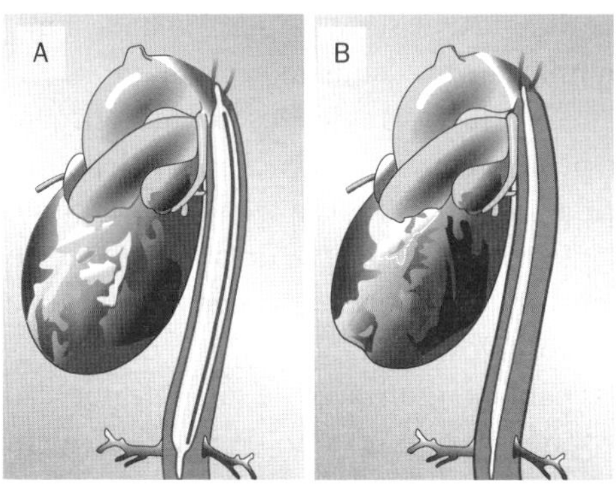

FIGURA 18 Funcionamento do balão intra-aórtico.

AVALIAÇÃO DAS COMPLICAÇÕES DECORRENTES DA MONITORIZAÇÃO HEMODINÂMICA[4,13]

A monitorização hemodinâmica invasiva e não invasiva apresenta riscos de complicações que podem ser facilmente detectados precocemente por meio do exame físico e avaliação contínua do paciente.

Os cuidados com as complicações da monitorização se iniciam a partir do momento da decisão em instalá-la, com a separação dos materiais e a capacitação adequada do profissional que irá executá-la. Mecanismos de punção arterial ou venosa exigem habilidades para tornar o procedimento seguro, eficaz e dentro das medidas de segurança do paciente e prevenção de infecção.

A introdução dos cateteres pode desencadear trauma relacionado à doença aterosclerótica, dissecção da aorta, em caso do BIA, ou de outro vaso em caso de CVC, além de perfusão arterial. Em qualquer punção é possível nos depararmos com casos de isquemia do membro, hemorragias, tromboembolismo, trombocitopenia, infecção, laceração do cateter, síndrome compartimental, perfurações de órgãos adjacentes, entre outras complicações.

A monitorização da perfusão do membro pode identificar precocemente a obstrução do sistema vascular associada ao dispositivo implantado. A avaliação contínua de sinais flogísticos na inserção dos dispositivos e parâmetros vitais associados aos exames laboratoriais pode ser uma excelente base para tomada de decisão no processo de desinvasão do paciente crítico.

Outra medida importante é o registro adequado dos dispositivos e respostas pelo seu uso, além da passagem de plantão com detalhes importantes do estado hemodinâmico do paciente, como as medidas adotadas no plantão, associações com drogas vasoativas, programação de desmame, troca de dispositivos e cuidados contínuos para sua manutenção, troca e instalação.

A vigilância dos dispositivos e do estado de saúde do paciente crítico permite identificarmos complicações que surgem pelo uso ou pela falta da monitorização hemodinâmica. A eficácia dessa monitorização, não invasiva e invasiva, é cientificamente comprovada por meio de evidências já conhecidas, contudo, os profissionais de saúde, sobretudo os de enfermagem, necessitam estar habilitados para seu manuseio, minimizando iatrogenias.

AVALIAÇÃO DO PAPEL DA ENFERMAGEM NA MONITORIZAÇÃO HEMODINÂMICA[17-19]

A avaliação do paciente crítico em uso de monitorização hemodinâmica requer uma coleta de dados voltada a compreender o motivo que desencadeou a instabilidade hemodinâmica e a resposta das intervenções propostas em seu tratamento.

A coleta de dados adequada, diante da complexidade do cuidado do paciente com este perfil, permite desenvolver o julgamento clínico para priorizar a seleção dos diagnósticos de enfermagem que tenham mais relação com os problemas urgentes para serem solucionados, além de subsidiar o traçado de metas de cuidados mais direcionadas e individualizadas, promovendo intervenções que permitam melhores resultados assistenciais e estabilidade clínica.

Os diagnósticos, segundo a Taxonomia NANDA[17], prioritários no manejo do paciente crítico com monitorização hemodinâmica incluem:

- Risco de débito cardíaco diminuído ou débito cardíaco diminuído.
- Volume de líquidos excessivo.
- Risco de volume de líquidos desequilibrado.
- Risco de volume de líquidos deficiente.
- Risco de perfusão tissular cardíaca diminuída.
- Risco de perfusão tissular cerebral periférica ineficaz.
- Risco de pressão arterial instável.
- Integridade da pele prejudicada.
- Risco de lesão.
- Risco de disfunção neurovascular periférica.
- Risco de infecção.
- Risco de choque.

Os cuidados de enfermagem requerem que o foco de atenção seja voltado para o paciente, mas também para a organização e a manutenção dos equipamentos e dispositivos que sustentam a monitorização hemodinâmica, tais quais os monitores multiparamétricos, suportes, soluções e dispositivos intravenosos que permitem a exatidão das medidas em constante vigilância.

A etapa da avaliação da implementação dos cuidados, em muitos casos, não é permitida em até 24 horas da sua instalação, requerendo uma nova avaliação diante de complicações identificadas ou risco para alguma. A reavaliação precoce sustenta uma tomada de decisão mais assertiva e que é voltada à minimização dos danos ao paciente.

Os principais cuidados incluem adequar o posicionamento do paciente no leito e as calibrações manuais e tecnológicas constantemente na alteração do posicionamento corporal, a manutenção das fixações dos dispositivos preferencialmente com películas para monitorização de sinais de infecção e sangramento no sítio da inserção, além da avaliação da perfusão distal dos membros, sobretudo o cateterizado.

A Figura 19 mostra o mapa mental dos principais conceitos apresentados neste capítulo.

ESTUDO DE CASO

Apresentação

Paciente do gênero masculino, 36 anos, tabagista, obeso (IMC 40 m^2/kg), evoluindo com doença pulmonar obstrutiva crônica em tratamento irregular. Necessita de internação hospitalar devido a cansaço e piora do quadro respiratório. Foi internado há 60 dias em Unidade de Terapia Intensiva (UTI) por covid-19, teve alta hospitalar em uso de oxigenoterapia domiciliar nos primeiros 7 dias, com melhora e suspensão do O_2. PA 90 × 60 mmHg, FC 120 bpm, FR 32 ipm, T 38,7 °C, escore da escala de dor 4.

Histórico

Necessita de internação hospitalar devido a cansaço e desconforto respiratório, febril, leucograma e PCR alterados, instalada oxigenoterapia. Controle de sinais vitais de 6/6 h. Evolui com rebaixamento do nível de consciência, piora do padrão respiratório e queda da saturação de oxigênio. Iniciada

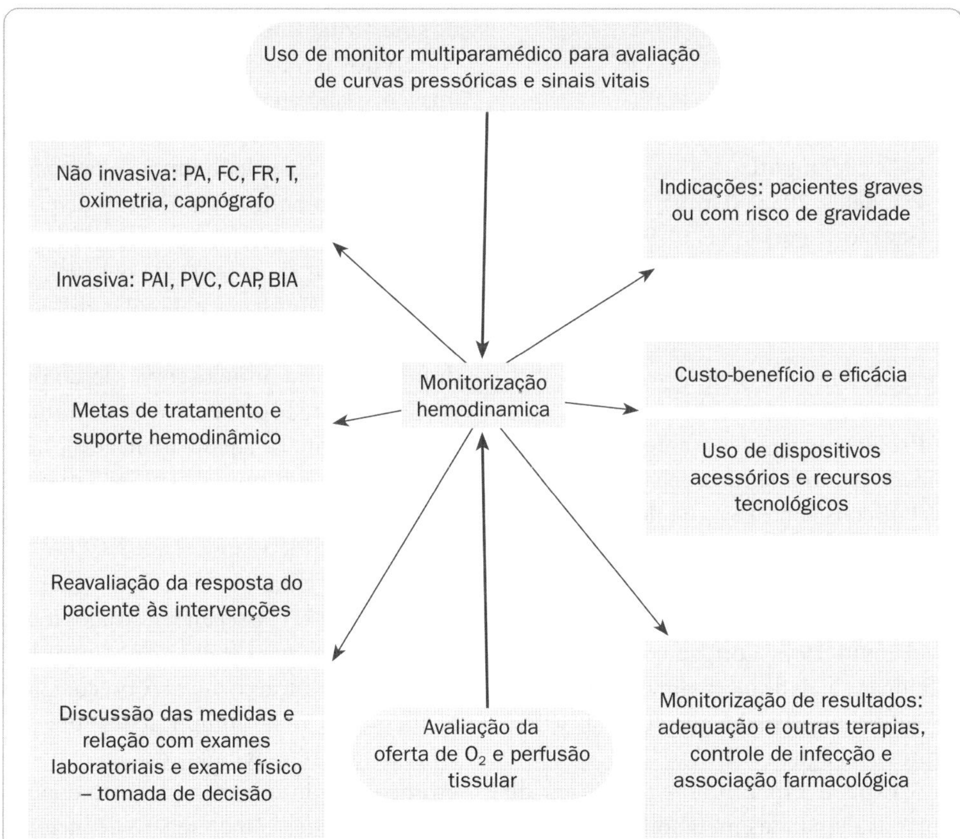

FIGURA 19 Mapa mental dos conceitos apresentados no capítulo.

Fonte: Elaborada pela autora.

ventilação não invasiva (VNI), sendo encaminhado para a UTI. Na UTI apresenta piora da dispneia e queda da saturação de oxigênio, sendo realizada intubação orotraqueal e iniciada infusão de bloqueador neuromuscular.

Exames complementares

- Radiografia torácica (AP): infiltrado alveolar difuso, pneumotórax à direita, com indicação de drenagem.
- Broncoscopia: lesão pulmonar em organização e infiltrado inflamatório crônico e agudo associado.
- Cultura secreção traqueal: cocos Gram + em crescimento.
- Covid-19: negativo.
- Influenza: aguarda resultado.
- Leucograma: 26.200 /mm^3.
- Hb/Ht: 10,8 g/dL/34,5%.
- PCR 29,5 mg/dL.
- Plaquetas: 206.000 mm^3.
- Gasometria arterial: pH 7,01, PaO_2 50 mmHg, $PaCO_2$ 51 mmHg, HCO_3 16 mEq/L, BE – 9, Sat. 88%.

Desenvolvimento do caso

Problema: o paciente apresentou instabilidade hemodinâmica, rebaixamento do nível de consciência e piora do padrão respiratório e infeccioso.

Paciente com histórico de doença pulmonar em recuperação de covid-19, provável covid-19 prolongada, com sequela pulmonar, sinais de piora clínica progressiva e sinais e sintomas evidentes de insuficiência respiratória aguda (IRpA).

A IRpA é a inabilidade pulmonar de suprir as demandas metabólicas do organismo, podendo ser consequência da perfusão tissular ou alteração grave da hematose, levando ao desequilíbrio do O_2/CO_2.

A oferta de O_2 para pacientes com histórico de DPOC de maneira indiscriminada pode agravar o quadro clínico por estimular a retenção de CO_2. Nesse caso, são necessárias coletas seriadas de gasometria arterial monitorando os gases, além de controle rigoroso do nível de consciência e de sinais precoces de choque: alteração do nível de consciência, alteração de parâmetros vitais, exames laboratoriais, perfusão tissular renal, cardíaca, hepática e pulmonar. A hipóxia pode ser um dos fatores da alteração do nível de consciência do paciente.

O planejamento inadequado do cuidado do paciente, com espaçamento do controle de sinais vitais, bem como a falta de associação dos parâmetros vitais, exames de imagem e laboratoriais ao quadro de choque – possivelmente séptico – postergaram a tomada de decisão de abertura do protocolo de sepse. Isso pode comprometer diversos sistemas em função de uma provável infecção pulmonar já evidenciada pelo achado radiológico (infiltrado alveolar difuso e pneumotórax à direita, com indicação de drenagem) e na broncoscopia (lesão pulmonar em organização e infiltrado inflamatório crônico e agudo associado), Leucograma: 26.200 /mm^3, PCR 29,5 mg/dL, sinais vitais alterados (PA 90 × 60 mmHg, FC 120 bpm, FR 32 ipm, T 38,7ºC).

É fundamental que o paciente seja monitorizado na UTI e sejam registrados todos os parâmetros para efeito de acompanhamento da evolução clínica. A precocidade da identificação de complicações com potencial de serem evitadas e a abertura de protocolos minimizam a piora do quadro clínico. Medidas como preparo de material para intubação, instalação de acessos venosos de grande calibre ou central que viabilizam o uso de drogas vasoativas sem riscos de lesão vascular e de pele, monitorização do débito urinário a cada duas horas, junto com a evolução laboratorial da creatinina e do estado de hidratação, também contribuem para a identificação precoce da LRA, que – quando presente – associa-se a desfechos negativos como o aumento da mortalidade em UTI.

Dilema da equipe

Nesta avaliação clínica surgem inúmeros questionamentos:

- O paciente foi rigorosamente avaliado na admissão na UTI?
- Houve acompanhamento da evolução clínica e laboratorial da piora clínica?
- Por que demoraram para abrir o protocolo de sepse?
- O espaçamento do registro de sinais vitais contribuiu para a negligência da piora clínica?

Para a dinâmica do cuidado crítico é essencial que o conhecimento fisiopatológico dos profissionais de saúde, sobretudo do enfermeiro, seja um pilar na tomada de decisão. Exames de imagem do paciente já sugeriam agravos importantes no sistema pulmonar que, se valorizados e tratados, poderiam evitar complicações.

É importante que a avaliação respiratória ocorra em discussão multiprofissional e o manejo da via aérea invasiva deve ser organizado de modo rápido e eficaz. Caso seja precedido pela modalidade não invasiva, a checagem do nível de consciência é importante para que não haja iatrogenias decorrentes do rebaixamento do nível de consciência, tornando o processo de intubação estressante e emergencial diante da instabilidade hemodinâmica do paciente.

Processo de Enfermagem (PE)

2º DI por IRpA + SRAG – Sob sedação contínua, RAAS -3, fácies de dor à manipulação. Em VM: parâmetros ventilatórios – modo PCV 14, FIO_2 65%, PEEP 12 cmH_2O, COT fixado em 22 cm na rima labial. Hemodinamicamente instável, em uso de noradrenalina (0,7 mcg/kg/min) por acesso duplo lúmen em VJD com resistência. Medida de PVC contínua sem valor exato. Recebe sedação contínua, midazolam 5 mL/h e fentanila 2 mL/h. Cateter em artéria radial D com monitorização contínua, curva achatada sem melhora com posicionamento. Abdome globoso, RHA hipoativo nos 4 quadrantes, CNE com dieta em pausa devido ao alto refluxo há 6 horas, iniciado procinético IV 8/8 h. CVD sem débito há 6 horas e aumento progressivo das escórias nitrogenadas. Edema de extremidades +3/+4, perfusão tissular diminuída, com TEC > 3 segundos. Hiperemia em região sacra, sem condições de mudança de decúbito devido à instabilidade clínica. AP com roncos difusos, secreção em média quantidade amarela, espessa. AC com bulhas hipofonéticas, arrítmicas em 2T. Sinais vitais: PAM 56 mmHg, FC 120 bpm, FR 18/18 rpm, T 38,9 °C, $SatO_2$ 90-94%, PVC +14 mmHg. BH/24h + 2.985 mL.

Desfecho

Durante a internação na UTI, o paciente permaneceu cinco dias em ventilação mecânica, foi pronado, submetido à hemodiálise (Prisma – CVVHD), com controle rigoroso do balanço hídrico e uso de antimicrobiano D10/D14 – vancomicina 1 g/d e meropeném 1 g 12/12 h. No 10º DI na UTI, ocorreu desmame de drogas vasoativas e o controle da infecção. O paciente apresenta melhora do

Quadro 4

Diagnóstico de enfermagem	Achados clínicos	Meta de cuidado[18]	Intervenções de enfermagem[19]
Troca de gases prejudicada	Excesso ou déficit na oxigenação e/ou na eliminação. Evidenciado por cor da pele anormal, hipercapnia, hipoxemia, hipóxia, pH arterial anormal e taquicardia.	▪ Precauções contra aspiração. ▪ Controle respiratório. ▪ Controle ácido-básico. ▪ Melhora da troca gasosa.	▪ Monitorar a frequência e o ritmo respiratório (p. ex., profundidade e simetria torácica). ▪ Monitorar os sons pulmonares. ▪ Posicionar de modo a facilitar ventilação adequada (p. ex., via aérea aberta e cabeceira da cama elevada). ▪ Monitorar sintomas de insuficiência respiratória (p. ex., nível baixo de PaO_2 e alto de $PaCO_2$, além de fadiga muscular respiratória). ▪ Monitorar o padrão respiratório. ▪ Administrar relaxantes musculares, sedativos e analgésicos narcóticos, conforme apropriado. ▪ Monitorar determinantes de distribuição de oxigênio tissular (p. ex., PaO_2, SaO_2 e níveis de hemoglobina e débito cardíaco), se possível. ▪ Monitorar determinantes de consumo de oxigênio (p. ex., níveis de saturação de oxigênio venoso e diferença de oxigênio arteriovenoso), se possível. ▪ Obter amostra solicitada para análise laboratorial de equilíbrio ácido-básico (p. ex., sangue para gasometria arterial, urina para níveis séricos) conforme apropriado.
Risco de trombose	Suscetibilidade a obstrução de vaso sanguíneo por um trombo, que pode romper-se e se alojar em outro vaso, o que pode comprometer a saúde. Fator de risco: mobilidade física prejudicada, tabagismo e obesidade. Condição associada: infecções.	▪ Precauções contra embolia.	▪ Fazer avaliação completa da circulação periférica (p. ex., verificar pulsos periféricos, edema, enchimento capilar, cor e temperatura da extremidade). ▪ Evitar lesão ao lúmen de vasos, prevenindo pressão local, trauma, infecção ou sepse. ▪ Evitar massagear ou comprimir os músculos das pernas. ▪ Aplicar meias antiembolia (p. ex., meias elásticas ou de compressão), conforme apropriado. ▪ Retirar as meias antiembolia por 15 a 20 minutos, a cada oito horas. ▪ Controlar exames laboratoriais. ▪ Avaliar pele e sinais de sangramento.
Débito cardíaco diminuído	Volume de sangue bombeado pelo coração inadequado para atender às demandas metabólicas do organismo. Evidenciado por taquicardia, PVC aumentada, edema, cor da pele anormal, oligúria, pressão arterial alterada, tempo de enchimento capilar prolongado.	▪ Promoção do equilíbrio hídrico e prevenção de complicações decorrentes de níveis anormais ou indesejados de líquidos.	▪ Manter registro preciso da ingestão e eliminação. ▪ Monitorar resultados laboratoriais relevantes à retenção de líquidos (p. ex., gravidade específica aumentada, nível de ureia aumentado, hematócritos diminuídos e osmolalidade urinária aumentada). ▪ Monitorar a condição hemodinâmica, inclusive PVC, PAM, PAP e PCP, se possível. ▪ Monitorar os sinais vitais, conforme apropriado.

(Continua)

Quadro 4 (Continuação)

Diagnóstico de enfermagem	Achados clínicos	Meta de cuidado[18]	Intervenções de enfermagem[19]
			▪ Monitorar o aparecimento de indícios de sobrecarga/retenção de líquidos (p. ex., crepitações, PVC ou PCP aumentada, edema, distensão de veia do pescoço e ascite), conforme apropriado. ▪ Monitorar e documentar frequência, ritmo e bulhas cardíacas. ▪ Monitorar níveis eletrolíticos. ▪ Monitorar o DC e/ou o IC e o índice de batimentos do VE, conforme apropriado. ▪ Administrar medicamentos inotrópicos positivos para aumentar a contratilidade. ▪ Avaliar os efeitos secundários dos medicamentos inotrópicos negativos. ▪ Monitorar pulsos periféricos, perfusão capilar, temperatura e cor das extremidades. ▪ Zerar e calibrar o equipamento a cada 4 a 12 horas, conforme apropriado, com o transdutor no nível do AD. ▪ Monitorar as formas das ondas hemodinâmicas quanto a mudanças na função cardiovascular.

quadro clínico após o início do teste de autonomia respiratória, permanecendo por 24 horas com parâmetros adequados em gasometria arterial, sem nenhuma intercorrência, sendo extubado e mantido em cateter de O_2 de alto fluxo, intercalando com ventilação não invasiva por 1h a cada 6h nas 72h após extubação. Hoje se encontra em ar ambiente, mantendo $SatO_2$ entre 90% e 92%.

VAMOS PRATICAR?

1. Quais são as variáveis hemodinâmicas que interferem no DC?
   a. PA, FC e temperatura esofágica.
   b. Pressão oncótica, hidrostática e pós-carga.
   c. Pressão de pré-carga, pós-carga e contratilidade.
   d. Pressão de artéria pulmonar, pressão de capilar pulmonar e contratilidade.

2. Em relação à monitorização hemodinâmica, qual é a prioridade de vigilância?
   a. Perfusão tissular, monitorização da PAI, sinais de desequilíbrio entre a oferta e o consumo de O_2.
   b. Escala de Coma de Glasgow, PVC e PA não invasiva.
   c. PA não invasiva, débito urinário de 24 h e nível de consciência.
   d. Escala de Braden, PVC e sinais de desequilíbrio ácido-básico.

3. Os parâmetros de monitorização hemodinâmica não invasiva incluem:
   a. Controle de sinais vitais: PA, FC, FR, T °C, dor, débito urinário 24 h, turgor da pele.
   b. Controle de sinais vitais: PA, FC, FR, T °C, dor, débito urinário 6/6 h (meta

0,5 mL/kg/h), perfusão tissular, exames laboratoriais como gasometria venosa para avaliação da SvO_2.
c. Balão intra-aórtico, PVC, PAI e cateter de artéria pulmonar.
d. Controle de sinais vitais: PA, FC, FR, T °C, balão intra-aórtico, PVC, PAI e cateter de artéria pulmonar.

4. Em casos de suspeita de choque, durante a fase de "reconhecimento", o enfermeiro deve buscar, em sua avaliação clínica, pela presença de indicadores globais de oxigenação e perfusão. São indicadores globais de oxigenação e perfusão:
   I. Aumento das bases no sangue arterial.
   II. Enchimento capilar < 3 segundos.
   III. Nível de consciência alterado.
   IV. Débito urinário < 0,5 mL/kg/h.
   V. Níveis séricos de troponina.

   Assinale a alternativa correta:
   a. Apenas III e IV estão corretas.
   b. I, II e IV estão corretas.
   c. I, II, III e IV estão corretas.
   d. Todas estão corretas.

5. A curva da pressão arterial invasiva reflete o trabalho cardíaco da sístole e da diástole. Para avaliarmos a fidedignidade dos valores medidos é necessário que o enfermeiro realize periodicamente:
   a. Lavagem do cateter venoso central a cada 6h, após o alinhamento correto do paciente.
   b. Coleta de gasometria arterial e venosa a cada 6h, após o alinhamento correto do paciente.
   c. Após o alinhamento correto do paciente, deve-se zerar o sistema, fechando a torneirinha do transdutor para o paciente e abrindo para o meio ambiente, além de ajustar a zeragem no monitor para, em seguida, realizar a medida.
   d. Após o alinhamento correto do paciente, deve-se zerar o sistema, abrindo a torneirinha do transdutor para o paciente e fechando para o meio ambiente, além de programar a zeragem no monitor após 6 h.

REFERÊNCIAS

1. Morton PG, Tucker T, Rueden KV. In: Morton PG, Fontaine DK, Hudak CM, Gallo BM. Cuidados críticos de Enfermagem – uma abordagem holística. 8. ed. Rio de Janeiro: Guanabara Koogan; 2007. p. 273-92.
2. Miller LR. Monitorização hemodinâmica. In: Chulay M, Burns SM. Fundamentos de enfermagem em cuidados críticos da AACN. 2. ed. Porto Alegre: AMGH; 2012. p. 87-131.
3. França Neto A. Fundamentos em Cardiologia. In Santos LSC, Devezas AMLO. Cardiologia – fundamentos e aplicação clínica. Curitiba: CRV; 2021. p. 19-35.
4. Brito CM, Maia C. Monitorização hemodinâmica invasiva. In: Padilha KG, Vattimo MFF, Silkva SC, Kimura M, Watanabe M. Enfermagem em UTI: cuidando do paciente crítico. 2. ed. Barueri, SP: Manole; 2016. p. 223-63.
5. Araújo GL. Monitorização hemodinâmica em cardiologia. In Santos LSC, Devezas AMLO. Cardiologia – fundamentos e aplicação clínica. Curitiba: CRV; 2021. p. 103-23.
6. Dias F, Resende E, Mendes CL, Rea-Neto A, David CM, Schettino G, et al. Parte II: Monitorização hemodinâmica básica e cateter de artéria pulmonar. Rev Bras Ter Int. 2006;18(1):63-77. Doi: https://doi.org/10.1590/S0103-507X2006000100012.
7. Krokoscz DVC. Monitorização hemodinâmica não invasiva. In: Padilha KG, Vattimo MFF, Silkva SC, Kimura M, Watanabe M. Enfermagem em UTI: cuidando do paciente crítico. 2. ed. Barueri, SP: Manole; 2016. p. 265-83.
8. Barros ALBL (org.). Anamnese e exame físico. Avaliação diagnóstica de enfermagem no adulto. 4. ed. Porto Alegre: Artmed; 2022. 496p.
9. Hudak CM, Gallo BM. Cuidados Intensivos de Enfermagem: uma Abordagem Holística. 7. ed. Rio de Janeiro: Guanabara Koogan; 1997.

10. Miranda MPF, Soriano FG, Secoli SR. Efeitos de dopamina e noradrenalina no fluxo sanguíneo regional no tratamento do choque séptico. Rev Bras Ter Int. 2008;20(1):49-56. Doi: https://doi.org/10.1590/S0103-507X2008000100008
11. Darovic GO. Cardiovascular anatomy and physiology. In Darovic GO. Hemodynamic monitoring: invasive and noninvasive clinical application. 3. ed. Philadelphia: WB Sanders Company; 2002. p. 57-68.
12. Marini JJ, Wheeler AP. Hemodinâmica. In: Terapia Intensiva: o essencial. São Paulo: Manole; 1999. p. 1-18.
13. Machado FS, Moura Jr DF, Figueiredo LFP. Pressão arterial sistêmica, pressão venosa central, pressão da artéria pulmonar. In: Knobel E. Terapia Intensiva: Hemodinâmica. São Paulo: Atheneu; 2005. p. 67-93.
14. van Genderen ME, van Bommel J, Lima A. Monitoring peripheral perfusion in critically ill patients at the bedside. Curr Opin Crit Care. 2012; 18(3):273-9. Doi: https://doi.org/10.1097/MCC.0b013e3283533924.
15. Bianchini SM, Barbosa SM. Assistência de Enfermagem ao paciente crítico sob monitorização. In: Kroger MMA, Bianchini SM, Oliveira AML, Santos LSC. Enfermagem em Terapia Intensiva – do ambiente à assistência ao paciente. São Paulo: Martinari; 2010. p. 115-46.
16. Kidney Disease: Improving Global Outcomes (KDIGO). Acute Kidney Injury Work Group. KDIGO Clinical Practice Guideline for Acute Kidney Injury. Kidney Int Suppl. 2012;2(Suppl 1):1-138.
17. Herdman TH, Kamitsuru S, Lopes KT. Diagnósticos de Enfermagem da NANDA-I, definições e classificações 2021-2013. 12. ed. Porto Alegre: Artmed; 2021.
18. Moorhead S, Johnson M, Maas ML, Swanson E. Classificação de Resultados de Enfermagem (NOC). 5. ed. Rio de Janeiro: Elsevier; 2016.
19. Bulechek GM, Butcher HK, Butcher JMC. Classificação das intervenções de enfermagem (NIC). 5. ed. [tradução Soraya Imon de Oliveira... et al.]. Rio de Janeiro: Elsevier; 2010.

GABARITO

1. Resposta: C
2. Resposta: A
3. Resposta: B
4. Resposta: A
5. Resposta: C

CAPÍTULO 5

Assistência de enfermagem ao paciente crítico em uso de ECMO

Danilo Batista de Almeida
Gustavo Niankowski Saliba
Ana Carolina Lazarinz

RESUMO

A oxigenação por membrana extracorpórea (ECMO) é um suporte de vida que promove aporte mecânico temporário idealizado para a assistência cardiopulmonar parcial ou total em pacientes com choque cardiogênico ou insuficiência respiratória severa, aguda e reversível. Neste capítulo, o leitor poderá entender como funciona o suporte extracorpóreo, diferenciar as modalidades de ECMO venovenosa (VV) e venoarterial (VA), compreender a necessidade do cuidado prestado pela equipe multiprofissional relacionada às metas da assistência e, ao final, entender como são prestados os cuidados de enfermagem à beira leito pelo enfermeiro do Time ECMO, com todos os conhecimentos e expertises necessárias para a condução de uma terapia tão complexa.

TÓPICOS ABORDADOS

1. Oxigenação por membrana extracorpórea (ECMO).
2. Oxigenação por membrana extracorpórea venovenosa (ECMO VV).
3. Oxigenação por membrana extracorpórea venoarterial (ECMO VA).
4. Cuidados de enfermagem ao paciente em suporte ECMO.
5. Mobilização precoce do paciente em suporte ECMO.

OBJETIVOS DE APRENDIZAGEM

Que ao final deste capítulo o leitor seja capaz de entender a condução da terapia guiada por metas e os cuidados realizados pelo enfermeiro do Time ECMO relacionados ao paciente crítico internado na UTI em suporte extracorpóreo promovido pela ECMO, além de aplicar o conteúdo em um caso clínico.

OXIGENAÇÃO POR MEMBRANA EXTRACORPÓREA (ECMO)

O suporte de vida extracorpóreo (ECLS), também conhecido como oxigenação por membrana extracorpórea (ECMO), consiste num sistema coração/pulmão que serve para manter a vida quando os sistemas pulmonar e/ou cardiovascular de uma pessoa estão muito doentes para fazer o trabalho[1]. É importante ressaltar que a ECMO não trata a patologia propriamente dita, mas fornece meios para que esses sistemas se recuperem, mesmo que isso dure dias ou semanas; por esse motivo a ECMO é também chamada de "tratamento de ponte".

A ECMO pode ser usada para muitas patologias diferentes, que podem exigir tanto suporte venovenoso (VV) quanto venoarterial (VA), e isso vai depender do órgão ou do sistema mais acometido. Originalmente, a ECMO foi desenvolvida como suporte para cirurgias cardíacas com tórax aberto, em que há a necessidade de parar o coração durante o ato cirúrgico, mantendo o fluxo sanguíneo oxigenado adequadamente em todos os órgãos.

De maneira geral, funciona da seguinte maneira: uma cânula é colocada em uma veia de grande calibre por onde será feita a drenagem do sangue que, por meio de tubos de silicone previamente preparados, leva este sangue venoso até um dispositivo chamado de "bomba" centrífuga ou de rolete, a depender do fabricante escolhido. A "bomba" impulsiona o sangue venoso através de uma membrana, onde será oxigenado, removendo o gás carbônico (CO_2). A partir desse momento, temos um sangue rico em oxigênio que é conduzido pelos tubos e devolvido ao organismo por uma outra cânula instalada em território venoso (ECMO VV) ou território arterial (ECMO VA)[2-4].

O primeiro caso de ECMO VV que evoluiu de maneira satisfatória foi publicado em 1972 no *New England Journal of Medicine*, com o seguinte título: "*Prolonged extracorporeal oxygenation for acute post-traumatic respiratory failure (shock-lung syndrome)*", cujo relato é sobre uma jovem vítima de trauma grave com lesão da aorta torácica e que, no 4º pós-operatório para correção dessa lesão, apresentou quadro de síndrome do desconforto respiratório agudo (SDRA). Após dois dias de tentativas de otimizar o suporte ventilatório e hemodinâmico, sem melhora sustentada, foi decidido instalar um sistema de *Extracorporeal Life Support* (ECLS), que permaneceu por pouco mais de 72 horas, tempo suficiente para a melhora do paciente e retirada desse dispositivo[5].

Após indicada, a ECMO deve ser montada e instalada. Para tal, há a necessidade de um time multiprofissional especializado nesse tipo de procedimento. Enquanto parte da equipe monta o circuito da ECMO, colocando para circular com solução fisiológica e assim preenchendo todo o sistema e eliminando o ar, a outra parte, composta por médicos intensivistas e/ou cirurgiões, realiza a canulação.

Existem algumas configurações de ECMO, as mais comuns são a VV e a VA, que discutiremos a seguir (Figura 1).

OXIGENAÇÃO POR MEMBRANA EXTRACORPÓREA VENOVENOSA (ECMO VV)

A modalidade de ECMO VV tem como objetivo oxigenar o sangue, que por falência pulmonar perdeu essa capacidade. Para tal, o sangue drenado, após ser oxigenado, retorna ao sistema venoso, que após passar pelo ventrículo direito (VD) e pelo pulmão chega ao átrio esquerdo e, por meio da sístole do ventrículo esquerdo (VE), atinge a circulação sistêmica, garantindo o aporte de sangue devidamente oxigenado aos tecidos e aos órgãos.

São indicações de ECMO VV:

- Hipoxemia refratária.
- Acidose respiratória com hipercapnia refratária.
- Síndromes graves de extravasamento de ar pulmonar.

- Pacientes em lista de transplante pulmonar com insuficiência respiratória e indicação de ventilação mecânica.
- Suporte respiratório para cirurgias de traqueia em que a manipulação cirúrgica impossibilite e/ou dificulte a ventilação do paciente.

Nos casos em que a indicação seja por hipoxemia refratária, alguns critérios devem estar presentes: relação PaO_2/FiO_2 menor ou igual a 50 mmHg por mais de 3 horas de ventilação mecânica otimizada ou relação PaO_2/FiO_2 menor ou igual a 80 mmHg por mais de 6 horas. Além disso, paciente com necessidade de FiO_2 > 90% ou *Murray Score* 3-4 ou Índice de Oxigenação Ajustado à Idade (AOI) > 80 ou APSS > 8, a despeito de cuidados terapêuticos já otimizados, também possui indicação de ECMO VV[6].

A pontuação de Murray é usada para classificar a gravidade da lesão pulmonar na SDRA e nos auxilia quanto à indicação de ECMO VV. Esse escore tem como base quatro critérios: hipoxemia, complacência respiratória, achados da radiografia de tórax e o nível de pressão expiratória final positiva (Quadro 1). Cada critério recebe uma pontuação de 0 a 4, de acordo com a gravidade da condição; e esses números são somados para criar a pontuação de Murray. Uma pontuação maior que 2,5 indicará SDRA, uma pontuação entre 1 e 2,5 indicará lesão pulmonar leve a moderada e uma pontuação de zero exclui lesão pulmonar[7].

O AOI (ou Índice de Oxigenação Ajustado à Idade) é outra pontuação usada para classificar a gravidade e o prognóstico da SDRA. É calculado medindo a pressão média das vias aéreas e multiplicando pela FiO_2. Em seguida, o valor é dividido pela PaO_2 conforme fórmula a seguir[8]:

AOI = [Idade (anos) + pressão de platô (cmH_2O) × FiO_2 (%) / PaO_2 (mmHg)]

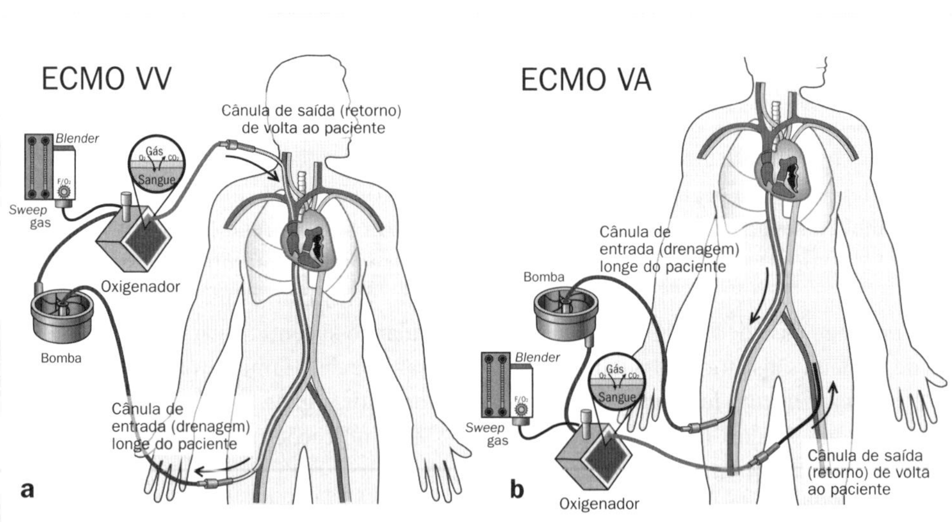

FIGURA 1 Exemplos de ECMO.

a) Exemplo de ECMO VV, em que o sangue é drenado pela veia femoral direita, passa pela "bomba", é oxigenado e retorna pela veia jugular interna direita; b) ECMO AV, em que o sangue é drenado pela veia femoral direita, também passa pela "bomba", é oxigenado e retorna pela artéria femoral esquerda[4].

- AOI > 60 = mortalidade de 50%
- AOI > 80 = mortalidade de 80%

O sistema de pontuação *Age, PaO_2/FiO_2 ratio, and plateau pressure measured 24 h* (APSS) foi criado em 2016. É baseado em um sistema de classificação de nove pontos que é calculado a partir da idade do paciente, relação PaO_2/FiO_2 e a pressão de platô 24 horas após diagnóstico de SDRA (Quadro 2), em que se observa que pacientes com escore 7 têm mortalidade superior a 80%[9].

Nos casos em que a indicação seja pela incapacidade de uma troca gasosa adequada, são considerados níveis de hipercapnia refratária quando, apesar de ventilação mecânica otimizada e respeitando parâmetros ventilatórios protetores, o pH é inferior a 7,2 com frequência respiratória > 35 incursões respiratórias por minuto.

No caso da ECMO VV habitualmente existem dois tipos de canulação:

a. Cânula de drenagem em veia femoral direita e cânula de retorno em veia jugular interna direita; e
b. Cânula de drenagem em veia femoral esquerda e cânula de retorno em veia femoral direita. Nesse caso, a cânula de retorno deve ser introduzida até a junção da veia cava inferior com o átrio direito, enquanto a cânula de drenagem tem sua parte mais distal ao nível da borda inferior do fígado.

Devido à complexidade e ao alto risco de complicações, incluindo as hemorrágicas, a utilização da ECMO VV deve respeitar suas indicações, assim como as contraindicações descritas a seguir[6]:

- Comorbidade intratável terminal (p. ex., doença oncológica maligna terminal);
- Pneumopatias avançadas sem perspectivas de viabilidade de transplante pulmonar;
- Imunossupressão severa (contagem absoluta de neutrófilos < $400/mm^3$);
- Hemorragia em sistema nervoso central recente ou em expansão;
- Doença psiquiátrica grave;
- Coma sem sedação pós-parada cardiorrespiratória;
- Qualquer status de contraindicação de anticoagulação;
- Impossibilidade de acesso venoso;
- Idade < 75 anos (contraindicação relativa);
- Obesidade mórbida (contraindicação relativa);
- Ventilação mecânica por mais de 7 dias.

Ventilação mecânica na ECMO VV

O objetivo principal na ECMO VV é promover o repouso pulmonar por meio de uma ventilação mecânica protetora[3]. Com a utilização da ventilação mecânica protetora é possível limitar as forças mecânicas impostas ao parênquima pulmonar e,

Quadro 1 Sistema de pontuação de Murray

Parâmetro/pontuação (quadrantes infiltrados)	0	1	2	3	4
PaO_2/FiO_2 (mmHg)	≥300	225–229	175–224	100–174	<100
Raio X de tórax	Normal	1	2	3	4
PEEP (cmH_2O)	≤5	6–8	9–11	12–14	15
Complacência (mL/cmH_2O)	≥80	60–79	40–59	20–39	≤198

FiO_2: Fração inspirada de oxigênio; PaO_2: Pressão parcial de oxigênio no sangue arterial; PEEP: Pressão expiratória final positiva.

assim, mitigar a lesão pulmonar induzida pela ventilação mecânica (VILI) e reduzir a liberação de mediadores inflamatórios pulmonares e sistêmicos que se translocam para o sistema circulatório e levam à disfunção orgânica e a óbito. Ademais, promove a melhora das trocas gasosas, reduz o risco de hipoxemia tecidual e proporciona a cicatrização pulmonar[10-14]. O tempo de ventilação mecânica é fator preponderante para a indicação e o desfecho dos pacientes que necessitam de ECMO e está associado à piora da mortalidade[6].

Durante a fase inicial do suporte com ECMO, muitos pacientes estão sedados e até mesmo paralisados com o intuito de reduzir assincronias paciente-ventilador e, consequentemente, o risco de lesão pulmonar autoinfligida pelo paciente (P-SILI)[15]. Dessa forma, o modo controlado por pressão é amplamente preferido na fase inicial da ECMO, conforme indicado pelas diretrizes da *Extracorporeal Life Support Organization* (ELSO), uma vez que permite o monitoramento diário do aumento do volume corrente em função da complacência pulmonar[16].

Um princípio fundamental da proteção pulmonar durante a ECMO VV é que a troca gasosa seja realizada principalmente pelo circuito extracorpóreo, não pelos pulmões e, portanto, as configurações do ventilador devem ser escolhidas para limitar a VILI[6]. As estratégias ventilatórias ideais ainda precisam ser estabelecidas, isso porque há necessidade de adaptar as configurações ventilatórias à mecânica respiratória do indivíduo. Portanto, a vigilância constante do padrão respiratório, da perfusão tecidual, da saturação arterial e das mudanças nas variáveis ventilatórias são fundamentais e de responsabilidade de toda a equipe multiprofissional.

Inicialmente é utilizada uma ventilação mecânica com pressão positiva controlada por pressão ultraprotetora, sendo utilizada frequência respiratória (FR) de 10 irpm, pressão expiratória final (PEEP) de 10 cmH_2O, pressão positiva de 10 cmH_2O e fração inspirada de oxigênio (FiO_2) de 30% (Figura 2).

Quadro 2 Sistema de pontuação APSS (idade, platô, PaO_2/FiO_2)

Variáveis	1 ponto	2 pontos	3 pontos
Idade (anos)	< 47	47–66	> 66
Relação PaO_2/FiO_2	> 158	105–158	< 105
Pressão de platô (cmH_2O)	< 27	27–30	> 30

Volume corrente

As estratégias de ventilação protetora visam restringir o volume corrente (4-6 mL/kg de peso corporal previsto) para reduzir o estresse e a tensão nos pulmões[17]. Para pacientes com SRDA graves com ECMO, os volumes correntes são frequentemente ajustados com o objetivo de atingir pressão de platô ≤ 24 cmH_2O e normalmente se mantêm abaixo de 4 mL/kg/peso, predito como ventilação ultraprotetora para minimizar o risco de VILI[14].

Pressão expiratória final positiva (PEEP)

A PEEP é a pressão usada para manter a abertura alveolar durante a expiração final. Enquanto níveis mais altos de PEEP visam aumentar a pressão média das vias aéreas para melhorar a oxigenação, reduzir o estresse e a tensão pulmonar, manter o recrutamento alveolar e prevenir o colapso alveolar no final da expiração, a PEEP elevada também pode promover potenciais efeitos nocivos, que incluem aumento da pressão pleural, elevação da pressão atrial direita, aumento da resistência vascular pulmonar e, consequentemente, aumento da pós-carga do ventrículo direito e redução do gradiente de pressão para o retorno venoso, o que pode contribuir para a diminuição do débito cardíaco e impactar a hemodinâmica desse paciente[17,18].

Contudo, se por um lado a ECMO permite uma ventilação com volume corrente mais baixo, por outro esses pacientes podem apresentar atelectasias e incompatibilidade grave da ventilação/perfusão, excetuando os casos em que a PEEP é suficiente para manter parte dos alvéolos abertos[19]. Em virtude disso, a diretriz da ELSO recomenda que o valor da PEEP seja igual ou superior a 10 cmH_2O. A PEEP deve ser individualizada e definida de acordo com outros métodos baseados em evidências, desde que o limite de pressão de platô seja respeitado e haja atenção ao retorno venoso[16].

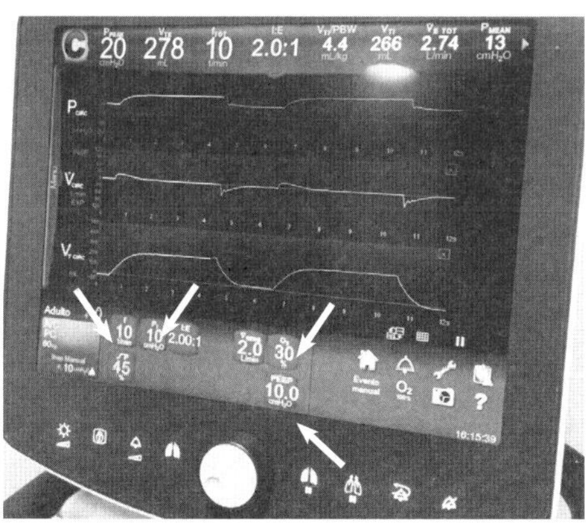

FIGURA 2 Estratégia ventilatória na ECMO VV.
Fonte: Acervo dos autores.

Pressão de platô

A aplicação de pressões inspiratórias mais baixas (pressão de platô < 30 cmH_2O) tem sido fortemente recomendada para pacientes com SDRA[17]. Nos pacientes em ECMO que são incapazes de tolerar a pressão inspiratória excessivamente alta nas vias aéreas, quando utilizada uma ventilação mecânica convencional, a ventilação ultraprotetora visa limitar a pressão de platô ≤ 25 cmH_2O. Ademais, reduções adicionais na pressão de platô (abaixo de 20 cmH_2O) podem estar associadas a menor incidência de VILI e melhores desfechos[16].

Driving pressure

A *driving pressure* é a diferença entre a pressão de platô e a PEEP, que é inversamente proporcional à complacência do sistema respiratório[20]. Estudos relataram que durante os primeiros três dias de ECMO foi a única variável do ventilador associada independentemente à mortalidade hospitalar. Além disso, dados sugerem uma relação linear entre as alterações na *driving pressure* e as concentrações plasmáticas de vários mediadores inflamatórios durante a ECMO VV em pacientes com SDRA grave[21,22].

Embora ainda seja necessário estabelecer um limite superior para a *driving pressure* de pacientes durante a ECMO, valores abaixo de 15 cmH_2O são considerados seguros e definidos como parte de uma ventilação protetora[23].

Frequência respiratória

A eliminação de CO_2 ocorre principalmente pela ECMO VV, reduzindo a necessidade de volume minuto alto (que pode estar associado a maior incidência de VILI). Portanto, a frequência respiratória visa à estratégia protetora. As diretrizes da ELSO sugerem frequência respiratória de 4-15 respirações por minuto ou respiração espontânea[16].

Vale ressaltar que o efeito da frequência respiratória na *mechanical power* (que é a energia por unidade de tempo transmitida ao parênquima pulmonar e está associada à VILI e desfechos clínicos negativos) é menos pronunciado do que o de volume corrente, *driving pressure* e fluxo inspiratório. Por esse motivo, a ventilação protetora propõe reduzir, primeiramente, os volumes correntes em prol da sobrevivência de pacientes com SDRA[24]; no entanto, muitas vezes esse ajuste traz consigo o risco de acidose respiratória e então é necessário ajuste do fluxo de gases da ECMO e/ou da frequência respiratória para manter a pressão parcial de dióxido de carbono no sangue arterial ($PaCO_2$) dentro de uma faixa aceitável[25].

Fração inspirada de oxigênio (FiO_2)

A ECMO VV é amplamente utilizada para promover as trocas gasosas a fim de melhorar a oxigenação arterial; portanto, quando falamos de FiO_2, devemos garantir o fornecimento sistêmico de oxigênio. Graças a ECMO, a FiO_2 pode ser mantida o mais baixo possível para reduzir o risco de toxicidade de oxigênio e atelectasia de reabsorção[19].

Respiração espontânea durante a ECMO

Na fase inicial, poucos pacientes com SDRA são capazes de tolerar estratégias de ECMO em modos ventilatórios espontâneos, em grande parte devido ao fato de que são clinicamente mais graves e com alto *drive* respiratório.

No entanto, com a evolução favorável da função pulmonar e a melhora das condições clínicas, uma mudança da ventilação mecânica controlada para um modo de respiração espontânea pode ser considerada ao paciente. Essa alteração deve ser acompanhada com atenção, pois a magnitude do esforço espontâneo pode promover lesão pulmonar por meio do aumento das pressões transpulmonares e da pressão vascular pulmonar. Além disso, o padrão respiratório também pode levar a assincronia paciente-ventilador. Durante a ECMO, há uma interação complexa entre o esforço respiratório do próprio paciente, o nível de sedação e a ventilação mecânica. Assim, ajustar o nível de assistência extracorpórea, titulando a quantidade de remoção de dióxido de carbono, pode facilitar a mudança para uma modalidade espontânea de ventilação[14].

OXIGENAÇÃO POR MEMBRANA EXTRACORPÓREA VENOARTERIAL (ECMO VA)

A ECMO VA tem a capacidade de fornecer um fluxo de até 6 L/min e pode ser instalada de maneira percutânea ou cirúrgica, central ou periférica. Esse dispositivo é capaz de fornecer suporte hemodinâmico nos casos de falência do ventrículo esquerdo, direito ou ambos, além de suporte respiratório pleno. A configuração mais tradicional para implante da ECMO VA no choque cardiogênico é o implante da cânula de drenagem na veia femoral e a cânula de retorno na artéria femoral por punção.

A ECMO VA é indicada em casos de choque cardiogênico refratário, no qual a terapia farmacológica convencional foi ineficaz a despeito de moderadas/altas doses de inotrópicos associados a vasopressores, em pacientes com volume intravascular adequado e balão intra-aórtico, se apropriado.

As principais etiologias de choque cardiogênico com indicação de ECMO VA são:

- Choque cardiogênico de etiologia isquêmica;
- Síndrome pós-cardiotomia;
- Ponte para transplante cardíaco;
- Miocardite aguda;
- Arritmia ventricular refratária;
- Hipertensão pulmonar relacionada à patogenia pulmonar ou tromboembolismo pulmonar (TEP) associado à disfunção importante do ventrículo direito.

São contraindicações de ECMO VA:

- Cardiopatia irrecuperável em paciente com contraindicação para transplante cardíaco ou dispositivos de assistência ventricular de longa permanência (*left ventricular assistance device* – LVAD);
- Hemorragia no sistema nervoso central recente ou em expansão;
- Doença psiquiátrica grave;
- Coma sem sedação pós-parada cardiorrespiratória;
- Contraindicação para anticoagulação;
- Impossibilidade de acesso vascular;
- Idade > 75 anos;
- Obesidade mórbida (contraindicação relativa).

Ventilação mecânica na ECMO VA

Faltam dados sólidos com foco na ventilação mecânica realizada na população com ECMO VA; contudo, o ventilador deve ser ajustado com configurações protetoras, a fim de permitir o repouso pulmonar[19].

Um valor da PEEP mais alto também pode ajudar a contrabalançar as pressões hidrostáticas elevadas que surgem na vasculatura pulmonar durante a descarga incompleta do ventrículo esquerdo e causam edema pulmonar, sendo uma complicação que pode ocorrer na ECMO VA. O edema pulmonar pode ser causado ou agravado devido à redução do fluxo sanguíneo pulmonar, pela isquemia pulmonar, pelo alto fluxo da ECMO e pelo balanço hídrico diário positivo, sendo este associado a piores desfechos[19,26,27]. Portanto, o monitoramento por meio de exames de imagem como radiografias de tórax e/ou ultrassonografia pulmonar é aconselhável[23].

Desmame da ECMO e da ventilação mecânica

O desmame da ECMO pode ser iniciado tão logo haja critérios para tal. Embora ainda seja necessário determinar se os pacientes devem ser desmamados primeiramente da ECMO ou do ventilador mecânico, na prática clínica costuma-se priorizar o desmame da ECMO em detrimento ao desmame do ventilador mecânico. Já nos casos de maior risco de complicações devido à ECMO, envolvendo sangramento e/ou hemólise, a decanulação pode ter precedida a extubação, enquanto a extubação pode ter prioridade em casos de assincronia paciente-ventilador que requer sedação substancial e bloqueio neuromuscular, barotrauma relacionado ao ventilador ou pneumonia associada à ventilação mecânica[14].

CUIDADOS DE ENFERMAGEM AO PACIENTE EM SUPORTE ECMO

O cuidado ao paciente crítico submetido ao suporte circulatório extracorpóreo é complexo. Com isso, o Conselho Regional de Enfermagem do Estado de São Paulo (COREN-SP), em 2011, determinou em seu parecer nº 33/2011 que o planejamento, a organização, a coordenação, a execução e a avaliação dos cuidados de enfermagem prestados ao paciente em ECMO são ações privativas do enfermeiro devido à complexidade técnica, à necessidade de conhecimento científico e à capacidade de tomada de decisão imediata[28].

Tradicionalmente, esse cuidado direto ao paciente é realizado por uma equipe multidisciplinar de especialistas em ECMO, formada por enfermeiros, médicos e fisioterapeutas[29]. Entretanto, é essencial a participação de outros membros da equipe, tais como farmacêuticos, nutricionistas, psicólogos, assistentes sociais e de cuidados paliativos.

Com o aumento exponencial do emprego do suporte ECLS nos últimos anos, houve um maior envolvimento e integração da equipe de enfermagem no cuidado a esse paciente crítico. O atendimento assistencial prestado não envolve somente os cuidados de enfermagem ao paciente crítico, que são realizados nas unidades de terapia intensiva (UTI). O enfermeiro necessita apresentar um conhecimento profundo do sistema ECMO, tanto na condução rotineira do suporte quanto em emergências[30].

O paciente crítico atendido por profissionais especialistas que possuem conhecimento e autonomia para tomada de decisão rápida e assertiva apresenta melhores desfechos com maior segurança durante o cuidado[31]. Geralmente esses pacientes são instáveis e os cuidados de enfermagem são mais desafiadores e perigosos, pois o doente pode ser totalmente dependente do suporte. Além disso, existe o risco de sangramento devido à anticoagulação e possibilidade de decanulação[32].

O enfermeiro responsável pelo paciente em suporte ECMO tem diversas atribuições e responsabilidades que podem estar relacionadas aos cuidados diretos, à monitorização e à condução do suporte ECMO, em que podemos relacionar[30,33]:

- Exame físico com avaliação neurológica, respiratória, hemodinâmica, equilíbrio de fluidos e eletrólitos, renal, nutricional, infecciosa e tegumentar;
- Administração e titulação de medicamentos;
- Cuidados de enfermagem (higiene, prevenção de lesão de pele, troca de curativos, controle da dor e prevenção de infecções);
- Documentação dos cuidados prestados;
- Condução de terapia dialítica contínua (CRRT);
- Monitorização do sistema ECMO;
- Coleta de exames laboratoriais do sistema;
- Solicitação de exames de imagem;
- Interpretação de exames laboratoriais e de imagem;
- Ajustes de fluxo de sangue, gases e da anticoagulação (conforme protocolos institucionais);
- Prevenção de complicações relacionadas à ECMO (sangramento, formação de coágulos, hemólise e decanulação);
- Identificação e resolução de emergências relacionadas ao paciente ou ao sistema.

Nesse contexto, este capítulo busca transmitir para o leitor todas as ações e conhecimentos necessários ao enfermeiro na assistência ao paciente crítico submetido ao suporte ECMO.

Metas do cuidado

A excelência no cuidado ao paciente crítico submetido à ECMO se inicia na passagem/recebimento do plantão e na conferência dos itens necessários para a segurança do paciente e do ambiente. Para que a assistência ao paciente seja completa e efetiva, a equipe multidisciplinar deve estabelecer metas do cuidado, sendo o enfermeiro um dos principais responsáveis pela obtenção ou manutenção dessas metas.

As metas definidas devem contemplar os níveis de sedação e analgesia; parâmetros ventilatórios, hemodinâmicos, hematológicos, nutricionais, renais, hematológicos e laboratoriais; além da programação da realização de exames de imagem e atividades de reabilitação do paciente. Uma observação importante é que essas metas são dinâmicas e devem ser reavaliadas constantemente, devendo ser ajustadas de acordo com a condição clínica do paciente.

O conhecimento das metas no momento da realização do exame físico inicial é primordial, pois nesse momento o enfermeiro pode identificar os pontos críticos que não estão alinhados com as metas propostas e, após uma avaliação global, ajustar os cuidados ou – em conjunto com a equipe multidisciplinar – estabelecer novas metas.

Segurança do ambiente

Após tomar conhecimento das metas propostas para o paciente, o enfermeiro deve promover a avaliação do ambiente, observando os equipamentos necessários para o correto funcionamento do suporte, bem como os itens para promover a segurança em caso de emergências.

Para o correto funcionamento e segurança do sistema ECMO, deverão ser observados os seguintes equipamentos:

- Correto funcionamento da rede de gases;
- Conexão do equipamento na rede elétrica;
- Fixação das tomadas e extensões de todos os equipamentos (console ECMO, ventilador mecânico, balão intra-aórtico, diálise contínua);
- Funcionamento e tempo de carga da bateria;
- Posicionamento da bomba manual (*hand crank*), que deverá estar colocada em um local de fácil transferência da cabeça de bomba, possibilidade de rotação e observação das rotações por minuto (RPM);
- Posicionamento e fixação do equipamento e circuito ECMO.

O enfermeiro deve inspecionar a presença no leito dos seguintes itens:

- Um cilindro de gás cheio;
- Seis pinças fortes;
- Kit de emergências da ECMO.

O kit de emergências deve conter:

- 2 seringas ponta de rosca de 60 mL;
- 2 seringas ponta de bico de 60 mL;
- 2 torneiras de três vias;
- 2 equipos macrogotas;
- 2 SF 0,9% de 1.000 mL;
- 2 cubas rim estéreis;
- 1 transofix;
- 6 pinças fortes.

Monitorização do dispositivo

Devido à complexidade do suporte, a monitorização do dispositivo deverá ser realizada a cada hora de maneira sistematizada, buscando possíveis alterações que possam ter ocorrido entre cada período ou antecipar possíveis ocorrências (Quadro 3). Inicialmente, a observação do posicionamento das cânulas deve ser verificada por intermédio de exames de imagem. Se o paciente estiver em suporte venovenoso, a distância entre as cânulas é importante e não deve ser menor que 10 cm, pois, caso o paciente apresente recirculação no sistema, essa é uma informação importante para a resolução do problema.

A checagem do sistema propriamente dito deve iniciar com a verificação das inserções das cânulas. Não existe na literatura consenso se a avaliação deve ser iniciada na linha de acesso ou na linha de retorno, sendo realizada conforme protocolos institucionais.

As inserções devem permanecer visíveis na medida do possível, deve ser observada a presença de sangramentos, fixação das cânulas, avaliado o sítio de inserção com relação a sinais flogísticos ou de infecção com utilização de curativo antimicrobiano, além de ser aferida e registrada a distância da inserção da cânula na pele até um ponto pré-definido com a finalidade de identificar possível tracionamento. Nos casos de ECMO VA com inserção periférica e que seja utilizada cânula de reperfusão arterial, deverá ser avaliado o posicionamento da cânula de reperfusão, evitando a obstrução devido à dobra dela.

Caso seja observado sangramento no sítio de inserção, poderá ser indicado curativo compressivo desde que não ocorra alteração nos fluxos de drenagem ou de retorno. Outras medidas que podem ser consideradas são a utilização de curativos hemostáticos, avaliação laboratorial dos fatores de coagulação e ajuste da anticoagulação do paciente.

Na verificação do circuito, o enfermeiro deverá avaliar a coloração das linhas de drenagem e de retorno, que deverão apresentar cores distintas. A linha de drenagem possui sangue venoso de coloração vermelho escuro e a de retorno sangue, oxigenado pela membrana, com característica vermelho vivo. Se as colorações forem parecidas, deverão ser avaliados os parâmetros da ECMO, o fluxo de gases para a membrana e a patência da membrana por intermédio de inspeção visual, das pressões do sistema e exames laboratoriais.

A temperatura do circuito deve ser verificada por intermédio do tato. Caso o circuito não esteja aquecido, a temperatura do paciente e do aquecedor deve ser verificada, bem como as metas previstas para o paciente.

A observação do circuito deve ser realizada com a utilização de uma lanterna de luz branca. Todo o circuito deve ser percorrido em busca de pontos com coágulo, fibrina e dobras que possam promover a queda de fluxo. As conexões são os locais com maior risco de formação de coágulos e fibrina, bem como possíveis locais de entrada de ar no sistema ou extravasamento de sangue.

A bomba centrífuga é responsável pela drenagem do sangue e sua propulsão através da membrana oxigenadora até o retorno à circulação corpórea. Ela é outro local que oferece risco para a formação de coágulo e fibrina e deve ser avaliada de modo minucioso. Seu posicionamento adequado é abaixo do nível do paciente, com a finalidade de facilitar a drenagem sanguínea, e o posicionamento da bomba manual (*hand crank*) também é verificado nesse momento.

É importante o enfermeiro ter conhecimento das pressões do sistema para identificar os locais onde podem ocorrer a entrada de ar e o extravasamento de sangue. Toda linha de drenagem até a bomba centrífuga apresenta pressão negativa, sendo um local de possível entrada de ar. Da bomba centrífuga até o final da linha de retorno, passando pela membrana, a pressão é positiva e apresenta possibilidade de extravasamento de sangue do sistema.

A avaliação da oferta de gases para o sistema engloba verificar os parâmetros inseridos no misturador de gases (oferta de oxigênio e fluxo de gases frescos), conexão da linha de gases na membrana oxigenadora e no misturador de gases e a conexão do misturador de gases com a rede de gás hospitalar. Na conexão da linha de gases com o misturador não deve ser utilizado nenhum dispositivo de fixação, pois caso ocorra falha da rede de gases hospitalar, será possível uma rápida transferência para o cilindro de oxigênio.

A membrana oxigenadora é responsável pela troca gasosa e promove a oxigenação sanguínea e a remoção de gás carbônico, realizando ainda o aquecimento do sangue. Em sua inspeção, o enfermeiro deve verificar as conexões dos *pigtails* pré e pós-oxigenador, observar a presença de ar, coágulos e fibrina, realizando o registro para acompanhamento de sua evolução. Deve ainda realizar a zeragem do sistema de pressões pré e pós-membrana e o registro para acompanhamento da pressão transmembrana, que pode auxiliar na avaliação da funcionalidade.

O controlador de temperatura tem a finalidade de realizar o aquecimento do sangue que passa através da membrana oxigenadora. Devem ser observados o nível de água, as conexões na membrana oxigenadora e as temperaturas alvo e do sangue.

Além da checagem do sistema, o enfermeiro deve registrar a cada hora a rotação da bomba centrífuga, o fluxo de sangue, a oferta de oxigênio, o fluxo de gases, a temperatura da água, a temperatura do sangue, as pressões pré, pós e transmembrana e os parâmetros hemodinâmicos e respiratórios do paciente.

A avaliação pupilar deve ser realizada a cada hora, pois devido à anticoagulação plena do paciente, existe grande risco de sangramento cerebral. A identificação precoce de alteração pupilar pode proporcionar uma intervenção imediata na busca das causas e facilitar a tomada de decisão da equipe.

É essencial que o enfermeiro responsável pelo cuidado ao paciente crítico em suporte ECMO tenha conhecimento da funcionalidade de todo o sistema, bem como identificar precocemente as necessidades de ajuste e correção de possíveis falhas que possam ameaçar a segurança do paciente.

Exame físico

Para a realização do exame físico do paciente é importante que o enfermeiro tenha conhecimento prévio das metas do cuidado, das doses de drogas de infusão contínua que está recebendo, dos parâmetros da ventilação mecânica, informações nutricionais e última evacuação, balanço hídrico e débito urinário. Se em terapia de substituição renal contínua (CRRT), verificar os valores de isovolemia e remoção. Deverá ainda verificar presença de lesões de pele, tolerância a mobilizações, exames de imagem e laboratoriais atualizados. O exame físico segue os mesmos preceitos do realizado em outros pacientes críticos; entretanto, iremos abordar as especificidades relacionadas ao paciente em suporte ECMO.

Avaliação neurológica

A utilização de sedação profunda em pacientes críticos submetidos ao suporte ECMO por muitas vezes se faz necessária, sendo utilizados em alguns casos bloqueadores neuromuscular com a finalidade de diminuir o consumo de O_2 (VO_2) e melhorar a oxigenação global.

O ajuste da sedação é um desafio no paciente em ECMO, principalmente nos que estão recebendo bloqueio neuromuscular devido à dificuldade de avaliação. Nesses casos o índice bispectral (BIS) pode oferecer uma medida direta e objetiva.

O enfermeiro responsável pelo paciente em ECMO deve observar no início do plantão as metas de sedação definidas para o paciente, realizando a titulação das drogas sedativas de infusão contínua. É comum que esses pacientes necessitem de dose maior de sedativos para atingir a meta desejada devido a possível interferência da membrana oxigenadora.

A avaliação pupilar deve ser uma constante na avaliação do paciente, pois é a "janela neurológica" no paciente sedado e paralisado. As complicações neurológicas, tais como acidente vascular encefálico (AVE) e sangramento, são relativamente comuns nos pacientes em ECMO devido à circulação extracorpórea e a anticoagulação[32].

Outra avaliação importante que deve ser realizada é da oxigenação e perfusão cerebral. Em pacientes acordados, a avaliação clínica pode ser utilizada para identificar qualquer alteração do nível de consciência. Nos pacientes sedados e/ou bloqueados, a utilização de dispositivos baseados em espectroscopia no infravermelho próximo (NIRS) pode fornecer informações importantes para a condução do suporte[34].

Avaliação respiratória

Em relação à avaliação respiratória, o enfermeiro deve observar se a ventilação mecânica (VM) está protetora e se os valores gasométricos estão dentro das metas estabelecidas. Caso o paciente apresente hipercapnia, a redução do CO_2 deve ser corrigida lentamente, pois uma variação brusca do equilíbrio ácido-básico pode causar efeitos deletérios na circulação cerebral[32].

Deve ser avaliado pelo enfermeiro se a expansão torácica está normal, se existe secreção nas vias aéreas, a ocorrência de picos de pressão inspiratória, se o paciente está acoplado e confortável na VM e se a sedação e analgesia estão adequadas. A oximetria de pulso também deve ser observa-

Quadro 3 Folha de registro da ECMO

Horário	7	8	9	10	11	12	13	14	15	16	17	18	19
Rotação													
Fluxo													
FIVM													
Blender													
Sweep gas													
Temperatura do sangue													
Temperatura da água													
Presão pré-membrana													
Pressão pós-membrana													
Pressão transmembrana													
PAM													
PVC													
SpO_2													

Fonte: criada pelos autores.

da, valores mais baixos podem ser tolerados em ECMO VV e ela deve ser avaliada no membro superior direito em ECMO VA[34].

Avaliação hemodinâmica

A principal função do suporte extracorpóreo é a oferta de oxigênio para os tecidos; e para que isso ocorra de maneira satisfatória uma função hemodinâmica adequada se faz necessária.

No suporte ECMO VA, a obtenção de gasometria arterial em membro superior direto pode nos dar sinal de que a parte superior do corpo está sendo perfundida de modo adequado, bem como se compararmos essa gasometria pareada com uma venosa podemos avaliar o consumo de O_2 (VO_2) por intermédio da SvO_2. Nesse contexto, a utilização de cateter de artéria pulmonar pode ser uma medida interessante.

Já na ECMO VV, a SvO_2 apresenta limitações, pois o sangue venoso coletado está contaminado pelo sangue arterializado pelo suporte. Nesse caso, pode ser utilizado o sangue venoso do circuito para avaliação das necessidades metabólicas e valores baixos de SvO_2 podem estar relacionados à hipoperfusão.

O enfermeiro que conduz o paciente em ECMO, independentemente da modalidade utilizada, deve estar atento aos sinais clínicos de hipoperfusão, tais como rebaixamento do nível de consciência, tempo de enchimento capilar lentificado, coloração e temperatura da pele alteradas, controlando também a volemia por intermédio do balanço hídrico.

Uma monitorização hemodinâmica avançada também pode ser utilizada, como o cateter de artéria pulmonar, uma linha de pressão arterial invasiva e monitores de débito cardíaco; vale lembrar que o débito cardíaco nativo pode estar relativamente alterado pelo suporte extracorpóreo, devendo ser realizada uma avaliação individualizada.

Avaliação da anticoagulação

A superfície endotelial do corpo humano apresenta uma série de fatores que protegem quanto à formação de trombos. Quando o sangue entra em contato com a superfície, uma superfície não endotelial como o circuito de ECMO, ocorre ativação das vias pró-inflamatórias, pró-coagulantes e plaquetárias. Essa ativação ocorre de maneira contínua, proporcionando um desequilíbrio que pode levar a eventos tromboembólicos ou sangramento excessivo, tornando sua monitorização complexa e multifatorial[35-37].

A monitorização da coagulação deve ser realizada de modo periódico por intermédio de exames laboratoriais, exames clínicos e sinais que possam sugerir sangramento e formação de trombos. É necessário que seja realizada a inspeção do circuito, buscando possíveis complicações trombóticas no sistema. Os locais mais propensos a apresentar eventos trombóticos são: a membrana, a bomba centrífuga e os conectores do circuito.

A ocorrência de trombos no circuito ECMO (Figura 3) causa alterações no gradiente de pressão transmembrana e diminuição da superfície de troca gasosa, o que prejudica a patência da membrana e diminui sua vida útil, podendo levar a necessidade de troca do sistema.

A diminuição da PaO_2 coletada no circuito pós-membrana, aumento do gradiente de pressão transmembrana e necessidade de aumento do fluxo de gás fresco para a manutenção dos parâmetros da gasometria são sinais que podem indicar a falência da membrana por presença de trombos[38].

Devido ao baixo custo de produção, ação rápida e facilidade de monitorização, a heparina não fracionada (HNF) é o anticoagulante mais utilizado. Outro fator que facilita no manejo da HFN é a possibilidade de reversão imediata de seus efeitos com o uso de sulfato de protamina[39].

A anticoagulação do paciente é sempre guiada por metas que devem ser analisadas e definidas diariamente, conforme avaliação clínica e funcionalidade do sistema, buscando a utilização de dose adequada de anticoagulante e promovendo uma terapia segura.

Após o início da anticoagulação é necessário que seja realizada sua monitorização por intermédio de exames laboratoriais para garantir o alcance das metas terapêuticas estabelecidas previamente. O tempo de tromboplastina parcial ativada (TTPa) é um exame que pode ser utilizado para guiar os valores, uma vez que avalia a via intrínseca da cascata de coagulação na formação de fibrina e trombo[40].

A atuação do enfermeiro na monitorização da coagulação deve ser contínua em busca de eventos hemorrágicos ou trombóticos. Devido à complexidade, é necessário que o profissional apresente habilidades técnicas e comportamentais para a tomada de decisão assertiva.

A assistência de enfermagem relacionada à monitorização da anticoagulação pode ser dividida em três áreas: cuidados com o sistema, com a anticoagulação e com o paciente.

Em relação ao sistema, os cuidados devem incluir:

- Realizar a inspeção de todo o circuito a cada hora, buscando a presença de coágulos e fibrina;
- Monitorizar o gradiente de pressão transmembrana;
- Promover a anticoagulação em infusão contínua, preferencialmente em conexão pré-membrana[41];
- Acompanhar a evolução dos coágulos e fibrinas existentes no sistema;
- Observar sinais de falência de membrana ocasionada por presença de trombos no circuito.

O manejo da anticoagulação deverá ser monitorizado desde o início até a retirada do suporte, e inclui:

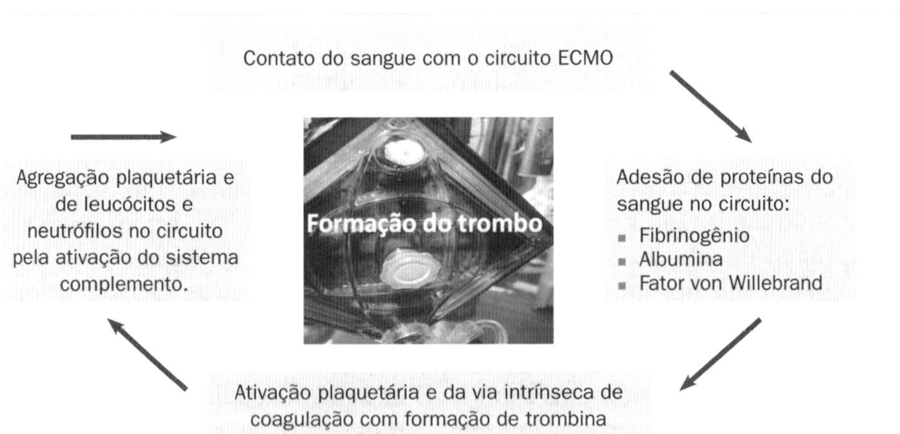

FIGURA 3 Mecanismo de formação de trombos no circuito de ECMO.
Fonte: Criada pelos autores.

- Coletar e checar o valor do rTTPA em periodicidade de 6 em 6 horas;
- Ajustar a infusão de heparina de acordo com as metas definidas para o paciente;
- Seguir os protocolos de administração de medicações de alta vigilância, visando à segurança no processo[42].

Quando pensamos nos cuidados prestados ao paciente, o enfermeiro deve estar atento a:

- Investigar sinais de sangramento e tromboembolismo;
- Analisar os resultados dos exames laboratoriais;
- Realizar a avaliação neurológica seriada;
- Inspecionar continuamente os sítios de canulação, sejam eles periféricos ou centrais, buscando por sangramento, hematomas ou deiscências. Quando indicado, o enfermeiro deverá realizar curativo hemostático com troca de maneira periódica para avaliação e limpeza do sítio[41];
- Avaliar os riscos de procedimentos invasivos que sejam necessários (passagem de sondas e punções vasculares). Checar o estado de coagulação, condições clínicas e condição hemodinâmica antes dos procedimentos.

A coagulação deve continuar sendo monitorizada mesmo após a interrupção da terapêutica, de modo a evitar que eventos tromboembólicos ou sangramentos ocorram.

Avaliação gastrointestinal e nutricional

A tolerância à alimentação enteral no paciente em suporte ECMO tem que ser avaliada diariamente. Ausência de evacuação e sinais de distensão abdominal podem indicar a necessidade de diminuição do fluxo ou até mesmo de suspensão momentânea da dieta. A diminuição da motilidade gástrica pode estar relacionada à utilização de opioides por longo período.

O enfermeiro deve observar ainda a presença de sangramento devido à anticoagulação. O paciente pode apresentar melena devido à hemorragia digestiva alta (HDA) e presença de sangue vivo nas fezes, que pode ser relacionada à hemorragia digestiva baixa (HDB).

Avaliação renal e dialítica

A avaliação da função renal pode ser realizada de maneira clínica, por intermédio do débito urinário e por exames laboratoriais dos marcadores de função renal e dos eletrólitos. O balanço hídrico também deve ser monitorado de modo constante, pois o excesso de fluidos está relacionado a pior prognóstico em pacientes críticos[43].

A injúria renal aguda (IRA) apresenta uma prevalência altamente variável, dependendo da idade, do tipo de ECLS e do sistema de classificação da lesão renal, podendo ser maior que 70% nos pacientes adultos em ECLS[34].

Caso o paciente apresente lesão renal, a utilização da CRRT pode ser utilizada. A implementação dessa terapia pode ser realizada por intermédio de um cateter de diálise ou pela conexão da máquina de diálise no sistema ECMO. Se a diálise for realizada utilizando a inserção de um cateter, o enfermeiro deverá ficar atento a possível sangramento no sítio de inserção devido à anticoagulação e ao maior risco de infecção. Nos casos em que se opte pela conexão no sistema ECMO, o enfermeiro responsável pelo suporte também tem que ser habilitado na condução da terapia dialítica, com a finalidade de promover os ajustes necessários relacionados às pressões do sistema.

Avaliação tegumentar

O paciente crítico submetido a ECMO apresenta alto risco de desenvolver lesão por pressão relacionada ao imobilismo, aos dispositivos médicos utilizados, à necessidade de utilização de drogas vasoativas e à nutrição provavelmente inadequada.

O enfermeiro deve realizar uma avaliação minuciosa da pele após a canulação e todas as vezes que mobilizar o paciente, identificando os possíveis locais de pressão do circuito na pele do paciente. Nos locais de pressão devem ser utilizadas coberturas para a proteção da pele, prevenindo a ocorrência de lesões cutâneas.

A mobilização de decúbito deverá ser realizada a cada 2 horas, sempre que a condição hemodinâmica do paciente permitir. Caso a mobilização a 30 graus não seja possível, um coxim de 15 graus pode ser utilizado, realizando uma leve descompressão.

Os curativos dos sítios de inserção das cânulas devem ser trocados e inspecionados de acordo com os protocolos institucionais ou quando necessário, na busca de sinais flogísticos ou de infecção. Para prevenir as lesões relacionadas aos adesivos que ocorrem devido a pele muitas vezes edemaciada e frágil podem ser utilizados lenços com produtos que facilitam sua remoção. Protetor cutâneo e coberturas siliconadas também podem ser aplicados.

Na ECMO VV o enfermeiro deverá se atentar para o posicionamento da cânula de retorno, quando esta estiver locada na jugular. A cânula de retorno possui um conector, que se ficar virado para a direção do couro cabeludo pode ocasionar lesão de pele. Caso ocorra esse posicionamento, deverá ser protegido com uma cobertura para proteção (Figura 4). O circuito deve ser fixado à cabeça do paciente com uma fita elástica.

A distância entre a inserção da cânula e a extremidade aramada deve ser medida e registrada no início do plantão, para que se possa avaliar possível deslocamento das cânulas. Devem ser avaliadas também as fixações da cânula e do circuito, a fim de evitar tracionamentos[32].

Avaliação da perfusão dos membros

A perfusão e o retorno venoso podem ser prejudicados nos suportes ECMO periférico. Pacientes submetidos ao suporte ECMO VA podem apresentar hipoperfusão no membro canulado. Sempre que possível, uma cânula de reperfusão deve ser inserida para promover a perfusão desse membro; entretanto, a isquemia distal ainda pode ocorrer.

O enfermeiro deve avaliar frequentemente os pulsos periféricos, o tempo de enchimento capilar, a temperatura e a coloração da pele, a fim de identificar os sinais de hipoperfusão.

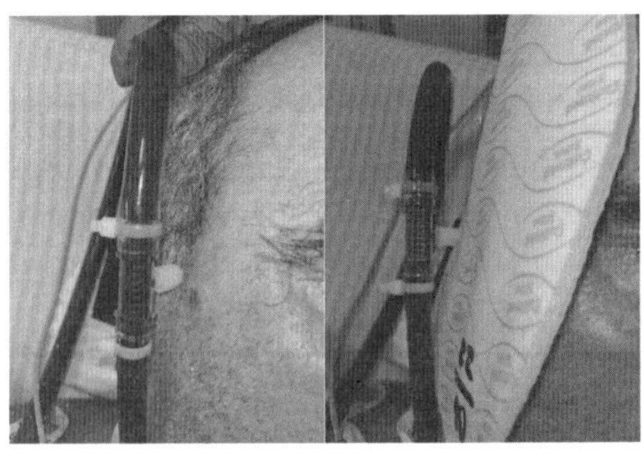

FIGURA 4 Presença de lesão por pressão ocasionada pelo conector da cânula de retorno e uso de cobertura para proteção.
Fonte: Acervo dos autores.

Na ECMO VV e na VA periférica, deverá ser avaliada diariamente a circunferência da coxa da cânula de drenagem, pois a canulação pode diminuir a eficiência do retorno venoso e promover a formação de hematoma e síndrome compartimental. Para a avaliação da perfusão distal, o NIRS pode ser uma ferramenta interessante junto com a avaliação clínica.

MOBILIZAÇÃO PRECOCE NA ECMO

Os pacientes submetidos à ECMO, tanto VA quanto VV, apresentam frequentemente alterações em vários sistemas, sobretudo pelo imobilismo associado à instabilidade clínica, à gravidade da doença e à permanência prolongada na UTI, o que pode resultar em comprometimento funcional significativo[44].

A restrição do decúbito causa diminuição dos volumes e das capacidades pulmonares, que resultam em atelectasias e acúmulo de muco e secreção pulmonar. Os fenômenos cardioembólicos são complicações cardiovasculares bastante frequentes. A diminuição de força e o trofismo muscular, além de deformidades por encurtamento de estruturas musculares, levam à incapacidade funcional persistente e à diminuição da qualidade de vida após a alta hospitalar[45].

A mobilização precoce desses pacientes (Figura 5) leva à prevenção de problemas relacionados ao repouso no leito, melhora da capacidade funcional, diminuição do *delirium*, redução do tempo de ventilação mecânica, redução do tempo de permanência na UTI e no hospital e da taxa de mortalidade[29,30], além da melhora da qualidade de vida pós-UTI entre os sobreviventes[24].

A reabilitação de pacientes em ECMO tem se mostrado segura e com efeitos benéficos desde os estágios iniciais na UTI[30]. Contudo, para uma reabilitação bem-sucedida é crucial que o plano terapêutico seja diariamente ajustado e planejado de modo individualizado, com base na clínica, no estadiamento da doença e na estabilidade do paciente, além de uma avaliação atenta e contínua (isto é, pré, durante e pós-terapia) e uma abordagem multidisciplinar muito cuidadosa, incluindo uma equipe altamente especializada de diferentes especialidades, como médicos, enfermeiros e fisioterapeutas, para minimizar os riscos de complicações relacionados à mobilização e à reabilitação.

Todos os pacientes em ECMO são potenciais candidatos à mobilização precoce; todavia, pacientes em pontes para transplantes são os mais beneficiados com essa terapêutica, já que o descondicionamento físico é uma contraindicação relativa para a realização do transplante em virtude da capacidade de recuperação no pós-operatório[46].

São critérios para contraindicação de mobilização de pacientes[44]:

- Infarto do miocárdio nas últimas 24h;
- Queda de SpO_2 às mínimas movimentações;

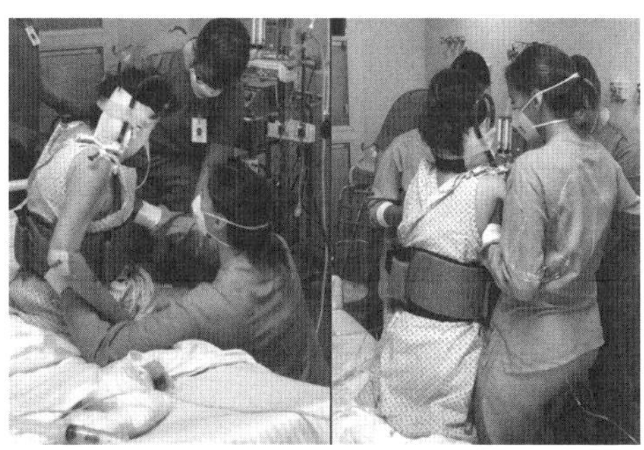

FIGURA 5 Mobilização do paciente em uso de ECMO VV.

Fonte: Acervo dos autores.

- Uso de altas doses de inotrópicos ou vasopressores e aumento dessas drogas nas últimas 12 horas;
- Distúrbios musculoesqueléticos severos;
- Instabilidade das cânulas da ECMO;
- Anticoagulação fora dos limites apropriados;
- Lesão medular aguda;
- Hemorragia significativa;
- Arritmias graves;
- Acidemia grave.

Cuidados e segurança durante a mobilização

É importante enfatizar que, além da terapia de reabilitação, procedimentos de higiene, mobilizações e posicionamentos podem ser potencialmente perigosos, provocando instabilidade hemodinâmica e ventilatória, se as condições clínicas do paciente não forem consideradas antes do procedimento[33]. Dito isso, é importante verificar sinais vitais, nível neurológico, nível e necessidade de adequação de sedação e analgesia, além de avaliar o estado hemodinâmico, a estabilidade do fluxo sanguíneo extracorpóreo e a saturação arterial. Deve-se também verificar a fixação de todos os dispositivos e avaliar o comprimento do circuito em relação à cama e ao espaço disponível[33,47]. Após a avaliação do paciente, o planejamento do procedimento é importante para otimizar o tempo e reduzir os riscos relacionados a ele.

Durante a mobilização, seja ela qual for, o mau posicionamento das cânulas, torção e/ou deslocamento podem levar à interrupção do fluxo sanguíneo, resultando em uma hipoxemia grave e sangramento no local da punção. Deve-se avaliar previamente a necessidade de aumentar o fluxo sanguíneo por ECMO para a realização de determinado procedimento em pacientes com falência pulmonar anterior e que não respondam ao incremento de oxigênio pelo oxigenador. Como dito anteriormente, deve-se prontamente intervir caso haja qualquer alteração dos sinais vitais e fluxo sanguíneo das cânulas e, se a resposta não for satisfatória, interromper a terapia/mobilização imediatamente[45].

Posicionamento no leito

Um ponto importante a ser discutido é o posicionamento no leito, que deve ser parte de todo o plano terapêutico. O membro inferior, cuja cânula da ECMO está puncionada, pode ser fletido em até no máximo 30 graus. Deve-se ter cuidado também quanto ao posicionamento da cabeça nos pacientes em que a cânula esteja localizada em veia jugular.

É de extrema importancia a mudança de decúbito em qualquer paciente acamado a fim de evitar lesões por pressão, entretanto, a lateralização de pacientes instáveis em ECMO deve ser feita com posicionadores de no máximo 15°. Atenção especial deve ser dada ao posicionamento dos pés, com o intuito de prevenir encurtamentos e deformidades.

ESTUDO DE CASO

Apresentação

Homem de 29 anos, portador de fibrose pulmonar idiopática, hipertensão pulmonar (HP) grupo 3 e disfunção grave de ventrículo direito (VD). Necessita de internação hospitalar devido à piora do quadro clínico com aumento da necessidade de O_2 suplementar e à piora clínica nos últimos dias. O paciente encontra-se priorizado em fila para transplante pulmonar.

Introdução

A fibrose pulmonar idiopática se apresenta como uma doença fibrótica, crônica e progressiva que acomete o trato respiratório inferior, geralmente afetando adultos com mais de 40 anos, sendo o tipo mais comum de pneumonia intersticial idiopática[48].

A hipertensão pulmonar (HP) pode ser definida como uma pressão arterial média da artéria pulmonar, superior a 20 mmHg com o paciente em repouso[49]. É classificada em 5 grupos, de acordo com a etiologia. Os pacientes que apresentam doença pulmonar crônica ou doenças que causam hipoxemia são classificados no grupo 3[50].

Uma complicação relacionada à hipertensão pulmonar é o *cor pulmonale*, que se apresenta como alterações estruturais do ventrículo direito (hipertrofia e dilatação) ou disfunção ventricular induzidas pela HP e associadas à doença pulmonar crônica ou à hipoxemia (HP do grupo 3)[51].

Histórico

Paciente com fibrose pulmonar desde a infância, com deterioração respiratória progressiva, levando a hipertensão pulmonar e disfunção grave de ventrículo direito (*cor pulmonale*) (Figura 6), em dependência de oxigênio domiciliar.

Necessita de internação hospitalar devido à piora respiratória, apresentando dispneia e necessidade de aumento do fluxo de oxigênio.

Durante a internação hospitalar, apresenta piora do desconforto respiratório e dispneia importante, levando a crises de tosse e êmese. Faz angiotomografia, que descarta a presença de tromboembolismo pulmonar.

Devido à rápida deterioração clínica com hipoxemia e dificuldade para se alimentar por causa da dispneia, é transferido para a unidade de terapia intensiva em uso de cateter nasal de alto fluxo (CNAF).

Realiza ecocardiograma transtorácico, confirmando as alterações cardíacas:

- Fração de ejeção do ventrículo esquerdo (FEVE) 50%.
- Átrio direito (AD): Com dilatação importante.
- Ventrículo esquerdo (VE): De dimensões normais; desempenho sistólico reduzido em grau discreto por movimentação anômala do septo interventricular. Função diastólica do VE aparentemente normal.
- Ventrículo direito (VD): Com dilatação importante; discreto aumento da espessura miocárdica.

Permanece na UTI por 2 dias, onde faz os exames pré-transplante e aguarda a disponibilização do órgão.

No momento anterior ao transplante encontrava-se vigil e contactuante, estável, sem uso de drogas vasoativas, apresentando taquicardia sinusal e taquipneia, saturação periférica de O_2 (SpO_2) entre 92 e 93%

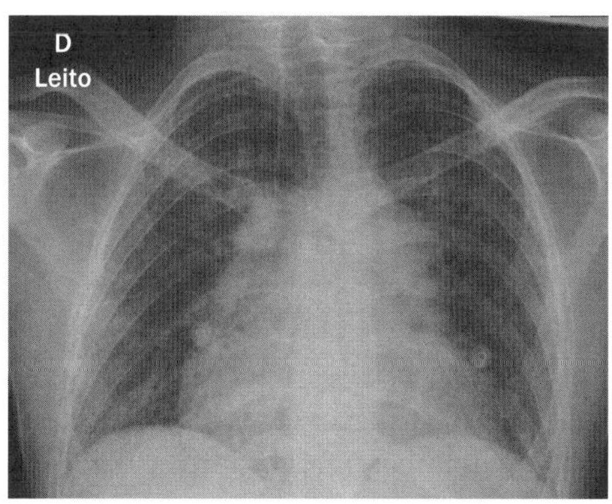

FIGURA 6 Radiografia do paciente pré-transplante pulmonar.
Fonte: Acervo dos autores.

na utilização de máscara não reinalante a 15 L/min.

Após a disponibilização de um órgão compatível, foi encaminhado para o centro cirúrgico para o transplante pulmonar. Durante a indução anestésica apresenta parada cardiorrespiratória (PCR) em assistolia. Foram iniciadas imediatamente as manobras de reanimação cardiorrespiratória (RCP), sem resposta às compressões torácicas e às drogas.

Optou-se por ressuscitação cardiopulmonar com ECMO VA (ECPR), conectada ao sistema e iniciada ECMO após 36 minutos de PCR assistida.

> Dilema da equipe: realização do transplante pulmonar após a PCR, sem a possibilidade de avaliação neurológica do paciente.

Devido ao órgão já se encontrar em trânsito para a instituição e a sua possível perda, optou-se pela equipe realizar o transplante pulmonar.

Desenvolvimento do caso

A ECMO VA é um dispositivo mecânico invasivo temporário idealizado para fornecer suporte cardíaco e pulmonar total ou parcial em pacientes que apresentem insuficiência cardíaca e respiratória aguda refratária às medidas convencionais.

A ressuscitação por membrana extracorpórea (R-ECMO) se caracteriza pela rápida implementação de suporte cardiopulmonar mecânico em pacientes com deterioração aguda. Inclui a implementação da ECMO VA na emergência nos casos de ressuscitação cardiopulmonar extracorpórea (ECPR). A ECPR se apresenta como a implementação mais desafiadora da ECMO[52].

Após a realização do transplante pulmonar é admitido na UTI em suporte ECMO VA, sedado com propofol 1 mg/kg/h em RASS –4, intubado em ventilação mecânica protetora a 4 mL/kg, FiO_2 de 100% para uma SpO_2 de 95%, hemodinamicamente instável com necessidade de noradrenalina 0,1 mcg/kg/min, adrenalina 0,1 mcg/kg/min e dobutamina 10 mcg/kg/min.

ECMO com canulação periférica em membro inferior esquerdo, drenagem em veia femoral esquerda e retorno em artéria femoral esquerda com cânula de reperfusão, perfusão do membro canulado preservada. Os parâmetros do suporte são: fluxo de 2 L/min, *blender* de 50% e fluxo de gases de 2 L/min.

Durante a admissão na UTI apresentou queda da saturação e piora da instabilidade hemodinâmica com necessidade de aumento do fluxo para 4,5 L/min e *blender* para 100%, sendo estabilizado. Ainda durante a admissão, apresentou queda importante do fluxo da ECMO, com chicoteamento das cânulas, recebendo 1.000 mL de soro ringer lactato com restabelecimento do fluxo.

Após a estabilização, foram estabelecidas as metas do cuidado pela equipe multiprofissional:

- Titular sedação para RASS de 0 a –1;
- Instalar NIRS cerebral e tissular;
- Manter saturação entre 92 e 95% – *blender* mínimo de 40% – e VM protetora;
- Manter PAM entre 60 e 70 mmHg – desmame de dobutamina e início de nitroprussiato, quando possível;
- pH 7,35-7,45;
- Sem anticoagulação no momento – manter fluxo mínimo de 3,5 L/min;
- Hb > 8,0 g/dL;
- ECOTT amanhã de controle.

No dia seguinte foi realizado o ecocardiograma transtorácico, com o seguinte resultado:

- FEVE 50%.
- Átrio direito: com dilatação moderada.
- Ventrículo direito: com dilatação discreta; desempenho sistólico reduzido em grau leve.

Mantidas as metas do cuidado, sem alterações significativas.

No 2º dia do pós-operatório (PO), conforme a condução da equipe de acordo com as metas do cuidado, a sedação foi desligada e iniciou-se dexmedetomidina para controle da ansiedade. Permaneceu confortável na VM protetora, sendo desligadas as drogas vasoativas; entretanto, apresenta alcalose mista, com piora da função renal nos exames laboratoriais e oligúria (Quadro 4).

Solicitada avaliação da nefrologia, que indicou terapia de substituição renal contínua na modalidade CVVHDF.

Iniciada a CRRT e complementadas as metas do cuidado:

- Manter parâmetros da ECMO VA para descompressão do VD por pelo menos 72-96h;
- Inserir pressão arterial invasiva em artéria radial direita;
- Realizar passagem de sonda nasoenteral para início de nutrição;
- Manter balanço hídrico de –500 a –1.000 mL em 24h, se hemodinâmica do paciente permitir;
- Discutir melhor momento para iniciar anticoagulação com HNF;
- Realizar ecocardiograma diário de controle.

Foram atingidas as metas do cuidado no 3º dia após o transplante, porém ainda mantendo alcalose mista e plaquetopenia (54.000) (Quadro 5). Nesse momento, o fluxo de gases já estava no mínimo (0,5 L/min) e a VM já estava ajustada para o controle do CO_2. A troca gasosa estava sendo realizada pelo pulmão nativo, então a intervenção que poderia corrigir a alcalose seria o ajuste do bicarbonato no banho de diálise.

As metas complementares de cuidado nesta data foram:

- Iniciar dexmedetomidina à noite + benzodiazepínicos via sonda;
- Solicitar para nefrologia ajustar o bicarbonato no banho de diálise para correção da alcalose;
- Iniciar HNF 625 UI fixo, mesmo com plaquetopenia.

O paciente permanecia estável no 4º PO. Entretanto, apresentou uma piora na imagem da radiografia de tórax. Com isso, solicitou-se broncoscopia para avaliação do lobo inferior direito (Figura 7).

Vale lembrar que as metas do cuidado sempre são complementadas, sendo mantidas as que não necessitam de alteração. Nesse momento apresentamos todas as metas do cuidado, com o intuito de demonstrar como ocorrem diariamente:

- Manter RASS de 0 a –1;
- Manter INVOS cerebral e tissular > 20% da linha de base inicial;
- Manter VM protetora – Sat 92-95%;
- Manter PAM 60-70 mmHg – titular vasodilatador (nitroprussiato);
- ECMO VA (titular parâmetros para atingir as metas):
  - Fluxo 3,5 L/min
  - *Blender* 40% (mínimo)
  - Fluxo gases 0,5 L/min (mínimo)
- pH 7,35-7,45;
- Hb > 8,0 g/dL;
- Broncoscopia para avaliar lobo inferior direito;
- Manter intubação orotraqueal;
- Novo ECO para avaliação do VD;

- Amanhã programação de teste de autonomia 3 fluxos ECMO 3,5 → 2,5 > 1,5 L/min – analisar função cardíaca e hemodinâmica;
- Aumento de TTPa 1.000 UI/h e observar sangramento. Caso estável ao longo do dia, otimizar para TTPa 1,5-2,0.

O ecocardiograma do 5º PO, realizado com a redução dos fluxos para desmame do suporte extracorpóreo, apresentou o seguinte resultado:

- Ventrículo direito: Com dilatação discreta; desempenho sistólico reduzido em grau leve.
- Sem alterações significativas nos parâmetros das funções sistólicas dos ventrículos com as seguintes reduções: 3,5 para 2,5 e 1,5 L/min.

Foram mantidas as metas do cuidado estabelecidas até o 7º dia após o transplante pulmonar, quando foi realizada a extubação pela manhã. Apresentou desconforto respiratório no período da tarde, sendo utilizada ventilação não invasiva no modo BIPAP pela equipe da fisioterapia.

Realizou-se teste de autonomia à beira do leito, guiado com ecocardiograma no qual foi reduzido o fluxo da ECMO para análise da função sistólica biventricular. Não se observaram alterações significativas nos parâmetros das funções sistólicas dos ventrículos com as seguintes alterações de fluxo (3 → 2 → 1 L/min).

Com esse resultado foram alinhadas entre a equipe as seguintes metas do cuidado:

- Teste de autonomia no centro cirúrgico e posterior decanulação;

Quadro 4 Resultados de exames laboratoriais

Exames de laboratório	15/MAR/21 13:20 BRT	15/MAR/21 11:22 BRT
Ácido lático arterial	* (A) 15,0	* (A) 20,0
pH (gasometria arterial)	* (P) 7,551	* (P) 7,645
pCO_2 (gasometria arterial)	37,5	(B) 28,9
pO_2 (gasometria arterial)	(B) 62,3	86,8
BE (gasometria arterial)	(A) 9,6	(A) 10,3
HCO_3 (gasometria arterial)	(A) 32,9	(A) 32,1
CO_2 (gasometria arterial)	(A) 34,1	(A)33,0
Saturação da Hb (gasometria arterial)	(A) 97,3	(A) 99,3
Ct Hb (gasometria arterial)	(B) 10,0	(B) 10,2
p50 (gasometria arterial)	(B) 22,5	(B) 20,1
FO_2Hb (gasometria arterial)	94,3	95,9
Carboxi-hemoglobina (gasometria arterial)	(A) 2,2	2,0
Meta-hemoglobina (gasometria arterial)	(A) 0,9	(A) 1,4
CtO_2 (gasometria arterial)	(B) 6,0	(B) 6,2
Ânion gap (gasometria arterial)	12,4	10,2
FiO_2 arterial	* 35	* 40

Fonte: Acervo dos autores.

- Transfusão de 2 concentrados de hemácia devido a Hb < 8,0 g/dL;
- Reserva de 2 concentrados de hemácia para o centro cirúrgico.

Na manhã do 8º dia do pós-operatório, foi encaminhado para o centro cirúrgico, onde realizou o teste de autonomia:

- FEVE 67%;
- Átrio esquerdo: de dimensões normais;
- Átrio direito: com dimensões normais;
- Ventrículo esquerdo: de dimensões normais; desempenho sistólico globalmente conservado; sem alteração contrátil segmentar; função diastólica normal;
- Ventrículo direito: de dimensões normais; com função sistólica global normal.

Quadro 5 Resultados de exames laboratoriais

Exames de laboratório	16/MAR/21 15:27 BRT
Ácido lático arterial	* (A) 17,0
pH (gasometria arterial)	* (P) 7,553
pCO_2 (gasometria arterial)	(B) 33,1
pO_2 (gasometria arterial)	(A) 90,8
BE (gasometria arterial)	(A) 6,7
HCO_3 (gasometria arterial)	(A) 29,3
CO_2 (gasometria arterial)	(A) 30,3
Saturação da Hb (gasometria arterial)	(A) 98,4
Ct Hb (gasometria arterial)	(B) 9,1
p50 (gasometria arterial)	(B) 22,2
FO_2Hb (gasometria arterial)	95,3
Carboxi-hemoglobina (gasometria arterial)	(A) 2,3
Meta-hemoglobina (gasometria arterial)	(A) 0,8
CtO_2 (gasometria arterial)	(B) 5,5
Ânion gap (gasometria arterial)	9,3
FiO_2 arterial	* 40

Fonte: Acervo dos autores.

Tendo em vista os resultados do ecocardiograma foi realizada a retirada do suporte extracorpóreo com sucesso e encaminhado para UTI, onde permaneceu por mais dois dias, quando foram retirados os drenos torácicos e evoluiu para hemodiálise intermitente.

Recebeu alta para a unidade semi-intensiva no 10º pós-operatório do transplante pulmonar.

Processo de Enfermagem (PE)

Evolução de enfermagem

Paciente no 1º PO de transplante pulmonar, em suporte ECMO devido à PCR ocorrida durante indução anestésica. Evolui hemodinamicamente instável, afebril em uso de meropeném, bactrim e vancomicina.

AN: Sedado com propofol 0,8 mg/kg/h, RASS –4, pupilas isocóricas e fotorreagentes. **AP:** IOT em VM modalidade PCV, parâmetros: FiO_2 100%, PEEP: 10 cmH_2O, PS: 10 cmH_2O TI:TE – 1:3, COT nº 22 com aspiração subglótica contínua, conforme protocolo de prevenção de PAV, MV+ diminuídos globalmente, gasometria arterial com alcalose mista: pH 7,56, $PaCO_2$ 34, PaO_2 130 mmHg, BE +6,6, HCO_3 29,3. **ACV:**

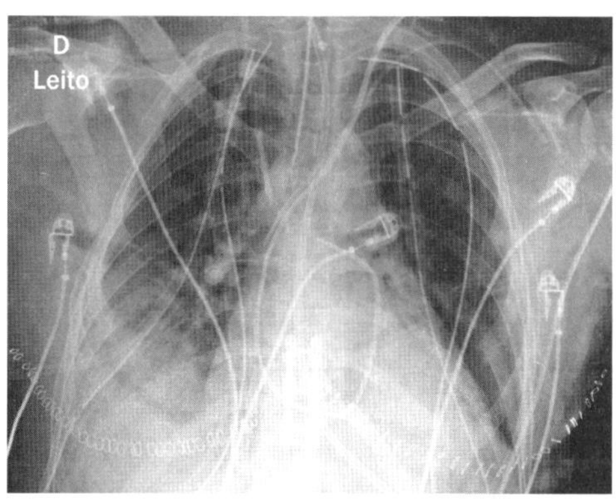

FIGURA 7 Radiografia de tórax.

Fonte: Acervo dos autores.

BCRNF em 2T s/sopro, PAM 55-75 mmHg em uso de noradrenalina 0,1 mcg/kg/min, adrenalina 0,1 mcg/kg/min e dobutamina 10 mcg/kg/min, perfusão periférica preservada, pulso radial presente, INVOS MMII D 68 E 65. **ATGI:** jejum, RHA diminuídos, evacuação ausente. **AGU:** CVD com débito de presente, BH – 800 mL. **AT:** pele íntegra, uso de proteção em região sacral e calcâneos. **Profilaxias:** Pantozol.

Dispositivos: PAI AFE, CVC VJIE, SWAN GANZ VJID, Shilley VJD, CVD, ECMO cânulas acesso VFD 23 Fr e retorno AFD 21 Fr.

ECMO: rotação 3.100 rpm, fluxo 3,50 lpm, FiO_2 70%, FGF 0,5 lpm pré-membrana 165 mmHg, pós-membrana 155 mmHg, gradiente 10 mmHg. Sem anticoagulação devido a pós-operatório.

Diagnósticos de enfermagem

Débito cardíaco diminuído: CD (fração de ejeção diminuída); **FR** (contratilidade alterada, pré-carga alterada e volume de ejeção alterado).

Perfusão tissular periférica ineficaz: CD (alteração na característica da pele); **FR** (uso de drogas vasoativas e procedimento intravascular ECMO).

Risco de perfusão tissular cerebral ineficaz: FRi (suporte extracorpóreo).

Resultados de enfermagem

Débito cardíaco – repouso cardíaco para restabelecimento e remodelamento cardíaco promovido pelo suporte ECMO e utilização de inotrópico. Classificação da meta do resultado: até 24 horas após o início do manejo terapêutico, o paciente apresenta melhora do débito cardíaco, evidenciada pelo lactato 10 mg/dL e $SvCO_2$ 65 mmHg.

Perfusão tissular – adequação do fluxo sanguíneo através dos órgãos do corpo para funcionar ao nível celular. Classificação da meta do resultado: até 96 horas após o diagnóstico, o paciente tem perfusão de tecido adequada, evidenciada em pulsos periféricos > 2+ numa escala de 0 a 4+; bom enchimento capilar (< 2 segundos); PAM > 65 mmHg e Hb > 8,0.

Intervenções de enfermagem

- Conferir o estado neurológico, avaliando as pupilas para verificar perfusão cerebral.
- Comunicar a equipe médica se hipoxemia ou hipercapnia recente ou persistente.
- Monitorar resultados de gasometria arterial para detectar presença de hipercapnia ou hipoxemia. Monitorizar a saturação via oximetria de pulso.
- Monitorar o uso de drogas vasoativas para manter PAM > 65 mmHg.
- Avaliar extremidades a cada hora quanto a cor, temperatura, enchimento capilar e pulsos distais.
- Realizar e anotar balanço hídrico.
- Monitorar balanço hídrico e débito urinário.
- Estabelecer uma comunicação aberta e honesta (família).
- Avaliar o entendimento da paciente e da família ou acompanhante sobre o estado e prognóstico de saúde, esclarecer quaisquer dúvidas ou percepções errôneas.

Legenda das siglas: AN – aparelho neurológico; **AP** – aparelho pulmonar; **ACV** – aparelho cardiovascular; **ATGI** – aparelho trato gastrointestinal; **AGU** – aparelho geniturinário; **AT** – aparelho tegumentar; **CD** – características definidoras; **FR** – fatores relacionados; **PR** – população de risco; **CA** – condições associadas; **FRi** – fatores de risco.

Desfecho

Nesse caso, foi possível observar que a assistência ao paciente crítico, realizada por uma equipe multidisciplinar qualificada, está diretamente relacionada a melhores desfechos.

O paciente apresentou PCR durante a indução anestésica, sendo prontamente atendido com RCP de qualidade, como preconiza a *American Heart Association*. Foi identificada a refratariedade, e a não responsividade ao tratamento a ECPR foi indicada em momento preciso e iniciada com 36 minutos de PCR.

A equipe optou pela realização do transplante pulmonar, momento de maior impasse, pois não eram conhecidas as condições neurológicas do paciente pós-PCR. Decisão que se mostrou assertiva devido ao risco de perda do órgão.

Na UTI, os cuidados prestados pelo time ECMO, que é composto por médicos, enfermeiros e fisioterapeutas especialistas, fizeram total diferença para o desfecho satisfatório. A presença de um enfermeiro 24h por dia à beira do leito, realizando os ajustes necessário para atingir as metas do cuidado proposto pelo time, é essencial.

O paciente permaneceu com suporte extracorpóreo por 10 dias, apresentando recuperação da função cardíaca, recebendo alta para reabilitação em unidade semi-intensiva sem qualquer sequela, inclusive neurológica, relacionada a PCR ou ao transplante pulmonar.

VAMOS PRATICAR?

1. Um critério para indicação de ECMO VV é:
   a. Insuficiência cardíaca após infarto agudo do miocárdio.
   b. Choque cardiogênico refratário ao uso de inotrópicos e drogas vasoativas.
   c. Parada cardiorrespiratória (PCR).
   d. Hipercapnia com pH < 7,25 com $PaCO_2 > 60$ mmHg.

2. Os fatores que podem agravar a lesão pulmonar induzida pelo ventilador mecânico estão descritos abaixo, exceto:
   a. Excesso de esforço da musculatura respiratória e assincronia paciente ventilador.
   b. Volume corrente acima de 6 mL/kg, baseado no peso predito do paciente, pressão de platô maior que 30 cmH_2O e pressão de distensão maior que 15 cmH_2O.
   c. Frequência respiratória normal e PEEP de 6 cmH_2O.
   d. Assincronia paciente ventilador e valor elevado de PEEP.

3. Assinale a alternativa que contém três condições clínicas diante das quais não se deve mobilizar o paciente em ECMO:
   a. Parâmetros de ECMO estáveis, cânula mal posicionada e ausência de arritmias.
   b. Hipoxemia grave, estabilidade hemodinâmica e Hb > 8,0.
   c. Hipoxemia grave, sangramento com Hb < 9,0 e plaquetopenia (≤ 45.000/m^3).
   d. Parâmetros de ECMO em ascensão, cânula com elevado risco de deslocamento e hipoxemia grave.

4. A assistência de enfermagem relacionada à monitorização da anticoagulação pode ser dividida em três áreas (cuidados com o sistema, com a anticoagulação e com o paciente). Em relação ao sistema, os cuidados devem incluir:

a. Realizar a inspeção de todo o circuito a cada hora, buscando a presença de coágulos e fibrina.
b. Monitorizar o gradiente de pressão transmembrana.
c. Promover a anticoagulação em infusão contínua.
d. Todas as alternativas estão corretas.

5. São atribuições e responsabilidades do enfermeiro no cuidado ao paciente em suporte ECMO, exceto:
   a. Exame físico com avaliação neurológica, respiratória, hemodinâmica, renal, nutricional, infecciosa e tegumentar, além do equilíbrio de fluidos e eletrólitos.
   b. Identificação e resolução de emergências relacionadas ao paciente ou ao sistema.
   c. Prescrição de medicamentos caso o paciente apresente hipertermia.
   d. Coleta de exames laboratoriais do sistema.

REFERÊNCIAS

1. Guglin M, Zucker MJ, Bazan VM, Bozkurt B, El Banayosy A, Estep JD, et al. Venoarterial ECMO for Adults: JACC Scientific Expert Panel. J Am Coll Cardiol. 2019;73(6):698-716. Doi: https://doi.org/10.1016/j.jacc.2018.11.038
2. Richardson ASC, Tonna JE, Nanjayya V, Nixon P, Abrams DC, Raman L, et al. Extracorporeal Cardiopulmonary Resuscitation in Adults. Interim Guideline Consensus Statement From the Extracorporeal Life Support Organization. Asaio j. 2021;67(3):221-8. Doi: https://doi.org/10.1097/MAT.0000000000001344
3. Brodie D, Slutsky AS, Combes A. Extracorporeal Life Support for Adults With Respiratory Failure and Related Indications: A Review. JAMA. 2019;322(6):557-68. Doi: https://doi.org/10.1001/jama.2019.9302
4. Illum B, Odish M, Minokadeh A, Yi C, Owens RL, Pollema T, et al. Evaluation, Treatment, and Impact of Neurologic Injury in Adult Patients on Extracorporeal Membrane Oxygenation: a Review. Curr Treat Options Neurol. 2021;23(5):15. Doi: https://doi.org/10.1007/s11940-021-00671-7
5. Hill JD, O'Brien TG, Murray JJ, Dontigny L, Bramson ML, Osborn JJ, et al. Prolonged extracorporeal oxygenation for acute post-traumatic respiratory failure (shock-lung syndrome). Use of the Bramson membrane lung. N Engl J Med. 1972;286(12):629-34. Doi: https://doi.org/10.1056/NEJM197203232861204
6. Tonna JE, Abrams D, Brodie D, Greenwood JC, Rubio Mateo-Sidron JA, Usman A, et al. Management of Adult Patients Supported with Venovenous Extracorporeal Membrane Oxygenation (VV ECMO): Guideline from the Extracorporeal Life Support Organization (ELSO). ASAIO J. 2021;67(6):601-10. Doi: https://doi.org/10.1097/MAT.0000000000001432
7. Putowski Z, Szczepańska A, Czok M, Krzych Ł J. Veno-Venous Extracorporeal Membrane Oxygenation in COVID-19-Where Are We Now? Int J Environ Res Public Health. 2021;18(3):1173. 10.3390/ijerph18031173
8. Dechert RE, Park PK, Bartlett RH. Evaluation of the oxygenation index in adult respiratory failure. J Trauma Acute Care Surg. 2014;76(2):469-73. Doi: https://doi.org/10.1097/TA.0b013e3182ab0d27
9. Villar J, Ambrós A, Soler JA, Martínez D, Ferrando C, Solano R, et al. Age, PaO2/FIO2, and Plateau Pressure Score: A Proposal for a Simple Outcome Score in Patients With the Acute Respiratory Distress Syndrome. Crit Care Med. 2016;44(7):1361-9. Doi: https://doi.org/10.1097/CCM.0000000000001653
10. Slutsky AS, Ranieri VM. Ventilator-induced lung injury. N Engl J Med. 2013;369(22):2126-36. Doi: https://doi.org/10.1056/NEJMra1208707
11. Curley GF, Laffey JG, Zhang H, Slutsky AS. Biotrauma and Ventilator-Induced Lung Injury: Clinical Implications. Chest. 2016;150(5):1109-17. Doi: https://doi.org/10.1016/j.chest.2016.07.019
12. Combes A, Peek GJ, Hajage D, Hardy P, Abrams D, Schmidt M, et al. ECMO for severe ARDS: systematic review and individual patient data meta-analysis. Intensive Care Med. 2020;46(11):2048-57. Doi: https://doi.org/10.1007/s00134-020-06248-3
13. Chiu LC, Lin SW, Chuang LP, Li HH, Liu PH, Tsai FC, et al. Mechanical power during extracorporeal membrane oxygenation and hospital mortality in patients with acute respiratory distress syndrome. Crit Care. 2021;25(1):13. Doi: https://doi.org/10.1186/s13054-020-03428-x
14. Abrams D, Schmidt M, Pham T, Beitler JR, Fan E, Goligher EC, et al. Mechanical Ventilation for Acute Respiratory Distress Syndrome during Extracorporeal Life Support. Research and Practice. Am J Respir Crit Care Med. 2020;201(5):514-25. Doi: https://doi.org/10.1164/rccm.201907-1283CI
15. Crotti S, Bottino N, Ruggeri GM, Spinelli E, Tubiolo D, Lissoni A, et al. Spontaneous Breathing during

Extracorporeal Membrane Oxygenation in Acute Respiratory Failure. Anesthesiology. 2017;126(4):678-87. Doi: https://doi.org/10.1097/ALN.0000000000001546

16. Badulak J, Antonini MV, Stead CM, Shekerdemian L, Raman L, Paden ML, et al. Extracorporeal Membrane Oxygenation for COVID-19: Updated 2021 Guidelines from the Extracorporeal Life Support Organization. ASAIO J. 2021;67(5):485-95. Doi: https://doi.org/10.1097/MAT.0000000000001422
17. Fan E, Del Sorbo L, Goligher EC, Hodgson CL, Munshi L, Walkey AJ, et al. An Official American Thoracic Society/European Society of Intensive Care Medicine/Society of Critical Care Medicine Clinical Practice Guideline: Mechanical Ventilation in Adult Patients with Acute Respiratory Distress Syndrome. Am J Respir Crit Care Med. 2017;195(9):1253-63. Doi: https://doi.org/10.1164/rccm.201703-0548ST
18. Sahetya SK, Goligher EC, Brower RG. Fifty Years of Research in ARDS. Setting Positive End-Expiratory Pressure in Acute Respiratory Distress Syndrome. Am J Respir Crit Care Med. 2017;195(11):1429-38. Doi: https://doi.org/10.1164/rccm.201610-2035CI
19. Schmidt M, Pellegrino V, Combes A, Scheinkestel C, Cooper DJ, Hodgson C. Mechanical ventilation during extracorporeal membrane oxygenation. Crit Care. 2014;18(1):203. Doi: https://doi.org/10.1186/cc13702
20. Amato MB, Meade MO, Slutsky AS, Brochard L, Costa EL, Schoenfeld DA, et al. Driving pressure and survival in the acute respiratory distress syndrome. N Engl J Med. 2015;372(8):747-55. Doi: https://doi.org/10.1056/NEJMsa1410639
21. Chiu LC, Hu HC, Hung CY, Chang CH, Tsai FC, Yang CT, et al. Dynamic driving pressure associated mortality in acute respiratory distress syndrome with extracorporeal membrane oxygenation. Ann Intensive Care. 2017;7(1):12. Doi: https://doi.org/10.1186/s13613-017-0236-y
22. Del Sorbo L, Goffi A, Tomlinson G, Pettenuzzo T, Facchin F, Vendramin A, et al. Effect of Driving Pressure Change During Extracorporeal Membrane Oxygenation in Adults With Acute Respiratory Distress Syndrome: A Randomized Crossover Physiologic Study. Crit Care Med. 2020;48(12):1771-8. Doi: https://doi.org/10.1097/CCM.0000000000004637
23. Schmidt M, Pham T, Arcadipane A, Agerstrand C, Ohshimo S, Pellegrino V, et al. Mechanical Ventilation Management during Extracorporeal Membrane Oxygenation for Acute Respiratory Distress Syndrome. An International Multicenter Prospective Cohort. Am J Respir Crit Care Med. 2019;200(8):1002-12. Doi: https://doi.org/10.1164/rccm.201806-1094OC
24. Gattinoni L, Tonetti T, Cressoni M, Cadringher P, Herrmann P, Moerer O, et al. Ventilator-related causes of lung injury: the mechanical power. Intensive Care Med. 2016;42(10):1567-75. Doi: https://doi.org/10.1007/s00134-016-4505-2
25. Chiu LC, Kao KC. Mechanical Ventilation during Extracorporeal Membrane Oxygenation in Acute Respiratory Distress Syndrome: A Narrative Review. J Clin Med. 2021;10(21):4953. Doi: https://doi.org/10.3390/jcm10214953
26. Al-Fares AA, Randhawa VK, Englesakis M, McDonald MA, Nagpal AD, Estep JD, et al. Optimal Strategy and Timing of Left Ventricular Venting During Veno-Arterial Extracorporeal Life Support for Adults in Cardiogenic Shock: A Systematic Review and Meta-Analysis. Circ Heart Fail. 2019;12(11):e006486. Doi: https://doi.org/10.1161/CIRCHEARTFAILURE.119.006486
27. Abrams D, Brodie D. The clinical management of patients on partial/total extracorporeal support. Curr Opin Crit Care. 2016;22(1):73-9. Doi: https://doi.org/10.1097/MCC.0000000000000273
28. Paulo CRdEdS. Parecer COREN SP GAB N 033 / 2011. São Paulo, 2011.
29. Medicina CFd. Processo Consulta CFM nº 29/2017 – Parecer CFM nº 42/2017. Brasília, Distrito Federal, 2017.
30. Melnikov S, Furmanov A, Gololobov A, Atrash M, Broyer C, Gelkop M, et al. Recommendations From the Professional Advisory Committee on Nursing Practice in the Care of ECMO-Supported Patients. Crit Care Nurse. 2021;41(3):e1-e8. Doi: https://doi.org/10.4037/ccn2021415
31. Zampieri FG, Salluh JIF, Azevedo LCP, Kahn JM, Damiani LP, Borges LP, et al. ICU staffing feature phenotypes and their relationship with patients' outcomes: an unsupervised machine learning analysis. Intensive Care Med. 2019;45(11):1599-607. Doi: https://doi.org/10.1007/s00134-019-05790-z
32. Sangalli F, Patroniti N, Pesenti A. ECMO-Extracorporeal Life Support in Adults. Italia: Springer-Verlag; 2014.
33. Mossadegh C, Combes A. Nursing Care and ECMO. 1. ed. Switzerland Springer Cham; 2017. VIII, 125 p.
34. V. Brogan T. ECMO Specialist Training Manual. Fourth ed. Ann Arbor, Michigan: Extracorporeal Life Support Organization (ELSO); 2018.
35. Oliver WC. Anticoagulation and coagulation management for ECMO. Semin Cardiothorac Vasc Anesth. 2009;13(3):154-75. Doi: https://doi.org/10.1177/1089253209347384
36. Murphy DA, Hockings LE, Andrews RK, Aubron C, Gardiner EE, Pellegrino VA, et al. Extracorporeal membrane oxygenation-hemostatic complications. Transfus Med Rev. 2015;29(2):90-101. Doi: https://doi.org/10.1016/j.tmrv.2014.12.001

37. Kato C, Oakes M, Kim M, Desai A, Olson SR, Raghunathan V, et al. Anticoagulation strategies in extracorporeal circulatory devices in adult populations. Eur J Haematol. 2021;106(1):19-31. Doi: https://doi.org/10.1111/ejh.13520
38. Kumar G, Maskey A. Anticoagulation in ECMO patients: an overview. Indian J Thorac Cardiovasc Surg. 2021;37(Suppl 2):241-7. Doi: https://doi.org/10.1007/s12055-021-01176-3
39. McMichael ABV, Ryerson LM, Ratano D, Fan E, Faraoni D, Annich GM. 2021 ELSO Adult and Pediatric Anticoagulation Guidelines. ASAIO J. 2022;68(3):303-10. Doi: https://doi.org/10.1097/MAT.0000000000001652
40. Mulder MMG, Fawzy I, Lancé MD. ECMO and anticoagulation: a comprehensive review. Neth J Crit Care. 2017;26(1):6-13.
41. Calhoun A. ECMO: Nursing Care of Adult Patients on ECMO. Crit Care Nurs Q. 2018;41(4):394-8. Doi: https://doi.org/10.1097/CNQ.0000000000000226
42. Buck ML. Control of Coagulation during Extracorporeal Membrane Oxygenation. J Pediatr Pharmacol Ther. 2005;10(1):26-35. Doi: https://doi.org/10.5863/1551-6776-10.1.26
43. Gaião SrM, Gomes AA, Paiva JAOrdC. Fatores prognósticos para mortalidade e recuperação da função renal em doentes com lesão renal aguda e necessidade de suporte renal em cuidados intensivos. Rev Bras Ter Intensiva. 2016;28(1):70-7. Doi: https://doi.org/10.5935/0103-507X.20160015
44. Kourek C, Nanas S, Kotanidou A, Raidou V, Dimopoulou M, Adamopoulos S, et al. Modalities of Exercise Training in Patients with Extracorporeal Membrane Oxygenation Support. J Cardiovasc Dev Dis. 2022;9(2):34. Doi: https://doi.org/10.3390/jcdd9020034
45. Cazati CD, RL P. Fisioterapia no paciente hemodinamicamente instável. In: Knobel, editor. Monitorização e hemodinâmica e estados de choque. São Paulo: Editora dos editores; 2022. p. 622-33.
46. Abrams D, Garan AR, Brodie D. Awake and fully mobile patients on cardiac extracorporeal life support. Ann Cardiothorac Surg. 2019;8(1):44-53. Doi: https://doi.org/10.21037/acs.2018.08.03
47. Redaelli S, Zanella A, Milan M, Isgrò S, Lucchini A, Pesenti A, et al. Daily nursing care on patients undergoing venous-venous extracorporeal membrane oxygenation: a challenging procedure. J Artif Organs. 2016;19(4):343-9. Doi: https://doi.org/10.1007/s10047-016-0912-y
48. Raghu G, Collard HR, Egan JJ, Martinez FJ, Behr J, Brown KK, et al. An official ATS/ERS/JRS/ALAT statement: idiopathic pulmonary fibrosis: evidence-based guidelines for diagnosis and management. Am J Respir Crit Care Med. 2011;183(6):788-824. Doi: https://doi.org/10.1164/rccm.2009-040GL
49. Simonneau G, Montani D, Celermajer DS, Denton CP, Gatzoulis MA, Krowka M, et al. Haemodynamic definitions and updated clinical classification of pulmonary hypertension. Eur Respir J. 2019;53(1):1801913. Doi: https://doi.org/10.1183/13993003.01913-2018
50. Nathan SD, Barbera JA, Gaine SP, Harari S, Martinez FJ, Olschewski H, et al. Pulmonary hypertension in chronic lung disease and hypoxia. Eur Respir J. 2019;53(1):1801914. Doi: https://doi.org/10.1183/13993003.01914-2018
51. Budev MM, Arroliga AC, Wiedemann HP, Matthay RA. Cor pulmonale: an overview. Semin Respir Crit Care Med. 2003;24(3):233-44. Doi: https://doi.org/10.1055/s-2003-41105
52. Shinar Z, Badulak J. ECPR AND Resuscitative ECMO: A Detailed Look at Emergent Extracorporeal Life Support: Extracorporeal Life Support Organization. Artificial Organs. 2022;46(1):27-9. Doi: https://doi.org/10.1111/aor.14111

GABARITO

1. Resposta: D
   Comentário: A hipercapnia com pH < 7,25 com $PaCO_2$ > 60 mmHg, por um período maior que 6 horas na utilização de ventilação mecânica otimizada, é um critério para indicação de ECMO VV.

2. Resposta: C
   Comentário: Frequência respiratória e PEEP normais não contribuem para a ocorrência de lesão pulmonar.

3. Resposta: D
   Comentário: Não é indicada a mobilização em pacientes clinicamente instáveis ou com risco de deslocamento das cânulas da ECMO.

4. Resposta: D
   Comentário: Todas as alternativas estão corretas.

5. Resposta: C
   Comentário: A prescrição dos medicamentos deverá ser realizada pelo médico.

CAPÍTULO 6

Assistência de enfermagem ao paciente crítico com injúria renal aguda e necessidade de terapia de suporte renal

Camila Lima
Igor Smolentzov
Mariana de Freitas Grassi

RESUMO

A injúria renal aguda (IRA) é uma complicação comum na terapia intensiva, em que a terapia de suporte renal muitas vezes é requerida. O profissional da enfermagem acompanha de perto esse processo e seu conhecimento pode ajudar, desde o alerta para o diagnóstico precoce da IRA até a escolha da terapia junto à equipe multidisciplinar, na elaboração do cuidado de enfermagem no contexto da terapia, incluindo a inserção, a manutenção e o término, além de otimizar a eficiência e a eficácia do método de suporte renal e a prevenção de complicações inerentes à terapia.

TÓPICOS ABORDADOS

1. Disfunção renal e o diagnóstico da injúria renal aguda no paciente crítico.
2. Manejo terapêutico da injúria renal aguda.
3. O papel da enfermagem no paciente crítico com disfunção renal.
4. Principais métodos dialíticos na terapia intensiva.
5. Complicações em pacientes com disfunção renal e uso da terapia de suporte renal.
6. Cuidados de enfermagem em pacientes com terapia de suporte renal.

OBJETIVOS DE APRENDIZAGEM

Que ao final deste capítulo, o leitor seja capaz de conceituar o diagnóstico de injúria renal aguda (IRA); interpretar o panorama do diagnóstico da IRA no paciente em terapia intensiva; planejar os cuidados de enfermagem ao paciente com IRA; avaliar as indicações e contraindicações dos métodos dialíticos; elencar os principais métodos dialíticos; correlacionar os cuidados de enfermagem com o paciente submetido ao método dialítico; e aplicar o conteúdo em um caso clínico.

DISFUNÇÃO RENAL E O DIAGNÓSTICO DA INJÚRIA RENAL AGUDA NO PACIENTE CRÍTICO

A injúria renal aguda (IRA) é uma síndrome com alto impacto na morbidade e mortalidade dos pacientes. Essa alteração súbita da função renal é consequência de interações complexas entre o insulto causador e uma tempestade inflamatória subsequente a esse insulto. A prevalência dessa síndrome pode variar entre 5% e 10% em pacientes não hospitalizados e entre 10% e 40% entre pacientes que necessitam de suporte intensivo[1].

Débito urinário e elevação da creatinina sérica (sCr) são as duas variáveis utilizadas para a classificação de IRA. Um aumento de sCr maior ou igual a 0,3 mg/dL em 48 horas ou diminuição do débito urinário fazem o diagnóstico dessa patologia.

Quanto maior a classificação de *Kidney Disease: Improving Global Outcomes* (KDIGO), mais grave a injúria renal aguda e, a depender da reserva funcional do paciente e da etiologia do insulto, maior a chance da necessidade de terapia de suporte renal (TSR) (Quadro 1).

Fatores de risco importantes para IRA são: doença renal crônica (DRC), diabetes, insuficiência cardíaca e hipertensão arterial sistêmica. Algumas das principais causas de IRA incluem desidratação, comum em pacientes idosos e na população mais carente; quadros infecciosos com repercussão hemodinâmica; medicações nefrotóxicas; uso de contraste farmacológico; e obstruções no trato genitourinário[3].

Entre 40% e 70% dos casos de IRA em UTI são atribuíveis à sepse, que é caracterizada por uma disfunção orgânica com risco de morte, causada por uma resposta inflamatória exacerbada e desregulada do hospedeiro a uma infecção. Essa tempestade inflamatória cursa com alterações na macro-hemodinâmica, disfunção microvascular, aumento do estresse oxidativo e desarranjo do consumo celular energético[4].

Quadro 1 Classificação de *Kidney Disease: Improving Global Outcomes* – KDIGO[2]

Creatinina sérica	Débito urinário	Estágio
≥ 0,3 mg/dL 48 h ou 1,5-1,9 vez sCr de base em 7 dias	< 0 ,5 mL/kg/h por 6-12 horas	KDIGO 1
2-2,9 vezes sCr de base	< 0,5 mL/kg/h por ≥ 12 horas	KDIGO 2
≥ 4 mg/dL ou ≥ 3 vezes sCr de base	0,3 mL/kg/h por ≥ 24 horas ou anúria ≥ 12 h	KDIGO 3

Segundo o *Serviving Sepsis Campaign 2021*, o manejo hemodinâmico com reposição volêmica, administração de drogas vasoativas como a norepinefrina e o uso correto de antimicrobianos são estratégias imprescindíveis para o tratamento dessa importante causa de IRA[5].

Outra etiologia importante de IRA é a síndrome hepatorrenal (SHR), que consiste em uma grave complicação da doença hepática terminal. Ocorre em pacientes com disfunção circulatória que apresentam vasodilatação esplênica e intensa vasoconstrição renal não responsiva a reposição volêmica e com mínimas alterações renais histológicas. Para facilitar o diagnóstico de IRA secundária a SHR, muitas vezes bastante desafiador, esses pacientes devem estar compensados hemodinamicamente, sem uso de medicações nefrotóxicas, apresentar abdome ascítico e não serem responsivos a expansão com a dose correta de albumina[6]. Vasoconstritores, como a terlipressina em bomba de infusão contínua, são uma alternativa para o tratamento dessa patologia até o transplante hepático.

Pacientes em IRA têm pior prognóstico quando comparados àqueles sem essa alteração sistêmica. Além disso, existe uma relação entre IRA e doença renal crônica. A gravidade e o tempo em IRA são fatores de risco para pior desfecho renal desses pacientes[4].

MANEJO TERAPÊUTICO DA INJÚRIA RENAL AGUDA

A avaliação clínica e o exame físico são fundamentais para o reconhecimento precoce e o manejo da causa-base dessa síndrome. Informações sobre medicamentos, alergias e uso de drogas ilícitas recreativas devem fazer parte de uma anamnese cuidadosa.

Estado volêmico com rigoroso controle do balanço hídrico e parâmetros clínicos infecciosos são essenciais na elucidação da etiologia da IRA. Pacientes com distúrbios hidreletrolíticos refratários às medidas clínicas e IRA estabelecida são candidatos à necessidade de TSR para controle volêmico ou eletrolítico.

Após a indicação da TSR, é necessário escolher a modalidade a ser indicada. Essa escolha dependerá de diversos fatores, dentre eles a estabilidade hemodinâmica do paciente, sua necessidade devido à perda volêmica, estado neurológico e conhecimento da equipe médica e multidisciplinar.

Protocolos institucionais devem ser seguidos pela equipe assistente na tentativa de otimizar a eficiência e eficácia do método de suporte renal e tentar diminuir o número de complicações inerentes à terapia, como coagulação do sistema, perda de sítio venoso e infecção de cateter[5].

O PAPEL DA ENFERMAGEM NO PACIENTE CRÍTICO COM DISFUNÇÃO RENAL

A equipe de enfermagem atuante na Unidade de Terapia Intensiva (UTI) se depara com o paciente criticamente instável hemodinamicamente e gravemente enfermo. A partir do processo de enfermagem é possível aplicar o raciocínio clínico e identificar no histórico de enfermagem os principais problemas de saúde, sendo individuais, coletivos e/ou familiares. Os problemas de saúde nos levam a raciocinar clinicamente e elencar os diagnósticos de enfermagem prioritários do momento, os quais podem ser categorizados em de risco, focados no problema ou na promoção à saúde. Em seguida, elencam-se os resultados de enfermagem esperados e as intervenções de enfermagem, que devem ser reavaliados diariamente[9].

Nos pacientes com IRA hospitalizados na UTI, os principais diagnósticos de enfermagem, de acordo com a Taxonomia da NANDA-I[10], os resultados de enfermagem segundo a Taxonomia NOC[8] e as intervenções de enfermagem, de acordo com a Taxonomia NIC[11], refletem o estado atual e individualizado da necessidade do suporte dialítico e a evolução clínica. Os principais diagnósticos, resultados e intervenções de enfermagem elencados aos pacientes com IRA dialítica estão descritos no Quadro 2.

À medida que o paciente agrava a IRA e apresenta distúrbios hidroeletrolíticos, estado hipervolêmico, alteração nos controles ácidos-básicos, acúmulo de escórias nitrogenadas e diminuição do débito urinário, as intervenções de enfermagem aumentam consideravelmente para manter a homeostase.

Quadro 2 Principais diagnósticos, resultados e intervenções de enfermagem em pacientes com IRA dialítica[12]

Diagnóstico de Enfermagem	Resultados de Enfermagem	Intervenções de Enfermagem
Risco de infecção	Acesso para hemodiálise	Promoção contra infecção Controle de infecção Manutenção de acesso para diálise
Volume de líquidos excessivo	Equilíbrio hídrico	Controle hídrico Monitorização hídrica
Risco de desequilíbrio eletrolítico	Equilíbrio eletrolítico e ácido-base	Controle ácido-básico Controle de eletrólitos
Risco de volume de líquidos desequilibrados	Gravidade da sobrecarga hídrica	Controle de hipervolemia

Nos casos em que a IRA está instalada com impossibilidade do controle fisiológico, faz-se necessário o suporte dialítico com o objetivo de correção dos distúrbios volêmicos, a fim de diminuir o acúmulo de líquidos, uma vez que balanço hídrico positivo está associado a aumento da mortalidade. Além de a TSR corrigir alterações eletrolíticas, como disnatremias graves e hipercalemia, a terapia possibilita o controle ácido-básico na vigência de acidose metabólica.

A assistência de enfermagem aos pacientes submetidos a TSR artificial enfatiza três principais itens: realizar cuidados com o cateter como aplicação e troca de curativo, avaliar risco e presença de sangramentos e hematomas, observar presença de sinais flogísticos, heparinizar vias após o uso conforme protocolo institucional, utilizar o cateter exclusivamente para a terapia de suporte renal contínuo (TSRC) e ocluir extensões. Em relação ao circuito extracorpóreo, a assistência de enfermagem inclui ações como preparar o equipamento conforme recomendação do fabricante, incluindo testes e preenchimento do circuito, verificar conexões do circuito com o cateter, verificar a ausência de clampeamento das vias, monitorar os parâmetros do equipamento conforme protocolo institucional, realizar a troca do circuito a cada 72 horas e manter o circuito anticoagulado conforme prescrição médica e protocolo. Os cuidados com o paciente incluem verificar nível de consciência, realizar monitorização hemodinâmica, controle de exames laboratoriais e mudança de decúbito, com a finalidade de evitar a ocorrência de lesões por pressão[13].

PRINCIPAIS MÉTODOS DIALÍTICOS NA TERAPIA INTENSIVA

Os métodos dialíticos recomendados para os pacientes com IRA internados na UTI devem considerar o estado hemodinâmico e o objetivo do tratamento, além da tolerância do paciente à terapia. As TSR disponíveis são complementares e devem ser indicadas de acordo com a atual situação clínica do paciente. Elas são classificadas de acordo com sua frequência conforme a Figura 1 e de acordo com a modalidade conforme a Figura 2.

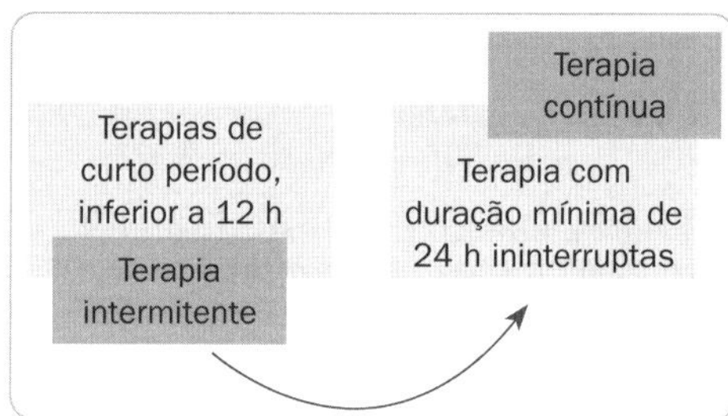

FIGURA 1 Classificação das terapias de suporte renal artificial[14].

Fonte: Elaborada pelos autores.

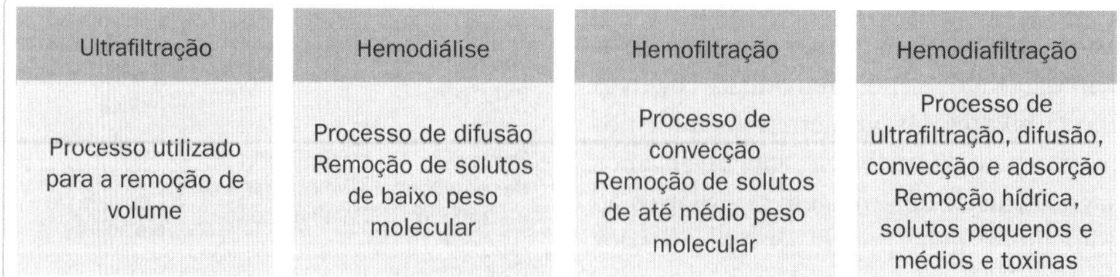

FIGURA 2 Categoria das modalidades de terapias de suporte renal artificial[15].

Fonte: Elaborada pelos autores.

Dentre as terapias intermitentes há dois tipos: convencional – de até 6 horas de duração – e prolongada – com período de 6 a 12 horas de duração. Os processos físico-químicos de depuração sanguínea determinam as modalidades das terapias de suporte renal, podendo ser executadas de maneira convencional, prolongada e contínua.

As terapias intermitentes geralmente são executadas utilizando máquinas convencionais e que necessitam de um equipamento portátil para o tratamento da água. Essas máquinas possuem um sistema de proporção em que são programados os parâmetros de acordo com os exames laboratoriais. É necessário dispor de soluções dialisantes com compostos ácidos e básicos que são misturadas proporcionalmente com a água tratada, gerando o fluxo de diálise. Nesta terapia, os fluxos são relativamente elevados, como o fluxo de sangue e o de dialisante, ocorrendo uma correção dos níveis de creatinina e ureia, dos distúrbios eletrolíticos e volêmicos com maior velocidade, o que pode acarretar em instabilidade hemodinâmica e o paciente não tolerar a terapia, dependendo do seu estado hemodinâmico. Além disso, pode ocorrer o efeito rebote das correções e da purificação sanguínea, sendo necessário o tratamento com suporte renal diário.

A TSR artificial contínua tem indicação para os pacientes gravemente enfermos, com instabilidade hemodinâmica, em uso de medicamentos vasopressores, hipervolemia, distúrbios eletrolíticos e ácido-básico, distúrbios cerebrais em que há risco de elevação da pressão intracraniana, disnatremias graves em que a correção deve ser realizada lenta e gradualmente a fim de evitar danos neurológicos, pacientes submetidos a cirurgias de grande porte e associados a cirurgia cardíaca, além de indicações em que é possível a hemopurificação sanguínea na remoção de mediadores inflamatórios, endotoxina e citocinas em pacientes inflamados ou sépticos. Quando disponíveis na unidade crítica, são terapias consideradas preferenciais[15].

As modalidades de terapias contínuas estão descritas na Figura 3.

A ultrafiltração lenta contínua (SCUF) é a terapia na qual não é administrada nenhuma solução eletrolítica e os processos de remoção de volume são obtidos pela pressão de ultrafiltração exercida no capilar para a remoção de água em excesso no meio intravascular do paciente.

Na hemodiálise venovenosa contínua (CVVHD) o principal processo físico-químico de transporte de soluto é pela difusão, em que ocorre a correção dos excessos do meio mais concentrado para o menos concentrado. Nessa terapia, é utilizada solução dialisante, a qual entra no capilar contrafluxo ao sangue e ocorrem a correção e o transporte de solutos pequenos.

Na hemofiltração venovenosa contínua (CVVH) o processo de transporte é a convecção, ou seja, os solutos de médio peso molecular são arrastados do meio intravascular à medida que a solução de reposição entra no sistema extracorpóreo em contato direto na linha pré-dilucional/pré-filtro ou pós-dilucional/pós-filtro.

SCUF: Ultrafiltração lenta contínua
CVVHD: Hemodiálise venovenosa contínua
CVVH: Hemofiltração venovenosa contínua
CVVHDF: Hemodiafiltração venovenosa contínua

FIGURA 3 Modalidades das terapias contínuas[16,17].

Fonte: Elaborada pelos autores.

Na modalidade hemodiafiltração venovenosa contínua (CVVHDF) ocorrem todos os transportes, em que há a ultrafiltração, a difusão, a convecção e a adsorção. Este último é o processo em que as moléculas de grande peso molecular aderem à membrana do filtro. É considerada a terapia mais completa disponível atualmente. A solução dialisante mantém a entrada pelo capilar contrafluxo ao sangue e as soluções de reposição em pré ou pós-filtro ou simultaneamente, pré e pós-filtro.

As soluções dialisantes e de reposição usadas nas terapias contínuas devem ser em sistema fechado e estéreis, não necessitam de tratamento de água e não há sistema de proporção nesses equipamentos. Essas soluções podem ser balanceadas, ou seja, são soluções fabricadas e dispostas com eletrólitos especificamente para o tratamento renal, ou customizadas, que são preparadas à beira do leito com a adição de eletrólitos.

Considerando que nas terapias contínuas os fluxos de sangue e soluções são lentos para promover a correção lenta e gradual e que são realizados pelo período mínimo de 24 horas, há o risco de coagulação do circuito extracorpóreo, sendo necessária a administração de anticoagulante regional. O anticoagulante mais utilizado é o citrato, que age como quelante de cálcio, inibindo a ativação da cascata de coagulação. Por ser um anticoagulante locorregional, não há risco de anticoagulação sistêmica do paciente, evitando assim o risco de sangramento. Nesse caso é necessária a reposição de cálcio intravenoso, com o objetivo da manutenção dos níveis séricos do paciente. O controle dos exames laboratoriais varia de acordo com os protocolos institucionais, sendo que, basicamente, a coleta é realizada a cada 6 horas[18].

Nas máquinas atuais de TSRC, a infusão de cálcio é integrada ao equipamento, fazendo a gestão da infusão. Esse avanço tecnológico trouxe maior segurança ao paciente, evitando o uso de bomba de infusão externa de cálcio e os riscos de não realizar a reposição ou manter a reposição após a desconexão da TSRC.

Além dos suportes considerados extracorpóreos, há também as terapias peritoneais manuais ou automatizadas, de maneira intermitente ou contínua. Nestas, a membrana dialisadora é o próprio peritônio do paciente, em que executa as trocas pelo processo de difusão entre o meio mais concentrado para o meio menos concentrado por meio da infusão de solução de diálise peritoneal. Não é necessário acesso vascular; porém, faz-se necessária a implantação do cateter peritoneal, para o qual a enfermagem deve aplicar ações de prevenção à infecção, observar o adequado funcionamento e seu posicionamento.

As soluções de diálise peritoneal possuem diversas concentrações; e quanto mais concentrada, maior será a remoção de solutos pequenos e líquido.

COMPLICAÇÕES EM PACIENTES COM DISFUNÇÃO RENAL E USO DA TERAPIA DE SUPORTE RENAL

Os pacientes com diagnósticos de disfunção renal (IRA ou DRC) podem necessitar de TSR, cuja incidência no ambiente de terapia intensiva varia de 8% a 10%[19]. O tipo de terapia depende do objetivo e, especialmente, da condição hemodinâmica do paciente, como vimos no tópico anterior. No cenário de pacientes criticamente enfermos, a terapia de suporte renal extracorpórea preferida empregada é a TSRC, pois remove fluidos e produtos residuais do sangue do paciente de maneira gradual e contínua.

A enfermagem tem um papel importante na condução da terapia, desde a inserção, manutenção, prevenção de complicações até o seu término. Apesar de ser um procedimento complexo, a TSR é bastante segura. Complicações graves são incomuns devido ao uso de modernas máquinas de TSR e sistemas de tratamento de água, bem como o desenvolvimento de protocolos rigorosos para monitorar vários aspectos do tratamento de TSR. O enfermeiro deve estar bem-informado sobre as complicações potencialmente fatais que podem ocorrer durante a TSR e ser capaz de reconhecê-las, manejá-las e preveni-las[20].

Segundo Daugirdas et al., as emergências e intercorrências na TSR podem ser divididas em três facetas: paciente, máquina e acesso (Figura 4)[21].

As complicações mais comuns no paciente durante hemodiálise (Figura 5) são: 20-30% hipotensão; 5-20% câibras; 5-15% náuseas e vômitos; 5% cefaleia; 2-5% dor torácica; 2-5% dorsalgia e 5% prurido[16].

A hipotensão arterial intradialítica, definida como pressão arterial sistólica (PAS) < 90 mmHg ou uma redução de 20 a 30 mmHg da PAS, pode estar relacionada ao volume sanguíneo, grandes perdas de ultrafiltração, vasoconstrição insatisfatória (temperatura do dialisato, neuropatia autonômica, medicamentos anti-hipertensivos, alimentação durante o tratamento e anemia), funções cardíacas alteradas, como disfunção diastólica, e outras causas incomuns[16]. É essencial o enfermeiro ficar atento às queixas de hipotensão, como tonturas, atordoamento ou náuseas. Ademais, pacientes críticos em uso de droga vasoativa devem ser monitorados quanto à pressão arterial (PA), preferencialmente à invasiva, e a adequação da modalidade e o volume de ultrafiltração (UF) devem ser ajustados conforme o quadro clínico. Portanto, uma avaliação inicial pelo enfermeiro é fundamental, incluindo exames laboratoriais como hemoglobina e hematócritos, a fim de evitar hipotensão.

A câibra é a segunda complicação em ordem de frequência e os quatro principais fatores predisponentes são: hipotensão, hipovolemia, alta velocidade de ultrafiltração e solução de diálise com baixo teor de sódio[16]. Outros desequilíbrios hidroeletrolíticos podem estar associados às câibras, como hipomagnesemia, hipopotassemia e hipocalcemia, sobretudo em pacientes em uso de citrato regional, uma vez que essa reposição pode não estar adequada.

Outra importante faceta que deve ser compreendida pelo enfermeiro é a máquina, incluindo a modalidade de TSR, e isso foi abordado em tópico anterior. Portanto, são itens que devem ser avaliados antes e durante o tratamento, especialmente na vigência de alarmes: condutividade (depende da entrada da água e dialisato), indício de hemoglobina na solução de diálise/efluente (indica dano

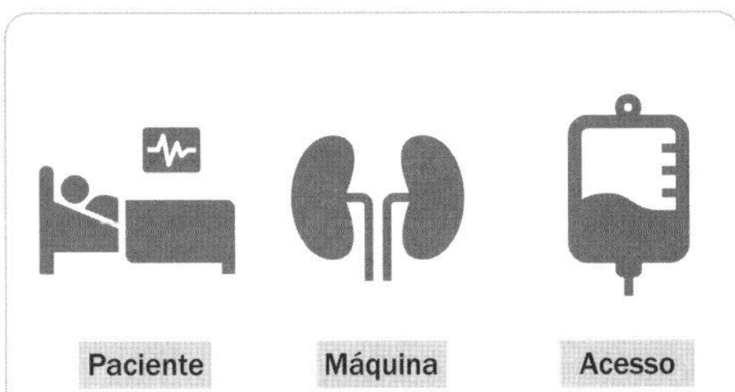

FIGURA 4 Complicações da TSR.
Fonte: Elaborada pelos autores.

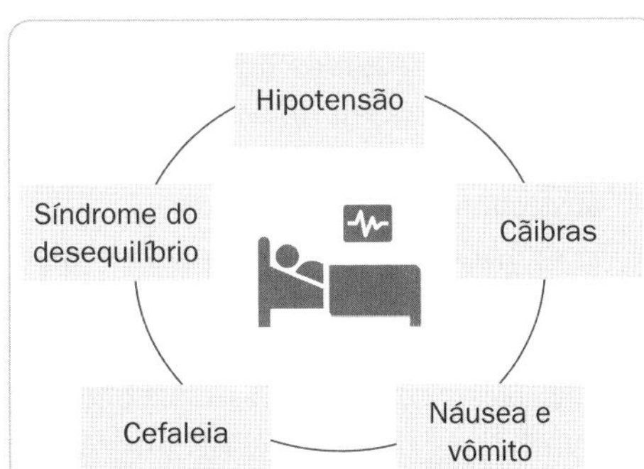

FIGURA 5 Complicações do paciente na TSR.
Fonte: Elaborada pelos autores.

no filtro ou sistema), sensor de presença de ar (limpar o sensor e verificar a presença de ar), pressão sanguínea da linha arterial (indica a qualidade do acesso venoso) e pressão sanguínea da linha venosa (a elevação indica coagulação no sistema)[16].

O acesso deve ser cuidadosamente avaliado quanto ao fluxo, assim como todas as medidas de prevenção de infecção. As principais complicações incluem: infecção e baixo fluxo (obstrução, colabamento e presença de memória [dobras] no cateter).

As diretrizes da *American Journal Kidney Disease Core Curriculum in Nephrology* abordam nove principais emergências de hemodiálise e, apesar de serem baseadas em DRC, podem ser aplicadas ao paciente com IRA na UTI. Essas emergências incluem reações aos dialisadores, síndrome do desequilíbrio da diálise, pericardite urêmica/associada à diálise, embolia gasosa, deslocamento da agulha venosa, hemorragia do acesso vascular, hemólise, contaminação da água da diálise e episódios de arritmia[20].

CUIDADOS DE ENFERMAGEM EM PACIENTES COM TERAPIA DE SUPORTE RENAL

Existe uma enorme heterogeneidade não apenas no cuidado, mas também no acesso ao tratamento extracorpóreo de TSR. Outro aspecto não bem estabelecido é relacionado aos recursos humanos no ambiente de terapia intensiva em pacientes com TSR. Ambos têm impacto importante no desfecho clínico do paciente.

Pesquisadores demonstraram que equipes de enfermagem especializadas podem reduzir a ocorrência de interrupções não planejadas em pacientes com TSRC em terapia intensiva e permitir que recebam continuidade do cuidado. Os pacientes do grupo com cuidados de enfermagem especializados tiveram 49 ocorrências de interrupções não planejadas de TSRC e o grupo de cuidados de rotina teve 79 ocorrências de interrupções não planejadas de TSRC ($p < 0,0001$)[21]. Interrupções não planejadas podem reduzir a eficácia do tratamento, prolongar o tempo e aumentar o custo de tratamento, elevar a carga do paciente, acarretar em outras complicações e, eventualmente, aumentar o risco de doença do paciente.

No Brasil, usualmente as instituições de grande porte possuem uma equipe especializada em TSR, com suporte 24 horas por dia. Infelizmente, para as UTIs isso não é a regra. Existe uma grande variabilidade no cuidado de pacientes críticos com IRA, pois o campo não tem consenso sobre como e quando iniciar TSR em pacientes de terapia intensiva[22-24]. Muitas instituições têm colaborações abaixo do ideal entre nefrologistas, enfermeiros e intensivistas, alguns programas não oferecem treinamento educacional adequado de enfermeiros e poucos incorporaram programas de melhoria de qualidade projetados para maximizar a eficácia e minimizar as complicações da entrega de TSR[25].

Os nefrologistas e os defensores da enfermagem devem fornecer ensino didático e prático a toda a equipe de enfermagem envolvida na TSR. O uso de simulação de alta fidelidade como uma intervenção durante a avaliação anual das habilidades e conhecimento aumenta a satisfação dos enfermeiros e melhora a compreensão quanto aos princípios do TSRC, bem como o aprimoramento do pensamento crítico[26].

Um estudo incluindo aproximadamente 1.185 TSRC demonstrou melhoria nos processos de cuidado, incluindo custos, após o investimento em treinamento e educação continuada especializada. Os resultados evidenciaram maximização do uso de hemodiafiltração venovenosa contínua para 100%; aumento do percentual (o dobro) de pacientes em uso de anticoagulação regional com citrato; aumento da vida média do filtro de 26 para 31 horas; redução do número de alarmes de acesso TSRC em 43% por dia; e economia de aproximadamente 20 mil dólares no custo do filtro[27].

O papel do enfermeiro de UTI no cuidado e gerenciamento de TSRC é importante, pois é o profissional que, geralmente, inicia, acompanha, avalia e interrompe a terapia. Uma recente revisão de literatura identificou quatro princípios essenciais de enfermagem necessários para um cuidado seguro e eficaz para pacientes em TSRC (Quadro 3)[28].

A seguir, está descrita uma lista de atividades a serem desenvolvidas pelo enfermeiro nefrologista e intensivista[29].

Objetivos do enfermeiro de nefrologia

- Conectar, preparar e testar o circuito TSRC de acordo com as instruções do fabricante.
- Programar a máquina de acordo com a ordem do nefrologista.
- Identificar as soluções necessárias, incluindo sua finalidade e sua escala adequada para o bom funcionamento do circuito TSRC.
- Identificar a conexão adequada dos fluidos anticoagulantes e seu papel na manutenção do sistema.
- Iniciar e interromper a terapia de acordo com a política da hemodiálise.
- Demonstrar o uso correto de todos os protocolos de controle de infecção.
- Demonstrar habilidade prática para lidar com todas as escalas de sangue, peso e alarmes de segurança que ocorrem na máquina TSRC.
- Calcular o coeficiente de perdas e identificar a necessidade de troca do circuito, conforme protocolo institucional.
- Demonstrar a solução de problemas da máquina e a troca do filtro.

OBJETIVOS DO ENFERMEIRO DE CUIDADOS INTENSIVOS

- Comparar e contrastar a insuficiência pré-renal, intrarrenal e pós-renal do ponto de vista da etiologia, avaliação, achados laboratoriais e tratamento.

Quadro 3 Princípios para o cuidado seguro em TSRC[28]

1. Avaliar continuamente as indicações para TSRC e recomendar o modo TSRC apropriado	2. Bom acesso vascular	3. Evite interrupções desnecessárias no TSRC	4. Prevenção de complicações da TRC
É importante que o enfermeiro avalie as indicações para TSRC e entenda como a terapia pode fornecer os tratamentos necessários para cada paciente individualmente. Além da avaliação das indicações para a TSRC, o papel do enfermeiro é entender os modos disponíveis para recomendar a escolha do tipo de tratamento mais apropriado ao paciente.	Bom fluxo sanguíneo do cateter é importante, pois a má permeabilidade pode resultar em interrupção, intermitente ou não, do circuito, reduzindo o tempo de tratamento. Sangue lento ou estático de fluxo pode acarretar em rápida coagulação.	Para preservar a vida útil de um circuito de TSRC e maximizar a eficácia da terapia é importante evitar interrupções desnecessárias. Uma série de terapias-chave e ações de enfermagem podem influenciar a vida da TSRC.	TSRC é um processo extracorpóreo, que implica riscos e complicações. A prevenção de complicações é uma parte importante do gerenciamento de enfermagem e atendimento aos pacientes.

- Identificar os riscos e benefícios da TSRC.
- Identificar 5 prioridades ao gerenciar o paciente com TSRC.
- Comparar e contrastar SCUF, CVVH, CVVHD e CVVHDF.
- Identificar 4 prioridades ao documentar os balanços de fluidos no TSRC fluxograma.
- Comparar e contrastar alarmes TSRC comuns e de emergência, etiologia do alarme e resposta de enfermagem apropriada para cada um deles.
- Demonstrar proficiência em todos os desempenhos e documentações relacionados à hora, a verificações, troca de bolsas de filtrado, coleta de sangue para laboratórios, resposta ao Código Azul, desconexão padrão e de emergência.

Uma interação entre as equipes multidisciplinares, incluindo médicos e enfermeiros, assim como entre as unidades de nefrologia e terapia intensiva, é fundamental para o sucesso da terapia e desfecho clínico do paciente.

A Figura 6 mostra o mapa mental dos principais conceitos apresentados neste capítulo.

ESTUDO DE CASO

Apresentação

Homem de 63 anos apresenta, como comorbidades, diabetes *mellitus* (DM) tipo 2 e hipertensão arterial sistêmica (HAS), além de obesidade e sedentarismo. Faz uso de automedicação para alívio da dor devido à cefaleia com frequência. Apresentou disfunção hepática, cirrose medicamentosa, necessitando de transplante hepático. Evolui no pós-operatório com dificuldade de desmame ventilatório, balanço hídrico positivo e oligúria.

A hipertensão arterial sistêmica (HAS) é a principal causa de disfunção renal, especialmente de doença renal crônica (DRC). A síndrome metabólica, como a obesidade, usualmente evolui com diabetes *mellitus* (DM) devido à quantidade insuficiente de insulina no organismo. A DM também é outra causa importante de doença renal, assim

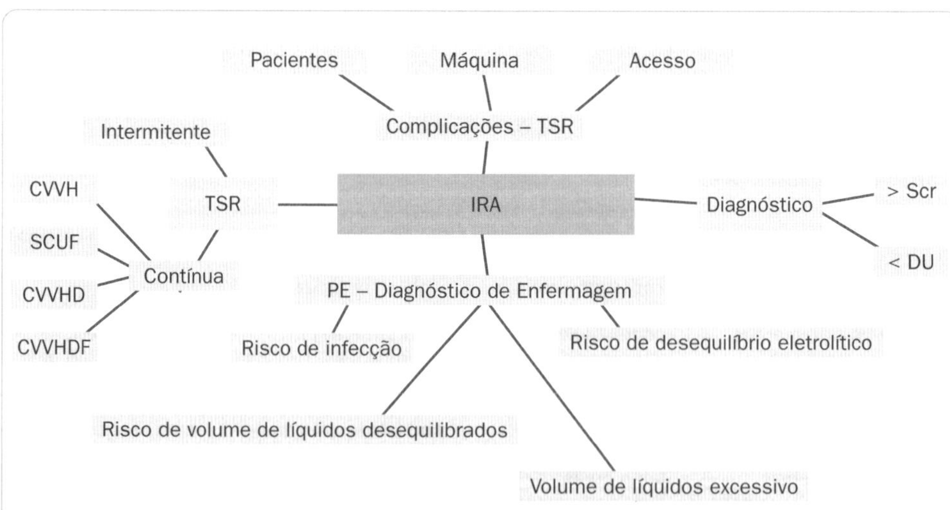

FIGURA 6 Mapa mental dos conceitos apresentados no capítulo.

Fonte: Elaborada pelos autores.

como a obesidade. A DRC cursa com sintomas como náuseas, prurido e edema. O paciente desse caso não tinha diagnóstico de disfunção renal, mesmo apresentando muitas comorbidades. Evoluiu com falência hepática pelo uso constante de anti-inflamatório não esteroidal (AINE) e paracetamol. Entretanto, a nefrotoxicidade, apesar de presente, não foi a principal causa da injúria renal. Ressalta-se que aspectos do intraoperatório, como grandes períodos de clampeamento vascular, tempestade inflamatória, sobrecarga volêmica, além da hipotensão com necessidade de drogas vasoativas, são alguns dos fatores somatizados à injúria renal aguda (IRA).

Histórico

PJS, pardo, masculino, 63 anos, viúvo, vem ao pronto atendimento devido a queixa de prurido, rebaixamento do nível de consciência, icterícia, queda do estado geral, hipotensão e edema em MMII. Antecedentes pessoais: faz uso de espironolactona 25 mg 1 vez ao dia; apresenta diabetes *mellitus* (DM) tipo 2 em uso de metformina 850 mg 3 vezes ao dia (porém acompanhante refere que às vezes o paciente esquece de tomar a medicação); quase todos os dias, faz uso de anti-inflamatório não esteroidal, como ácido acetilsalicílico (AAS) e paracetamol, devido a cefaleia frequente; sobrepeso – índice de massa corpórea (IMC) de 26; sedentário; apresenta HAS há 20 anos, tratada com losartana 50 mg 1 vez ao dia.

Devido à cirrose medicamentosa, foi submetido ao transplante hepático com doador cadáver. Apresenta-se no 2º PO com anasarca, sem possibilidade de desmame ventilatório, apesar de conseguir ficar sem sedação. Após exames clínicos e laboratoriais é diagnosticado com IRA com acidemia refratária às medidas clínicas. Realizou-se estímulo com diuréticos; porém, o paciente se manteve anúrico.

Na UTI apresenta balanço hídrico (BH) positivo e piora do edema, além da dificuldade de desmame devido à hipotensão arterial. Inicia-se droga vasoativa. Realiza-se radiografia torácica, sem alterações consistentes além de edema pulmonar não cardiogênico (Figura 7).

Devido ao quadro clínico, foi solicitada interconsulta do Time da Nefrologia de Agudos. Na avaliação da equipe desse time foi considerada a evolução do quadro clínico com hipervolemia e desequilíbrio hidreletrolítico importante, como hiponatremia e hipercalemia, além da uremia, sendo indicada a terapia de suporte renal, modalidade estendida *Sustained Low Efficiency Dialysis* (SLED). O plano terapêutico traçado foi a canulação do cateter de duplo lúmen para hemodiálise em VJD com auxílio de USG e prescrita HD de 6 horas, com fluxo de sangue 250 mL/min, fluxo de dialisato 250 mL/min, anticoagulação com heparina 0,25 + 0,25 mL e ultrafiltração 2.500 mL.

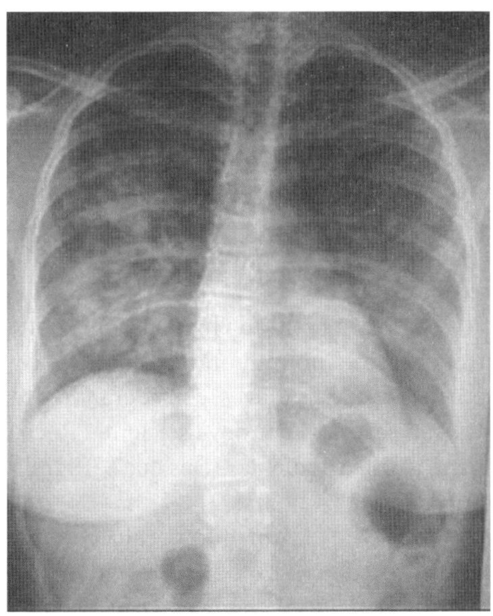

FIGURA 7 Radiografia de tórax.
Fonte: Pesanha et al[30].

Exames complementares

pH 7,10; pCO_2 70 mmHg; HCO_3 11 mmol/L; K 6,7 mEq/L; Na 115 mEq/L; ureia 200 mg/dL; sCr 5,0 mg/dL; TP 38,3 s; INR 3,31; Lactato 77 mg/dL; AST 3.339 u/L; ALT 2.388 u/L; BD 12 mg/dL; BI 3 mg/dL; DHL 4.900.

Desenvolvimento do caso

Problema: o paciente apresentou instabilidade hemodinâmica e rebaixamento do nível de consciência duas horas após o início da terapia prolongada.

A modalidade de terapia renal substitutiva deve ser escolhida conforme o quadro clínico do paciente. A terapia determinada pela equipe, modalidade estendida, não era ideal, uma vez que o paciente, apesar de hipervolêmico e com necessidade considerável de ultrafiltração, estava hemodinamicamente instável, em uso de droga vasoativa antes de iniciar a terapia, assim como com alterações eletrolíticas importantes (hipercalemia e hiponatremia) e acidose metabólica grave.

A alteração do nível de consciência pode ser ocasionada pela redução abrupta da uremia pela diálise, uma vez que, após 2 horas da terapia com fluxo de dialisato alto, alterações celulares, especialmente no tecido cerebral, podem ocasionar edema cerebral.

A correção rápida da hiponatremia pode provocar mielinólise pontina ou outras alterações cerebrais graves, considerando que sua correção sempre deve ser lenta. Recomenda-se não aumentar mais que 8-10 mEq de Na a cada 24 horas.

O paciente fez uma tomografia computadorizada de crânio que não evidenciou sinais de isquemia ou hemorragias. A equipe do Time da Nefrologia de Agudos foi acionada e a terapia de suporte foi modificada para modalidade de terapia contínua, hemodiafiltração venovenosa contínua.

A prescrição da nova terapia, conforme a dose de diálise de 30 mL/kg/h, foi: fluxo de sangue 150 mL/min, fluxo de dialisato 2.400 mL/h, ultrafiltração 100 mL/h, sem anticoagulante regional por ser um hepatopata em estado grave. Definiu-se que, se houver melhora da função hepática, o paciente será reavaliado para início da anticoagulação com citrato de sódio na dose de 2-3 mmol de citrato por litro de sangue tratado e uma bolsa de dialisato com Na 125 mEq/L, K 3,5 mEq/L, HCO_3 35 mmol/L.

O paciente apresentou sinais de rejeição (aumento de AST, ALT, INR, TP), optando-se por aumentar a dose de tacrolimo. Também foi solicitada tomografia de abdome total com contraste, além do início de antibioticoterapia com polimixina B devido à identificação de infecção de corrente sanguínea por *Pseudomonas aeruginosa.*

Dilema da equipe: o que poderia ser realizado para reduzir a injúria renal?

Nesse momento, surgiram alguns questionamentos sobre como reduzir a injúria renal, considerando que aspectos relacionados ao tratamento (como exames diagnósticos) podem aumentar o risco de lesão do órgão.

- A tomografia de abdome total poderia ser realizada sem contraste?
- Qual é o prognóstico do paciente em relação à função renal, previamente boa?
- O paciente deveria ter sido incluído como candidato ao transplante duplo (rim e fígado)?
- Existe outro tipo de imunossupressão nefroprotetora?

Nem todos os diagnósticos de imagem, como a tomografia, necessitam de contraste. Logo, reavaliar o custo-benefício é essencial para pacientes com potencial lesão renal ou em curso. Entendemos que, em alguns casos, como um diagnóstico de embolia pulmonar, seu uso é essencial. Portanto, avaliar com a equipe de radiologia os tipos de contraste, a osmolaridade, assim como utilizar profilaxias como volume e N-acetilcisteína, são essenciais.

A imunossupressão é fundamental a qualquer transplante e a menor dose com segurança é o alvo para mitigar a nefrotoxicidade. A terapia envolve classe de inibidores de calcineurina (tacrolimus), antiproliferativo (micofenolato de sódio) e corticoide (prednisolona).

O transplante duplo é uma dúvida, uma vez que a maioria dos pacientes cirróticos recupera a função renal após o transplante hepático; porém, alguns necessitam de terapia dialítica e cursam com doença renal crônica. Nesses casos, há prioridade na lista de transplante renal. O manejo terapêutico cuidadoso em pacientes no cenário de terapia intensiva é fundamental para redução de agressões renais, muitas vezes desnecessárias, visando à manutenção e à recuperação da função renal.

Processo de Enfermagem (PE)

Evolução de Enfermagem

O paciente segue no 4º PO de transplante hepático e no 2º dia de suporte renal na modalidade CVVHDF.

Evolui hemodinamicamente instável, afebril em uso de fluconazol, albumina, tacrolimus, metilpredinosolona, ampicilina, meropenem, linelozida, amicacina e polimixina B.

AN: sedado com propofol 3 mg/kg/h e analgesia com fentanila 2 mL/h, RASS –5, pupilas isocóricas e fotorreagentes. **AP:** IOT em VM modalidade PCV, parâmetros: FiO_2 50%, PEEP 8 cmH_2O, PS 10 cmH_2O, TI:TE – 1:3, COT nº 22 com aspiração subglótica contínua conforme protocolo de prevenção de pneumonia associada à ventilação mecânica. MV+ com estertores bilateralmente. Gasometria arterial evidencia acidose metabólica: pH 7,25, $PaCO_2$ 45 mmHg, PaO_2 80 mmHg, BE –8, HCO_3 16 mmol/L. **ACV:** BCRNF em 2T s/sopro, PAM 50-70 mmHg em uso de noradrenalina 2,0 mcg/kg/min, MMII com edema e regular perfusão periférica. **ATGI:** abdome globoso, tenso e doloroso, RHA +, CNE em narina direita fechado, mantendo jejum, evacuação ausente. **AGU:** CVD com débito de 120 mL/24 h, BH +3.000 mL. **AT**: hipocorado, icterícia 2+/4+, pele íntegra, friável, uso de proteção em regiões sacral e calcâneos. Apresenta incisão cirúrgica abdominal limpa e seca. Presença de dreno de JP com débito de 200 mL hemático. **Profilaxias:** pantoprazol e enoxaparina sódica.

Dispositivos: PAI ARD, CVC VJIE, CVD, cateter HD VJID, dreno de JP, IOT, CNE.

Parâmetros da CVVHDF

Dose de diálise+ de 30 mL/kg/h com FS 100 mL/min, FD 1.200 mL/h, FR 200 mL/h, UF 200 mL/h e uso de citrato 0,5% 3 mmol/L, reposição de cálcio com cloreto de cálcio 10% a 100% de compensação.

Pressão de acesso: –50 mmHg; pressão de retorno: 100 mmHg; pressão de filtro: 120 mmHg; PTM: 150 mmHg; FF 20%.

Diagnósticos de Enfermagem

- **Volume de líquidos excessivos: CD** (edema, congestão pulmonar, oligúria); **FRe** (entrada excessiva de líquidos); **CA** (mecanismo de regulação comprometido).
- **Risco de infecção: FR** (alteração na integridade da pele); **CA** (doença crô-

nica, imunossupressão, procedimento invasivo).

- **Risco de volume de líquidos desequilibrados: CA** (regime de tratamento, sepse).
- **Risco de desequilíbrio eletrolítico: FR** (volume de líquidos excessivo); **CA** (disfunção renal).

Resultados de Enfermagem

- **Acesso para hemodiálise (1105):** Manter fluxo sanguíneo não comprometido; controle da cor e temperatura da pele. Evitar deslocamento da cânula. Evitar hematoma e sangramento local.
- **Equilíbrio de volume de líquidos (0601):** Manutenção da pressão arterial média, equilíbrio na ingestão e excreção de volume em 24 horas, eletrólitos séricos controlados, função renal recuperada, débito urinário normalizado, diminuição da ascite e estase jugular, controle do edema periférico.
- **Equilíbrio eletrolítico (0606):** Desvio leve da variação normal dos eletrólitos (sódio, potássio, magnésio, cloreto, cálcio e fósforo).
- **Equilíbrio eletrolítico e ácido-básico: (0600):** Desvio leve da variação normal dos eletrólitos (sódio, potássio, magnésio, cloreto, cálcio, fósforo). Sem desvio da normalidade do pH sérico, albumina, creatinina e ureia sérica; bicarbonato dentro da normalidade.
- **Estado neurológico (0909):** Recuperação do nível de consciência após interrupção de sedação, pressão intracraniana e estado cognitivo não comprometidos.
- **Gravidade da acidose metabólica (0619):** Nenhuma alteração para níveis de pH plasmático, íons de hidrogênio e bicarbonato dentro da normalidade.
- **Gravidade da sobrecarga de volume líquidos (0603):** Diminuição da presença de edema generalizado e ascite.
- **Função hepática (0803):** Controle da bilirrubina sérica, protrombina, amônia, TGO e TGP. Mínima presença de ictéricia e ascite.
- **Função renal (0504):** Controle de débito urinário, controle na ingestão e excreção de volumes nas 24 horas, normalidade no pH arterial e bicarbonato arterial.

Intervenções de Enfermagem

- Realizar a coleta de amostra de sangue arterial e venoso para controle eletrolítico e ácido-básico, de função renal e hepática. Interpretá-los para identificar alteração condizente ao estado clínico.
- Realizar o controle de hipotensão arterial.
- Realizar controle de hipervolemia, volume de líquidos e eletrólitos.
- Realizar a manutenção do acesso para hemodiálise, como prevenção de infecção por meio da realização de curativo de modo estéril, além da salinização e heparinização das vias do acesso para manutenção do fluxo sanguíneo adequado para o tratamento dialítico.
- Instalar e manter o tratamento dialítico conforme prescrição médica com controle das pressões do sistema extracorpóreo, da dose de diálise entregue e da ultrafiltração prescrita, da anticoagulação regional no circuito extracorpóreo e de possíveis alterações eletrolíticas.
- Realizar controle da estabilidade hemodinâmica durante a terapia de suporte renal.
- Executar a monitorização ácido-básica e sua correção durante tratamento dialítico.

- Realizar, se necessário, correção de sódio sérico lentamente para evitar dano neurológico.
- Monitorar sinais de aumento de pressão intracraniana e aplicar medidas de controle de pressão intracraniana, se necessário.
- Conferir o estado neurológico, avaliando as pupilas para verificar perfusão cerebral.
- Comunicar a equipe médica se acidose metabólica recente ou persistente.
- Monitorar resultados de gasometria arterial para detectar presença de acidose metabólica.
- Monitorar o uso de drogas vasoativas para manter PAM > 65 mmHg.
- Avaliar, a cada hora, extremidades quanto a cor, temperatura, enchimento capilar e pulsos distais.
- Realizar e anotar balanço hídrico.
- Monitorar débito urinário.

Legenda das siglas: CA – condições associadas; **CD** – características definidoras; **FR** – fatores de risco; **FRe** – fatores relacionados; **PR** – população de risco.

Desfecho

Após 10 dias de UTI e 30 dias de internação hospitalar, o paciente teve alta hospitalar com recuperação da função renal, não necessitando mais de diálise.

VAMOS PRATICAR?

1. O diagnóstico da injúria renal aguda é baseado em:
   a. débito urinário e creatinina sérica
   b. hipercalemia e ácidos metabólicos
   c. anemia e creatinina sérica
   d. débito urinário e hipercalemia

2. São indicações de hemodiálise:
   a. hipocalemia e acidose metabólica
   b. hipervolemia e hipercalemia
   c. alcalose metabólica e uremia
   d. pericardite e hipovolemia

3. São cuidados de enfermagem ao paciente com disfunção renal:
   a. Não aferir a pressão arterial no membro com fístula arteriovenosa.
   b. Evitar infecção no cateter de hemodiálise ou peritoneal por meio do manuseio com técnicas assépticas.
   c. A higienização das mãos e o uso de máscaras são essenciais durante o cuidado ao paciente em uso de terapia de suporte renal.
   d. Todas as alternativas estão corretas.

4. Um papel essencial do enfermeiro em cuidados intensivos durante a diálise é:
   a. monitorar o estado hemodinâmico do paciente.
   b. atentar-se ao banho e à higiene do paciente.
   c. manter linhas da diálise desprotegidas.
   d. manipular o acesso da hemodiálise para medicação.

5. Complete a seguir as palavras cruzadas sobre os métodos dialíticos.

Horizontais

3. Qual é a modalidade de diálise utilizada em paciente instável com uso de droga vasoativa?
5. Sigla de modalidade contínua em que o principal processo de transporte é a convecção.

Verticais

1. Sigla de terapia em que não é administrada nenhuma solução eletrolítica.

2. Sigla de modalidade contínua em que ocorrem todos os transportes: ultrafiltração, difusão, convecção e adsorção.

4. Sigla de modalidade contínua em que o principal físico-químico de transporte de soluto ocorre pela difusão.

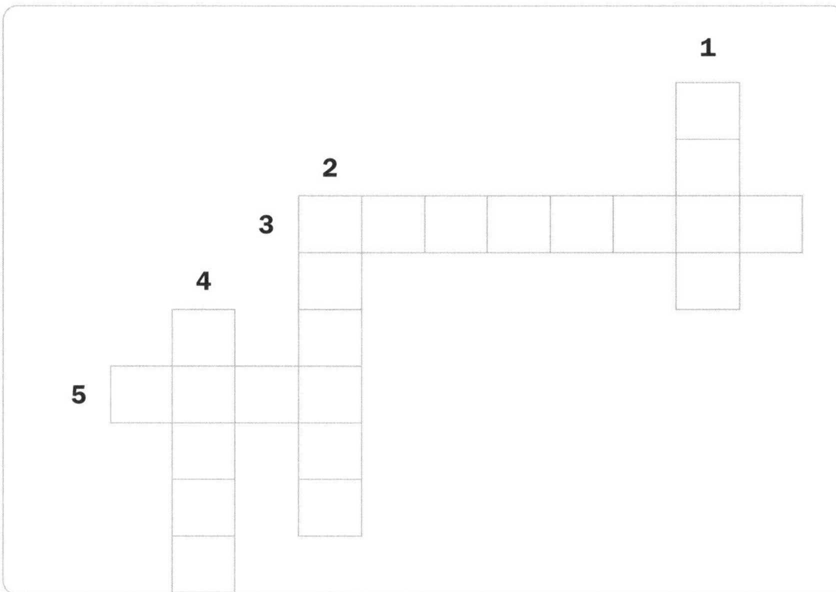

REFERÊNCIAS

1. Mehta RL, Kellum JA, Shah SV, Molitoris BA, Ronco C, Warnock DB, et al. Acute Kidney Injury Network: report of an initiative to improve outcomes in acute kidney injury. Crit Care. 2007;11(2):R31. Doi: https://doi.org/10.1186/cc5713.
2. KDIGO (Kidney Disease: Improving Global Outcomes). Acute Kidney Injury Work Group. KDIGO Clinical Practice Guideline for Acute Kidney Injury. Kidney Inter Suppl. 2012;2(1):1-138. Doi: https://doi.org/10.1038/kisup.2012.3.
3. Uchino S, Kellum JA, Bellomo R, Doig GS, Morimatsu H, Morgera S, et al. Acute renal failure in critically ill patients: a multinational, multicenter study. JAMA. 2005;294(7):813-8. Doi: https://doi.org/10.1001/jama.294.7.813.
4. Gomez H, Ince C, De Backer D, Pickkers P, Payen D, Hotchkiss J, et al. A unified theory of sepsis-induced acute kidney injury: inflammation, microcirculatory dysfunction, bioenergetics, and the tubular cell adaptation to injury. Shock. 2014;41(1):3-11. Doi: https://doi.org/10.1097/SHK.0000000000000052.
5. Evans L, Rhodes A, Alhazzani W, Antonelli M, Coopersmith CM, French C, et al. Surviving sepsis campaign: international guidelines for management of sepsis and septic shock 2021. Intensive Care Med.2021;47(11):1181-247. Doi: https://doi.org/10.1007/s00134-021-06506-y.
6. Angeli P, Ginès P, Wong F, Bernardi M, Boyer TD, Gerbes A, et al. Diagnosis and management of acute kidney injury in patients with cirrhosis: revised consensus recommendations of the International Club of Ascites. J Hepatol. 2015;62(4):968-74. Doi: https://doi.org/10.1016/j.jhep.2014.12.029.
7. evarajan P. Update on mechanisms of ischemic acute kidney injury. J Am Soc Nephrol. 2006;17(6):1503-20. Doi: https://doi.org/10.1681/ASN.2006010017
8. Rodrigues, CE et al. Protocolo de Nefrologia do Grupos de Injúria Renal Aguda. São Paulo: Hospital das Clínicas da Faculdade de Medicina da Universidade de São Paulo; 2018.
9. Conselho Federal de Enfermagem. Resolução nº COFEN – 358/2009. Dispõe sobre a Sistematização da Assistência de Enfermagem e a Implementação do Processo de Enfermagem em ambientes, públicos e privados, em que ocorre o cuidado profissional de

Enfermagem, e dá outras providências. Brasília (DF): COFEN; 2009.
10. Herdman TH, Kamitsuru S, Lopes CT. Diagnósticos de Enfermagem da NANDA: definições e classificação 2021-2023 [NANDA Internacional]. 12 ed. Porto Alegre: Artmed; 2021.
11. Moorhead S, Johnson M, Mass ML, Swanson E. NOC: classificação dos resultados de enfermagem: mensuração dos resultados em saúde. 5 ed. Rio de Janeiro: Elsevier; 2016.
12. Bulechek GM, Butcher HK, Dochterman JM, Wagner CM. NIC: classificação das intervenções de enfermagem. 6 ed. Rio de Janeiro: Elsevier; 2016.
13. Grassi MF, Dell'Acqua MCQ, Jensen R, Fontes CMB, Guimarães HCQCP. Diagnósticos, resultados e intervenções de enfermagem em pacientes com lesão renal aguda. Acta Paul Enferm. 2017;30(5):538-45. Doi: https://doi.org/10.1590/1982-0194201700078.
14. Reis T, Colares VS, Rocha E, Younes-Ibrahim M, Lima EQ, Andrade L, et al. Acute kidney injury and renal replacement therapy: terminology standardization. J Bras Nefrol. 2022;44(3):434-42. Doi: https://doi.org/10.1590/2175-8239-JBN-2021-0284en.
15. Wang AY, Bellomo R. Renal replacement therapy in the ICU: intermittent hemodialysis, sustained low-efficiency dialysis or continuous renal replacement therapy? Curr Opin Crit Care. 2018;24(6):437-42. Doi: https://doi.org/10.1097/MCC.0000000000000541.
16. Daugirdas JT, Blake PG, Ing TS. Manual de diálise. 5 ed. Rio de Janeiro: Guanabara Koogan; 2022.
17. Claure-Del Granado R, Clark WR. Continuous renal replacement therapy principles. Semin Dial. 2021;34(6):398-405. Doi: https://doi.org/10.1111/sdi.12967.
18. See EJ, Bellomo R. How I prescribe continuous renal replacement therapy. Crit Care. 2021;25(1):1. Doi: https://doi.org/10.1186/s13054-020-03448-7.
19. Rewa O, Villeneuve PM, Lachance P, Eurich DT, Stelfox HT, Gibney RTN, et al. Quality indicators of continuous renal replacement therapy (CRRT) care in critically ill patients: a systematic review. Intensive Care Med. 2017;43(6):750-63. Doi: https://doi.org/10.1007/s00134-016-4579-x.
20. Greenberg KI, Choi MJ. Hemodialysis Emergencies: Core Curriculum 2021. Am J Kidney Dis. 2021;77(5):796-809. Doi: https://doi.org/10.1053/j.ajkd.2020.11.024.
21. Lu Z, Hong Y, Tian Y, Zhang L, Li Y. The effectiveness of a specialized nursing team intervention in the unplanned interruption of continuous renal replacement therapy. Iran J Public Health. 2022;51(3):544-51. Doi: https://doi.org/10.18502/ijph.v51i3.8930
22. Davenport A, Bouman C, Kirpalani A, Skippen P, Tolwani A, Mehta RL, et al. Delivery of renal replacement therapy in acute kidney injury: what are the key issues? Clin J Am Soc Nephrol. 2008; 3(3):869-75. Doi: https://doi.org/10.2215/CJN.04821107.
23. Gaudry S, Hajage D, Schortgen F, Martin-Lefevre L, Pons B, Boulet E, et al. Initiation strategies for renal-replacement therapy in the intensive care unit. N Eng J Med. 2016;375(2):122-33. Doi: https://doi.org/10.1056/NEJMoa1603017
24. Chertow GM, Winkelmayer WC. Early to dialyze: Healthy and wise? JAMA. 2016;315(20):2171- 2. Doi: https://doi.org/10.1001/jama.2016.6210.
25. Askenazi DJ, Heung M, Connor Jr MJ, Basu RK, Cerdá J, Doi K, et al. Optimal Role of the Nephrologist in the Intensive Care Unit. Blood Purif. 2017;43(1-3):68-77. Doi: https://doi.org/10.1159/000452317.
26. Mottes T, Owens T, Niedner M, Juno J, Shanley TP, Heung M. Improving delivery of continuous renal replacement therapy: impact of a simulation-based educational intervention. Pediatr Crit Care Med. 2013;14(8):747-54. Doi: https://doi.org/10.1097/PCC.0b013e318297626e.
27. Ruiz EF, Ortiz-Soriano VM, Talbott M, Klein BA, Thompson Bastin ML, Mayer KP, et al. Development, implementation and outcomes of a quality assurance system for the provision of continuous renal replacement therapy in the intensive care unit. Sci Rep. 2020;10(1):20616. Doi: https://doi.org/10.1038/s41598-020-76785-w.
28. Richardson A, Whatmore J. Nursing essential principles: continuous renal replacement therapy. Nurs Crit Care. 2015;20(1):8-15. Doi: https://doi.org/10.1111/nicc.12120
29. Graham P, Lischer E. Nursing issues in renal replacement therapy: organization, manpower assessment, competency evaluation and quality improvement processes. Semin Dial. 2011;24(2):183-7. Doi: https://doi.org/10.1111/j.1525-139X.2011.00835.x.
30. Pessanha LB, Melo AMF, Braga FS, Oliveira GA, Barbosa LGA, Carrareto AR. Edema pulmonar agudo por pressão negativa pós-tonsilectomia. Radiol Bras. 2015;48(3):195-200. Doi: https://doi.org/10.1590/0100-3984.2013.0015.

GABARITO

1. Resposta: A
   Comentário: O diagnóstico da IRA é baseado no critério KDIGO pelo aumento da creatinina sérica e redução do débito urinário.

2. Resposta:B
   Comentário: As principais indicações de hemodiálise nas alternativas expostas são a hipervolemia e a hipercalemia, que não responderam à terapia medicamentosa padrão e que, potencialmente, foram ocasionadas pela disfunção renal.
3. Resposta: D
   Comentário: Todas as alternativas estão corretas.
4. Resposta: A
   Comentário: O paciente na UTI apresenta, muitas vezes, instabilidade hemodinâmica. A terapia dialítica, apesar de beneficiar o estado do paciente em longo prazo, pode interferir na hemodinâmica, levando à redução da pressão arterial e à necessidade de manejo terapêutico imediato.
5. Resolução das palavras cruzadas:

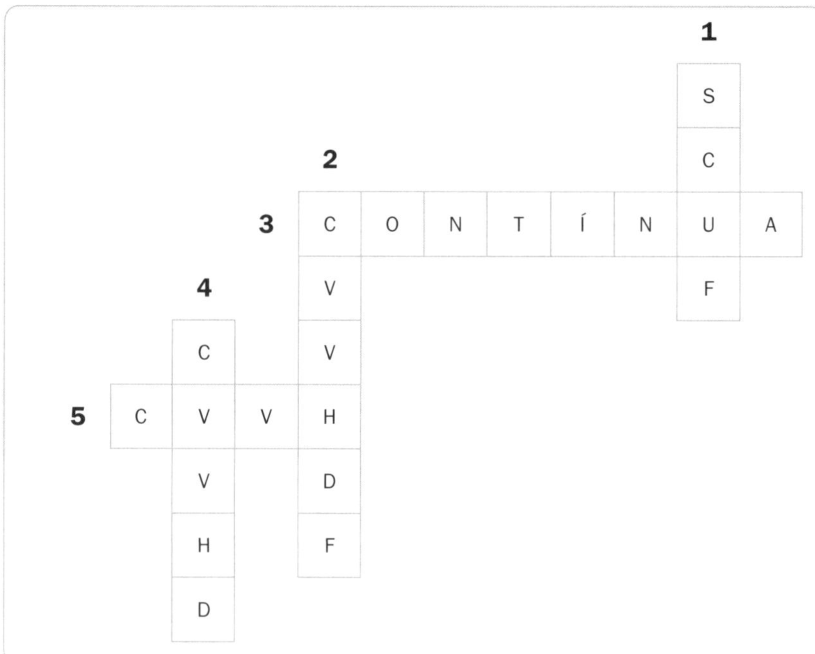

CAPÍTULO 7

Assistência de enfermagem ao paciente crítico com desequilíbrio hidreletrolítico e ácido-básico

Maria de Fátima Fernandes Vattimo
Eloiza de Oliveira Silva

RESUMO

O desequilíbrio hidreletrolítico consiste na anormalidade dos níveis de fluidos, eletrólitos, ácidos e bases. Considerando que níveis adequados de eletrólitos e íons são importantes para impedir e prevenir complicações, a assistência de enfermagem ao paciente crítico com desequilíbrio hidreletrolítico e ácido-básico é fundamental. Os eletrólitos possuem papel importante na manutenção e homeostase do organismo. Entre os principais eletrólitos responsáveis por diversas funções no organismo estão o sódio, potássio, fósforo, magnésio, cálcio, cloreto e bicarbonato. O sódio, potássio e cloro são eletrólitos essenciais que, como sangue e urina, são responsáveis por regular e distribuir a água por todo o organismo, tendo papel fundamental também no equilíbrio ácido-básico. Pacientes críticos são vulneráveis aos desequilíbrios nos níveis desses eletrólitos, que podem contribuir com o surgimento de desidratação, disfunção renal, problemas cardíacos e neurológicos. Cuidados como monitoramento, administração de fluidos e medicamentos, controle rigoroso de volume, do fluxo urinário e do estado de hidratação do paciente, além de prevenção ou tratamento de possíveis sinais de desidratação, são destaques de uma assistência de enfermagem de qualidade nesses casos.

TÓPICOS ABORDADOS

1. Fisiologia e homeostase hídrica e ácido-básica.
2. Causas e sintomatologia dos distúrbios hídricos.
3. Assistência de enfermagem ao paciente crítico com desequilíbrio hídrico.
4. Distúrbios eletrolíticos.
5. Distúrbios ácido-básicos.
6. Assistência de enfermagem ao paciente crítico com desequilíbrios hidreletrolítico e ácido-básico.

OBJETIVOS DE APRENDIZAGEM

Que ao final deste capítulo, o leitor seja capaz de entender a importância de fluidos e eletrólitos no organismo; identificar os principais íons corporais; reconhecer os principais sintomas dos desequilíbrios hidreletrolítico e ácido-básico no paciente crítico; implementar estratégias de prevenção na assistência de enfermagem ao paciente crítico com desequilíbrios hidreletrolítico e ácido-básicos e aplicar o conteúdo em um caso clínico.

FISIOLOGIA E HOMEOSTASE HIDRELETROLÍTICA E ÁCIDO-BÁSICA

Desequilíbrio hidreletrolítico refere-se a uma situação em que as concentrações de líquidos, eletrólitos, ácidos e bases estão alteradas. O corpo depende de fluidos, eletrólitos, ácidos e bases para manter o transporte de gases, temperatura, nutrientes, excretas, reações celulares e químicas essenciais para os processos fisiológicos, incluindo regulação da pressão arterial sistêmica e manutenção do equilíbrio dos fluidos e ácido-básico[1].

A água é um dos principais componentes do corpo humano e de todos os organismos vivos. O corpo contém vários íons e moléculas que estão dissolvidos nos fluidos corpóreos. Normalmente, mesmo que ocorram variações na dieta e sejam mantidas as condições de função renal normal, o volume de água e eletrólitos permanece estável, em grande parte por meio do manuseio tubular desses componentes[1,2].

A porcentagem de água no corpo humano varia de acordo com a idade, sexo e composição corporal. Em média, a porcentagem de água no corpo de um adulto é de cerca de 60%, sendo maior em crianças, 75%, e menor em idosos, 50%; portanto, esses extremos são menos tolerantes a alterações hídricas, especialmente as crianças nas perdas (diarreia e vômito) e reposições no idoso (*delirium* e sede reprimida).

Qualquer desequilíbrio nas concentrações hidreletrolíticas normais, se não reconhecido e tratado, pode causar sérias complicações e prejuízos à saúde, principalmente em pacientes críticos que apresentam exponencial vulnerabilidade diante de condições que contribuem ainda mais para distúrbios de íons, água e fluidos corporais[2].

Distúrbios hidreletrolíticos são comuns e recorrentes em pacientes gravemente doentes. Condições multifatoriais na Unidade de Terapia Intensiva (UTI) podem ser responsáveis pelo desenvolvimento de distúrbios hidreletrolíticos e ácido-básicos, tanto pela gravidade das patologias quanto pelos procedimentos terapêuticos usualmente utilizados na unidade crítica. Terapias e condições, como uso de medicamentos nefrotóxicos, agentes vasoativos, ventilação mecânica invasiva e não invasiva, sobrecarga hídrica ou desidratação, entre outros, contribuem para esses distúrbios[1-3].

Os distúrbios hídricos estão associados a alterações nos mecanismos de movimentação de líquidos intracelulares (LIC) e líquidos extracelulares (LEC). A regulação dessa movimentação ocorre, principalmente, por meio da função renal, incluindo a ação do hormônio antidiurético (ADH), sistema renina-angiotensina-aldosterona (SRAA), peptídeo natriurético atrial (PNA) e da sede. As ações de filtração, excreção e reabsorção renal, redução da diurese e retenção hídrica pelo ADH, excreção e retenção de sódio e água pelo SRAA e a ingestão hídrica pela sede são mecanismos de ação reguladores do equilíbrio hídrico corporal. Sendo assim, alterações desses mecanismos podem trazer complicações como hipervolemia (aumento do volume de líquidos no compartimento extracelular) ou hipovolemia (redução do volume de líquidos do compartimento extracelular), contribuindo diretamente nos índices de morbimortalidade em pacientes críticos[2,3].

CAUSAS E SINTOMATOLOGIA DOS DISTÚRBIOS HÍDRICOS

Complicações associadas com a hipovolemia podem estar ligadas à elevação na concentração sérica de sódio, e o sódio é um regulador da quantidade de líquidos orgânicos. Perdas renais expressivas de líquidos por meio do uso de diuréticos, diurese osmótica, perdas extrarrenais por vias gastrointestinais, cutâneas e hemorrágicas são fatores de risco para a redução volêmica e, consequentemente, elevação de sódio (hipernatremia). Os sintomas mais comuns da hipovolemia incluem cãibras, dispneia, cianose, sudorese, alteração no nível de consciência, hipotensão e bradicardia. Por outro lado, condições que contribuem para a redução do fluxo urinário, oligúria e anúria incorrendo em hipervolemia podem desencadear o aumento de sódio (hipernatremia), que cursa com disfunções renais e desequilíbrios hidreletrolíticos e ácido-básico[1-3].

A sobrecarga hídrica que resulta em hipervolemia também é uma complicação importante que deve ser evitada, identificada e controlada com cautela. A alta ingestão de sódio ou a reposição hídrica excessiva em pacientes com doença renal dialítica ou insuficiência cardíaca causam hipervolemia, que cursa com desfechos desfavoráveis relacionados à hiponatremia, podendo inclusive levar à morte. A sintomatologia da hipervolemia inclui edema local, anasarca e dispneia. A dificuldade respiratória está associada à congestão pulmonar ou à distensão venosa jugular, que podem cursar com edema agudo de pulmão e alterações hemodinâmicas importantes[1-3].

Além dos sinais e sintomas apresentados, o enfermeiro pode utilizar dados de exames laboratoriais e de imagem para o controle da volemia. Por exemplo, no hemograma, avaliar a relação da hemoglobina *versus* o hematócrito, sendo que o normal deve ser na proporção de 1:3. Valores acima dessa proporção indicam hipovolemia e abaixo hipervolemia. Nesse mesmo sentido, a avaliação da ureia também é útil. Em pacientes sem disfunção renal e creatinina sérica sem alterações, o aumento da ureia também pode indicar hipovolemia e desidratação.

A avaliação de imagem na confirmação de hipervolemia, seja pela radiografia torácica (realizada diariamente na UTI) ou exames de ultrassonografia, permite, em conjunto com a clínica (p. ex., dispneia, murmúrios vesiculares diminuídos, presença de estertores base ou terço médio), ajudar a corroborar o estado hipervolêmico e prevenir complicações como entubação endotraqueal e diálises de emergência.

ASSISTÊNCIA DE ENFERMAGEM AO PACIENTE CRÍTICO COM DESEQUILÍBRIO HÍDRICO

A assistência de enfermagem, diante desse cenário, é fundamental para o acompanhamento preciso e sistemático da volemia de pacientes gravemente enfermos e inclui:

- Avaliação contínua dos sinais vitais, níveis de hidratação (peso, turgor da pele, mucosas e débito urinário), exames laboratoriais com objetivo de monitorar e detectar mudanças na condição hídrica e eletrolítica do paciente.
- Monitoramento da necessidade de administração de fluidos e eletrólitos, de acordo com prescrição médica.
- Monitoramento de pacientes com risco de desenvolver desidratação (p. ex., idosos, pacientes com episódios de diarreia e êmese, em uso de diuréticos, queimados e doença renal).
- Acompanhamento da terapia com fluidos e eletrólitos para garantir efetividade no tratamento e ajuste da terapia, se necessário, conforme as necessidades do paciente e prescrição médica.
- Identificação e aplicação de medidas de tratamento a qualquer distúrbio hídrico, como ajuste na terapia com fluidos e eletrólitos, conforme prescrição médica[4].

Tratamento

Na hipovolemia, o tratamento consistirá em reposição volêmica com o objetivo de restaurar o volume normal do indivíduo e corrigir os distúrbios ácido-básicos e eletrolíticos que contribuem para tal ocorrência. Administração de soluções isotônica, hipotônica, mistas de sódio e eletrólitos, reposição de fluido sanguíneo, albumina e soluções coloidais, estão entre as principais condutas no tratamento da hipovolemia. É importante identificar e tratar causas subjacentes da hipovolemia, considerando tratamento de hemorragias, queimaduras graves e correção eletrolítica.

Na hipervolemia, o objetivo principal é a restrição hídrica, que contribui com o retorno do LEC à sua normalidade. A restrição de sódio é extremamente importante; tendo em vista que esse eletrólito está diretamente envolvido com a hipervolemia, o uso de diuréticos e, em situações de maior gravidade ou sem resposta, a terapia medicamentosa e a terapia de reposição renal serão consideradas.

DISTÚRBIOS ELETROLÍTICOS

Os eletrólitos, também chamados de íons, são substâncias que se dissolvem nos líquidos corporais, formando partículas com cargas elétricas. Os íons possuem carga positiva e negativa; íons com cargas positivas são denominados cátions, ao passo que íons com cargas negativas são denominados ânions. Sódio, cálcio, potássio e magnésio são os principais eletrólitos com cargas positivas; os cátions, e o bicarbonato, cloreto e fósforo são eletrólitos carregados negativamente, os ânions[1,2].

Os eletrólitos são essenciais para homeostase e equilíbrio do organismo e estão relacionados à geração e à condução de potenciais de ação nos nervos e músculos. Esses eletrólitos também se movem de um compartimento para outro, assim como os líquidos, garantindo o equilíbrio e homeostase ao organismo. Sendo assim, quando há alterações hídricas ocorrem, por consequência, distúrbios de eletrólitos. O distúrbio desses eletrólitos, levando a níveis elevados ou reduzidos, perturba as funções corporais fisiológicas e pode levar a complicações e até morte[1].

Sódio

O sódio é um dos eletrólitos mais importantes do fluido extracelular, responsável por manter o volume de fluido extracelular regulando o potencial de membrana das células. Além disso, o sódio é trocado de maneira ativa, junto com o potássio, através das membranas celulares. Por isso, ele é essencial para o bom funcionamento celular, já que mantém o equilíbrio eletrolítico e o potencial de membrana adequados[5].

A regulação do sódio acontece nos rins, mais particularmente no túbulo proximal; é onde ocorre a maior parte da reabsorção desse íon. Essa reabsorção ocorre por meio de transportadores de cloreto e sódio pela ação do ADH. Os distúrbios na regulação de sódio podem ser de redução ou elevação na concentração desse íon, denominados hiponatremia e hipernatremia, respectivamente[5].

A hiponatremia, que se caracteriza por nível sérico de sódio inferior a 135 mEq/L, é frequente em pacientes críticos e pode acarretar em manifestações neurológicas. Os principais sintomas da hiponatremia incluem: dores de cabeça, confusão mental, náuseas e delírio. Quanto à hipernatremia, os níveis séricos de sódio são superiores a 145 mEq/L. Essa condição contribui para a perda de água e, consequentemente, elevação do sódio. A hipertonicidade está comumente presente na hipernatremia. Essa condição causa saída da água das células, levando à desidratação e, consequentemente, à elevação no volume de líquido extracelular. Os principais sintomas da hipernatremia são edema, sede intensa, fadiga, inquietação e coma[5].

Causas[1-3,5]

- Hiponatremia: insuficiência no aporte de sódio, polidipsia, insuficiência cardíaca congestiva, cirrose hepática, insuficiência das glândulas suprarrenais, hiperglicemia e dislipidemia.
- Hipernatremia: administração de solução salina hipertônica, perda de líquido sem reposição, diabetes *insipidus* e diurese osmótica.

Tratamento

Na hiponatremia, deve-se restringir a ingesta hídrica que estabelecerá o equilíbrio hídrico negativo, com o intuito de elevar os níveis séricos de sódio e, em casos específicos, avaliar a secreção inapropriada do ADH. Na hipernatremia, é recomendada a reposição das perdas de sódio e água e, em condições de sódio > 160 mEq/L, deve-se administrar solução hipotônica via endovenosa[1-3,5]. Os cuidados de enfermagem no controle de sódio do paciente estão descritos da Figura 1.

Potássio

O potássio é um eletrólito abundante no compartimento intracelular. Sua regulação se dá pela bomba de sódio e potássio (adenosina trifosfatase), que bombeia sódio em troca de potássio. Nos rins, o potássio é filtrado, reabsorvido e secretado, sendo filtrado pelo glomérulo e reabsorvido pelo túbulo contorcido proximal e alça ascendente de Henle. No túbulo contorcido distal ocorre a secreção desse íon com acentuada ação do ADH[1,6]. No túbulo distal, a excreção do potássio é principalmente determinada pelo fluxo intraluminal; e por esse motivo a oligúria, com redução do fluxo intraluminal, resulta em acúmulo extracelular de potássio.

Os distúrbios de potássio se caracterizam quando há níveis séricos de potássio abaixo de 3,6 mmol/L (hipocalemia) ou quando os níveis séricos de potássio estão acima de 5,5 mmol/L (hipercalemia). A sintomatologia das alterações de potássio é, predominantemente, cardíaca e muscular. A hipocalemia inclui sintomas de fraqueza, fadiga e espasmos musculares. Na hipercalemia o paciente pode apresentar câibras, fraqueza muscular intensa e arritmias cardíacas. No entanto, na clínica, os sinais de hipocalemia ou hipercalemia podem passar despercebidos, exigindo acompanhamento criterioso de exames laboratoriais[6,7].

Causas

- Hipocalemia: hiperaldosteronismo, diuréticos de alça;

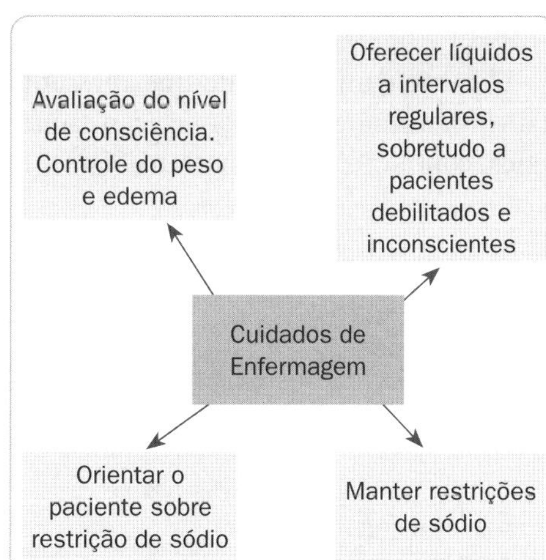
Avaliação do nível de consciência. Controle do peso e edema
Oferecer líquidos a intervalos regulares, sobretudo a pacientes debilitados e inconscientes
Cuidados de Enfermagem
Orientar o paciente sobre restrição de sódio
Manter restrições de sódio

FIGURA 1 Cuidados de enfermagem no controle de sódio.

Fonte: Elaborada pelos autores.

- Hipercalemia: aumento da liberação das células, como na acidose metabólica, deficiência de insulina, uso de betabloqueador ou diminuição da excreção de potássio, como na doença renal crônica, ou lesão renal aguda e deficiência de aldosterona[4,6].

Tratamento

- Hipocalemia: reposição de potássio, uso de diuréticos poupadores de potássio;
- Hipercalemia: sorcal e sorbitol para promover aumento no trânsito intestinal e resultar em diarreia, contribuindo com a depleção de potássio. Gluconato de cálcio, glicose e insulina também são usados. A glicose e a insulina atuam na movimentação de potássio para dentro célula e esse manejo, de maneira temporária, reduz o potássio sérico[4,6].

Os cuidados de enfermagem no controle de potássio do paciente estão descritos na Figura 2.

Cálcio

O cálcio é um eletrólito que apresenta papel importante na mineralização esquelética, contração muscular, transmissão de impulsos nervosos, coagulação sanguínea e secreção de hormônios. O cálcio só está disponível por meio da alimentação e esse eletrólito é absorvido no intestino e mantém seu controle e equilíbrio pela ação hormonal da vitamina D, que é o principal hormônio controlador da absorção intestinal de cálcio. Por outro lado, o hormônio da paratireoide (PTH) também está envolvido com a reabsorção de cálcio. Quando não é possível manter o cálcio sérico pela absorção intestinal, o PTH atua aumentando a reabsorção desse eletrólito no túbulo distal renal e removendo o cálcio do osso. Os distúrbios de cálcio se dão quando níveis séricos são inferiores a 8,8 mg/dL, caracterizando hipocalcemia, como na deficiência de vitamina D ou hipoparatireoidismo, e na hipercalcemia, quando os níveis totais de cálcio sérico estão acima de 10,7 mg/dL.

Sintomas como obstipação intestinal, anorexia, náuseas, vômitos, poliúria e polidipsia podem acontecer na vigência de distúrbios de cálcio; no entanto, a maioria dos pacientes dificilmente apresenta sintomas. Esses serão mais perceptíveis com redução ou elevação acentuada desse eletrólito[8].

Sinal de Trousseau e Chvostek

O sinal de Trousseau é um teste que avalia a excitabilidade dos nervos faciais em resposta à pressão sobre os nervos e a redução dos níveis de cálcio no sangue. Para realizar o teste, o enfermeiro insufla o manguito do aparelho de pressão arterial sanguínea no braço do paciente até um valor acima da pressão sistólica (geralmente em torno de 20 mmHg acima). O manguito é mantido nessa pressão por 3 a 5 minutos. Se durante esse período o paciente apresentar contratura espasmódica da mão e dos dedos é considerado um sinal de Trousseau positivo.

O sinal de Chvostek é um teste que avalia a irritabilidade dos nervos faciais,

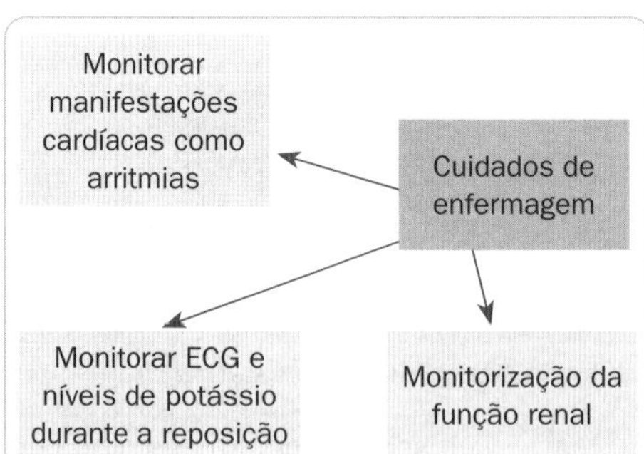

FIGURA 2 Cuidados de enfermagem no controle de potássio.

Fonte: Elaborada pelos autores.

especialmente o nervo facial (nervo craniano VII), em resposta à hipocalcemia. Para realizar o teste o enfermeiro utiliza um martelo reflexo ou o próprio dedo para dar um toque leve e rápido na área abaixo e anterior ao lóbulo da orelha, ao longo do trajeto do nervo facial. Se o paciente apresentar contração espasmódica do canto da boca ou do lábio superior no lado tocado, é considerado um sinal de Chvostek positivo.

Causas

- Hipercalcemia: hiperparatireoidismo, doença granulomatosa crônica;
- Hipocalcemia: pancreatite aguda, deficiência do hormônio paratireoidiano após tireoidectomia, dissecção cervical, hipomagnesemia e sepse[8].

Tratamento

- Hipocalcemia: reposição de cálcio com administração de gluconato de cálcio, vitamina D e antiácidos agregantes ao fósforo.
- Hipercalcemia: pancreatite aguda, solução salina isotônica, dieta com baixo teor de cálcio e cortisona, administração de fármacos que contribuem com a redução da absorção de sódio, como mitramicina, calcitonina e nitrato de gallium[8].

Os cuidados de enfermagem no controle de cálcio do paciente estão descritos da Figura 3.

Magnésio

O magnésio está envolvido no metabolismo da moeda energética trifosfato de adenosina (ATP), contração e relaxamento dos músculos, funcionamento neurológico e liberação de neurotransmissores. A concentração sérica de magnésio é controlada, principalmente, pelos rins, podendo diminuir ou aumentar os níveis de magnésio pela excreção e reabsorção renal.

Alterações de magnésio resultam em hipomagnesemia, ou seja, níveis séricos de magnésio menores que 1,46 mEq/L. Pacientes críticos apresentam alta vulnerabilidade para o desenvolvimento de hipomagnesemia por ingestão nutricional de magnésio deficiente, além do uso de medicações associadas à redução de magnésio. Sinais de hipomagnesemia são bastante inespecíficos. No entanto, podem surgir tremores, agitação, depressão, arritmia cardíaca e hipocalemia. A hipermagnesemia é caracterizada por níveis séricos de magnésio maiores que 2,2 mEq/L, frequente em pacientes com doença renal crônica (DRC) dialítica, tendo em vista que os mecanismos compensatórios estão alterados pela disfunção renal e a

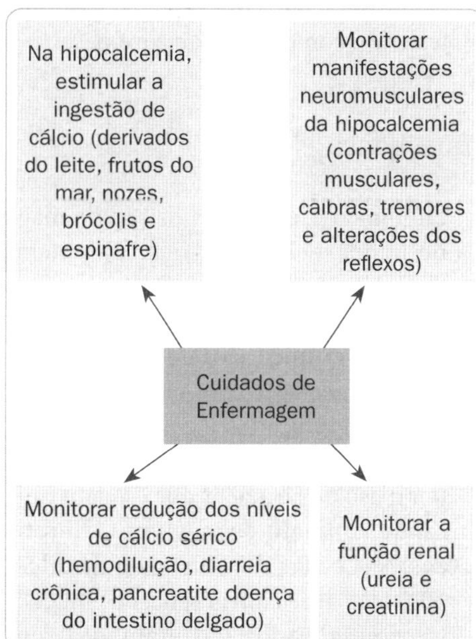

FIGURA 3 Cuidados de enfermagem no controle de cálcio.

Fonte: Elaborada pelos autores.

terapia dialítica é limitada no controle desse íon. Outras causas incluem iatrogenia e redução da eliminação gastrointestinal. Em pacientes com DRC dialítica, o magnésio, diferentemente dos demais eletrólitos, só consegue ser removido na primeira hora de diálise. Pacientes com DRC que não conseguem o equilíbrio com as sessões normais e renagel precisam realizar a hemodiálise (HD) diária.

A sintomatologia da hipermagnesemia pode incluir hipotensão, rubor cutâneo, náuseas e vômitos. Em situações de maior gravidade, concentrações mais altas podem levar à disfunção neuromuscular, sonolência, depressão respiratória, hipotonia, colapso hemodinâmico e óbito[9].

Causas

- Hipermagnesemia: aumento da reposição de magnésio;
- Hipomagnesemia: perdas renais, como em uso de diuréticos, ou perdas gastrointestinais, como na diarreia e êmese[9].

Tratamento

- Hipomagnesemia: Reposição de magnésio por meio de nutrição parenteral total (NPT), sulfato de magnésio e magnésio oral. Em condições de hipomagnesemia crônica, sais de magnésio via oral e alimentação com alto teor de magnésio são indicados.
- Hipermagnesemia: Evitar ou interromper o uso de fármacos que estejam causando aumento de magnésio, diuréticos, NaCl a 0,45%, gluconato de cálcio 10% ou diálise com ausência de magnésio no dialisado[9]. O tratamento com NaCl a 0,45% deverá ser considerado em pacientes com função renal normal. Quando houver necessidade de início de diálise ela deverá acontecer diariamente[9].

Os cuidados de enfermagem no controle de magnésio do paciente estão descritos da Figura 4.

Cloreto

O cloreto é um ânion encontrado principalmente no fluido extracelular e tem extrema importância na digestão, atividade muscular, regulação de fluidos corporais e equilíbrio ácido-básico. Sua regulação ocorre nos rins e é filtrado pelo glomérulo e reabsorvido pelos túbulos renais. O túbulo proximal reabsorve a maior parte do cloreto e a parte não reabsorvida nessa porção do túbulo segue e é reabsorvida no túbulo distal por meio do transporte ativo e passivo.

Distúrbios desse íon se caracterizam por hipercloremia ou hipocloremia. A hipercloremia pode ocorrer pela perda de bicarbonato gastrointestinal e a hipocloremia é decorrente de perdas gastrointestinais, como vômitos, e ganho excessivo de água. Pacientes críticos tendem a receber excessiva quantidade de fluidos que contêm cloreto (SF 0,9%), que pode acarretar em hipercloremia e distúrbio ácido-básico, além de lesão renal, alterações gastrointestinais e aumento da mortalidade[10,11].

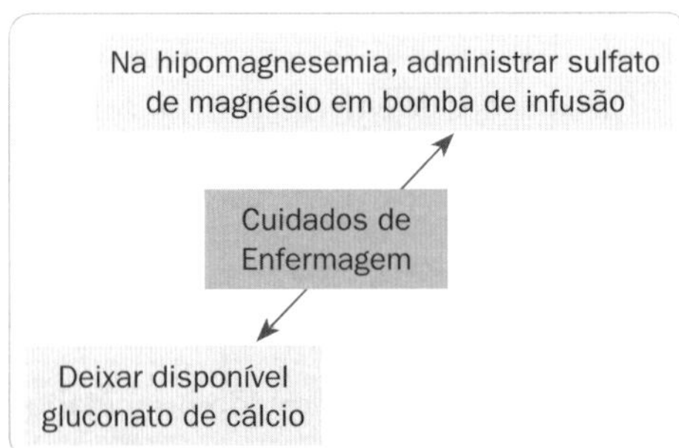

FIGURA 4 Cuidados de enfermagem no controle de magnésio.

Fonte: Elaborada pelos autores.

Causas

- Hipocloremia: perdas gastrointestinais e renais;
- Hipercloremia: infusão salina em condições de risco[10,11].

Tratamento

- Hipocloremia: Tratar causa subjacente. Isso pode incluir o tratamento de distúrbios renais, endócrinos e gastrointestinais e a suplementação de cloreto por via oral ou, em casos específicos, endovenosa.
- Hipercloremia: Eliminação da fonte de cloreto, reidratação e restabelecimento de distúrbio ácido-básico[10,11].

Os cuidados de enfermagem no controle de cloro do paciente estão descritos da Figura 5.

Fósforo

O fósforo é um cátion extracelular e aproximadamente 85% está presente nos ossos e dentes. O fosfato é regulado simultaneamente com o cálcio pela via hormonal da vitamina D3, PTH e calcitonina. Os rins representam a principal via de excreção de fósforo. O desequilíbrio de fósforo pode ocorrer devido a três processos: ingestão dietética, distúrbios gastrointestinais e excreção insuficiente pelos rins. A sintomatologia mais frequente da hiperfosfatemia se caracteriza por prurido e lesões cutâneas[12].

Causas

- Hipofosfatemia: síndrome de realimentação, deficiência de vitamina D, hiperparatireoidismo e uso drogas citotóxicas (quimioterápicos);
- Hiperfosfatemia: hipoparatireoidismo, doença renal crônica dialítica[4,12].

Tratamento

- Hipofosfatemia: evitar uso de antiácidos, correção de alcalose respiratória, suplementação de fósforo por meio de dieta. Em casos de maior gravidade em situações patológicas associadas à disfunção gastrointestinal, utilizam-se fosfato de sódio ou fosfato de potássio.
- Hiperfosfatemia: antiácidos com alumínio, magnésio ou cálcio, diante de doença renal crônica indica-se o uso de cloridrato de sevelamer, carbonato de cálcio ou acetato de cálcio[4,12].

Os cuidados de enfermagem no controle de fósforo do paciente estão descritos da Figura 6.

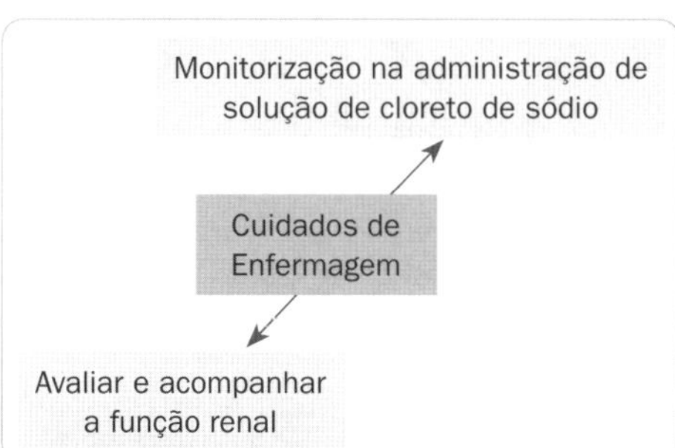

FIGURA 5 Cuidados de enfermagem no controle de cloro.

Fonte: Elaborada pelos autores.

Distúrbios ácido-básicos

Muitos distúrbios ácido-básicos modificam primariamente o pH plasmático, cujos valores de normalidade estão entre 7,35 e 7,45. Se a variação do pH plasmático for acentuada, haverá alteração no pH intracelular, levando à disfunção celular, o que pode implicar mudanças importantes no metabolismo, na hemodinâmica e na resposta do paciente às intervenções que venham a ser utilizadas em diversos tratamentos[13,14].

A acidemia, um distúrbio ácido-básico, é caracterizada pela redução do pH plasmático (< 7,35), denominada *acidose*. Por outro lado, os distúrbios ácido-básicos que levam ao aumento do pH plasmático (> 7,45) são chamados alcalose. Distúrbios ácido-básicos são classificados em metabólico, respiratório ou misto[13,14].

O bicarbonato (HCO_3) é um eletrólito que compõe o status ácido-básico do sangue. Os rins são responsáveis por manter o equilíbrio ácido-básico e regular a concentração de bicarbonato. O bicarbonato é filtrado e reabsorvido pelo rim. Além disso, é produzido um novo bicarbonato que repõe o que foi consumido por ácidos do organismo ou produzidos por determinada patologia. Na presença de distúrbios de HCO_3 pode ocorrer a alcalose metabólica ou respiratória. Diante disso, a acidose metabólica se caracteriza por redução do pH sanguíneo para valor inferior a 7,35[13,14].

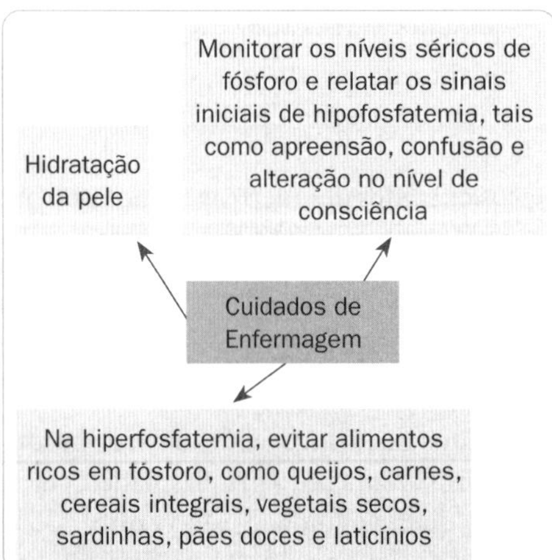

FIGURA 6 Cuidados de enfermagem no controle de fósforo.

Fonte: Elaborada pelos autores.

Quando o pH sanguíneo se desvia da normalidade, o sistema tampão ácido-básico entra em ação para evitar mudanças significativas no pH. Quando o pH é reduzido, o sistema tampão responde com o aumento da produção de bicarbonato para neutralizar o excesso de hidrogênio. Por outro lado, quando há elevação do pH, o sistema tampão converte bicarbonato em ácido e íons de hidrogênio para equilibrar o pH, como é demonstrado nas Figura 7[13,14].

ASSISTÊNCIA DE ENFERMAGEM AO PACIENTE CRÍTICO COM DESEQUILÍBRIO HIDRELETROLÍTICO E ÁCIDO-BÁSICO

A assistência de enfermagem ao paciente crítico com desequilíbrio hidreletrolítico e ácido-básico é um dos aspectos mais

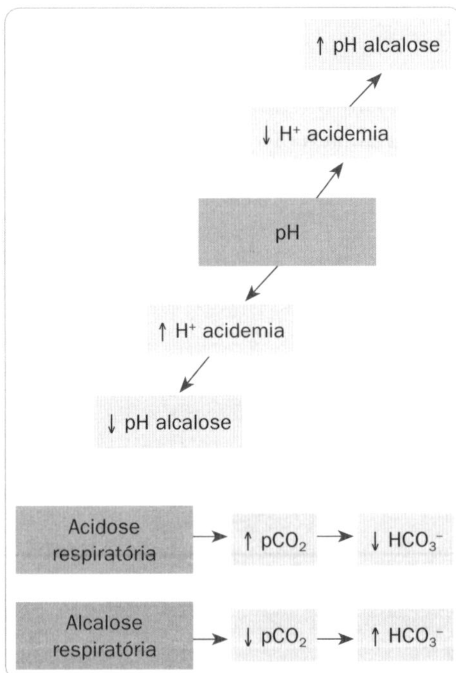

FIGURA 7 Sistema tampão ácido-básico.

Fonte: Elaborada pelos autores.

importantes do tratamento no ambiente hospitalar. O objetivo principal é o restabelecimento do equilíbrio do sistema eletrolítico e ácido-básico no organismo do paciente. Os cuidados ao paciente crítico devem ser constantes, uma vez que um desequilíbrio hidreletrolítico e ácido-básico grave pode causar complicações severas e permanentes. Cada paciente é único, e a assistência de enfermagem deve ser personalizada de acordo com as necessidades individuais[4,15].

Pacientes críticos em UTI apresentam grande risco de distúrbios hidreletrolíticos, o que exige monitoramento criterioso de eletrólitos e fluidos diariamente. As alterações no equilíbrio hidreletrolítico podem ser afetadas pelo uso de medicamentos, fluidoterapia, mudanças na dieta e patologia de base[5,15].

Qualquer patologia que possa causar alterações eletrolíticas, como desnutrição, disfunção renal, distúrbios gastrointestinais, cardíacos, endócrinos, circulatórios e pulmonares, deve ser acompanhada com cautela e rigor, além de arritmias, parada cardíaca, uso de diuréticos ou medicamentos que também podem interferir na homeostase de fluidos e eletrólitos[4,15].

Desequilíbrios nos níveis de fluidos e eletrólitos podem levar a uma variedade de complicações e é muito importante que o enfermeiro preste cuidados integrais para prevenir e gerenciar essas condições[15].

Um dos aspectos fundamentais da assistência de enfermagem a pacientes críticos com desequilíbrios hidreletrolíticos e ácido-básicos é o monitoramento cuidadoso da gasometria arterial e sinais vitais, incluindo regulares da pressão arterial, temperatura, frequência cardíaca e frequência respiratória. Esses sinais vitais podem fornecer indícios importantes sobre a condição geral do paciente e auxiliar na identificação precoce de possíveis complicações[4,15].

Outro aspecto importante da assistência de enfermagem a esses pacientes é a monitorização minuciosa da ingestão e eliminação de líquidos. Isso inclui rastrear a quantidade de fluidos infundidos e do consumo, bem como monitorar o fluxo urinário e outros fluidos corporais excretados. O enfermeiro também precisa estar atento a quaisquer alterações nos níveis de eletrólitos do paciente, como sódio, potássio, cloreto, magnésio e fósforo, que podem ser indicativos de agravamento de desequilíbrios[4,15].

A realização do exame físico é indispensável; portanto, monitorar a cor, o tempo de enchimento capilar e o aspecto da pele são medidas importantes da assistência de enfermagem ao paciente crítico com distúrbios hidreletrolíticos, o que oferece condições de se acompanhar o estado de hidratação do paciente e prevenção de possíveis sinais de desidratação[4,15].

Além de monitorar os níveis de fluidos e eletrólitos, o papel do enfermeiro na assistência de enfermagem ao paciente crítico com distúrbios hidreletrolíticos também inclui administração e vigilância de fluidos intravenosos e medicamentos, conforme prescrição médica. O enfermeiro deve ter habilidades adequadas para gerenciar dispositivos intravenosos (IV) e ser capaz de avaliar a necessidade de ajuste da ingestão oral ou reposição volêmica e de eletrólitos junto à equipe médica[4,15].

Outros aspectos importantes da assistência de enfermagem ao paciente com desequilíbrios hidreletrolíticos e ácido-básico incluem manter um registro cuidadoso dos fluidos administrados ao paciente e o tempo entre as doses, a comunicação eficaz com outros membros da equipe de saúde e o oferecimento de educação e apoio aos pacientes e seus familiares. Uma assistência de enfermagem de qualidade garante ao paciente crítico com desequilíbrios hidreletrolíticos e ácido-básico cuidados abrangentes para o controle de sua condição e prevenção de complicações[4,15].

ESTUDO DE CASO

Apresentação

Homem de 65 anos com histórico de hipertensão arterial sistêmica, diabetes *mellitus* tipo 2 e doença renal crônica (DRC) estágio 5. Evoluindo com hipervolemia, hipercalemia e hiperfosfatemia. Necessita de internação hospitalar devido a ortopneia, desconforto respiratório, confusão mental, fraqueza muscular intensa, fadiga e câibras.

Introdução

Na doença renal crônica dialítica ocorrem alterações eletrolíticas caracterizadas por desequilíbrios nos níveis de eletrólitos e fluidos corporais que ocasionam manifestações clínicas associadas às alterações no sistema nervoso central, na função muscular e no pH sanguíneo.

Histórico

Paciente do sexo masculino, 65 anos, negro, pedreiro, natural e procedente de Pernambuco, procura o serviço de saúde queixando-se de dificuldade respiratória, fraqueza muscular, fadiga, náuseas e inapetência, que surgiram há cerca de 1 semana, após antibioticoterapia para infecção por *Pseudomonas aeruginosa*. O paciente revela ser hipertenso há 20 anos, diabético há 5 anos e doente renal crônico há 2 anos em terapia dialítica (hemodiálise) há 1 ano, fazendo uso irregular de losartana 50 mg e metformina, com dois comprimidos ao dia. Nega uso de outras medicações. Pai diabético e hipertenso, faleceu aos 55 anos em decorrência de IAM; mãe ainda viva, com 90 anos, tem histórico de nefrolitíase. Nega etilismo, tabagismo e uso de substâncias psicoativas. Refere ingestão hídrica de 3 copos de água ao dia e não costuma praticar atividade física. Após exames clínicos e laboratoriais é diagnosticada agudização da doença renal crônica e lesão renal aguda (LRA). Necessita de internação hospitalar devido a edema, dispneia, arritmia cardíaca, fraqueza intensa e confusão mental. Evolui com piora do padrão respiratório, sendo encaminhado para a UTI e ofertada oxigenação não invasiva com máscara facial.

Na UTI apresenta piora no desconforto respiratório e queda da saturação de oxigênio, sendo realizada intubação orotraqueal e início de bloqueador neuromuscular. Realiza radiografia torácica, em que são visualizados congestão pulmonar e aumento das câmaras cardíacas, sendo diagnosticado com edema agudo do pulmão (EAP).

Devido ao quadro clínico de alta complexidade e chance de mortalidade, após terem sido esgotadas opções de terapia medicamentosa, foi solicitada avaliação da nefrologia.

Na avaliação da nefrologia foi considerada a evolução do quadro clínico com hipervolêmia (excesso de 30% no volume de líquido extracelular – aproximadamente 5,0 litros), hipercalemia (6,5 mEq/L), hiperfosfatemia (7,0 mg/dL), além de edema agudo de pulmão associado à retenção de líquido, sendo indicada terapia de substituição renal contínua (CVVHDF).

O plano terapêutico é traçado com dose prescrita de 30 mL/kg/h Prismasol® 4 como fluido dialisante. Foi prescrito um fluxo sanguíneo de 200-250 mL/min, para atingir 12-15 L/h. A inserção de cateter de curta permanência foi necessária para preservar a fístula arteriovenosa. O tempo estimado para resposta à terapia foi de 72 horas.

Parâmetros hemodinâmicos e respiratórios deverão ser avaliados de 1/1 hora. Gasometrias arteriais e venosas com lactato arterial serão determinadas a cada 6 horas durante as primeiras 72 horas.

Foram colocados à disposição do paciente e familiares serviço de psicologia, assistência social e nutrição, que iniciou acompanhamento do caso.

Exames complementares

- Gasometria: Presença de acidose metabólica.
- Radiografia de tórax: Aumento das câmaras cardíacas e sinais de congestão pulmonar.
- ECG: Arritmia, apresentando onda T apiculada e sobrecarga ventricular.
- Creatinina sérica: 20,3 mg/dL.

Problema: o paciente realizou 72 horas de terapia renal contínua com UF de 76 mL/hr, totalizando 5,5 litros com reversão do quadro grave de EAP. No entanto, sem melhora do quadro de estabilidade hidreletrolítica, mantendo volemia positiva e instabilidade hemodinâmica.

Após as 72 horas de CVVHDF, a equipe multiprofissional identificou a necessidade de manter paciente em tratamento com terapia renal substitutiva intermitente, com o objetivo de negativar perfil volêmico e equilibrar níveis de eletrólitos.

Dilema da equipe: Manter o paciente em terapia de substituição renal intermitente ou contínua, uma vez que o risco de agravamento da agudização e instabilidade hemodinâmica pode ser ainda maior na terapia intermitente.

A terapia de substituição renal contínua CVVHDF foi discutida e escolhida pela equipe com o objetivo de não progredir ainda mais a agudização e deteriorar a função renal residual, afetando o sistema cardiovascular e hemodinâmica global.

Processo de Enfermagem (PE)

Paciente no 5º DIH na UTI, em terapia renal substitutiva contínua há 5 dias, internado por DRC agudizada, evoluindo com alterações hidreletrolíticas e EAP. Encontra-se instável hemodinamicamente, febril, hipotenso, em uso de vancomicina, amicacina, noradrenalina e sedação. RASS –5, hipocorado, pupilas mióticas sem fotorreação, ventilando por IOT em VMI em modalidade PCV assistido/controlado com FiO_2 30%, PEEP 10 cmH_2O, tubo endotraqual fixado em 22. Mantém cateter venoso central duplo lúmen em jugular direita, recebendo por bomba de infusão atracúrio 30 mL/h, cetamina 25 mL/h, midazolam 30 mL/h, noradrenalina 22 mL/h. PAM 50 mmHg em progressão. BCRNF em 2T sem sopro, edema importante e perfusão periférica prejudicada em MMSSII, abdome globoso com presença de líquido, RHA +, CNE em narina direita recebendo dieta 50 mL/h, eliminação vesical presente por CVD com volume urinário de 500 mL em 24 horas. Múltiplas lesões cutâneas generalizadas, causadas por prurido intenso devido ao fósforo elevado. Com uso de proteção em região sacral e calcâneos.

Dispositivos: CVC VJIE e VFIE, terapia de substituição renal continua, PAI, CNE e CVD.

Diagnóstico de enfermagem

- **Excesso de volume de fluido** – CD: Padrão respiratório alterado, oligúria, congestão pulmonar. FR: autogestão ineficaz de medicação. CA: Desvios que afetam a fluidoeliminação[16].

- **Risco de desequilíbrio eletrolítico** – FR: Volume excessivo de fluido. CA: Disfunção renal.
- **Perfusão tecidual periférica ineficaz** – CD: características alteradas da pele, tempo de preenchimento capilar > 3 segundos, diminuição da PAM. FR: Estilo de vida. CA: Diabetes *mellitus* e hipertensão.

Resultados de enfermagem

- **Excesso de volume de fluido** – Em 48 horas após o início da TSR, o paciente torna-se normovolêmico, com redução do edema, equilíbrio do peso corporal e melhora do perfil respiratório.
- **Risco de desequilíbrio eletrolítico** – Adequação dos níveis de eletrólitos (sódio, potássio, cálcio, magnésio).
- **Perfusão tecidual periférica ineficaz** – Melhora da cor e temperatura da pele nas extremidades.

Intervenções de enfermagem

- Realizar e anotar balanço hídrico.
- Monitorar continuamente os sinais vitais, parâmetros ventilatórios e hemodinâmicos.
- Manter sedação, analgesia e monitorização, de acordo com as necessidades do paciente.
- Assegurar o correto funcionamento do CNE e a progressão da dieta, conforme protocolos.
- Monitorar volume urinário e ajustar a terapia com noradrenalina, conforme necessidade.
- Realizar cuidados de prevenção de lesões de pele e trocar a proteção em regiões vulneráveis.
- Continuar a administração das medicações prescritas e manter monitoramento rigoroso.

Legenda das siglas: CA – Condições associadas; CD – Características definidoras; FR – Fatores de risco.

Desfecho

Após 72 horas de CVVHDF foi realizada uma nova reunião entre a equipe multidisciplinar e a família com a finalidade de definir as próximas condutas a serem tomadas. Devido à melhora do quadro clínico e opções de outras estratégias terapêuticas, a família foi informada de que a terapia de substituição renal contínua foi descontinuada e que o paciente permaneceu por 24 horas mantendo parâmetros adequados de gasometria arterial sem nenhuma intercorrência, estando apto para a decanulação.

Foi realizada discussão com a equipe multidisciplinar, o médico titular, a equipe da UTI e nefrologia, em que ficou definido que o paciente apresentava bom prognóstico para possível alta da UTI, sendo transferido no 4º dia para a unidade de clínica médica.

VAMOS PRATICAR?

1. Realize a cruzadinha.

Horizontais

3. Eletrólito importante para a função muscular e transmissão de impulsos nervosos.
4. Sinal comum na redução desse eletrólito, que apresenta sintomar de espasmo muscular.
6. Eletrólito essencial para a coagulação sanguínea.
7. Perda excessiva de água, podendo levar à hiponatremia.

Verticais

1. Concentração alterada de potássio.
2. Concentração elevada de cálcio no sangue.
5. Estado em que o pH está acima do normal.

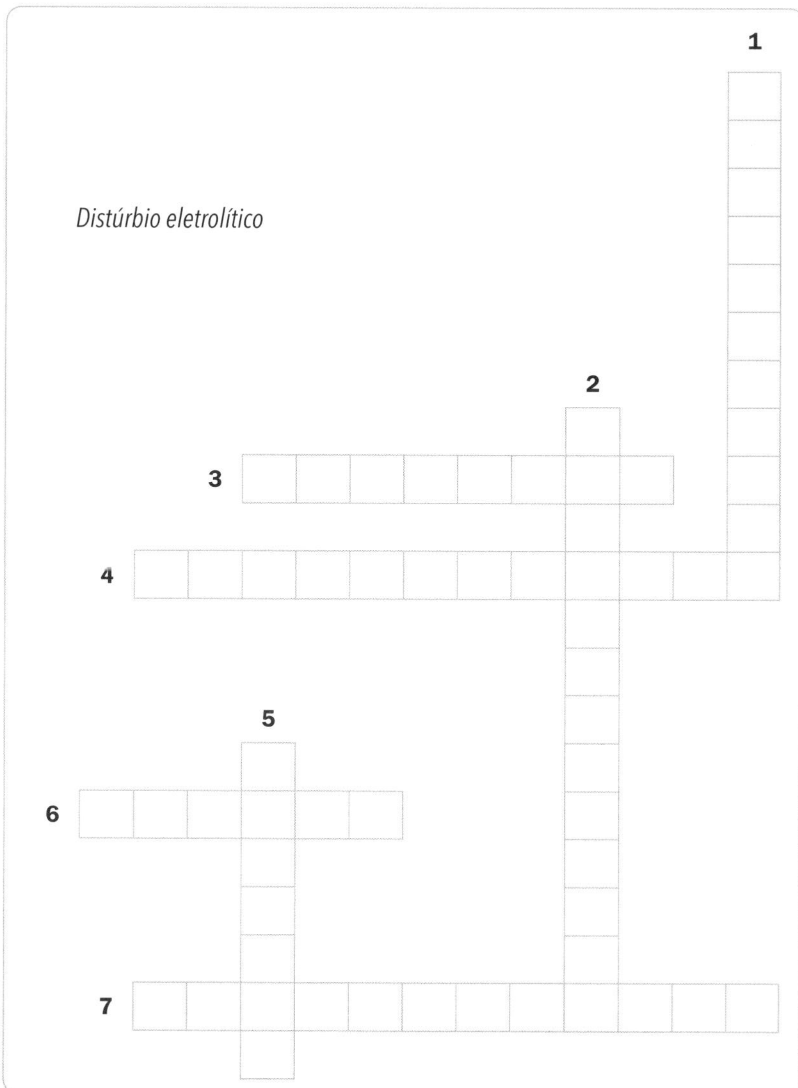

2. Quais são as principais causas da alcalose metabólica?
   a. Distúrbios respiratórios e endócrinos.
   b. Distúrbios renais com elevação de bicarbonato e redução do pH.
   c. Distúrbios de acidose, aumento de pH e de bicarbonato relacionado à desidratação.
   d. Distúrbios de sódio e volemia contribuindo com redução de bicarbonato e redução do pH sanguíneo sem resposta respiratória.

3. Quais são as manifestações clínicas em um paciente com hipercalemia?
   a. Fraqueza muscular, alterações cardíacas e arritmias.
   b. Cãibras, sede intensa e cefaleia.
   c. Prurido generalizado, arritmias cardíacas e parada cardíaca.
   d. Desidratação, vômitos e bradicardia.

REFERÊNCIAS

1. Shrimanker I, Bhattarai S. Electrolytes. In: StatPearls Publishing. Treasure Island (FL): StatPearls Publishing; 2023. Disponível em: https://www.ncbi.nlm.nih.gov/books/NBK541123/.
2. Danziger J, Zeidel ML. Osmotic Homeostasis. Clin J Am Soc Nephrol. 2015;10(5):852-62. Doi: https://doi.org/10.2215/CJN.10741013.
3. Palmer LG, Schnermann J. Integrated control of na transport along the nephron. Clin J Am Soc Nephrol. 2015;10(4):676-87. Doi: https://doi.org/10.2215/CJN.12391213.
4. Campbell K, Mortimore G. The diagnosis and management of acute hyponatraemia in critical care. Br J Nurs. 2022;31(18):934-9. Doi: https://doi.org/10.12968/bjon.2022.31.18.934.
5. Gumz ML, Rabinowitz L, Wingo CS. An integrated view of potassium homeostasis. N Engl J Med. 2015;373(1):60-72. Doi: https://doi.org/10.1056/NEJMra1313341.
6. Viera AJ, Wouk N. Potassium disorders: hypokalemia and hyperkalemia. Am Fam Physician. 2015;92(6):487-95.
7. Veldurthy V, Wei R, Oz L, Dhawan P, Jeon YH, Christakos S. Vitamin D, calcium homeostasis and aging. Bone Res. 2016;4:16041. Doi: https://doi.org/10.1038/boneres.2016.41.
8. Schöfl C. Update – Calcium metabolism. Dtsch Med Wochenschr. 2019;144(16):1125-32. Doi: https://doi.org/10.1055/a-0833-9674.
9. Jahnen-Dechent W, Ketteler M. Magnesium basics. Clin Kidney J. 2012;5(Suppl 1):i3-i14. Doi: https://doi.org/10.1093/ndtplus/sfr163.
10. Soussi S, Ferry A, Chaussard M, Legrand M. Chloride toxicity in critically ill patients: What's the evidence? Anaesth Crit Care Pain Med 2017;36(2):125-30. Doi: https://doi.org/10.1016/j.accpm.2016.03.008.
11. Bohn AA, Morais HA. A quick reference on chloride. Vet Clin North Am Small Anim Pract. 2017;47(2):219-22. Doi: https://doi.org/10.1016/j.cvsm.2016.10.008.
12. Hamm LL, Nakhoul N, Hering-Smith KS. Acid-base homeostasis. Clin J Am Soc Nephrol. 2015;10(12):2232-42. Doi: https://doi.org/10.2215/CJN.07400715.
13. Achanti A, Szerlip HM. Acid-base disorders in the critically ill patient. Clin J Am Soc Nephrol. 2023;18(1):102-12. Doi: https://doi.org/10.2215/CJN.04500422.
14. García MA, Varsavsky M, Cortés BM, Ávila RV, Alhambra EMR, Novo RC, et al. Trastornos del fosfato y actitud clínica ante situaciones de hipofosfatemia e hiperfosfatemia. Endocrinol Diabetes Nutr. 2020;67(3):205-15. Doi: https://doi.org/10.1016/j.endinu.2019.06.004.
15. Padilha KG, Vattimo MFF, Silva SC, Kimura M, Watanabe M. Enfermagem em UTI: cuidando do paciente crítico. 2 ed. Rio de Janeiro: Manole; 2016.
16. Herdman TH, Kamitsuru S, Lopes CT. Diagnósticos de Enfermagem da NANDA-I: Definições e Classificação – 2021-2023.12 ed. Rio de Janeiro: Artmed; 2021.

GABARITO

1. Resposta da cruzadinha (ver página a seguir).

2. Resposta: B
   Comentário: A alcalose metabólica pode ser causada por fatores como vômitos persistentes, uso excessivo de bicarbonato de sódio, perda de ácido pelo trato gastrointestinal, uso de diuréticos e distúrbios endócrinos.

3. Resposta: A
   Comentário: A hipercalemia pode levar a alterações cardíacas, como arritmias e parada cardíaca. Também pode causar fraqueza muscular, paralisia temporária e distúrbios neurológicos.

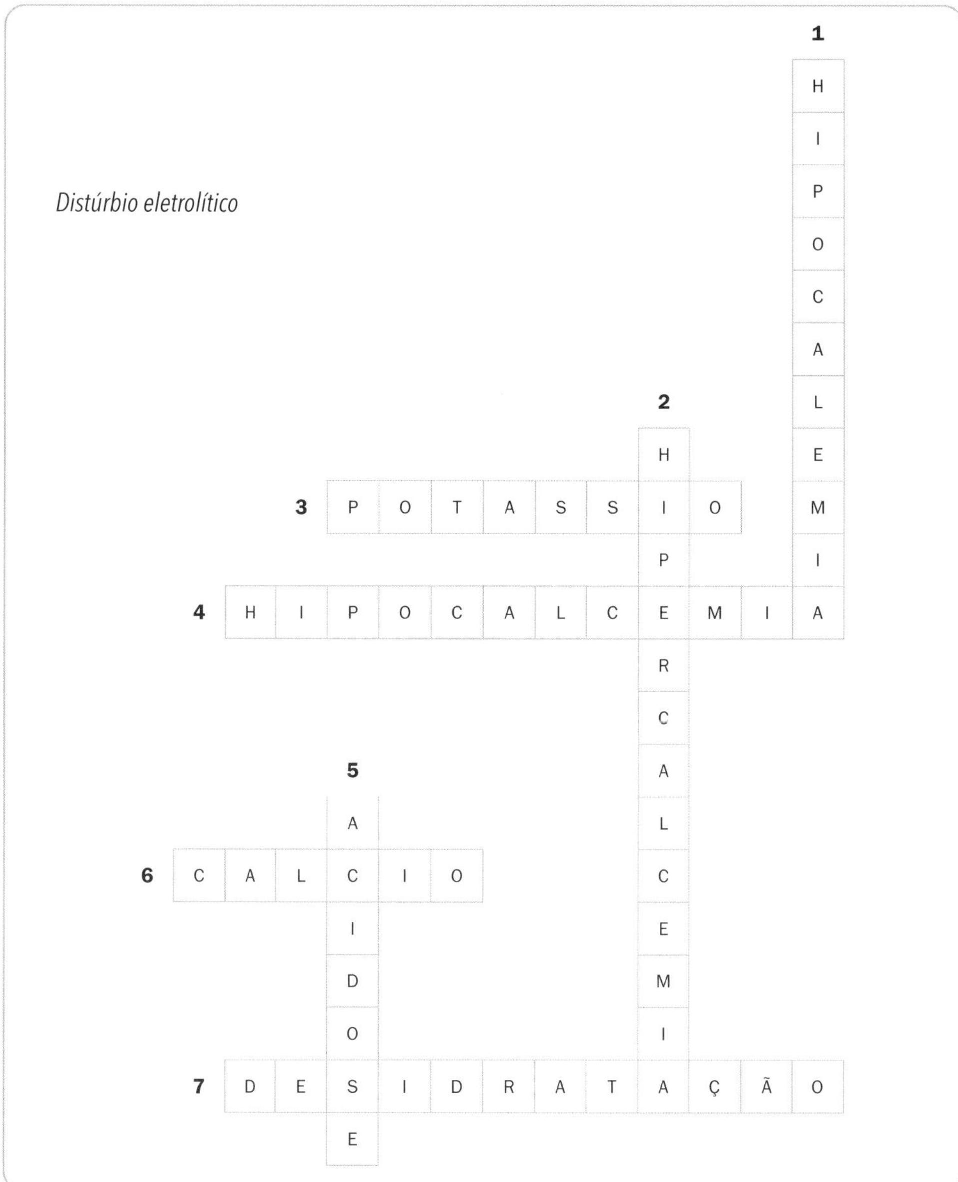

CAPÍTULO 8

Assistência de enfermagem ao paciente crítico com sepse ou choque séptico

Joathan Borges Ribeiro
Eduesley Santana Santos
Renata Eloah de Lucena Ferretti-Rebustini

RESUMO

A sepse é uma disfunção orgânica com risco de morte causada por resposta desregulada do hospedeiro a um agente microbiano ou a toxinas produzidas por este. Ela representa um grave problema de saúde pública diante do elevado índice de mortalidade e do alto custo adicional ao sistema de saúde para seu tratamento. Já é sabido que sua identificação precoce é de extrema importância para a obtenção de um desfecho favorável ao paciente. As manifestações clínicas de gravidade variável e sua capacidade progressiva para choque séptico e disfunção de múltiplos órgãos, sobretudo quando não há um manejo adequado e influenciado por outros quesitos como a etiologia da infeção, as comorbidades do indivíduo e o tempo de evolução são informações essenciais para o planejamento das ações de enfermagem e o sucesso terapêutico, tendo em vista a presença desses profissionais em todas as etapas da assistência à saúde. Neste capítulo, são apresentados elementos para subsidiar o conhecimento do enfermeiro para a elaboração do plano de cuidados de enfermagem, perpassando desde a definição e o reconhecimento do problema até sua abordagem terapêutica e a atuação da enfermagem nesse contexto, possibilitando sua identificação precoce, a redução da incidência e o manejo adequado para a recuperação do paciente.

TÓPICOS ABORDADOS

1. Definições e conceitos.
2. Estabelecendo o diagnóstico.
3. Epidemiologia da sepse.
4. *Surviving Sepsis Campaign* e o manejo da sepse.
5. Cuidado de enfermagem ao paciente com sepse e choque séptico.

OBJETIVOS DE APRENDIZAGEM

Que ao final deste capítulo, o leitor seja capaz de entender o contexto que envolve o paciente séptico; reconhecer o impacto da sepse em nível mundial; identificar os sinais e sintomas dessa patologia para início imediato das medidas terapêuticas; entender o papel da enfermagem no cuidado ao paciente séptico e com choque séptico e aplicar o conteúdo em um caso clínico.

INTRODUÇÃO

A sepse representa um grave problema de saúde pública, com altos índices de mortalidade e custos de tratamento. Ela acomete anualmente cerca de 30 milhões de pessoas em todo o mundo, com uma mortalidade de aproximadamente 25 a 30%, elevando-se ainda mais em países subdesenvolvidos, onde esse percentual atinge de 40 a 50%[1]. Nos Estados Unidos, aproximadamente 75 mil casos de sepse ocorrem por ano, sendo suas complicações as maiores causas de morte em pacientes em estado crítico[2].

No Brasil, assim como no mundo, é observado um aumento do número de pessoas acometidas pela sepse, explicado pelo aumento da população e da expectativa de vida, elevando o percentual de pessoas suscetíveis à aquisição de doenças crônicas e imunossupressão, e pelo maior acesso a recursos para realização de técnicas invasivas. Além disso, iniciativas como a Campanha de Sobrevivência à Sepse (CSS) e o trabalho da *Global Sepsis Alliance* (GSA) resultam na melhor identificação dos pacientes sépticos e na maior notificação dos casos da doença[3].

O projeto denominado UTIs Brasileiras, criado pela *Epimed Solutions*®, em conjunto com a Associação de Medicina Intensiva Brasileira (AMIB), que avaliou os dados de um grande registro nacional, entre 2010 e 2016, com a participação de hospitais públicos e privados, demonstrou aumento progressivo do número de casos de sepse nas UTIs brasileiras, de 19,4% do total de internações em 2010 para 25,2% em 2016, evidenciando a necessidade da implementação de estratégias de enfrentamento eficientes. Quanto à mortalidade, foi observada uma queda estável e constante, com taxas que caíram de 39%, em 2010, para 30%, em 2016 dos pacientes com sepse[4].

Dados mais recentes publicados pelo Instituto Latino-Americano de Sepse (ILAS), referentes a 2021, identificaram que, no Brasil, dos 12.458 pacientes incluídos, as instituições públicas são responsáveis por 69,4% dos casos de sepse e 30,6% de choque séptico, com letalidade de 31,6% e 63,6%, respectivamente. Já nas instituições privadas, 83,7% tiveram sepse e 16,3% choque séptico, resultando em uma taxa de letalidade de 27,2% e 58,4%, respectivamente[5].

Entre diversos comprometimentos clínicos decorrentes da sepse, destaca-se a injúria renal aguda (IRA), que aparece em 23% dos pacientes e em 51% dos que evoluem para choque séptico. Esses desdobramentos aumentam a necessidade de suporte, entre equipamentos e medicamentos, além de assistência multiprofissional especializada, impactando o aumento dos custos no sistema de saúde[6].

Esses custos hospitalares representaram, nos Estados Unidos, cerca de 20 bilhões de dólares em 2011. No Brasil, o gasto hospitalar médio diário é de US$ 1.028, variando de acordo com a gravidade e o tempo de internação do paciente. Assim, é possível observar o grande impacto da doença no sistema de saúde, em especial no sistema público, limitado do ponto de vista de investimento e que é responsável pelo atendimento da maior parte da população no Brasil[2,7].

EVOLUÇÃO DOS CONCEITOS

O termo *sepse* possui uma ampla abrangência, com compreensão incompleta de todo o processo que envolve essa condição. Os conceitos e a abordagem dessa patologia sofreram modificações com o passar dos anos; entretanto, ainda não existem critérios clínicos simples e/ou características biológicas, de imagem ou laboratoriais, que identifiquem exclusivamente um paciente séptico, sendo então confundida com outras doenças[8].

O primeiro consenso sobre a temática ocorreu em Chicago (EUA) no ano de 1991, na conferência entre o *American College of Chest Physicians* (ACCP) e a *Society of Critical Care Medicine* (SCCM), resultando nas recomendações denominadas Sepsis-1. Tal encontro teve como objetivo a padronização das terminologias e definições aplicadas aos pacientes com sepse e seus desdobramentos, facilitando a comunicação entre profissionais da saúde, cientistas e pesquisadores da área, favorecendo a detecção precoce da doença e, consequentemente, uma intervenção terapêutica imediata[9].

A sepse, durante muito tempo, foi considerada uma resposta decorrente de uma infecção; contudo, foi observado que resposta semelhante, e até mesmo idêntica, poderia surgir mesmo na ausência de um processo infeccioso. Nesse contexto, surge o termo *síndrome da resposta inflamatória sistêmica* (SIRS) para nomear as mudanças fisiológicas desencadeadas por esse processo inflamatório, independentemente de sua causa, e que refletiam uma alteração aguda do estado basal do paciente na ausência de outras causas conhecidas para tais anormalidades[9].

Quando a SIRS é resultante de uma infecção presumida ou confirmada, recebe a denominação de sepse. Além disso, foram estabelecidas as definições para sepse grave, no caso de associação com a disfunção em um sistema orgânico; choque séptico, se a sepse desencadeia uma hipotensão ou hipoperfusão não responsiva à ressuscitação volêmica, com a necessidade de utilização de drogas vasopressoras; e síndrome da disfunção de múltiplos órgãos (SDMO), identificada quando há a presença de função orgânica alterada em um paciente com enfermidade aguda, de tal forma que a homeostase não pode ser mantida sem intervenção[9].

Visando otimizar a precisão e a confiabilidade do diagnóstico da sepse, no ano de 2001, ocorreu em Washington uma nova conferência denominada Sepsis-2, em que foram incluídos novos critérios específicos aos demais já estabelecidos em 1991 para a identificação precoce desse evento[10].

Em 2014, diante da necessidade de reformulação das definições envolvendo a sepse, as sociedades norte-americanas e europeias de especialistas em medicina intensiva organizaram uma força-tarefa (Sepsis-3) composta por membros selecionados por sua experiência científica em sepse, envolvendo epidemiologia, ensaios clínicos e pesquisa básica ou translacional[11].

O novo conceito de sepse resultou do entendimento de que a definição prévia de infecção, com pelo menos 2 dos 4 critérios de SIRS, era inespecífica e enfatizava apenas a reação inflamatória, não indicando necessariamente uma resposta desregulada e com risco de morte. Assim, foi recomendado que os critérios diagnósticos para SIRS fossem utilizados apenas para a identificação de infecção sem disfunção[11].

Com isso, as definições baseadas apenas na opinião de especialistas foram revisitadas com ênfase na fisiopatologia, utilizando, para isso, grandes bancos de dados eletrônicos de países desenvolvidos compostos por dados de aproximadamente 88 mil pacientes. Assim, a sepse passa então a ser reconhecida como uma síndrome que envolve a ativação precoce de respostas pró e anti-inflamatórias com imunossupressão concomitante e definida como uma disfunção orgânica com risco de vida, causada por uma resposta desregulada do hospedeiro à infecção, sendo então abandonado o uso do termo *sepse grave*[11].

O choque séptico é definido clinicamente pela presença de sepse associada com hipotensão que necessita de vasopressores para controle e alterações de lactato sérico, estando associado a um risco maior de mortalidade[11]. Contudo, cabe destacar que o

American College of Chest Physicians, o *American College of Emergency Physicians* e o ILAS, no Brasil, posicionam-se parcialmente contrários às alterações advindas do Sepsis-3 apontando as seguintes limitações: ausência de colaboradores e dados de países em desenvolvimento; o uso do escore SOFA ≥ 2 para diagnóstico de sepse pode gerar vieses quanto à seleção da população; e a definição de sepse diagnosticada apenas quando associada à disfunção orgânica selecionará um perfil mais grave de pacientes[12].

FISIOPATOLOGIA

O processo de resposta do hospedeiro ao agente agressor infeccioso constitui um mecanismo básico de defesa ativado pelas endotoxinas dos microrganismos Gram-negativos (principalmente o lipídio A) e pelo ácido lipoteicoico dos Gram-positivos, ambos componentes da parede bacteriana[13]. Assim, é desencadeada uma cascata inflamatória com a liberação de marcadores bioquímicos e, posteriormente, de citocinas (IL1B, IL6, IL8, TNF, IFN), ativação do sistema complemento e da coagulação. Com isso, as imunoglobulinas e as células imunocompetentes iniciam uma resposta específica com a migração de leucócitos ativados para o foco infeccioso e o aumento na produção de células imaturas pela medula óssea[13].

Em decorrência disso, a L-arginina e o óxido nítrico-sintetase, dentro da célula endotelial, elevam a produção local de óxido nítrico (NO), principal responsável pela regulação do tônus vascular, gerando a vasodilatação e o aumento de permeabilidade capilar, ocasionando hipovolemia relativa e hipotensão[14].

Associado às demais alterações da microcirculação, como heterogeneidade de fluxo com redução de densidade capilar, trombose na microcirculação e alterações de viscosidade e composição das células sanguíneas, ocorre o desequilíbrio da oferta celular de oxigênio e, consequentemente, disfunção mitocondrial com aumento de metabolismo anaeróbio e hiperlactatemia, sendo esse mecanismo fisiopatológico significativo para a SDMO[14].

Concomitantemente, o organismo desencadeia a liberação de mediadores anti-inflamatórios, que em junção com os mediadores pró-inflamatórios influenciam no desfecho do paciente, com a recuperação em caso de equilíbrio de ambos e, no oposto disso, a ocorrência de disfunções orgânicas. Esse perfil fisiopatológico multifacetado dá sentido à necessidade de várias ações para a condução dos casos de pacientes com sepse e choque séptico[13,14].

CRITÉRIOS DIAGNÓSTICOS

Para o reconhecimento dos casos de sepse, são utilizados critérios diagnósticos. Quanto à SIRS, esses critérios são utilizados apenas para a identificação de infecção sem disfunção; nesse caso, faz-se necessária a presença de pelo menos dois dos critérios estabelecidos no Quadro 1[9].

Os critérios diagnósticos para a identificação precoce da sepse são apresentados no Quadro 2[10].

Para o diagnóstico da sepse, a recomendação é que se utilize o *Sequential Organ Failure Assessment* (SOFA) (Quadro 3)[11,13].

Quadro 1 Critérios diagnósticos para a SIRS

- Temperatura central > 38°C ou < 36°C;
- Frequência cardíaca > 90 batimentos por minuto (bpm);
- Frequência respiratória > 20 incursões por minuto (ipm) ou $PaCO_2$, < 32 mmHg;
- Leucocitose > 12.000/mm^3, leucopenia < 4.000/mm^3 ou > 10% de modos imaturos.

Fonte: Elaborado pelos autores.

Este escore classifica a anormalidade por sistema orgânico e um incremento do escore SOFA maior ou igual a 2 corresponde ao diagnóstico de sepse. Vale ressaltar que o escore SOFA basal pode ser assumido como zero em pacientes sem disfunção orgânica preexistente e que, quanto mais alta a pontuação, maior a probabilidade de morte[13,14].

Uma limitação para aplicação do escore SOFA é a necessidade de exames laboratoriais que podem não estar prontamente disponíveis em alguns serviços. Assim, foi proposto pelo Sepsis-3 o *quick* SOFA (qSOFA) para identificação de pacientes com suspeita de infecção e propensos a desfechos desfavoráveis. Isso otimizou a investigação de disfunções orgânicas, o estabelecimento de medidas terapêuticas e o encaminhamento para a Unidade de Terapia Intensiva (UTI), com aumento da frequência do monitoramento. Considera-se um qSOFA sugestivo de sepse quando o paciente apresenta dois ou mais dos critérios estabelecidos (Quadro 4)[11].

Para o diagnóstico de choque séptico deve haver diagnóstico de sepse confirmado associado com hipotensão, necessitando de vasopressores para manter uma pressão arterial média maior ou igual a 65 mmHg e um lactato sérico maior que 2 mmol/L na ausência de hipovolemia[11].

SURVIVING SEPSIS CAMPAIGN E O MANEJO DA SEPSE

Diante da alta taxa de mortalidade relacionada à sepse, surgiu em 2002 a Campanha *Surviving Sepsis* (CSS; do inglês, *Surviving Sepsis Campaign*), com o objetivo de reduzir essa taxa por meio de três fases[15,16]. Na primeira fase ocorreu a divulgação da campanha em grandes conferências internacionais de medicina intensiva, de modo a conscientizar os profissionais da saúde sobre o impacto dessa doença; na segunda houve a formação de um comitê com especialistas internacionais em cuidados intensivos e doenças infecciosas, no diagnóstico e no tratamento de infecção e sepse, com o objetivo de criar diretrizes baseadas em evidências para o gerencia-

Quadro 2 Critérios diagnósticos de sepse

Infecção documentada ou suspeita e acompanhada de alguns dos seguintes indicadores:
Indicadores gerais ▪ Febre (temperatura central > 38,3°C); ▪ Hipotermia (temperatura central < 36°C); ▪ Frequência cardíaca > 90 bpm; ▪ Frequência respiratória > 30 ipm; ▪ Estado mental alterado; ▪ Edema significativo ou balanço hídrico positivo (> 20 mL/kg em 24 horas); ▪ Hiperglicemia (glicose plasmática > 110 mg/dL na ausência de diabetes).
Indicadores inflamatórios ▪ Leucocitose > 12.000 céls./mm³; ▪ Leucopenia < 4.000 céls./mm³; ▪ Leucograma normal com presença > 10% de modos imaturos (bastões); ▪ Proteína C-reativa plasmática > 2 desvios-padrão do valor normal; ▪ Procalcitonina plasmática > 2 desvios-padrão do valor normal.
Indicadores hemodinâmicos ▪ Hipotensão (pressão arterial sistólica < 90 mmHg, pressão arterial média < 70 mmHg ou queda da pressão arterial sistólica > 40 mmHg em relação ao valor basal, em adultos); ▪ Saturação venosa mista de oxigênio > 70%; ▪ Índice cardíaco > 3,5 L/min/m².
Indicadores de disfunção orgânica ▪ Hipoxemia arterial (relação $PaO_2/FiO_2 < 300$ mmHg); ▪ Oligúria aguda (débito urinário < 0,5 mL/kg/hora por pelo menos 2 horas); ▪ Aumento da creatinina > 0,5 mg/dL; ▪ Alterações de coagulação (INR > 1,5 ou TTPA > 60 s); ▪ Ausência de ruídos hidroaéreos; ▪ Trombocitopenia (contagem de plaquetas < 100.000 céls./mm³); ▪ Hiperbilirrubinemia (bilirrubina total > 4 mg/dL).
Indicadores de perfusão tecidual ▪ Hiperlactatemia > 3 mmol/L; ▪ Tempo de enchimento capilar lentificado ou livedo reticular/pele marmórea.

Fonte: Levy et al., 2003[10].

mento da sepse e do choque séptico; e, por fim, a operacionalização das recomendações, facilitando sua aplicação na prática clínica[15,16].

Em conformidade com a mobilização internacional e diante dos elevados percentuais de óbitos nacionais causados pela sepse, o Brasil aderiu à ideia da campanha de redução do risco relativo de morte por sepse e choque séptico em 25% no prazo de cinco anos. Nacionalmente, a CSS esteve sob responsabilidade do ILAS e foi implantada em 43 hospitais, exceto na Região Norte[17]. Assim, em 2010 foram publicados resultados animadores quanto ao monitoramento de 30 países, envolvendo Europa, América do Norte e do Sul, acerca do uso de iniciativas multifacetadas para melhoria no desempenho de tratamento da sepse, com redução da mortalidade hospitalar não ajustada em pacientes com sepse e choque séptico de 37,0% no primeiro trimestre da campanha para 30,8% em 2 anos[18].

As diretrizes criadas para o gerenciamento da sepse e do choque séptico na fase dois da CSS destinam-se a orientar o profissional que cuida de pacientes com esses quadros para a utilização de intervenções terapêuticas baseadas nas melhores evidências científicas, visando a desfechos favoráveis. Vale ressaltar que as recomendações dessas diretrizes não podem substituir o exercício da tomada de decisão diante de um conjunto de variáveis clínicas de um paciente, individualizando assim o cuidado[15,18].

Tais diretrizes passam por alterações ao longo dos anos, desde sua primeira publicação em 2004, utilizando uma nova metodologia para avaliar a qualidade da evi-

Quadro 4 Escore qSOFA

- Frequência respiratória maior ou igual a 22 ipm;
- Pressão arterial sistólica menor ou igual a 100 mmHg;
- Alteração do nível de consciência.

Fonte: Elaborado pelos autores.

Quadro 3 *Sequential Organ Failure Assessment* (SOFA)

SOFA escore	0	1	2	3	4
Respiratório PaO_2/FiO_2	> 400	≤ 400	≤ 300	≤ 200 Com suporte ventilatório	≤ 100 Com suporte ventilatório
Coagulação Plaquetas (x $10^3/mm^3$)	> 150	≤ 150	≤ 100	≤ 50	≤ 20
Fígado Bilirrubinas (mg/dL)	< 1,2	1,2-1,9	2,0-5,9	6,0-11,9	12
Cardiovascular	Ausência de hipotensão	PAM < 70 mmHg	Dopamina ≤ 5 µg/kg/min ou dobutamina (qualquer dose)	Dopamina ≥ 5 µg/kg/min ou epinefrina ou noradrenalina ≤ 0,1 µg/kg/min	Dopamina > 15 µg/kg/min ou epinefrina ou noradrenalina > 0,1 µg/kg/min
Neurológico Glasgow	15	13-14	10-12	6-9	< 6
Renal Creatinina (mg/dL) Débito urinário	< 1,2	1,2-1,9	2,0-3,4	3,5-4,9 < 500 mL/dia	> 5,0 < 200 mL/dia

Fonte: Vicente et al., 1996[13].

dência e a força das recomendações. Com isso, considerando a sepse uma emergência clínica e visando à identificação precoce e ao manejo imediato, o "pacote de sepse" tem sido foco de aprimoramento por meio de intervenções, processos de cuidado e orientações práticas para preservação da qualidade no atendimento fornecido, possibilitando a individualização com protocolos clínicos personalizados, mas sem a exclusão de algum dos elementos incluídos nesse pacote[16,19].

As atualizações do pacote de sepse se iniciaram por conjuntos de intervenções para a ressuscitação a serem realizadas dentro de 6 horas após a apresentação da sepse e um segundo conjunto de gerenciamento a ser implementado dentro das 24 horas seguintes, passando por condutas a serem concluídas em 3 e 6 horas, sendo então combinados em um único pacote de 1 hora (Quadro 5)[19-22].

Essas mudanças têm a intenção de iniciar a ressuscitação e o manejo imediatamente, mantendo uma reavaliação contínua de sua resposta ao tratamento e considerando como "tempo zero" a hora de triagem no pronto-socorro ou a partir da anotação mais antiga do prontuário, contendo os elementos indicativos de sepse ou choque séptico[19,22].

Considerando a complexidade clínica apresentada pelo paciente séptico, está listado a seguir um resumo da última diretriz

Quadro 5 Pacote de intervenções para manejo inicial da sepse (a ser iniciado na primeira hora)

Intervenções componentes do pacote	Considerações
Avaliar o nível de lactato	Embora o lactato sérico não seja uma medida direta da perfusão tecidual, ele pode servir como substituto, pois os aumentos podem representar hipóxia tecidual, glicólise aeróbica acelerada impulsionada por excesso de estimulação beta-adrenérgica ou outras causas associadas a piores resultados. Se o lactato inicial estiver elevado (> 2 mmol/L), ele deve ser avaliado novamente dentro de 2-4 h para orientar a ressuscitação.
Obter hemoculturas antes da administração de antibióticos	A esterilização das culturas pode ocorrer minutos após a primeira dose de um antimicrobiano apropriado; portanto, as culturas devem ser obtidas antes da administração do antibiótico para otimizar a identificação de patógenos e melhorar os resultados. As hemoculturas apropriadas incluem pelo menos dois conjuntos (aeróbico e anaeróbico). A administração de antibióticos apropriados não deve ser adiada para a obtenção de hemoculturas.
Administrar antibióticos de amplo espectro	A terapia empírica de amplo espectro com um ou mais antimicrobianos intravenosos para cobrir todos os patógenos prováveis deve ser iniciada imediatamente para pacientes com sepse ou choque séptico. A terapia antimicrobiana empírica deve ser reduzida assim que a identificação do patógeno e as sensibilidades forem estabelecidas, ou descontinuada se for tomada a decisão de que o paciente não tem infecção.
Administrar fluido intravenoso	A ressuscitação com fluido inicial deve começar imediatamente após o reconhecimento de um paciente com sepse e/ou hipotensão e lactato elevado (≥ 4 mmol/L), e concluída dentro de 3 horas após o reconhecimento. As diretrizes recomendam que isso inclua um mínimo de 30 mL/kg de fluido cristaloide intravenoso. A administração de fluido, além da ressuscitação inicial, requer uma avaliação cuidadosa da probabilidade de o paciente permanecer responsivo ao fluido.
Administrar vasopressores	A restauração urgente de uma pressão de perfusão adequada para os órgãos vitais é uma parte fundamental da ressuscitação. Se a pressão arterial não for restaurada após a ressuscitação inicial com fluido, os vasopressores devem ser iniciados na primeira hora para atingir a pressão arterial média (PAM) ≥ 65 mmHg.

Fonte: Adaptado de Levy et al., 2018[22].

da CSS, fruto da revisão das diretrizes anteriores com a incorporação das melhores evidências atualizadas[19]:

- **Terapia antimicrobiana:** a duração do tratamento antimicrobiano é de 7 a 10 dias para infecções mais graves associadas a sepse e choque séptico, utilizando a medição dos níveis de procalcitonina para a redução desse prazo e o controle do foco infeccioso, sendo indicada a remoção imediata de dispositivos de acesso intravascular após o estabelecimento de outro.
- **Medicações vasoativas:** a norepinefrina é o vasopressor de primeira escolha com a adição da vasopressina (até 0,03 U/min) ou epinefrina, com a intenção de aumentar a pressão arterial média até o valor alvo. O uso de dopamina como agente vasopressor alternativo à norepinefrina é indicado apenas em pacientes com baixo risco de taquiarritmias e bradicardia absoluta ou relativa e com evidência de hipoperfusão persistente, apesar da reposição de fluido adequada e do uso de agentes vasopressores.
- **Corticosteroides:** utilização de hidrocortisona intravenosa na dose de 200 mg/dia em pacientes com choque séptico se a reposição hídrica adequada e a terapia vasopressora não restauram a estabilidade hemodinâmica.
- **Sedação e analgesia:** minimizar a sedação em pacientes com sepse ventilados mecanicamente a fim de reduzir a duração da ventilação mecânica e da internação hospitalar. Para isso, estratégias como a interrupção diária da sedação, o uso primário de opioides isoladamente, o uso de medicamentos de ação curta, como propofol e dexmedetomidina, e a abordagem não farmacológica para o manejo da dor, agitação e delírio mostram-se de grande valia.
- **Ventilação mecânica:** são recomendados para pacientes adultos com síndrome do desconforto respiratório agudo (SDRA) induzida por sepse o uso de um volume alvo de 6 mL/kg de peso corporal predito; uma meta de limite superior para pressões de platô de 30 cmH_2O; o uso de pressão expiratória final positiva (PEEP) mais alta, de manobras de recrutamento, da posição prona e do bloqueador neuromuscular por $\leq$ 48 horas, em caso de relação $PaO_2/FIO_2 < 150$; manutenção da cabeceira do leito elevada entre 30° e 45° para limitar o risco de aspiração; prevenir o desenvolvimento de pneumonia associada à ventilação mecânica; e o uso de testes de respiração espontânea para o desmame.
- **Nutrição:** início precoce da alimentação enteral ao invés de jejum completo ou apenas glicose intravenosa, com uma alimentação trófica/hipocalórica que deve ser evoluída de acordo com a tolerância do paciente. Não é indicado o monitoramento rotineiro do volume residual gástrico, apenas em pacientes com intolerância alimentar ou que são considerados de alto risco de aspiração nos quais é sugerida a colocação de sondas de alimentação pós-pilórica.
- **Controle de glicêmico:** início da administração endovenosa de insulina quando dois níveis consecutivos de glicose no sangue > 180 mg/dL, com monitoramento a cada 1 a 2 horas até que os valores de glicose e insulina estejam estáveis, com posterior espaçamento da mensuração para cada 4 horas. Atentar-se para a manutenção de aporte calórico concomitantemente.
- **Profilaxia de úlcera por estresse:** sugere-se o uso de inibidores da bomba de prótons ou antagonistas do receptor de histamina-2 em pacientes com fatores de risco para sangramento gastrointestinal.

- **Transfusão sanguínea:** a transfusão de hemácias deve ocorrer somente quando a concentração de hemoglobina estiver < 7,0 g/dL em adultos na ausência de isquemia miocárdica, hipoxemia grave ou hemorragia aguda e a transfusão profilática de plaquetas quando as contagens forem < 10.000/mm^3 na ausência de aparente sangramento ou < 20.000/mm^3 se o paciente apresentar risco significativo de sangramento.
- **Terapia de substituição renal:** sugere-se o uso de terapias contínuas para facilitar o gerenciamento do equilíbrio hídrico em pacientes hemodinamicamente instáveis com insuficiência renal aguda.
- **Profilaxia de tromboembolismo venoso:** recomenda-se a profilaxia farmacológica com heparina não fracionada ou, de preferência, a heparina de baixo peso molecular e a utilização da profilaxia mecânica na presença de contraindicações ao uso desses agentes.

Ressalta-se a importância da discussão e do estabelecimento das metas de cuidado e prognóstico, dentro de 72 horas após a admissão na UTI, junto aos pacientes e familiares, com sua incorporação ao tratamento e ao planejamento de cuidados de fim de vida, quando apropriado[19,22].

CUIDADO DE ENFERMAGEM NO MANEJO DO PACIENTE COM SEPSE E CHOQUE SÉPTICO

A enfermagem assume um papel central no cuidado ao paciente nos seus diferentes níveis de gravidade e em quaisquer estabelecimentos de saúde e, tratando-se do paciente séptico, essa atuação recebe ainda mais notoriedade. Esse fato deve-se à prestação de uma assistência contínua e altamente qualificada, possibilitando a manutenção de funções vitais básicas, prevenindo complicações e limitando incapacidades que comprometam uma boa qualidade de vida após a internação[23].

Assim, conhecer as definições e os critérios clínicos da sepse torna-se primordial. Soma-se a isso a relevância do estabelecimento do sistema de reconhecimento padronizado com a criação de protocolos terapêuticos, proporcionando a execução de intervenções específicas baseadas em boas evidências científicas, que têm papel prioritário na sequência de ações sistematizadas de identificação, tratamento e seguimento de quadros de sepse pela equipe de enfermagem, visto que o menor tempo de reconhecimento e início da terapêutica está associado com melhor prognóstico[21,23-26].

No âmbito hospitalar, dados apontam que 93% dos pacientes desenvolvem sepse fora da UTI[27] e 43,3% são admitidos no hospital com disfunção orgânica indicativa de sepse[28], reafirmando a necessidade de a equipe multiprofissional, especialmente a enfermagem, o pronto-socorro e as unidades de internação estarem capacitadas para a identificação precoce dos sinais e sintomas de sepse a fim de evitar a transição para o choque séptico, que está associado a uma taxa de mortalidade em torno de 40% ou mais[8].

No entanto, estudos realizados no Brasil e em outros países evidenciam conhecimento deficitário de enfermeiros sobre a temática, reflexo da formação acadêmica deficitária, até da ausência de educação continuada em serviços de saúde[26,29-31]. Apesar de esses estudos terem sido desenvolvidos com base nas antigas definições de sepse, uma pesquisa nacional que avaliou o conhecimento dos enfermeiros sobre as definições do Sepsis-3 e atualizações da CSS identificou que apenas 30% deles demonstraram conhecer a definição de sepse emitida no Sepsis-3 e que somente 10% conheciam o protocolo clínico de gerenciamento de sepse do ILAS, evidenciando que a falta de informação sobre a temática se perpetua[32].

A assistência de enfermagem deve ser pautada na identificação das necessidades do paciente, suprindo tais demandas pela implementação de intervenções individualizadas. Para que isso ocorra, faz-se necessária a utilização do Processo de Enfermagem (PE), ferramenta metodológica privativa do enfermeiro que possibita a articulação entre o trabalho gerencial e assistencial do enfermeiro, de modo a fornecer respaldo legal e autonomia, além de, assim, um cuidado contínuo, humano, individualizado e qualificado a cada paciente[33-36].

Considerando as cinco fases inter-relacionadas do PE, que incluem investigação clínica (também chamada de avaliação ou coleta de dados), estabelecimento de diagnósticos de enfermagem (DE), planejamento da assistência (com estabelecimento dos resultados esperados de enfermagem), implementação das intervenções de enfermagem e avaliação dos resultados obtidos, estão apresentados na sequência dois possíveis diagnósticos, resultados esperados e intervenções de enfermagem comumente aplicáveis ao paciente séptico ou em choque séptico[33-36].

DE: Proteção ineficaz

Trata-se de um diagnóstico elementar para pacientes diagnosticados com sepse e que, portanto, já apresentam um quadro infeccioso estabelecido. Frequentemente observamos o diagnóstico "Risco de Infecção" em pacientes com sepse ou choque séptico. Devemos considerar a adequação desse diagnóstico nesses casos, pois o paciente já apresenta uma infecção estabelecida e não um risco para adquiri-la. Em função disso, o DE Proteção Ineficaz é mais apropriado para pacientes com infecção já diagnosticada.

O Quadro 6 apresenta o alinhamento entre o diagnóstico Proteção Ineficaz, os resultados esperados e as intervenções de enfermagem correspondentes, com base na classificação dos resultados (NOC)[36] e intervenções de Enfermagem (NIC)[35].

Existem outros resultados e intervenções de enfermagem disponíveis nas classificações NOC e NIC, respectivamente, que podem ser incorporados ao plano de cuidados de pacientes com Proteção Ineficaz associada à sepse. O resultado de enfermagem "Estado Imunológico" e a intervenção "Proteção contra Infecção" são exemplos de resultados e intervenções possíveis para o diagnóstico Proteção Ineficaz.

DE: Risco de choque

Todos os indivíduos diagnosticados com sepse possuem risco para evoluírem a um quadro de choque. Para os indivíduos que evoluem com hipoperfusão tecidual sistêmica em decorrência da sepse e que, portanto, são diagnosticados como tendo choque séptico, o DE "Risco de Choque" é apropriado. O Quadro 7 apresenta o alinhamento entre o diagnóstico Risco de Choque, os resultados esperados e as intervenções de enfermagem correspondentes, com base na classificação dos resultados (NOC)[36] e intervenções de enfermagem (NIC)[35].

Existem outros resultados e intervenções de enfermagem disponíveis nas classificações NOC e NIC, respectivamente, que podem ser incorporados ao plano de cuidados de pacientes com Risco de Choque. O resultado de enfermagem "Estado Circulatório" e a intervenção "Proteção contra Infecção" são exemplos de resultados e intervenções possíveis para o diagnóstico Risco de Choque.

Para pacientes que já estejam em choque séptico, as intervenções Controle do Choque e/ou Controle do Choque: vasogênico podem ser apropriadas.

Além das habilidades e das competências do enfermeiro para corresponder à responsabilidade de avaliar criteriosamente o paciente e estabelecer o PE, ressalta-se sua participação no processo de tomada de decisão junto à equipe multiprofissional. Essa ação visa garantir o trabalho em equipe em conformidade com as recomendações contemporâneas para o manejo da sepse. Dessa forma, a comunicação efetiva ganha notoriedade, uma vez que falhas nesse processo podem ser prejudiciais ao paciente, prolongando o tempo de internamento, aumentando o consumo de recursos e contribuindo para a progressão da sepse pelo comprometimento na determinação do diagnóstico e do respectivo tratamento[23,37,38].

É importante destacar que medidas diretas e de grande relevância relacionadas à abordagem do paciente séptico, como punção de acesso venoso calibroso para assegurar a reposição volêmica agressiva, coleta de gasometria arterial com lactato, culturas e outros exames, a administração em

Quadro 6 Diagnóstico de Enfermagem Proteção Ineficaz e seu alinhamento com os resultados esperados e intervenções de enfermagem para pacientes com sepse

Diagnóstico de Enfermagem (Código 00043)	**Proteção ineficaz** Diminuição na capacidade de se proteger de ameaças internas ou externas, como doenças ou lesões	
Características definidoras Agitação psicomotora; Calafrios; Desorientação; Dispneia; Fadiga; Leucopenia; Níveis séricos de hemoglobina baixos; Tosse; Transpiração alterada; Trombocitopenia.	**Fatores relacionados** Autogestão ineficaz da saúde; Desnutrição; Dificuldade para manejar um regime de tratamento complexo; Vacinação inadequada.	**Condições associadas** Doença do sistema imune; Distúrbio de coagulação do sangue; Regime de tratamento.
Resultado Esperado (NOC): Gravidade da Infecção (Código 0703)	**Intervenções de Enfermagem (NIC):** Controle de Infecção (Código 6540)	
Definição Gravidade dos sinais e sintomas da infecção.	**Definição** Minimização da aquisição e transmissão de agentes infecciosos.	
Alguns Indicadores Supuração de odor desagradável; Escarro purulento; Drenagem purulenta ou piúria; Febre; Hipotermia ou instabilidade da temperatura; Dor; Calafrios; Déficit cognitivo inexplicável; Letargia; Tosse; Alterações na radiografia torácica; Colonização em cultura; Elevação ou diminuição na contagem de série branca.	**Atividades** 36 atividades relacionadas a essa intervenção para serem prescritas, conforme necessidade individualizada de cada paciente. As 36 atividades estão disponíveis na NIC[35]. Recomendamos o alinhamento com as ações previstas no "pacote da sepse", descrito anteriormente.	

NIC: Classificação das Intervenções de Enfermagem; NOC: Classificação dos resultados de Enfermagem.

tempo hábil do antibiótico prescrito, medida do débito urinário e atenção à necessidade de início precoce da infusão de drogas vasoativas no paciente que apresenta hipotensão arterial, são de responsabilidade do enfermeiro, reforçando ainda mais seu valor no cenário da sepse[39].

Por fim, a prevenção das infecções associadas aos cuidados de saúde está no centro do processo assistencial executado pela enfermagem. Nessa perspectiva, as boas práticas no contexto da prevenção e controle de infecção são subsidiadas pela implementação de programas educativos em nível hospitalar, conscientizando os profissionais de saúde e otimizando a adesão à cultura de segurança e prevenção da sepse[40].

A Figura 1 mostra o mapa mental dos principais conceitos apresentados neste capítulo.

Quadro 7 Diagnóstico de Enfermagem Risco de Choque e seu alinhamento com os resultados esperados e intervenções de enfermagem para pacientes com sepse

<table>
<tr><td>Diagnóstico de Enfermagem
(Código 00205)</td><td colspan="2">Risco de choque
Suscetibilidade a fluxo sanguíneo inadequado para os tecidos, que pode levar à disfunção celular e comprometer a saúde</td></tr>
<tr><td>Características definidoras
-</td><td>Fatores de risco
Conhecimento inadequado sobre estratégias de controle de infecção;
Hipertermia ou hipotermia;
Hipóxia;
Perda não hemorrágica de líquidos;
Pressão arterial instável.</td><td>Condições associadas
Escore SOFA ≥ 3;
Infecção;
Níveis de lactato ≥ 2 mmol/L;
Sepse;
Síndrome da resposta inflamatória sistêmica.</td></tr>
<tr><td>Resultado esperado (NOC): Gravidade do Choque: séptico (Código 0421)</td><td colspan="2">Intervenções de Enfermagem (NIC):
Prevenção do Choque (Código 4260)</td></tr>
<tr><td>Definição
Gravidade dos sinais e sintomas do fluxo sanguíneo inadequado para a perfusão dos tecidos à vasodilatação resultante da liberação de endotoxinas da infecção generalizada.</td><td colspan="2">Definição
Detecção e tratamento de um paciente com risco de choque iminente.</td></tr>
<tr><td>Alguns Indicadores
Pressão arterial sistólica/diastólica diminuída;
Frequência cardíaca aumentada;
Pulso fraco e filiforme;
Frequência respiratória aumentada;
Dispneia;
Diminuição do oxigênio arterial;
Temperatura corporal diminuída;
Pele fria e/ou pegajosa;
Palidez;
Diminuição do débito urinário;
Náuseas;
Vômitos;
Ruídos intestinais diminuídos;
Nível de consciência diminuído.</td><td colspan="2">Atividades
37 atividades relacionadas a essa intervenção para serem prescritas, conforme necessidade individualizada de cada paciente. As 37 atividades estão disponíveis na NIC[35].
Recomendamos o alinhamento com as ações previstas no "pacote da sepse", descrito anteriormente.</td></tr>
</table>

NIC: Classificação das Intervenções de Enfermagem; NOC: Classificação dos resultados de Enfermagem.

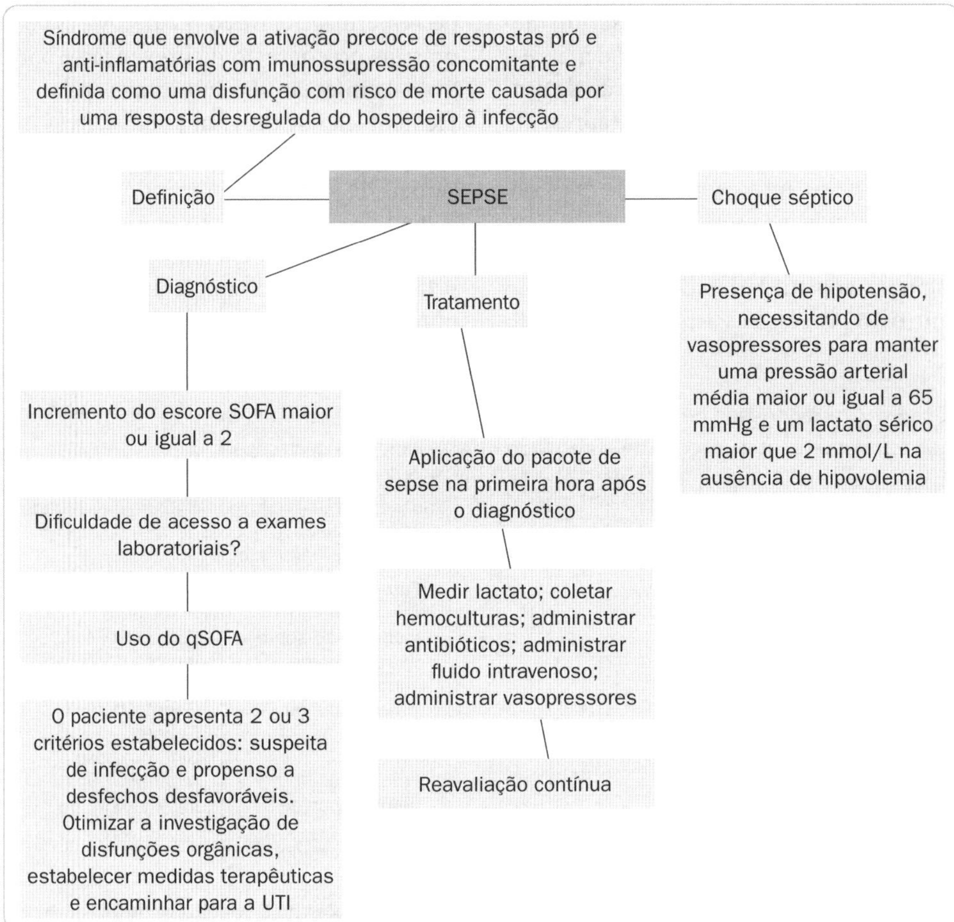

FIGURA 1 Mapa mental dos conceitos apresentados no capítulo.
Fonte: Elaborada pelos autores.

ESTUDO DE CASO

Apresentação

Paciente do sexo masculino, 56 anos, é conduzido ao hospital devido a dor abdominal difusa de forte intensidade, iniciada durante a madrugada em seu domicílio, associada a náuseas e vômitos. No pronto atendimento foi então diagnosticado com pancreatite aguda edematosa. Evolui com sonolência, hipotensão, sudorese e hipertermia sugestivas de choque séptico, sendo então transferido para a UTI.

Introdução

A pancreatite aguda é uma doença inflamatória do pâncreas, com diversos agentes etiológicos e caracterizada por um quadro de extensa síndrome de resposta inflamatória sistêmica, geralmente correspondente à primeira semana da doença, e posteriormente pela disfunção multiorgânica como consequência da infecção da necrose pancreática[41].

Essa patologia é classificada em pancreatite leve, caracterizada por quadros mais amenos de dor abdominal, não havendo a necessidade de intervenção cirúrgica. Já a pancreatite grave está associada à falência orgânica e/ou a complicações locais, como a formação de coleções líquidas com o início da inflamação, evolução para os pseudocistos, em que os próprios órgãos realizam a delimitação, e o último estágio seria a necrose resultante da autodigestão do parênquima pancreático e da gordura adjacente. Vale ressaltar que, quando há a presença de infecção, a denominação passa a ser abscesso e o principal mecanismo para isso decorre da translocação bacteriana devido ao aumento na permeabilidade intestinal[42].

O tratamento da pancreatite é, na maioria das vezes, clínico com a utilização da antibioticoterapia quando há a presença de infecção. Já a intervenção cirúrgica torna-se necessária, e de maneira precoce, nos casos de abdome agudo e infarto êntero-mesentérico ou síndrome do compartimento abdominal[43]. Entretanto, tem-se discutido sobre essa temática e levantado que uma abordagem cirúrgica tardia permitiria melhor delineamento da área de necrose ou mesmo a liquefação dela, possibilitando a realização de uma drenagem percutânea. Além disso, a abordagem precoce associa-se à maior mortalidade e a um número maior de procedimentos desnecessários devido à dificuldade em se diferenciar as estruturas da região retropancreática diante da intensa resposta inflamatória sistêmica instalada[41,44].

Histórico do paciente

Paciente com antecedente familiar relevante de pancreatite (pai falecido aos 46 anos de pancreatite biliar), apresentando como antecedentes patológicos: hipercalcemia com uso de prednisona 60 mg/dia em seguimento com nefrologista; hipertensão arterial sistêmica (HAS) em uso de valsartana, hidroclorotiazida e anlodipino; hipotireoidismo subclínico e hipertrigliceridemia. No pronto atendimento referiu dor abdominal difusa de forte intensidade, iniciada na madrugada e associada a náuseas e vômitos no período da manhã. Persistiu com dor intensa mesmo após a administração de Buscopan® composto e morfina 12 mg seriada desde o momento de sua entrada na instituição.

A equipe de dor foi acionada para avaliação do caso e prescreve metadona 2 mg agora e, se necessário, cetamina 10 mg/100 mL e lidocaína 100 mg/100 mL, ambas com infusão em 1h. Após amenização do quadro álgico, é encaminhado para a realização da tomografia computadorizada.

Após realização do exame, foi observada pequena hérnia gástrica hiatal, vesícula biliar normodistendida, ausência de dilatação das vias biliares, aumento volumétrico difuso do pâncreas associado à densificação dos planos gordurosos peripancreáticos, estendendo-se aos hipocôndrios, à raiz do mesentério e às fáscias pararrenais anteriores, com pequena quantidade de líquido livre peri-hepático, nos flancos e na pelve – achados sugestivos de pancreatite aguda edematosa. Não se observou distensão significativa de alças intestinais.

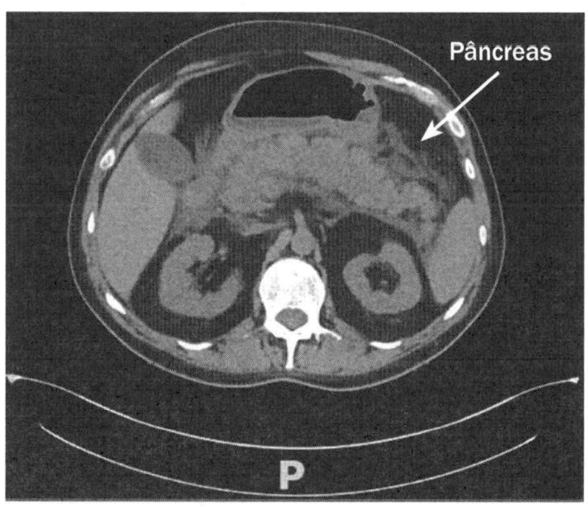

FIGURA 2 Tomografia abdominal realizada no dia da admissão hospitalar.
Fonte: Acervo dos autores

Os exames laboratoriais evidenciaram leucocitose, elevação da creatinina e das enzimas pancreáticas. Assim, conversa-se com o paciente sobre a necessidade de internação, sendo prontamente avaliado pela gastroenterologia, que prescreve jejum, hidratação e manutenção da analgesia, início de Rocefin 2,0 g/dia e suporte clínico.

Após oito horas de internação, persiste a hiperalgesia abdominal e evolui com pupilas puntiformes, vigil, orientado em tempo e espaço, frequência respiratória (FR) de 20 ipm e pressão arterial (PA) 80 × 60 mmHg. São então suspensos os opioides da prescrição, é prescrita analgesia refratária e expansão volêmica com leve melhora da PA, mas mantendo limítrofe, sendo então realizada a passagem de um cateter central triplo lúmen em veia jugular direita (VJD), cateter vesical de demora (CVD) e transferido para a UTI, onde foi instalado um cateter nasal de oxigênio a 4 L/min devido à queda da saturação de O_2 e início de noradrenalina 0,30 mcg/kg/min.

Na manhã seguinte, evoluiu com desconforto respiratório e piora da saturação, apesar da melhora da dor, e hipotensão (81 × 54 mmHg) a despeito de nova expansão volêmica com solução albuminada, chegando em 0,45 mcg/kg/min de noradrenalina e 0,03 UI/min de vasopressina. Optou-se por intubação devido à instabilidade hemodinâmica e à insuficiência respiratória.

A intubação orotraqueal (IOT) foi realizada sem intercorrências, em primeira tentativa com videolaringoscopia, cânula 8,0 com aspiração supra-*cuff* (Figura 3), ventilador mecânico (VM) programado em pressão controlada (PC), fração inspirada de oxigênio (FiO_2) 80%, FR 20 rpm e pressão positiva expiratória final (PEEP) 8 cmH_2O. Foi instalado cateter para mensuração da PA invasiva na artéria radial direita guiada por USG, sem intercorrências após teste de Allen, com perfusão mantida após o procedimento.

Exames complementares

- Covid-19: negativo;
- Tomografia abdominal D10 (Figura 4): Em comparação com o exame do D1, destaca-se acentuação dos sinais de pancreatite aguda com maior heterogeneidade do parênquima pancreático, maior densificação dos planos gordurosos peritoneais, bem como aumento do líquido livre na cavidade abdominal;
- Angiotomografia D11 (Figura 5): Sinais de necrose do parênquima pancreático, áreas sugestivas de infarto no parênquima hepático, alterações isquêmicas na parede da vesícula biliar.

Desenvolvimento do caso

Problema: Piora progressiva do quadro clínico exemplificada pela ocorrência de injúria renal aguda com necessidade de diálise, piora do quadro infeccioso e involução do controle de via aérea.

No D3 de internação na UTI, o paciente apresenta-se em estado grave, RASS: –5, pupilas isofotorreativas. Foi sedado com propofol 12 mL/h e midazolam 5 mL/h, analgesia contínua com fentanila 2 mL/h. À ausculta respiratória murmúrios vesicu-

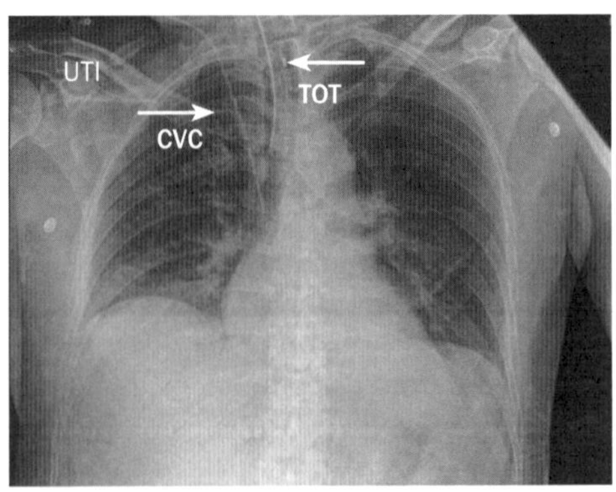

FIGURA 3 Radiografia após a intubação.
Fonte: Acervo dos autores.

lares (MV) diminuídos em base e ventilação mecânica em modalidade PC (FiO_2: 35%, PEEP: 10 cmH_2O, FR: 15 ipm e PC: 12), mantendo instabilidade hemodinâmica em uso de noradrenalina 0,41 mcg/kg/min e vasopressina 0,03 UI/min. Abdome distendido, tenso, ruídos hidroaéreos (RHA) inaudíveis, sendo então inserida uma sonda nasogástrica (SNG) com drenagem de líquido bilioso, anúrico, com piora da função renal e com vários picos febris ao longo das últimas 24 horas, leucocitose com desvio à esquerda e piora da PCR.

Foi solicitada avaliação da nefrologia, sendo observada hipocalcemia grave, acidose metabólica com elevação do lactato, das transaminases e insuficiência renal aguda KDIGO 3. Assim, realizou-se o implante de cateter de hemodiálise em veia jugular esquerda (VJE) e iniciou-se terapia de substituição renal contínua (TRS) de fluxo lento no modo CVVHDF, ultrafiltração (UF) zero, fluxo de sangue de 150 mL/min, reposição de cálcio 120% e citrato 2,8 mmol/L a ser ajustado conforme tolerância do paciente.

A hemodiálise (HD) contínua apresenta-se como uma estratégia para superar o principal fator limitante das terapias intermitentes em pacientes críticos, que é a instabilidade hemodinâmica, uma vez que ela remove fluidos e resíduos de pacientes de maneira contínua, promovendo o equilíbrio ácido-básico, eletrolítico e do volume, reduzindo a incidência da hipotensão durante a diálise e suas consequências. Além disso, dentre várias modalidades com indicações que dependem da condição nefrológica e do estado clínico do paciente, a hemodiafiltração venovenosa contínua (CVVHDF) é a mais utilizada na UTI, unindo o processo de difusão e convecção através de uma membrana com alta permeabilidade[45].

Mantendo jejum, apenas com aporte calórico, foi solicitada avaliação da nutrologia para início de nutrição parenteral total (NPT), que decide pelo início dela em 26 mL/h e associação com polivitamínicos. Além disso, quanto ao contexto infeccioso, está em vigor na prescrição: meropeném 1 g 8/8h, micafungina 100 mg uma vez ao dia, teicoplanina 400 mg 12/12h e ganciclovir 200 mg 12/12h devido à virologia positiva para citomegalovírus (CMV).

Após oito dias de internação na UTI com desmame de todo o suporte intensivo, o paciente foi extubado e mantido em cânula nasal de alto fluxo (CNAF) com FiO_2 30% e fluxo de 60 L, mas ainda com nora-

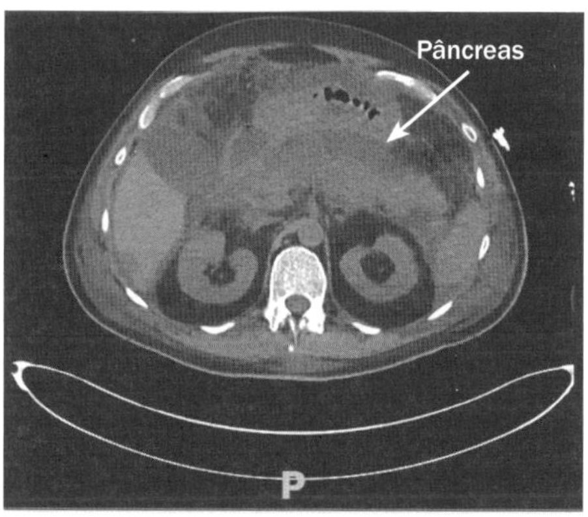

FIGURA 4 Tomografia abdominal D10.
Fonte: Acervo dos autores.

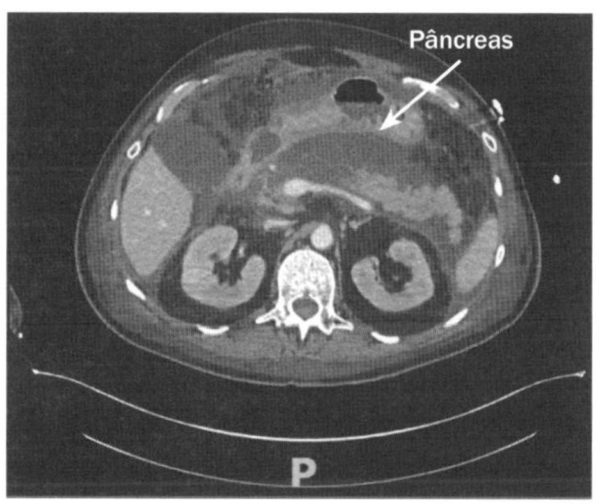

FIGURA 5 Angiotomografia abdominal D11.
Fonte: Acervo dos autores.

drenalina 0,064 mcg/kg/min e em diálise contínua, queda de transaminases, leucócitos e PCR elevados, mas estáveis, e mantendo distensão importante abdominal e débito em SNG. Entretanto, após doze horas, apesar de manter boa saturação, o paciente mantém quadro de taquipneia e manejo ineficiente de secreção mesmo com o uso de atropina sublingual, esforço respiratório e período pequeno de ventilação mecânica não invasiva (VNI), optando-se então por IOT com sequência rápida e videolaringoscopia, sem intercorrências.

Diante do controle ineficaz de via aérea, foi solicitada avaliação da cirurgia torácica, que no D12 de internação na UTI realiza traqueostomia (TQT) para colocação de órtese nº 8,5 com supra-*cuff* (Figura 6). Procedimento realizado à beira do leito, guiado por broncoscopia.

No D13 de internação em UTI o paciente segue em estado muito grave com noradrenalina em 0,9 mcg/kg/min, abdome ainda mais distendido, ruídos hidroaéreos abolidos e exames com alterações compatíveis com isquemia mesentérica (TGP: 17 mil, hiperlactatemia).

> Dilema: Manutenção do suporte intensivo devido à baixa idade do paciente e à esperança familiar, mas com gravidade em ascensão sugestiva de evolução para disfunção de múltiplos órgãos.

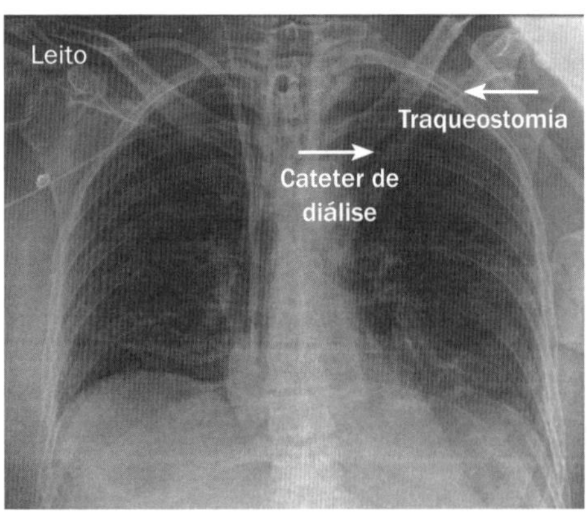

FIGURA 6 Radiografia do paciente após TQT.
Fonte: Acervo dos autores.

Diante do contexto, questionou-se:

- Existe possibilidade de abordagem cirúrgica no momento?
- Como empregar medidas de suporte à vida sem que se caracterize uma distanásia? Seria o momento para inclusão da equipe de cuidados paliativos no caso?

Evolução

Paciente no D14 de internação hospitalar e D13 de internação na UTI, internado com um quadro de pancreatite aguda com evolução para sepse e choque séptico, intubado após 24 horas da admissão e IRA KDIGO 3 com posterior TSR. Possui antecedentes de HAS, hipercalcemia e nefropatia em investigação.

Evolui sedado com midazolam 5 mL/h, cetamina 9 mL/h e fentanila 1 mL/h, mantendo RASS –3, CAM-ICU positivo, pupilas isocóricas fotorreagentes, hipocorado 2+/4+, desidratado 1+/4+, anictérico, acianótico, fazendo picos febris nas últimas 24 horas, em uso de ganciclovir, meropenem, micafungina e teicoplamina, força motora e sensibilidade não avaliáveis. Expansibilidade torácica simétrica, mantendo TQT em VM modalidade PC (FiO_2 21%, PEEP 8 cmH_2O, FR 20 ipm e PC 15 cmH_2O) com boa SpO_2, apresentando períodos de desconforto e assincronia com a VM. À ausculta pulmonar: MV+ reduzidos nas bases com presença de roncos dispersos. Hemodinamicamente instável, necessitando de noradrenalina a 0,70 mcg/kg/min em ajuste, BRNF em 2T sem sopros, em ritmo sinusal, pulsos periféricos presentes, cheios e rítmicos, perfusão periférica com tempo de enchimento capilar > 3 segundos, com extremidades frias e presença de edema (2+/4+), mantendo CVC na VJD, PICC em MSD, PAI na ARD e cateter de diálise na VJD, em TSRC modalidade CVVHDF com UF 100 mL/h, citrato em 2,6 mmol/L, com compensação de cálcio em 130% e coleta de exames a cada 8 horas. Abdome globoso, RHA ausentes, distendido e tenso à palpação, timpânico à percussão, mantendo em jejum, SNG aberta com débito de aspecto bilioso (340 mL/24h), glicemias estáveis, recebendo NPT a 28,1 mL/h (solução individualizada). Diurese em CVD, porém anúrico, evacuação ausente. Panturrilhas livres, em uso de meias elásticas, profilaxia para úlcera gástrica com pantoprazol 40 mg uma vez ao dia e profilaxia para TEV com heparina 5.000 UI 12/12h. Pele íntegra em uso de curativos para distribuição regular da pressão na região sacral e nos calcâneos. Sendo aferida pressão intra-abdominal (PIA) uma vez por plantão (último resultado 22 mmHg).

Diagnósticos de enfermagem

Desobstrução ineficaz das vias aéreas: **CD** (Sons de respiração adventícios, ritmo respiratório alterado, sons respiratórios diminuídos), **FR** (secreções retidas), **PR** (NA), **CA** (doença grave);

Perfusão tecidual periférica ineficaz: **CD** (Tempo de enchimento capilar > 3 segundos e edema), **FR** (NA), **CA** (NA);

Resposta disfuncional ao desmame ventilatório de adulto: **CD** (Sons de respiração adventícios, secreções audíveis das vias aéreas, fadiga), **FR** (secreções excessivas das vias aéreas, tosse ineficaz), **PR** (NA), CA (infecção e desequilíbrio eletrolítico de água).

Resultados de enfermagem

Estado respiratório: vias aéreas desobstruídas (0410): vias traqueobrônquicas abertas e desobstruídas para a troca de ar. Classificação da meta do cuidado, após a aspiração de vias aéreas: o paciente mantém o ritmo respiratório acoplado ao ventilador mecânico e a redução/extinção dos ruídos respiratórios adventícios.

Perfusão tissular (0422): adequação do fluxo de sangue através dos órgãos do corpo para funcionar no nível celular. Classificação da meta do resultado, até 24 horas após o diagnóstico: o paciente tem perfusão de tecido adequada evidenciada pelo débito urinário superior a 0,5 mL/kg/h; bom enchimento capilar (< 2 segundos) e PAM > 65 mmHg.

Resposta ao desmame da ventilação mecânica adulto (0412): adaptação respiratória e psicológica à remoção progressiva da ventilação mecânica. Classificação da meta do resultado, até 12 horas após o diagnóstico: o paciente apresenta ritmo respiratório espontâneo, saturação de oxigênio > 90%, bom controle das secreções respiratórias, diminuição dos ruídos adventícios e manutenção de uma boa mecânica ventilatória.

Intervenções de enfermagem

- Administrar medicamentos (p. ex., broncodilatadores e inaladores) que promovam a desobstrução das vias aéreas e a troca de gases;
- Monitorizar a saturação por oxímetro de pulso, como indicado;
- Realizar mudanças de decúbito frequentes, conforme apropriado;
- Realizar aspiração de vias aéreas, conforme necessidade;
- Promover perfusão sistêmica adequada (com reanimação hídrica e/ou vasopressores para manter a pressão arterial média ≥ 60 mmHg, conforme apropriado);
- Monitorar sinais/sintomas de choque (p. ex., sede aumentada, frequência cardíaca aumentada, resistência vascular

sistêmica aumentada, débito urinário diminuído, sons intestinais diminuídos, perfusão periférica diminuída, estado mental alterado ou respirações alteradas);

- Avaliar extremidades a cada hora quanto a cor, temperatura, enchimento capilar e pulsos distais;
- Realizar e anotar balanço hídrico;
- Monitorar débito urinário;
- Promover avaliações de rotina para os critérios de desmame ventilatório (p. ex., estabilidade hemodinâmica, cerebral, metabólica, resolução da condição que desencadeia a intubação, capacidade de manter a desobstrução das vias aéreas, habilidade para iniciar esforço respiratório);
- Administrar fisioterapia respiratória, conforme apropriado;
- Alternar períodos de tentativa de desmame com períodos suficientes de descanso e sono;
- Evitar atrasar o retorno à ventilação mecânica do paciente com músculos respiratórios fatigados;
- Monitorar os sinais de fadiga muscular respiratória (p. ex., elevação abrupta da $PaCO_2$, ventilação rápida e superficial, movimento da parede abdominal paradoxal), hipoxemia e hipóxia tecidual, enquanto o desmame estiver em processo.

Legenda das siglas: CA: condições associadas; CD: característica definidoras; FR: fatores relacionados; PR: população de risco.

Desfecho

Diante do que foi discutido, a equipe de gastroenterologia afirma não haver condições para abordagem cirúrgica por falta de delimitação da liquefação pancreática e instabilidade hemodinâmica. Por esse motivo, é suspensa a NPT e desligada a diálise contínua até que se obtenha uma estabilidade da clínica. Houve uma melhora da hemodinâmica inicialmente com redução da noradrenalina de 0,9 para 0,55 mcg/kg/min.

Após 24 horas dessa interrupção, o paciente segue com drogas vasoativas em ascensão (noradrenalina 0,7 mcg/kg/min e retorno da vasopressina 0,04 UI/min), déficit progressivo da perfusão tissular (lactato 145 mg/dL), com hipotermia e hipotensão.

Apresentou um episódio de taquicardia supraventricular com instabilidade hemodnâmica, foi iniciado ataque de amiodarona (300 mg) e feito propofol para realizar cardioversão, com reversão espontânea da arritmia, mas com necessidade de doses mais altas de drogas vasoativas (noradrenalina 1,1 mcg/kg/min e vasopressina 0,04 UI/min), evoluindo então para choque refratário e disfunção de múltiplos órgãos.

Diante da alta probabilidade de óbito nas horas seguintes, a família é chamada novamente para uma conversa com o apoio da psicologia hospitalar de modo a reafirmar a gravidade comunicada previamente e deixar claro a ausência de resposta às medidas instituídas e sem condições de abordagem cirúrgica, sendo então liberada visita sem restrições aos familiares. O paciente evolui para assistolia e óbito cerca de cinco horas depois.

VAMOS PRATICAR?

1. Realize a palavra cruzada:

Horizontais

2. Escore para diagnóstico da sepse.
4. Resposta inflamatória indicativa de infecção sem disfunção orgânica.

5. Momento considerado para início do pacote de uma hora.
6. Exames obtidos, preferencialmente, antes da administração de antibióticos no tratamento da sepse.

Verticais

1. Medida laboratorial da má perfusão tecidual.
3. Complete a frase: Disfunção orgânica com risco de morte causada por uma resposta ___ do hospedeiro à infecção.

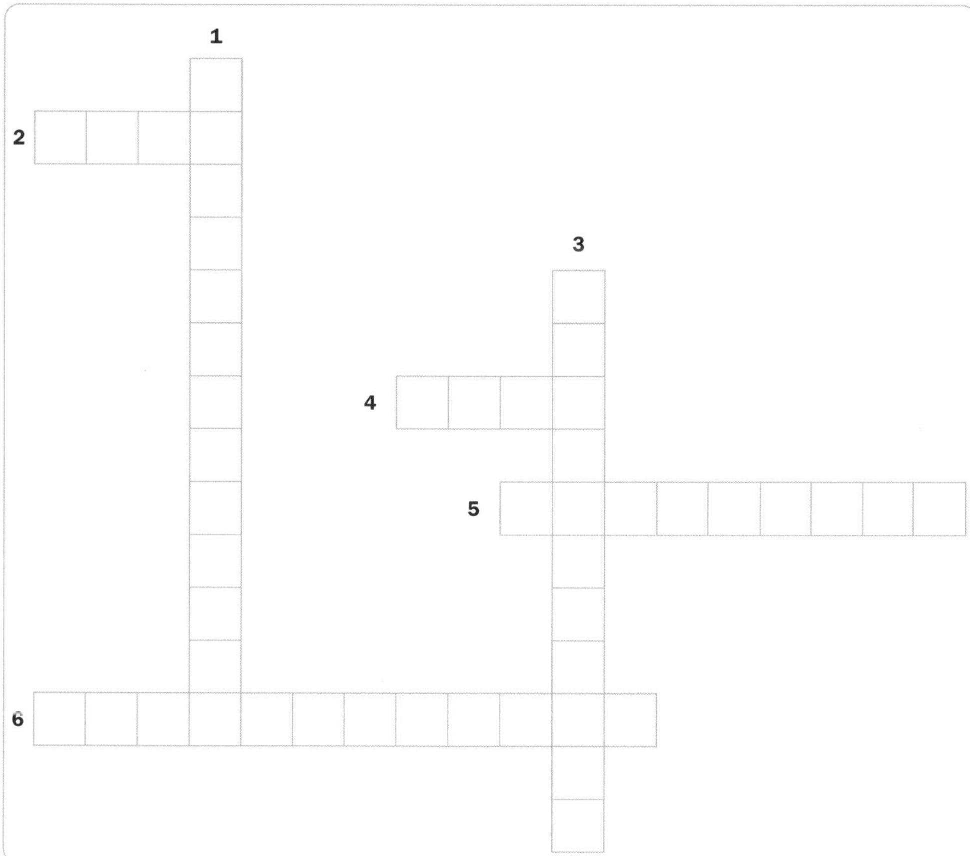

2. Diante de uma definição de sepse, baseada na SIRS, considerada inespecífica e com ênfase apenas na reação inflamatória, surge a recomendação para a utilização do escore SOFA no diagnóstico de sepse. Com isso, quais são os critérios avaliados nesse instrumento?
   a. Relação PaO_2/FiO_2, frequência respiratória, frequência cardíaca, hipotensão e leucocitose.
   b. Frequência respiratória, temperatura central, contagem de plaquetas, valor de bilirrubinas e função renal.
   c. Relação PaO_2/FiO_2, contagem de plaquetas, valor de bilirrubinas, hipotensão e uso de drogas vasoativas, nível de consciência e função renal.
   d. Frequência respiratória, frequência cardíaca, contagem de plaquetas e leucócitos e temperatura central.

e. Relação PaO_2/FiO_2, hipotensão, alteração do nível de consciência e função renal.

3. O surgimento do pacote de 1ª hora tem como intenção o início imediato da ressuscitação e o manejo da sepse, otimizando as chances de desfechos favoráveis. Sendo assim, marque verdadeiro (V) ou falso (F) sobre as medidas abaixo que correspondem a esse pacote:

( ) Obtenção de lactato sérico
( ) Coleta de hemoculturas
( ) Início precoce da alimentação enteral
( ) Administração de antibióticos de amplo espectro
( ) Administração de fluidos na hipotensão
( ) Administração de hidrocortisona da dose de 200 mg/dia
( ) Infusão de vasopressor se manutenção da PAM ≥ 65 mmHg

A sequência correta é:

a. V, F, F, V, V, F, V
b. F, F, F, V, V, V, F
c. V, V, F, V, V, V, V
d. F, V, V, F, V, F, V
e. V, V, F, V, V, F, V

REFERÊNCIAS

1. Dugani S, Veillard J, Kissoon N. Reducing the global burden of sepsis. CMAJ. 2017;189(1):E2-3. Doi: https://doi.org/10.1503/cmaj.160798.
2. Gupta RG, Hartigan SM, Kashiouris MG, Sessler CN, Bearman GML. Early goal-directed resuscitation of patients, with septic shock: current evidence and future directions. Crit Care. 2015;19(1):286. Doi: https://doi.org/10.1186/s13054-015-1011-9.
3. Harpaz R, Dahl RM, Dooling KL. Prevalence of Immunosuppression Among US Adults, 2013. JAMA. 2016;316(23):2547-8. Doi: https://doi.org/10.1001/jama.2016.16477.
4. Lobo SM, Rezende E, Mendes CL, Oliveira MC. Mortalidade por sepse no Brasil em um cenário real: projeto UTIs Brasileiras. Rev Bras Ter Intensiva. 2019;31(1):1-4. Doi: https://doi.org/10.5935/0103-507X.20190008.
5. Instituto Latino-Americano de Sepse. Relatório nacional 2021. Disponível em: https://ilas.org.br/relatorio-nacional-2021/.
6. Okamoto TY, Dias JCY, Taguti P, Sacon MF, Kauss AM, Carrilho CMDM, et al. Acute renal injury in patients with severe sepsis: prognostic factors. Sci Med. 2012;22(3):138-41.
7. Rosolem MM, Rabello LSCF, Leal JV, Soares M, Lisboa T, Salluh JIF. Entendendo o conceito PIRO: da teoria à prática clínica; parte 2. Rev Bras Ter Intensiva. 2010;22(1):64-8. Doi: https://doi.org/10.1590/S0103-507X2010000100011.
8. Cecconi M, Evans L, Levy M, Rhodes A. Sepse e choque séptico. Lancet 2018;392(10141):75-87. Doi: https://doi.org/10.1016/S0140-6736(18)30696-2.
9. Bone, RC, Balk RA, Cerra FB, Dellinger RP, Fein AM, Knaus WA. American College of Chest Physicians/Society of Critical Care Medicine Consensus Conference: definitions for sepsis and organ failure and guidelines for the use of innovative therapies in sepsis. Crit Care Med. 1992;20(6):864-74. Doi: https://doi.org/10.1378/chest.101.6.1644.
10. Levy MM, Fink MP, Marshall JC, Abraham E, Angus D, Cook D, et al. International Sepsis Definitions Conference. 2001 SCCM/ESICM/ACCP/ATS/SIS International Sepsis Definitions Conference. Intensive Care Med. 2003;29(4):530-8. Doi: https://doi.org/10.1097/01.CCM.0000050454.01978.3B.
11. Singer M, Deutschman CS, Seymour CW, Shankar-Hari M, Annane D, Bauer M, et al. As Definições do Terceiro Consenso Internacional para Sepse e Choque Séptico (Sepse-3). JAMA. 2016;315(8):801 – Doi: https://doi.org/10. 10.1001/jama.2016.0287.
12. Azevedo LCP, Taniguchi LU, Ladeira JP, Besen BAMP. Medicina intensiva: abordagem prática. 5 ed. Rio de Janeiro: Manole; 2022.
13. Vincent JL, Moreno R, Takala J, Willatts S, de Mendonça A, Bruining H, et al. Working Group on Sepsis-Related Problems of the European Society of Intensive Care Medicine. The SOFA (Sepsis-related Organ Failure Assessment) score to describe organ dysfunction/failure. Intensive Care Med. 1996;22(7):707-10. Doi: https://doi.org/10.1007/BF01709751.
14. Vincent JL, Mendonça A, Cantraine F, Moreno R, Takala J, Suter PM, et al. Working Group on "Sepsis-Related Problems" of the European Society of Intensive Care Medicine. Use of the SOFA score to assess the incidence of organ dysfunction/failure in

intensive care units: results of a multicenter, prospective study. Crit Care Med. 1998;26(11):1793-1800. Doi: https://doi.org/10.1097/00003246-199811000-00016.
15. Levy MM, Pronovost PJ, Dellinger RP, Townsend S, Resar RK, Clemmer TP, et al. Sepsis change bundles: Converting guidelines into meaningful change in behavior and clinical outcomes. Crit Care Med. 2004;32(Suppl 11):S595-7. Doi: https://doi.org/10.1097/01.ccm.0000147016.53607.c4.
16. Dellinger RP, Carlet JM, Masur H, Gerlach H, Calandra T, Cohen J, et al. Surviving Sepsis Campaign Management Guidelines Committee. Surviving Sepsis Campaign guidelines for management of severe sepsis and septic shock. Intensive Care Med. 2004;30(4):536-55. Doi: https://doi.org/10.1007/s00134-004-2210-z.
17. Teles JMM, Silva E, Westphal G, Filho RC, Machado FR. Surviving Sepsis Campaign in Brazil. Shock. 2008;30(1):47-52. Doi: https://doi.org/10.1097/SHK.0b013e318181a128.
18. Levy MM, Dellinger RP, Townsend SR, Linde-Zwirble WT, Marshall JC, Bion, J, et al. Surviving Sepsis Campaign. The Surviving Sepsis Campaign: results of an international guideline-based performance improvement program targeting severe sepsis. Crit Care Med. 2010;38(2):367-74. Doi: https://doi.org/10.1097/CCM.0b013e3181cb0cdc.
19. Rhodes A, Evans L, Alhazzani W, Mitchell ML, Antonelli M, Ferrer R, et al. Surviving sepsis campaign: International guidelines for management of sepsis and septic shock: 2016. Intensive Care Med. 2017;43(3):304-77. Doi: https://doi.org/10.1007/s00134-017-4683-6.
20. Dellinger RP, Levy MM, Carlet JM, Bion J, Parker MM, Jaeschke R, et al. Surviving Sepsis Campaign: International guidelines for management of severe sepsis and septic shock: 2008. Intensive Care Med. 2008;34(1):17-60. Doi: https://doi.org/10.1007/s00134-007-0934-2.
21. Dellinger RP, Levy MM, Rhodes A, Annane D, Gerlach H, Opal SM, et al. Surviving Sepsis Campaign: International Guidelines for Management of Severe Sepsis and Septic Shock, 2012. Intensive Care Med. 2013;39(2):165-228. Doi: https://doi.org/10.1007/s00134-012-2769-8.
22. Levy MM, Evans LE, Rhodes A. The Surviving Sepsis Campaign Bundle: 2018 updates. Intensive Care Med. 2018;44(6):925-8. Doi: https://doi.org/10.1007/s00134-018-5085-0.
23. BrancoI MJC, Lucas APM, Marques RMD, Sousa PP. O papel do enfermeiro perante o paciente crítico com sepse. Rev Bras Enferm. 2020;73(4):e20190031. Doi: https://doi.org/10.1590/0034-7167-2019-0031.
24. Kleinpell R. Promoting early identification of sepsis in hospitalized patients with nurse-led protocols. Crit Care. 2017;21(1):10. 10.1186/s13054-016-1590-0.
25. Kleinpell R, Aiken L, Schorr C. Implications of the new international Sepsis Guidelines for nursing care. Am J Crit Care. 2013;22(3):212-22. Doi: https://doi.org/10.4037/ajcc2013158.
26. Peninck PP, Machado RC. Aplicação do algoritmo da sepse por enfermeiros na Unidade de Terapia Intensiva. Revista Rene. 2012;13(1):187-99. Disponível em: https://repositorio.ufc.br/handle/riufc/12871.
27. Barros LLS, Maia CSF, Monteiro MC. Risk factors associated to sepsis severity in patients in the Intensive Care Unit. Cad Saúde Coletiva. 2016;24(4):388- 96. Doi: https://doi.org/10.1590/1414-462X201600040091.
28. Barreto MFC, Gomes Dellaroza MS, Kerbauy G, Grion CMC. Sepsis in a university hospital: a prospective study for the cost analysis of patients' hospitalization. Rev Esc Enferm USP. 2016;50(2):302-8. Doi: https://doi.org/10.1590/S0080-623420160000200017.
29. Almeida APSR, Belchior PK, Lima MG, Souza LP. Conhecimento do profissional de enfermeiro a respeito da sepse. Braz J Surg Clin Res. 2013;4(4):5-10.
30. Robson W, Beavis S, Spittle N. An audit of ward nurses' knowledge of sepsis. Nurs Crit Care. 2007;12(2):86-92. Doi: https://doi.org/10.1111/j.1478-5153.2007.00210.x.
31. Stefani S, Trisyani Y, Setyawati A. The knowledge of nursing internship program students about early detection of sepsis. Open Access Maced J Med Sci. 2021;9(T6):116-21. Doi: https://doi.org/10.3889/oamjms.2021.7602.
32. Goulart LS, Ferreira Júnior MA, Sarti ECFB, Sousa AFL, Ferreira AM, Frota OP. Os enfermeiros estão atualizados para o manejo adequado do paciente com sepse? Esc Anna Nery. 2019;23(4):e20190013. Doi: https://doi.org/10.1590/2177-9465-EAN-2019-0013.
33. Conselho Federal de Enfermagem. Resolução Cofen nº 358/2009 – Dispõe sobre a Sistematização da Assistência de Enfermagem e a implementação do Processo de Enfermagem em ambientes, públicos ou privados, em que ocorre o cuidado profissional de Enfermagem, e dá outras providências. Brasília; 2009.
34. North American Nursing Diagnosis Association. Diagnósticos de enfermagem da Nanda: definições e classificação 2021-2023. 12 ed. Porto Alegre: Artmed; 2021.
35. Bulechek GM, Butcher HK, Dochterman JMC. Classificação das intervenções de enfermagem (NIC). 6 ed. Rio de Janeiro: Elsevier; 2020.
36. Moorhead SMJ, Maas ML, Swanson E. Classificação dos Resultados de Enfermagem (NOC): mensuração dos resultados. 7 ed. Rio de Janeiro: GEN Guanabara Koogan; 2020.

37. Leonard M, Graham S, Bonacum D. The human factor: The critical importance of effective teamwork and communication in providing safe care. Qual Saf Health Care. 2004;13(Suppl 1):i85-90. Doi: https://doi.org/10.1136/qhc.13.suppl_1.i85.
38. Drahnak DM, Hravnak M, Ren D, Haines AJ, Tuite P. Scripting nurse communication to improve sepsis care. Med Surg Nurs. 2016;25(4):233-9.
39. Ramalho Neto JM, Campos DA, Marques LBA, Ramalho CROC, Nóbrega MML. Conception of nurses who work in a general intensive care unit regarding sepsis. Cogitare Enferm. 2015;20(4):706-11.
40. Curtis LT. Prevention of hospital-acquired infections: review of nonpharmacological interventions. J Hosp Infect. 2008;69(1):204-19. Doi: https://doi.org/10.1016/j.jhin.2008.03.018.
41. Refinetti RA, Martinez R. Pancreatite necro-hemorrágica: atualização e momento de operar. ABCD Arq Bras Cir Dig. 2010;23(2):122-7. Doi: https://doi.org/10.1590/S0102-67202010000200013.
42. Bradley EL. A clinically based classification system for acute pancreatitis. Summary of the International Symposium on Acute Pancreatitis, Atlanta, Ga, September 11 through 13, 1992. Arch Surg. 1993;128(5):586-90. Doi: https://doi.org/10.1001/archsurg.1993.01420170122019.
43. Silva RA, Pacheco AM, MoriczA, Campos T. Quando e como tratar as complicações na necrose pancreática infectada. ABCD Arq Bras Cir Dig. 2010;23(4):270-4.
44. Amano H, Takada T, Isaji S, Takeyama Y, Hirata K, Yoshida M, et al. Therapeutic intervention and surgery of acute pancreatitis. J Hepatobiliary Pancreat Sci. 2010;17(1):53-9. Doi: https://doi.org/10.1007/s00534-009-0211-6.
45. Andrade BRP, Barros FM, Lúcio HFA, Campos JF, Silva RC. Formação dos enfermeiros intensivistas para manejar hemodiálise contínua: condição latente à segurança. Rev Bras Enferm. 2019;72(Suppl 1):112-20. 10.1590/0034-7167-2018-0013.

GABARITO

1. Resposta da palavra cruzada, a seguir.
2. Resposta: C.
3. Resposta: E.

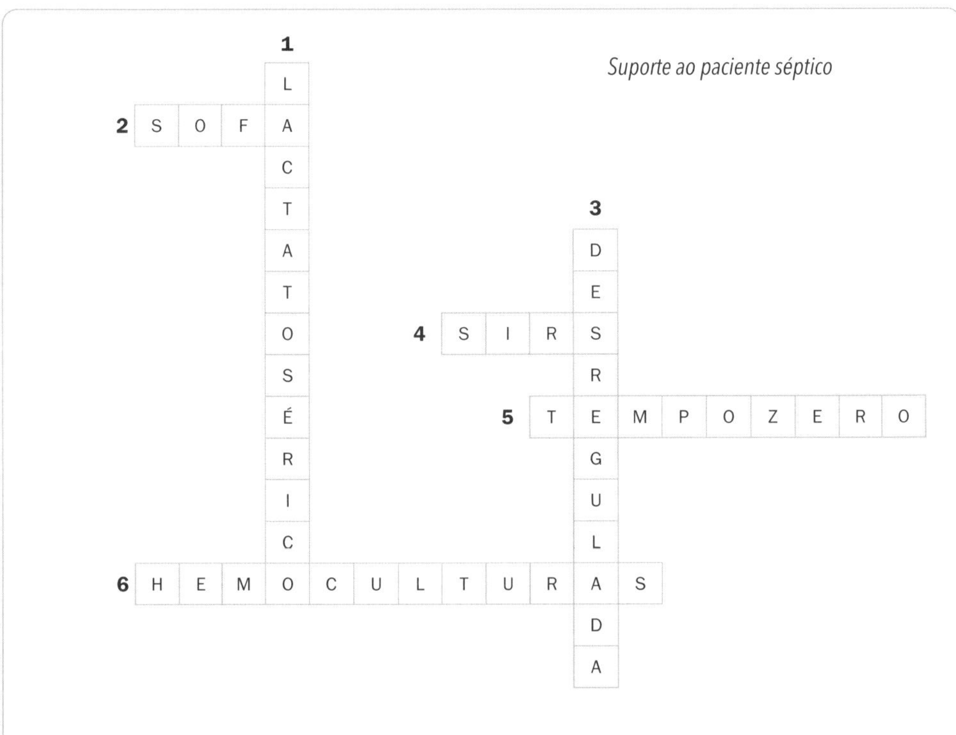

CAPÍTULO 9

Assistência de enfermagem ao paciente crítico com disfunção neurológica: doenças cerebrovasculares

Rita de Cássia Almeida Vieira
Rennan Martins Ribeiro
Solange Diccini

RESUMO

As doenças cerebrovasculares descrevem um espectro de doenças com morbidade e mortalidade elevadas. Trata-se de uma condição incidente e prevalente que necessita de suporte especializado com internação em unidades especiais (Unidades AVCs) ou Unidades de Terapia Intensiva (UTIs). Evidências apontam que o acesso às unidades específicas permite a implementação das melhores práticas, bem como a provisão de cuidados por profissionais com conhecimento especializado e domínio clínico. Portanto, este capítulo tem por finalidade discutir as melhores práticas de enfermagem quanto ao manejo das doenças cerebrovasculares, evidenciando o papel do enfermeiro na equipe multiprofissional.

TÓPICOS ABORDADOS

1. Epidemiologia das doenças cerebrovasculares.
2. Acidente vascular cerebral isquêmico (AVC-I).
   - Definição, fisiopatologia, diagnóstico clínico, exames diagnósticos, tratamento (terapias de reperfusão) e cuidados de enfermagem.
3. Acidente vascular cerebral hemorrágico (AVC-H).
   - Definição, fisiopatologia, diagnóstico clínico, exames diagnósticos, tratamento e cuidados de enfermagem.

OBJETIVOS DE APRENDIZAGEM

Que ao final deste capítulo, o leitor seja capaz de entender o panorama do paciente crítico acometido pelo acidente vascular cerebral isquêmico e hemorrágico e identificar as intervenções de enfermagem prioritárias.

EPIDEMIOLOGIA DAS DOENÇAS CEREBROVASCULARES

O acidente vascular cerebral isquêmico (AVC-I) ocupa atualmente uma das principais causas de morte no mundo, sendo a quarta causa de morte nos Estados Unidos. No Brasil representa o segundo lugar como causa de mortalidade. A sua incidência está relacionada com a transição demográfica observada na população, bem como os agravos e doenças não transmissíveis, sendo a hipertensão arterial um importante fator de risco, tanto para a doença isquêmica quanto hemorrágica[1,2].

A morbidade relacionada à doença cerebrovascular é elevada, em especial entre pacientes não tratados adequadamente, com consequentes incapacidades físicas e funcionais significativas. Justifica-se assim o AVC ocupar a terceira posição como causa de anos de vida perdidos ajustados por incapacidade em todo o mundo, quando comparado com outras doenças[1,2].

Em termos fisiopatológicos, o AVC-I apresenta uma incidência estimada de 68% quando comparado com doença hemorrágica (acidente vascular cerebral hemorrágico AVC-H), 32% nos países em desenvolvimento. Por outro lado, em países de alta renda observam-se as seguintes incidências: AVC-I (87%), AVC-H (10%) e hemorragia subaracnóidea (3%)[1,2].

Os dados epidemiológicos ilustram a necessidade e o desafio no desenvolvimento de políticas de saúde pública para controle de fatores de risco, bem como organização dos serviços de saúde para seu atendimento de maneira efetiva[1,2].

ACIDENTE VASCULAR CEREBRAL ISQUÊMICO (AVC-I)

O AVC-I pode ser entendido como um episódio de disfunção neurológica causada por infarto focal cerebral, espinhal ou retiniano. O infarto das células do cérebro, da medula espinhal ou retina pode ser atribuído a processo isquêmico baseado em (1) evidência patológica, em imagem ou outra evidência objetiva de lesão focal cerebral, espinhal ou retiniana em uma distribuição vascular definida; ou (2) evidência clínica de lesão isquêmica focal cerebral, da medula espinhal, da retina com base nos sintomas que persistem > 24 horas ou até a morte, considerando outras etiologias excluídas[1-3].

Fisiopatologia

O tecido cerebral possui atividade intensa com taxa metabólica elevada. Dessa forma, necessita de alto suprimento de glicose e oxigênio para o atendimento de suas demandas metabólicas. Em termos fisiológicos, para suprir o tecido cerebral (1.200 g) estima-se fluxo sanguíneo cerebral de 50-60 mL/100 g/min, perfazendo cerca de 15 a 20% do débito cardíaco, com consumo de 20% do oxigênio e 25% da glicose corporal[1-3].

A diminuição do fluxo sanguíneo cerebral leva à privação de O_2 ao tecido cerebral, desencadeando a necrose de neuronal (infarto). O infarto cerebral pode acarretar em edema com consequente aumento da pressão intracraniana (PIC), levando à hipertensão intracraniana (HIC). Se a HIC for muito intensa e não tratada a tempo, o paciente pode evoluir com herniação do tronco cerebral e morte encefálica[1-3].

Diagnóstico clínico

O diagnóstico do AVC-I é obtido por meio da história clínica de déficit neurológico focal, de início súbito. Ferramentas de triagem como a Escala de Cincinnatti (Figura 1), FAST (*Face / Arm / Speech Test*) e *Los Angeles Prehospital Scale* (LAPSS) são úteis para triagem inicial de casos suspeitos de AVC. Essas escalas avaliam a presença de sintomas clássicos, como paresia, disartria e afasia, além de alertarem os profissionais para abertura do protocolo AVC[4].

Os déficits neurológicos no paciente permitem determinar a gravidade do AVC-I. A *National Institute of Health Stroke Scale* (NIHSS) é uma escala padrão para avaliação da gravidade e evolução do tratamento do AVC-I. É composta por 11 itens do exame neurológico direcionados a consciência, olhar conjugado, visão, paralisia facial, déficit motor, déficit sensitivo, ataxia, linguagem, disartria e extinção. A sua aplicação exige treinamento e certificação. Estudos demonstram ser uma escala de fácil reprodutividade, com recomendação de aplicação pelos enfermeiros e implementação nos protocolos de cuidado a pacientes com AVC-I[1-3,5].

Exames diagnósticos

A tomografia de crânio simples é "*gold standard*", pois é sensível para identificação de sangramentos e exclusão inicial de outras causas de déficit neurológico. Os achados iniciais da tomografia de crânio no AVC-I podem ser livres de alterações nas primeiras horas; em alguns casos, observam-se sinais precoces de isquemia cerebral, como apagamento dos sulcos corticais, perda de diferenciação da substância branca e cinzenta, apagamento da ínsula e nucleocapsular. Esses sinais são considerados marcadores de insulto isquêmico e sugerem menor efetividade à terapia de reperfusão[1,2,5].

Exames diagnósticos complementares, como estudos de vasos por angiotomografia de crânio ou tomografia de perfusão cerebral, podem ser úteis em casos selecionados, mas não obrigatórios para o diagnóstico do AVC-I[1,2,5].

A ressonância magnética, por sua vez, também tem seu papel em situações espe-

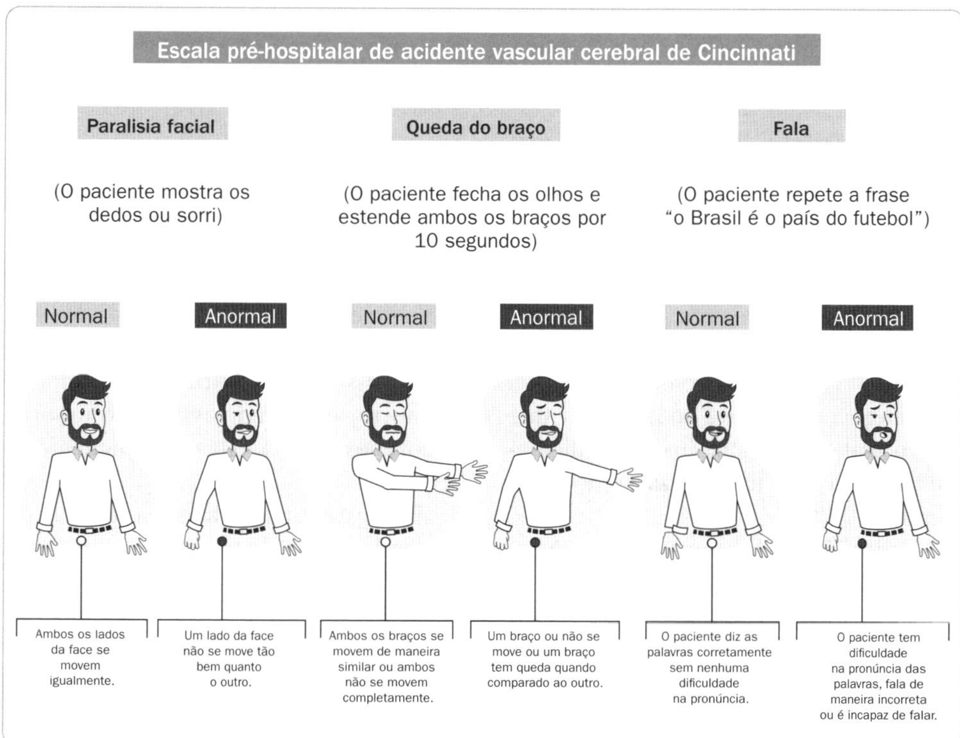

FIGURA 1 Escala de Cincinnati.

Fonte: Adaptado de Pontes-Neto OM, et al. 2017.

cíficas para os casos suspeitos de AVC-I, sendo indicada comumente para avaliação da viabilidade de tecido cerebral, denominada "*Mismatch*", a partir de estudos de restrição à difusão e à perfusão, permitindo assim avaliar a viabilidade de tratamento de casos de AVC-I fora da janela de tratamento (> 4,5 horas) ou casos de "*wake-up stroke*" (AVC-I ao acordar), em que o tempo de início dos sintomas não pode ser determinado[1,2,5].

Em termos de exames adicionais, o eletrocardiograma pode ser útil para identificação de fibrilação atrial, uma condição frequente para AVC-I de origem cardioembólica; entretanto, se tratando de uma doença tempo-dependente para tratamento, se a realização do eletrocardiograma atrasar o início da terapia de reperfusão, ele pode ser realizado em um segundo momento. Nesse caso, cabe ao enfermeiro o julgamento para determinação das ações prioritárias e cuidados, garantindo a assistência segura[1,2,5].

Exames laboratoriais (perfil bioquímico e coagulograma) também seguem o mesmo raciocínio. Eles devem ser executados; porém, não é necessário o resultado para prosseguir ao atendimento e início da terapia de reperfusão, exceto para pacientes com fatores de risco preexistentes para sangramentos. Ferramentas como exames *point of care*/execução à beira do leito com análise imediata para avaliação do coagulograma têm sido úteis na otimização do tratamento do AVC-I[1,2,5].

A glicemia capilar, por sua vez, tem um papel essencial e prioritário no atendimento de pacientes suspeitos de AVC-I, uma vez que hipoglicemia pode mimetizar os sintomas do AVC-I, sendo denominada uma condição "*Mimic Stroke*". Logo, sua realização pode excluir o AVC-I com a recuperação dos déficits neurológicos a partir da correção da glicemia[1,2,5].

Tratamento

O tratamento do AVC-I e a efetividade da intervenção estão condicionados ao tempo. Por isso denomina-se uma doença tempo-dependente. Estudos evidenciam melhores taxas de reperfusão e recanalização quando as terapias de reperfusão são executadas no tempo apropriado. A Figura 2 ilustra a evolução do tratamento do AVC-I[1,2,5].

Terapias de reperfusão

Entende-se por terapias de reperfusão as técnicas que restauram o fluxo sanguíneo para o tecido cerebral recuperável diante de um processo isquêmico. Essas terapias incluem a administração de medicamentos (trombólise endovenosa) ou, ainda, técnicas mecânicas (trombectomia mecânica) com balão ou uso de *devices* (dispositivos) para remoção do trombo[1,2,5].

Trombólise endovenosa

Inicialmente indicada para pacientes com até três horas de início dos sintomas, a trombólise endovenosa foi aprovada a partir do estudo NINDS na década de 1990; posteriormente, com o estudo ECASS III, estendeu-se a janela de tratamento para até 4,5 horas, ampliando assim a trombólise endovenosa; uma terapia no tratamento do AVC-I[1,2,5].

Para garantir segurança na administração endovenosa do trombolítico, o enfermeiro deve[1-3,5-8]:

- Reavaliar os critérios de inclusão e exclusão do uso do trombolítico.
- Orientar o paciente sobre o procedimento.
- Obter peso do paciente.
- Obter dois acessos venosos calibrosos.

- Monitorizar paciente com monitor multiparamétrico (FC, PA, SpO_2).
- Preparar trombolítico conforme posologia indicada.
- Obter sinais vitais prévios à trombólise.
- Avaliar estado neurológico pré-trombólise (Escala de Coma de Glasgow / NIHSS).

A alteplase (rt-PA, fator ativador de plasminogênio tecidual recombinante) endovenosa é administrada na dose de 0,9 mg/kg, sendo a dose máxima 90 mg. O medicamento deve ser diluído em diluente próprio na concentração de 1 mg/mL. Administra-se o rt-PA em dois momentos distintos: dose em *bolus* ou ataque seguido imediatamente da dose de manutenção. A dose em *bolus* refere-se à administração de 10% da dose total em seringa com paciente monitorizado. A dose de manutenção (90% restante da dose total), por sua vez, é administrada por meio de bomba de infusão com monitoramento rigoroso do paciente durante e após a sua infusão[3-8].

O paciente exige monitoramento rigoroso durante a infusão do trombolítico. Entre as possíveis complicações, podemos encontrar: sangramento do sistema nervoso central, sangramentos sistêmicos e, mais raramente, angioedema. Logo, durante a trombólise, cabe ao enfermeiro[3-8].

- Avaliar nível de consciência aplicando a Escala de Coma de Glasgow a cada 15 minutos.
- Avaliar resposta pupilar.
- Monitorar déficit neurológico com aplicação da Escala NIHSS.
- Monitorar os sinais vitais (pressão arterial e frequência cardíaca) a cada 15 minutos.
- Monitorar a taxa de infusão do trombolítico pela bomba de infusão.
- Monitorar a integridade do acesso venoso e sua permeabilidade.
- Ajustar alarmes do monitor para limites PAS ≤ 185 mmHg e PAD ≤ 110 mmHg.
- Administrar anti-hipertensivos em acesso exclusivo em caso de hipertensão.
- Interromper infusão se hipertensão arterial refratária ou piora neurológica.
- Encaminhar o paciente para tomografia em caso de piora clínica.

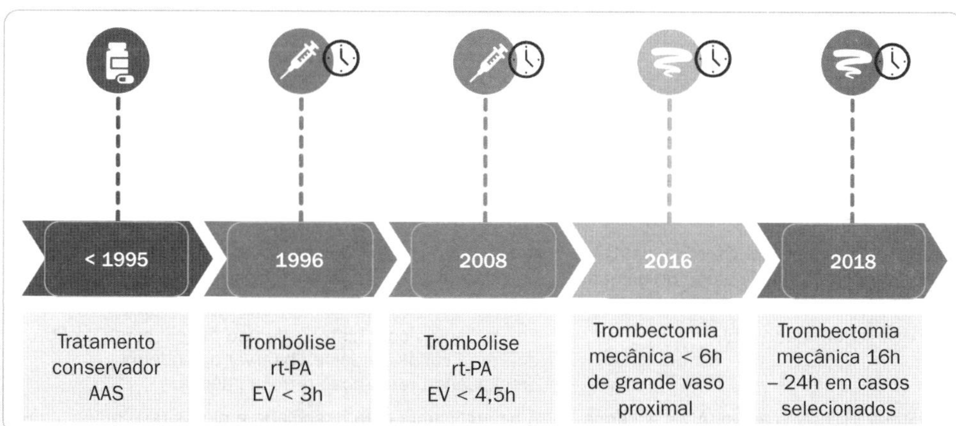

FIGURA 2 Evolução do tratamento do AVC.
Fonte: Acervo dos autores.

Uma vez concluída a trombólise, o paciente mantém necessidade de monitoramento rigoroso nas horas subsequentes até completar 24 horas. Dessa forma, os cuidados são descritos no Quadro 1.

Trombectomia mecânica

Um avanço recente no tratamento do AVC-I derivou de grandes estudos, como MR CLEAN, ESCAPE, EXTEND IA, SWIFT-PRIME, DEFUSE 3 e DAWAN *trial*. As evidências encontradas sugerem boas taxas de recanalização para pacientes com 6 horas do início dos sintomas e, em casos selecionados, entre 16 e 24 horas. Ressalta-se que essa terapia está indicada para casos de oclusões proximais, que correspondem apenas a 30% dos casos de AVC-I. Outro ponto importante é o acesso a essa terapia, que exige unidade especializada (hemodinâmica) e neurologia intervencionista[3-8].

O procedimento consiste em admissão do paciente na unidade de hemodinâmica e, a partir de exames de estudo de vasos e fluxo sanguíneo, é selecionado o *device* para remoção do trombo. O paciente, geralmente, recebe analgesia durante o procedimento e o acesso arterial é realizado a partir da artéria femoral ou braquial[3-8].

Os cuidados de enfermagem ao paciente submetido à trombectomia mecânica são descritos no Quadro 2[3-8].

Quadro 1 Cuidados de Enfermagem após a trombólise EV[3-8]

Cuidados de enfermagem	Justificativa
Monitorização da pressão arterial, frequência cardíaca: ▪ 15/15 minutos primeiras 2 horas; ▪ 30/30 minutos próximas 6 horas; ▪ 1/1 hora até completar 24 horas.	O trombolítico pode causar sangramentos intracranianos, levando ao efeito de massa e, por consequência, hipertensão intracraniana. Sangramentos sistêmicos podem ocorrer com risco de hemorragias significativas e hipovolemia.
Não realizar procedimentos invasivos nas primeiras 24 horas.	O rt-PA predispõe o paciente ao desenvolvimento de sangramentos.
Considerar cateterismo vesical se retenção urinária somente após 30 minutos do término da trombólise.	
Manter repouso nas primeiras 24 horas.	A mobilização imediata após administração do rt-PA expõe o paciente ao risco de traumas, lesões que, caso ocorram, apresentarão dificuldades de hemostasia devido ao efeito do trombolítico.
Encaminhar paciente para tomografia de crânio para controle.	Delimitar área de isquemia e avaliação de transformação hemorrágica.
Não administrar antiagregantes plaquetários antes de 24 horas da trombólise e tomografia de controle.	Iniciar prevenção secundária e prevenir e/ou evitar progressão da transformação hemorrágica.
Realizar avaliação para risco de disfagia antes da ingestão de líquidos ou alimentos por via oral.	A disfagia é comum após o AVC-I, favorecendo a broncoaspiração; portanto, todo paciente deve ser avaliado para disfagia.
Inspecionar cavidade oral.	Em pacientes com história de uso de inibidores da ECA, em raros casos, pode-se observar angiodema prejudicando respiração e troca gasosa.
Monitorar glicemia capilar. Alvo: glicemia entre 80-140 mg/dL.	A hiperglicemia está associada a piores resultados, como aumento da área de isquemia, diminuição da efetividade de recanalização e risco de transformação hemorrágica. A hipoglicemia, por sua vez, favorece a lesão neuronal.

ACIDENTE VASCULAR CEREBRAL HEMORRÁGICO (AVC-H)

Definição

O acidente vascular cerebral hemorrágico (AVC-H) é definido como extravasamento de sangue no parênquima cerebral (hemorragia intracerebral - HIC), sistema ventricular (hemorragia intraventricular - HIV) ou espaço subaracnóideo (hemorragia subaracnóidea) espontâneo, não provocado por trauma[3,5,9-12].

Assim como o AVC-I, os desfechos clínicos dos pacientes com AVC-H, quando internados em UTIs, parecem ser melhores segundo as evidências científicas[3,5,9-12].

Fisiopatologia

A fisiopatologia do AVC-H está relacionada com a ruptura espontânea de vasos intracranianos, secundária à hipertensão arterial. Outro mecanismo comumente relacionado ao AVC-H, especialmente em idosos, é a angiopatia amiloide cerebral, em que há depósito de material congofílico nos vasos intracranianos de pequeno e médio calibre, ocasionando fragilidade e favorecendo sua ruptura com sangramento, principalmente em regiões corticais[3,5,9-12].

Outras condições sistêmicas com potencial alteração no sistema sanguíneo, suas células e fatores de coagulação podem levar a sangramento espontâneo por comprometimento da cascata de coagulação. Dentre as condições, podemos destacar pacientes com hepatopatias, depressão da medula espinhal e oncológicos. O uso de medicamentos como anticoagulantes, antiagregantes plaquetários, por exemplo, também pode favorecer a condição de sangramento espontâneo pelo mesmo mecanismo[3,5,9-12].

Uma vez que há a ruptura do vaso, ocorre o extravasamento de sangue livre com contato direto ao parênquima cerebral que

Quadro 2 Cuidados de enfermagem após trombectomia[3-8]

Cuidados de enfermagem	Justificativa
Realizar avaliação neurológica periódica: Escala de Coma de Glasgow, NIHSS.	Identificar progressão e melhora do AVC-I pós-procedimento.
Avaliar, no membro cateterizado, a presença ou ausência do introdutor. Na sua presença, o paciente deve permanecer em repouso e com o membro estendido.	Prevenção e detecção precoce de sangramentos.
Avaliar a presença de sangramento peri-inserção do introdutor sistêmico, como também a perfusão periférica dos membros, comparando-os.	O aumento da circunferência do membro do qual foi retirado o introdutor pode indicar a presença de sangramento interno.
Realizar a compressão da região inguinal durante 15 minutos ou mais, após a retirada do introdutor. Fazer curativo compressivo e monitorar sangramento.	
Manter decúbito dorsal elevado a 30°, orientar o paciente a não fletir o membro nas primeiras 6 horas após o procedimento, restringir o membro, se necessário, e manter repouso relativo por 24 horas.	A flexão da região coxofemoral aumenta o risco de sangramento.
Orientar o paciente em relação ao repouso absoluto de 6 a 12 horas após a retirada do introdutor.	
Avaliar a perfusão periférica dos membros inferiores.	A cateterização do membro para o procedimento pode acarretar lesão do vaso e, consequentemente, alterações perfusionais ou sangramento.

desencadeia a liberação de mediadores inflamatórios com potencial lesão cerebral. O sangue, por sua vez, passa a ser metabolizado, formando o hematoma. O hematoma exerce efeito de massa e formação de edema peri-hematoma, com compressão de estruturas subjacentes, podendo desencadear HIC[3,5,9-12].

Uma preocupação importante inclui a expansão do hematoma, fenômeno observado em 30% dos casos, que ocorre com a persistência do sangramento após perda de hemostasia do vaso rompido em consequência da hipertensão arterial. Dessa forma, o controle da pressão arterial se torna prioridade no atendimento do paciente com AVC-H[3,5,9-12].

Diagnóstico clínico

As manifestações clínicas do AVC-H podem ser semelhantes ao AVC-I, uma vez que os sintomas estão relacionados com a área afetada e não ao mecanismo. Dessa forma, torna-se impossível distinguir AVC-I do AV-CH apenas pelos sintomas. Em pacientes com AVC-H, alguns sintomas podem ser mais comuns: alteração do nível de consciência, sinais de HIC (hipertensão arterial, bradicardia e alteração do padrão respiratório), anisocoria, além de crises convulsivas e vômitos[3,5,9-12].

Exames diagnósticos

A tomografia de crânio simples é o exame sensível para identificação do sangramento, evidenciado por uma imagem branca denominada hiperdensidade. Dessa forma, torna-se o exame de escolha para o diagnóstico[3,5,9-12].

A avaliação da possível expansão do hematoma pode ser diagnosticada a partir de uma tomografia com contraste. A presença do contraste irá manifestar-se por uma imagem brilhante, destacando-se dentro do hematoma. Assim, justifica-se a repetição do exame em um curto intervalo de tempo. O entendimento do exame, sua indicação e importância se faz necessário ao enfermeiro para o planejamento da assistência de enfermagem[3,5,9-12].

Tratamento

O tratamento do AVC-H está voltado para monitorização neurológica a fim de identificar deterioração e complicações, bem como para o controle do sangramento e da expansão do hematoma[3,5,9-12].

A monitorização neurológica inclui a aplicação de escalas de avaliação neurológica, avaliação pupilar, sinais de HIC e monitorização multimodal, quando indicada. O controle do sangramento se dá, principalmente, com a mensuração adequada da pressão arterial e administração de medicamentos anti-hipertensivos e sua titulação. Em casos mais graves, como HIC iminente, pode ser indicado tratamento cirúrgico para drenagem do hematoma[3,5,9-12].

Os cuidados de enfermagem concentram-se no monitoramento apropriado da pressão arterial. Esses cuidados incluem a utilização do manguito de tamanho apropriado e a mensuração da pressão em local adequado. Em pacientes com maior labilidade pressórica, a utilização de pressão arterial invasiva faz-se necessária. Nesses casos, a implementação dos cuidados específicos, como nivelamento com eixo flebostático, zeragem e calibração do sistema, manutenção do sistema pressurizado a 300 mmHg, monitoração da perfusão do membro cateterizado e curativo com técnica asséptica no local da inserção, é essencial[3,5,9-12].

A pressão arterial deve ser controlada com alvos de pressão arterial sistólica inferior a 140 mmHg. A terapia farmacológica com anti-hipertensivo endovenoso pode ser indicada, cabendo ao enfermeiro discutir metas de cuidados e a titulação da vazão de infusão[3,5,9-12].

A vigilância neurológica visa prioritariamente identificar deterioração neurológica secundária a expansão do hematoma e HIC. Dessa forma, o enfermeiro deve avaliar de maneira rigorosa o nível de consciência por meio da aplicação de escalas como a Escala de Coma de Glasgow ou a Escala FOUR, além da avaliação pupilar[3,5,9-11].

ESTUDO DE CASO

Apresentação

- **Identificação:** M.P.C., 70 anos, sexo feminino, negra, casada, católica, ensino fundamental completo.
- **Queixa principal:** dificuldade para fala (disartria) e diminuição de força (hemiparesia) do lado direito.
- **Antecedentes pessoais:** obesidade, sedentarismo.
- **Antecedentes pessoais:** hipertensão arterial, tabagismo 40 maços/ano.
- **História pregressa de moléstia atual:** Familiar refere que, durante o almoço com a família, a paciente apresentou dificuldade para articular as palavras, tornando-as por vezes inteligíveis. Ao mesmo tempo, apresentou fraqueza do lado direito do corpo, derrubando o talher ao chão e com dificuldade para se alimentar.

Desenvolvimento do caso

15h10 – A paciente é admitida na unidade de emergência acompanhada pelos familiares.

15h15 – A paciente é avaliada pela enfermeira no acolhimento e classificação de risco. A enfermeira utiliza a Escala de Cincinnati, sendo positiva e, então, realiza a abertura do protocolo AVC.

15h25 – A paciente é encaminhada para a sala de emergência para seguimento do protocolo AVC, sendo acionado o neurologista do plantão para avaliação.

Os registros do atendimento inicial estão descritos no Quadro 3.

A enfermeira realiza a anamnese focada na identificação dos fatores de risco para AVC, contraindicações para trombólise endovenosa e determinação exata do início dos sintomas.

15h30 – A paciente é encaminhada ao setor de radiologia para realização de tomografia simples de crânio.

15h35 – O neurologista avalia a tomografia de crânio (Figura 3). Tomografia de crânio simples, corte axial, volume (imagem de parênquima cerebral). Ausência de hiperdensidade (sangramentos) ou outro tipo de lesão. Ausência de sinais precoces de isquemia.

Problema: Devemos desconsiderar a hipótese de diagnóstico de AVC, tanto isquêmico quanto hemorrágico, visto que a tomografia de crânio não apresenta alterações?

Considerando a evolução da paciente com déficit neurológico focal de início súbito e ausência de outra lesão que explique os sintomas, associando com fatores de risco para AVC-I (obesidade, sedentarismo, hipertensão arterial), o diagnóstico de AVC-I é confirmado. Lembre-se: os achados iniciais da tomografia de crânio no AVC-I podem ser livres de alterações nas primeiras horas da isquemia cerebral.

15h45 – A paciente retorna para a sala de emergência e o médico realiza a prescrição do trombolítico: rt-PA endovenoso, dose 0,9 mg/kg.

Considerando as informações da paciente (peso 70 kg), o enfermeiro realiza os seguintes cuidados:

- Confirma o peso com a paciente (70 kg);
- Punciona dois acessos venosos periféricos;
- Realiza mensuração de sinais vitais (Quadro 4) e avaliação neurológica;
- Realiza a reconstituição do medicamento.

Cálculo para administração do medicamento:

DOSE TOTAL: 0,9 mg/kg (dose recomendada para o AVC-I) × 70 kg (peso do paciente) = 63 mg

DOSE *BOLUS*: 6,3 mg (10%) em *bolus* em 1 minuto

DOSE REMANESCENTE: 56,7 (90%) em bomba de infusão em 1 hora

15h50 – A dose em *bolus* é administrada e, em seguida, é iniciada a infusão da dose remanescente em bomba. A paciente segue monitorada durante toda a infusão, conforme recomendações científicas, e são observados os registros contidos no Quadro 5.

Após o término da trombólise, a paciente foi encaminhada para a UTI, onde permaneceu internada para acompanhamento e monitoramento. As seguintes recomendações foram seguidas na unidade crítica: monitorização da PA, FC e NIHSS a cada 15 minutos nas primeiras 2 horas pós-trombólise, a cada 30 minutos nas 6 horas seguintes e a cada hora até completar 24 horas (Quadro 6).

Desfecho

Paciente com melhora quase completa dos déficits neurológicos, como NIHSS = 1 devido à disartria leve. Não apresentou complicações relacionadas a trombólise. Manteve-se em monitoramento por 24 horas na UTI, seguido de alta para a unidade de internação da neurologia.

A paciente recebeu avaliação de fonoaudiologia nas primeiras 24 horas antes do início da alimentação via oral pelo risco de disfagia. A mobilização precoce também foi instituída nas primeiras 24 horas.

A tomografia de controle realizada 24 horas após trombólise não evidenciou transformação hemorrágica, dando segurança para o início da terapia de prevenção secundária com uso de antiagregante plaquetário e estatinas. Exames para investigação etiológica foram solicitados, como ecocardio transtorácico e eletrocardiograma.

Comentários sobre o caso clínico

O caso apresentado ilustra o atendimento ideal de paciente com AVC-I, que exige um cuidado ágil na identificação dos sintomas, encaminhamento ao serviço de atendimento capacitado para o tratamento da isquemia, bem como um protocolo bem definido e a integração de todos os serviços.

Observa-se a importância de cuidados como monitorização de sinais vitais, vigilância neurológica, aplicação de escalas de avaliação clínica e cuidados clínicos que

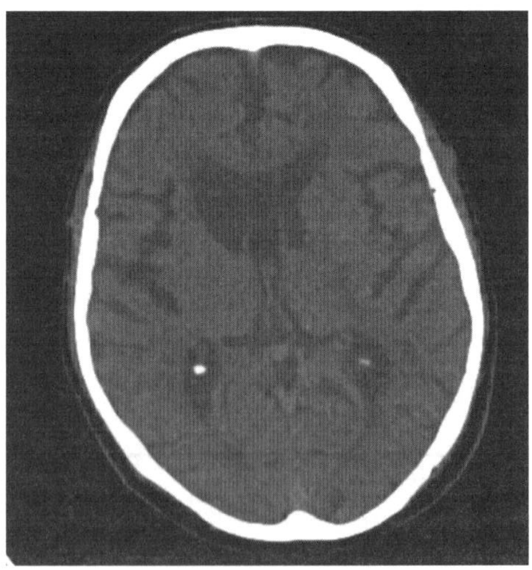

FIGURA 3 Imagem da tomografia de crânio simples.

Fonte: Acervo dos autores.

Quadro 3

PA	FC	FR	SpO_2	Temperatura	Glicemia
178 × 98 mmHg	69 bpm	18 ipm	94%	36,5°C	101 mg/dL

FC: frequência cardíaca; FR: frequência respiratória; PA: pressão arterial; SpO_2: saturação periférica de oxigênio.

Quadro 4

PA	FC	FR	SpO_2	Temperatura	Glicemia
176 × 80 mmHg	68 bpm	19 ipm	95%	36,4°C	109 mg/dL

FC: frequência cardíaca; FR: frequência respiratória; PA: pressão arterial; SpO_2: saturação periférica de oxigênio.

Quadro 5

Horário	PA	FC	FR	SpO_2	ECG	NIHSS	Pupilas
15h50	175 × 80	68	16	94	15	10	PIFR+
16h05	178 × 79	65	17	94	15	10	PIFR+
16h20	179 × 81	67	15	95	15	10	PIFR+
16h35	177 × 77	69	15	95	15	9	PIFR+
16h50	178 × 79	68	15	95	15	7	PIFR+

ECG: Escala de Coma de Glasgow; FC: frequência cardíaca; FR: frequência respiratória; PA: pressão arterial; NIHSS: National Institute of Health Stroke Scale; PIFR+: Pupilas isocóricas com fotorreação presente; SpO_2: saturação periférica de oxigênio.

Quadro 6

Horário	PA	FC	FR	SpO_2	ECG	NIHSS	Pupilas
17h05	175 × 80	68	16	94	15	10	PIFR+
17h20	178 × 79	65	17	94	15	10	PIFR+
17h35	179 × 81	67	15	95	15	10	PIFR+
17h50	177 × 77	69	15	95	15	9	PIFR+
18h05	178 × 79	68	15	95	15	7	PIFR+
18h20	175 × 77	65	16	95	15	7	PIFR+
18h35	174 × 78	66	18	95	15	5	PIFR+
18h50	177 × 76	66	17	94	15	5	PIFR+
19h00	175 × 80	66	16	95	15	5	PIFR+
19h30	178 × 79	67	15	94	14	3	PIFR+
20h00	179 × 81	60	16	94	14	3	PIFR+
20h30	177 × 77	62	16	94	14	3	PIFR+
21h00	178 × 79	66	16	95	15	1	PIFR+
21h30	175 × 77	64	16	95	15	1	PIFR+
22h00	174 × 78	64	16	95	15	1	PIFR+
23h00	177 × 76	65	15	95	15	1	PIFR+
00h00	169 × 74	67	14	96	15	1	PIFR+

FC: frequência cardíaca; FR: frequência respiratória; ECG: Escala de Coma de Glasgow; NIHSS: National Institute of Health Stroke Scale; PA: pressão arterial; PIFR+: Pupilas isocóricas com fotorreação presente; SpO_2: saturação periférica de oxigênio.

podem ser descritos como fenômenos da enfermagem. Assim, fica evidente o protagonismo das ações de enfermagem no cuidado ao paciente com AVC-I.

O sucesso da recuperação clínica do paciente é atribuído ao sinergismo e à habilidade de trabalho em equipe, que permitiu o atendimento da paciente com AVC-I, incluindo a administração do trombolítico com a maior agilidade possível. Se analisarmos os tempos apresentados, as recomendações para porta-neurologista (< 10 minutos), tempo porta-tomografia (< 25 minutos), porta-interpretação da tomografia (< 45 minutos) e tempo porta-agulha (< 60 minutos) foram seguidas e evidenciaram a sua importância e meta para o atendimento.

Lembrem-se: tempo é cérebro!

VAMOS PRATICAR?

1. Escala utilizada para avaliar a gravidade do AVC-I a partir da realização de itens do exame neurológico:
   a. Escala de Cincinnati
   b. Escala NIHSS
   c. Escala LAPSS
   d. Escala de Coma de Glasgow

2. Assinale a alternativa que descreve o exame de imagem de escolha no atendimento inicial ao paciente com suspeita de AVC-I:
   a. Tomografia de crânio simples
   b. Angiotomografia de crânio
   c. Ressonância magnética de crânio
   d. Doppler transcraniano

3. "*Stroke mimic*" descreve situações que podem mimetizar os sintomas de AVC-I. Assinale a alternativa que descreve um teste diagnóstico útil e obrigatório para identificação de uma condição comumente relacionada ao AVC:
   a. Coagulograma
   b. Eletrocardiograma
   c. Glicemia capilar
   d. Radiografia do crânio

4. A hipertensão arterial é uma condição compensatória no paciente com AVC como mecanismo de regular a perfusão cerebral. Entretanto, limites pressóricos são estabelecidos em pacientes candidatos a trombólise endovenosa. Assinale a alternativa sobre o limite superior máximo permitido para início da trombólise.
   a. 220 × 120 mmHg
   b. 140 × 80 mmHg
   c. 160 × 90 mmHg
   d. 185 × 110 mmHg

REFERÊNCIAS

1. Massaro LM. Ischemic Stroke. In: Alexander AN. Evidence-based nursing care for stroke and neurovascular conditions. Wiley-Blackwell; 2013. p. 35-72.
2. Hickey JV, Livesay SL. The continuum of Stroke care: an interprofissional approuch to evidence-based care. In: Seagraves K, Livesay SL. Ischemic Stroke. Philadelphia: Wolters Kluwer; 2016. p. 93-115.
3. Diccini S. Enfermagem em neurologia e neurocirurgia. In: Silva SCF. Intervenções de enfermagem no acidente vascular encefálico isquêmico. 1. ed. São Paulo: Atheneu; 2017. p. 253-9.
4. Pontes-Neto OM, Cougo P, Martins SCO, Abud DG, Nogueira RG, Miranda M, et al. Brazilian guidelines for endovascular treatment of patients with acute ischemic stroke. Arq Neuropsiquiatr. 2017;75(1):50-6. Doi: https://doi.org/10.1590/0004-282X20160174.
5. Sacco RL, Kasner SE, Broderick JP, Caplan LR, Connors JJB, Culebras A, et al. An updated definition of stroke for the 21st century: a statement for healthcare professionals from the American Heart Association/American Stroke Association. Stroke. 2013;44(7):2064-89. Doi: https://doi.org/10.1161/STR.0b013e318296aeca.
6. Ashcraft S, Wilson SE, Nyström KV, Dusenbury W, Wira CR, Burrus TM, American Heart Association Council on Cardiovascular and Stroke Nursing and the Stroke Council. Care of the Patient With Acute Ischemic Stroke (Prehospital and Acute Phase of Care): update to the 2009 Comprehensive Nursing Care Scientific Statement: A Scientific Statement From the American Heart Association. Stroke.

2021;52(5):e164-e178. Doi: https://doi.org/10.1161/STR.0000000000000356.

7. Rodgers ML, Fox E, Abdelhak T, Franker LM, Johnson BJ, Kirchner-Sullivan C, et al. Care of the Patient With Acute Ischemic Stroke (Endovascular/Intensive Care Unit-Postinterventional Therapy): Update to 2009 Comprehensive Nursing Care Scientific Statement: A Scientific Statement From the American Heart Association. Stroke. 2021;52(5):e198-e210. Doi: https://doi.org/10.1161/STR.0000000000000358.
8. Powers WJ, Rabinstein AA, Ackerson T, Adeoye OM, Bambakidis NC, Becker K, et al. Guidelines for the Early Management of Patients With Acute Ischemic Stroke: 2019 Update to the 2018 Guidelines for the Early Management of Acute Ischemic Stroke: A Guideline for Healthcare Professionals From the American Heart Association/American Stroke Association. Stroke. 2019;50(12):e344-e418. Doi: https://doi.org/10.1161/STR.0000000000000211.
9. Manoel ALO, Goffi A, Zampieri FG, Turkel-Parrella D, Duggal A, Marotta TR, et al. The critical care management spontaneous intracranial hemorrhage: a contemporary review. Crit Care. 2016;20:272. Doi: https://doi.org/10.1186/s13054-016-1432-0.
10. Hemphill JC, Greenberg SM, Anderson CS, Becker K, Bendok BR, Cushman M, et al. Guidelines for the management of spontaneous intracerebral hemorrhage: A Guideline for healthcare professionals from the American Heart Association/American Stroke Association. Stroke. 2015;46(7):2032-60. Doi: https://doi.org/10.1161/STR.0000000000000069.
11. Steiner T, Al-Shahi Salman R, Beer R, Christensen H, Cordonnier C, Csiba L, et al. European Stroke Organisation (ESO) guidelines for the management of spontaneous intracerebral hemorrhage. Int J Stroke. 2014;9(7):840-55. Doi: https://doi.org/10.1111/ijs.12309.
12. Dastur CK, Yu W. Current management of spontaneous intracerebral hemorrhage. Stroke Vasc Neurol. 2017;2(1):21-9. Doi: https://doi.org/10.1136/svn-2016-000047.

GABARITO

1. Resposta: B
2. Resposta: A
3. Resposta: C
4. Resposta: D

CAPÍTULO 10

Assistência de enfermagem ao paciente crítico com disfunção neurológica: trauma cranioencefálico

Rita de Cássia Almeida Vieira
Rennan Martins Ribeiro
Solange Diccini

RESUMO

Entre as doenças cerebrovasculares, o trauma cranioencefálico representa a principal causa de morte e incapacidade no adulto jovem no mundo. Diante da complexidade em tratar o paciente com trauma cranioencefálico (TCE) e suas complicações e com a finalidade de minimizar os danos adicionais causados ao cérebro, é essencial compreender o mecanismo do TCE e o prognóstico dos pacientes, assim como o papel da enfermagem no cuidado a essa população. Portanto, este capítulo tem por finalidade discutir as melhores práticas de enfermagem no manejo do paciente com TCE, evidenciando o papel do enfermeiro na equipe multiprofissional e o cuidado pautado no Processo de Enfermagem (PE).

TÓPICOS ABORDADOS

1. O paciente com trauma cranioencefálico (TCE).
2. Epidemiologia, fisiopatologia e mecanismos do TCE.
3. Preditores e tratamento no TCE.
4. O papel da enfermagem no cuidado ao paciente crítico com TCE.

OBJETIVOS DE APRENDIZAGEM

Que ao final deste capítulo, o leitor seja capaz de entender o panorama do paciente crítico com TCE, avaliar a importância das características das lesões e a gravidade no paciente crítico com TCE, entender o papel da enfermagem, incluindo intervenções, no cuidado ao paciente crítico com disfunção neurológica internado na UTI e aplicar o conteúdo em um caso clínico.

O PACIENTE CRÍTICO COM DISFUNÇÃO NEUROLÓGICA

O paciente com disfunção neurológica necessita de cuidados de enfermagem sistematizados visando à melhora do quadro clínico, à reabilitação, à independência para atividades de vida diária e à reinserção na sociedade. Esses cuidados representam um grande desafio para o profissional de enfermagem, que necessita de um domínio teórico robusto capaz de realizar avaliação neurológica efetiva a fim de identificar precocemente problemas que possam direcionar a assistência de enfermagem sistematizada. Devido à gravidade do quadro clínico, alguns pacientes com disfunção neurológica necessitam de cuidados intensivos para realização de tratamento de um acidente vascular cerebral isquêmico (AVC-I) com terapia de reperfusão (ver Capítulo 9 – Assistência de enfermagem ao paciente com disfunção neurológica: doenças cerebrovasculares), tratar pacientes com lesões decorrentes do trauma cranioencefálico (TCE), pós-operatório de cirurgia neurológica e controle da hipertensão intracraniana. Este capítulo apresenta uma revisão sobre a assistência de enfermagem aos pacientes com TCE que necessitam de tratamento em Unidade de Terapia Intensiva (UTI).

Trauma cranioencefálico

O TCE é a principal causa de morte e incapacidade em adultos jovens em todo o mundo. Estima-se que a incidência global de TCE seja de 939 casos por 100 mil habitantes, com previsão de que, a cada ano, aproximadamente 69 milhões de pessoas sejam acometidas por TCE no mundo[1]. Os Estados Unidos e o Canadá apresentam a maior incidência de TCE (1.299 casos por 100 mil habitantes), enquanto a África possui a menor ocorrência de casos (801 casos por 100 mil habitantes). Dados dos *Centers for Disease Control and Prevention* (CDC) mostram que nos Estados Unidos ocorrem mais de 223 mil hospitalizações por TCE e 60 mil mortes por ano, sendo a frequência de óbito nos homens três vezes maior (26,6 por 100 mil habitantes) do que nas mulheres (8,1 por 100 mil habitantes)[2].

As quedas, violência e os acidentes de transporte constituem as principais causas de TCE, observando-se a maior proporção de TCE causados por acidentes de transporte localizados na África e Sudeste Asiático (ambos com 55,5%), seguidos da Região do Pacífico Ocidental (54,1%) e da América Latina (50,4%)[1]. Nos Estados Unidos, a causa mais comum de morte por TCE entre as crianças são os acidentes de transporte (taxa média 1 caso por 100,000 por ano), ao passo que queda não intencional é mais frequente entre os idosos[1]. Os idosos na faixa etária entre 65 e 74 anos que sofrem TCE após queda não intencional apresentam taxa anual média de 9,5 óbitos por 100 mil habitantes; já naqueles com idade ≥ 75 anos, essa taxa é cinco vezes maior (54,3 óbitos por 100 mil habitantes)[2].

Durante a pandemia de *Coronavirus disease* 2019 (covid-19) causada pelo SARS-CoV-2, foram adotadas medidas de isolamento para conter a rápida contaminação da população pelo vírus, que restringiram a circulação de pessoas nas ruas em todo o mundo. Nesse período, foi observado que, apesar das medidas restritivas, o número de pacientes que sofreram TCE e a gravidade da lesão encefálica foram semelhantes ao período que antecedeu a pandemia. Contudo, na comparação entre os dois períodos (antes e durante a pandemia de covid-19), foi observado um aumento significativo da mortalidade por TCE e aumento dos casos de TCE em decorrência de violência nos países de baixa e média renda[3].

Diante da complexidade em tratar o paciente com TCE e suas complicações e com a finalidade de minimizar os danos adicionais causados ao cérebro, surgem alguns questionamentos. Veja na Figura 1.

Fisiopatologia

O TCE é resultado de forças mecânicas aplicadas externamente na cabeça que alteram ou interrompem o funcionamento cerebral. O processo de rotação, aceleração/desaceleração do cérebro, cavitação focal, exposição a ondas de choque ou uma combinação das condições biomecânicas exercidas sobre o cérebro resultam no TCE[4-6].

As lesões decorrentes do TCE podem ser classificadas em primárias e secundárias. A lesão cerebral primária ocorre no momento do trauma ou corresponde a qualquer lesão que possa resultar da movimentação cerebral provocada pelo trauma inicial. A contusão, lesão axonial difusa, hemorragias e danos em vasos encefálicos são exemplos de lesão cerebral primária. A lesão cerebral secundária é ocasionada por danos na estrutura que se iniciam após o trauma e resultam em processos fisiopatológicos que incluem edema cerebral, isquemia e alterações bioquímicas. A assistência ao paciente com TCE visa prevenir e minimizar as lesões secundárias a fim de garantir um desfecho favorável após o trauma[4,5,7].

Uma das complicações mais frequentes em pacientes com TCE internados na UTI é a hipertensão intracraniana (HIC). A HIC é considerada uma emergência neurológica e neurocirúrgica que necessita de tratamento imediato, uma vez que a presença dessa hipertensão piora o prognóstico e o desfecho dos pacientes. Sabe-se que o conteúdo intracraniano é determinado pelo volume do encéfalo, líquido cefalorraquidiano (LCR) e sangue. De acordo com a doutrina de Monro-Kellie, o equilíbrio dos três componentes do volume intracraniano (encefálo, LCR e sangue) em um crânio intacto determina a pressão intracraniana (PIC). O aumento de um dos componentes, por adição de uma massa como um hematoma, causa a redução de um ou de dois componentes, culminando no aumento da PIC. O edema cerebral é a causa mais comum de aumento da PIC. O efeito de massa causado por um edema ou sangramento desvia o encéfalo além das suas estruturas fixas dentro do crânio, causando a herniação e a compressão de centros vitais do encéfalo[8,9].

Os sinais e sintomas mais comuns na HIC são diplopia, náuseas e vômitos, alteração pupilar e tríade de Cushing (hipertensão, bradicardia e frequência respiratória irregular). HIC estabelecida quando PIC $\geq$ 20 mmHg em monitoramento invasivo (cateter de PIC) e mantida por 15 minutos dentro de um período de 1 hora remete à necessidade de intervenções terapêuticas emergenciais para reduzir a PIC e a ocorrência de desfecho desfavorável[10,11]. Outros métodos não invasivos também podem ser utilizados para monitoramento da HIC, como o Doppler transcraniano, ultrassonografia (USG) transcraniana, USG da bainha do nervo óptico, microdiálise cerebral, pupilometria, tomografia computadorizada (TC) de crânio e ressonância magnética (RM) de crânio. O tratamento da HIC consiste no controle da sua causa, realização de intubação orotraqueal, posicionamento do paciente, sedação e analgesia, controle he-

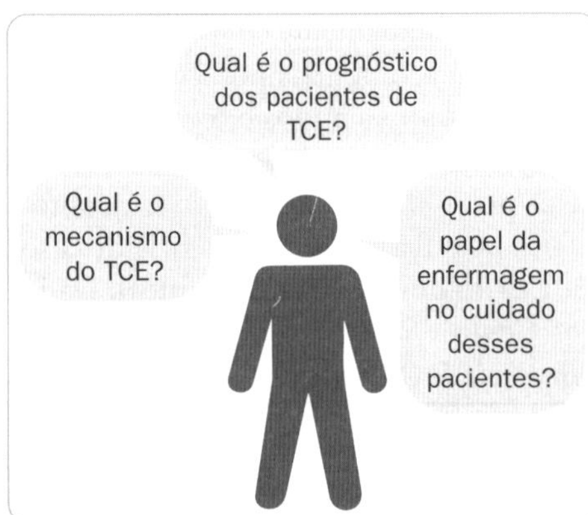

FIGURA 1 Possíveis questionamentos sobre TCE.

Fonte: Elaborada pelos autores.

modinâmico, manutenção da normotermia, controle da glicemia, prevenção de crises convulsivas, drenagem liquórica, terapia hiperosmolar, monitorização contínua e craniectomia descompressiva, quando indicada[9,11].

Mecanismos do TCE

O TCE pode causar lesões no encéfalo, lesões de couro cabeludo, fraturas de crânio, lesões faciais (trauma ocular e orbital, fraturas nasais e fraturas mandibulares), lesões laríngeas e de vasos cervicais. As lesões encefálicas que possuem maior prevalência e repercussão clínica nos pacientes TCE são classificadas em:

- **Concussão cerebral**: são lesões difusas produzidas por forças de aceleração-desaceleração que levam à rotação do encéfalo (Figura 2), com perda temporária de consciência, dependendo da gravidade. A gravidade da concussão pode ser dividida em leve, moderada e grave. Na concussão leve, o paciente apresenta amnésia pós-traumática ou sinais e sintomas de pós-concussão com duração menor que trinta minutos; contudo, não apresenta perda de consciência. Na concussão moderada, ocorre perda de consciência de pelo menos um minuto, amnésia pós-traumática ou sinais e sintomas de pós-concussão com duração entre 30 minutos e 24 horas. Na concussão grave, a perda de consciência tem duração maior que um minuto, ocorre amnésia pós-traumática com duração maior que 24 horas e sintomas pós-concussão com duração maior do que sete dias[12,13].
- **Lesão axonial difusa (LAD):** são lesões difusas associadas ao trauma de alto impacto, com forças de aceleração-desaceleração que levam à rotação do encéfalo, causando alongamento e deformação do tecido cerebral[14]. A LAD é classificada clinicamente por Gennarelli como leve, moderada e grave. Na LAD leve, o coma tem duração de 6 a 24 horas[15,16]. Na LAD moderada, o coma possui duração superior a 24 horas; porém, não é acompanhado de postura patológica. Nos casos graves de LAD, a duração do coma é superior a 24 horas e também se observam sinais de comprometimento do tronco encefálico, como flexão e extensão do membro superior, hipertensão arterial, hipertermia e hiperidrose[15,16]. Os pacientes com LAD podem apresentar resultado de TC inicial de crânio normal ou sinais indiretos de LAD, como presença de hemorragia intraventricular, *brain swelling* e *gladding contusion*[17-19]. A presença de LAD em RM de crânio resulta em mais chance de desfecho desfavorável após o trauma; porém, se a ressonância for realizada tardiamente, as chances de identificação da LAD vão se reduzindo[20,21].
- **Hemorragia subaracnóidea traumática (HSA):** ocorre após laceração ou cisalhamento dos microvasos na camada aracnóidea. Essa lesão é a mais comum no TCE, e a HSA traumática está independentemente associada à presença de LAD nos pacientes. Ademais,

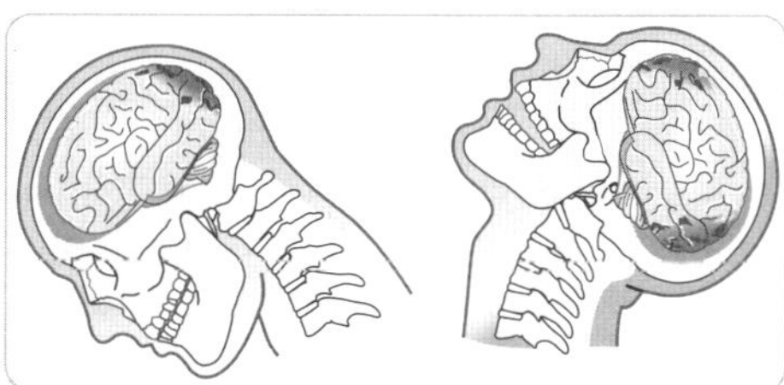

FIGURA 2 Mecanismo de aceleração e desaceleração.

Fonte: Imagem elaborada e cedida por Giovanna Maria de Lima Medeiros.

a presença de HSA em linha média está associada ao desfecho desfavorável após trauma[22].

- **Hematoma epidural (HE):** é uma lesão focal que ocorre entre 70 e 80% das vezes na região temporoparietal, associada ao trauma de baixa energia cinética. No HE a dura-máter empurra o hematoma contra a lâmina interna do crânio, projetando na TC de crânio um formato de uma lente biconvexa (Figura 3A). Os pacientes que sofreram HE apresentam breve perda de consciência, seguida de intervalo lúcido com uma deterioração do nível de consciência horas após o trauma. Se o HE for tratado rapidamente, pode-se aumentar o desfecho favorável e reduzir a mortalidade dos adultos[23,24].
- **Hematoma subdural (HSD):** é uma lesão focal mais comum que o HE, associada ao trauma de alta energia cinética. O HSD é geralmente causado por sangramento venoso, no qual o sangue se acumula no espaço subdural entre a dura-máter e a membrana aracnóidea subjacente (Figura 3B). Os pacientes com HSD apresentam taxa de mortalidade perioperatória (até 30 dias após cirurgia) que varia de 11,5% a 67,1% (média de 38,4% e mediana de 38,2%), e as maiores taxas de mortalidade estão associadas após TCE grave[23,24].
- **Contusão cerebral:** é composta por áreas hemorrágicas ao redor de pequenos vasos e tecidos necróticos intercalados. Essas lesões ocorrem quando há impacto direto no encéfalo ou quando ocorre movimento do encéfalo dentro da caixa craniana, e são frequentes em pacientes com TCE moderado e grave. A contusão diferencia-se de um hematoma por apresentar sangue misturado ao tecido cerebral, permanecendo na contusão a pia-máter intacta. Em 75% dos pacientes com TCE, a contusão progride no exame de imagem nas primeiras horas após a lesão, podendo causar edema e efeito de massa importante, com posterior deterioração neurológica e necessidade de intervenção cirúrgica[25,26].

Preditores de TCE

O TCE pode ser classificado quanto a sua gravidade de acordo com a lesão identificada no exame de imagem, perda de consciência, amnésia pós-traumática, *Abbreviated Injury Severity Scale* e pela Escala de Coma de Glasgow (ECG) (Quadro 1). O TCE sofre influência de diversos fatores, como idade, sexo, mecanismo do trauma, responsividade pupilar, variáveis laboratoriais, gravidade da lesão, achados dos exames de imagem, condições clínicas na avaliação pré-hospitalar, admissão e internação na UTI. Por ser uma patologia heterogênea, existem 67 diferentes modelos prognósticos desenvolvidos e validados para avaliar desfechos após o TCE moderado e grave. Destes, os preditores mais frequentemente utilizados são a ECG, a idade e a reatividade pupilar[26].

A ECG é mundialmente aplicada em mais de 80 países e avalia o nível de consciência

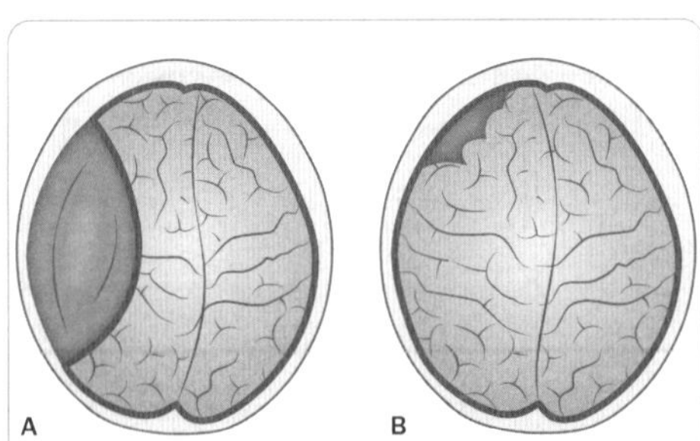

FIGURA 3 (A) Hematoma epidural; (B) hematoma subdural.

Fonte: Imagem elaborada e cedida por Giovanna Maria de Lima Medeiros.

Quadro 1 Critérios utilizados para avaliar a gravidade do TCE

Gravidade	Leve	Moderado	Grave
Exame de imagem	Normal	Normal ou anormal	Normal ou anormal
Perda de consciência	< 30 minutos	30 minutos a 24 horas	> 24 horas
Amnésia pós-traumática	0-1 dia	>1 e < 7 dias	> 7 dias
Escala de Coma de Glasgow (melhor avaliação nas 24 horas)	13-15	9-12	3-8
Abbreviated Injury Severity Scale	1-2	3	4-6

dos pacientes por meio da responsividade de três fatores: abertura ocular, resposta verbal e resposta motora (Figura 4)[27,28]. A ECG é utilizada há mais de 40 anos para estimar a gravidade dos pacientes de TCE; contudo, possui limitações em sua aplicação, causadas pela intubação orotraqueal, sedação precoce e uso de álcool e drogas[27]. Em 2018, uma modificação da ECG foi proposta na tentativa de obter informações mais precisas sobre o prognóstico dos pacientes de TCE. A versão mais recente da escala acrescentou a avaliação da reatividade pupilar e foi denominada Escala de Coma de Glasgow com Resposta Pupilar (ECG-P). Ao avaliar a reatividade pupilar, o examinador deve subtrair o valor identificado na avaliação das pupilas do valor da ECG identificado na avaliação. Diferentemente da ECG, em que a pontuação varia de 3 a 15, a ECG-P varia de 1 a 15 (Quadro 2)[29].

Quadro 2 Avaliação da Escala de Coma de Glasgow com Resposta Pupilar (ECG-P)

Reatividade pupilar	Pontuação
Ambas as pupilas reativas	0
Uma pupila reativa	1
Nenhuma pupila reativa	2

Exemplo: ECG 6 (AO 1 RV 2 RM 3) e com nenhuma pupila reativa (pontuação 2) ECG-P = ECG – reatividade pupilar
ECG-P = 6 – 2
ECG-P = 4, o valor da ECG-P do paciente é 4.

Os modelos prognósticos para TCE foram desenvolvidos para apoiar a tomada de decisão clínica precoce, fazer previsões sobre a patologia ou tratamento com base nas informações coletadas durante a admissão hospitalar. Esses modelos são ferramentas estatísticas que preveem resultados clínicos com base em pelo menos dois preditores analisados em um período específico[26,30]. Nos últimos anos, modelos específicos para TCE foram desenvolvidos e validados em diferentes países, com a finalidade de auxiliar a tomada de decisões e direcionar o atendimento clínico dos pacientes. Dentre esses modelos, destacam-se o *Corticosteroid Randomization After Significant Head Injury* (CRASH)[31] e o *International Mission for Prognosis and Analysis of Clinical Trials in Traumatic Brain Injury* (IMPACT)[32]. Os modelos prognósticos específicos para TCE vêm apresentando bom desempenho para predição desses desfechos e destacam-se por aplicarem, simultaneamente no modelo, variáveis fisiológicas, ECG, reatividade pupilar, resultados de exames de imagem e laboratoriais[30-32].

A estimativa da gravidade do trauma é uma preocupação constante da equipe assistencial, uma vez que a adequada definição da gravidade das lesões, assim como do TCE, pode direcionar a assistência e predizer o desfecho do paciente. Nesse sentido, a avaliação da gravidade dos pacientes por meio de modelos prognósticos, exames de imagem e marcadores prognósticos de dano tecidual neural vem sendo utilizada para diagnóstico e predição de desfecho nos pacientes com TCE.

Os modelos de IMPACT e CRASH (Quadro 3) são os mais frequentemente aplicados nos pacientes com TCE e mostram boa a moderada discriminação na avaliação dos desfechos. O modelo IMPACT é mais utilizado na literatura e avalia a predição de mortalidade e desfecho desfavorável em pacientes com TCE moderado e grave e com idade entre 14 e 99 anos. O modelo CRASH avalia o desfecho de pacientes com TCE que residem em países de alta e baixa renda e pode ser usado em doentes com ECG de 3 a 14. A grande frequência de estudos que utilizam o IMPACT pode ser justificada por ser um modelo específico para pacientes com TCE, validado em populações de TCE moderado e grave em países de alta renda e por utilizar diversas variáveis associadas à mortalidade e desfecho desfavorável após o TCE, como a resposta motora da ECG, pupilas, achados na TC de crânio e valores da glicemia. Desde a criação dos modelos CRASH e IMPACT, diversos estudos realizaram validações internas e externas em populações específicas de TCE para avaliação da predição da mortalidade e desfecho desfavorável[33,34].

O desfecho dos pacientes de TCE avaliados pelos modelos prognósticos CRASH e IMPACT são mortalidade em 14 dias e

ESCALA DE COMA DE GLASGOW
Avalie da seguinte forma:

VERIFIQUE Fatores que interferem na comunicação, capacidade de resposta e outras lesões	**OBSERVE** A abertura ocular, o conteúdo do discurso e os movimentos dos hemicorpos direito e esquerdo	**ESTIMULE** Estimulação sonora: ordem em tom de voz normal ou em voz alta	**PONTUE** De acordo com a melhor resposta observada

Abertura ocular

Critério	Verificado	Classificação	Pontuação
Olhos abertos previamente à estimulação	✓	Espontânea	4
Abertura ocular após ordem em tom de voz normal ou em voz alta	✓	Ao som	3
Abertura ocular após estimulação da extremidade dos dedos	✓	À pressão	2
Ausência persistente de abertura ocular, sem fatores de interferência	✓	Ausente	1
Olhos fechados devido a fator local	✓	Não testável	NT

Resposta verbal

Critério	Verificado	Classificação	Pontuação
Resposta adequada relativamente ao nome	✓	Orientada	5
Resposta não orientada, mas comunicação coerente	✓	Confusa	4
Palavras isoladas inteligíveis	✓	Palavras	3
Apenas gemidos	✓	Sons	2
Ausência de resposta audível, sem fatores de interferência	✓	Ausente	1
Fator que interfere na comunicação	✓	Não testável	NT

(Continua)

Melhor resposta motora – (Continuação)

Critério	Verificado	Classificação	Pontuação
Cumprimento de ordens com 2 ações	✓	A ordens	6
Elevação da mão acima do nível da clavícula ao estímulo na cabeça	✓	Localizadora	5
Flexão rápida do membro superior ao nível do cotovelo, padrão predominante não anormal	✓	Flexão normal	4
Flexão do membro superior ao nível do cotovelo, padrão predominante claramente anormal	✓	Flexão anormal	3
Extensão do membro superior ao nível do cotovelo	✓	Extensão	2
Ausência de movimentos dos membros superiores/inferiores, sem fatores de interferência	✓	Ausente	1
Fator que limita a resposta motora	✓	Não testável	NT

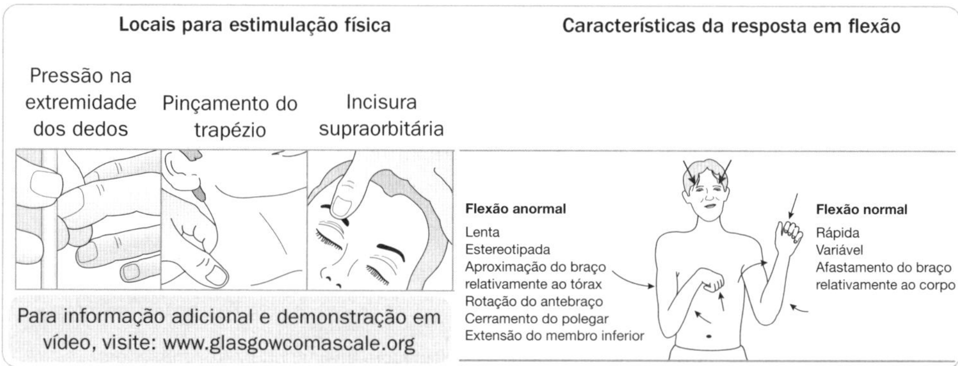

FIGURA 4 Escala de Coma de Glasgow.
Fonte: Adaptado de Sir Graham Teasdale, 2015 e Van Der Naalt, 2004.

seis meses e desfecho desfavorável aos seis meses. O desfecho é avaliado pela Escala de Resultado de Glasgow (ERG) ou sua versão ampliada (ERGA). A ERG é uma escala amplamente utilizada para avaliação da funcionalidade após o TCE e pode ser dicotomizada nas categorias desfecho desfavorável (morte, estado vegetativo e incapacidade grave) e desfecho favorável (boa recuperação e incapacidade moderada)[35,36].

A TC de crânio é o exame de imagem mais utilizado na emergência nos pacientes com TCE para identificação das lesões que requerem intervenções urgentes. A classificação Marshall TC[37] e a Rotterdam TC[38] são as mais utilizadas após o TCE e estão presentes no modelo IMPACT. A RM de crânio é o método não invasivo utilizado para o esclarecimento de lesões intracerebrais e apresenta maior relevância prognóstica do que a TC de crânio. Entretanto, a RM de crânio não é amplamente utilizada na sala de emergência devido à condição instável do paciente, longa duração do exame, necessidade de cooperação do doente em relação à imobilidade durante sua realização e alto custo. O tensor de difusão (DTI), RM funcional e espectroscopia por RM são técnicas mais avançadas para identificação de distúrbios da consciência e verificação das funções cognitiva, comportamental e motora após o TCE[39,40].

Outros marcadores prognósticos de dano tecidual neural estão sendo utilizados atualmente para estimar diagnóstico e prognóstico após o TCE, dentre eles destacam-se proteína S-100β, enolase específica de neurônio (NSE), luz de neurofilamento sérico (NF-L), proteína de ácida fibrilar glial (GFAP), proteína tau, fator de necrose tumoral alfa (TNF-α) e interleucina-6 (IL-6)[41-43].

Tratamento

O tratamento dos pacientes de TCE se inicia logo após o evento traumático pela equipe pré-hospitalar, que avalia de maneira rápida e eficiente o doente na cena com o objetivo de encaminhá-lo o mais breve possível para o hospital[8]. A avaliação inicial dos pacientes na cena é baseada no Atendimento Pré-hospitalar ao Traumatizado (PHTLS)[8] e, quando admitidos no hospital, segue o protocolo *Advanced Trauma Life Support* (ATLS)[44]. O ATLS direciona, por meio do mnemônico ABCDE, o atendimento para o controle das vias aéreas, com sequência rápida de intubação e controle da coluna cervical (A), avaliação da respiração para o controle da hipóxia e fornecimento de oxigênio suplementar (B), avaliação da circulação com o controle de hemorragia e do choque por meio da administração de cristaloides para prevenção da hipotensão (C), avaliação neurológica com aplicação da ECG ou escala de sedação como a *Richmond Agitation-Sedation Scale* (RASS) e avaliação pupilar (D), exposição do paciente e prevenção de hipotermia (E)[44]. Idealmente, os pacientes de TCE grave devem ser admitidos em UTI nas primeiras

Quadro 3 Modelos prognósticos CRASH e IMPACT

CRASH	IMPACT
Calculadora on-line: http://www.crash2.lshtm.ac.uk/Risk%20calculator/index.html	**Calculadora on-line:** http://tbi-impact.org/
Desfecho: Predição de mortalidade em 14 dias e desfecho desfavorável em seis meses	**Desfecho:** Predição de mortalidade e desfecho desfavorável em seis meses
CRASH Basic	**IMPACT CORE**
País	Idade
Idade	Melhor resposta motora da ECG
Escala de Coma de Glasgow (ECG)	Pupilas
Reatividade pupilar	**IMPACT CORE + TC de crânio**
Lesões extracranianas grave	Hipóxia
CRASH TC	Hipotensão
Presença de petéquias hemorrágicas	Classificação da TC de crânio
Obliteração do terceiro ventrículo ou cisternas basais	Hemorragia subaracnóidea na TC de crânio
Hemorragia subaracnóidea	Hematoma epidural na TC de crânio
Desvio de linha média	**IMPACT CORE + TC de crânio + LAB**
Hematoma não evacuado	Glicemia
	Hemoglobina

CRASH: *Corticosteroid Randomization After Significant Head Injury;* ECG: Escala de Coma de Glasgow; IMPACT: *International Mission for Prognosis and Analysis of Clinical Trials in Traumatic Brain Injury*; Lab: Laboratorial; TC: Tomografia computadorizada.

12-24h do trauma após realização e avaliação da TC de crânio realizada no momento da admissão hospitalar. A admissão na UTI visa à correção e à prevenção da hipóxia, ao controle da PIC, à manutenção da perfusão cerebral, ao balanço hidreletrolítico, à prevenção e à redução das lesões secundárias ao TCE[11].

O manejo dos pacientes de TCE grave segue o *guideline* elaborado pela *Brain Trauma Foundation*, que elenca as recomendações para o tratamento baseado em evidências científicas[11]. O *guideline* traz recomendações sobre a indicação de sedação para o manejo da HIC refratária, monitorização da pressão intracraniana para redução da mortalidade precoce, prevenção de infecção e a contraindicação de altas doses de metilprednisolona por aumentar a mortalidade dos pacientes de TCE grave[11]. A administração de ácido tranexâmico tem sido estudada para prevenção de perda excessiva de sangue em grandes traumas, com redução significativa da progressão de hemorragia intracraniana; porém, nos pacientes com TCE isolado as evidências atuais podem ser insuficientes para garantir a administração rotineira do ácido tranexâmico[37,45,46]. O tratamento ao paciente com TCE grave consiste no restabelecimento das suas funções fisiológicas por meio de uma abordagem multissistêmica, multidisciplinar e holística.

Papel da enfermagem no cuidado ao paciente com TCE

A enfermagem tem um papel essencial na assistência aos pacientes com TCE em cuidados críticos, que se inicia desde o atendimento no pronto-socorro e segue na UTI. O enfermeiro deve realizar o exame físico completo do paciente, avaliação neurológica, função cognitiva, avaliação da funcionalidade, avaliação das respostas do tronco encefálico, avaliação da função respiratória e cardiológica, além de outros sistemas orgânicos. As intervenções de enfermagem visam minimizar ou prevenir os riscos de lesão cerebral secundária ao TCE. Os Quadros 4 e 5 mostram dois diagnósticos preventivos e dois diagnósticos de enfermagem (DE) reais para os pacientes com TCE, enquanto o Quadro 6 mostra os resultados esperados e as intervenções de enfermagem. As propostas apresentadas são sugestões e, na prática clínica, devem envolver o raciocínio clínico acurado e individualizado[47,48].

A Figura 5 mostra o mapa mental dos principais conceitos apresentados neste capítulo.

ESTUDO DE CASO

Apresentação

Identificação: M.P.S., 19 anos, sexo feminino, parda, solteira, católica, ensino superior incompleto.

Informações da cena: Colisão de carro em alta velocidade *versus* ônibus, em rodovia, com relato de apenas uma vítima, desacordada, que não usava cinto de segurança e foi ejetada do veículo após a colisão. A equipe de atendimento pré-hospitalar (APH) encontrou a paciente na cena com vias aéreas pérvias, ausência de estase de jugular e de desvio de traqueia. O tórax da paciente encontra-se íntegro, sem presença de crepitações, frequência respiratória elevada, saturação de oxigênio de 76%, pele quente e corada, pulsos cheios, bradicárdico, tempo de enchimento capilar < 2 segundos. Escore na Escala de Coma de Glasgow (ECG) de 6 (AO 1, RV 1, RM 4), pupilas isocóricas e fotorreagentes, ECG-P de 6. Pelve estável e integridade dos ossos e membros, ausência de sangramento exsanguinante e sem relato de ingesta alcoólica antes do acidente. O APH realizou o XABCDE, com a imobilização da coluna cervical com colar cervical, prancha rígida e protetores laterais de cabeça. Realizada intubação orotraqueal (IOT) em sequência rápida e sedação com propofol e fentanil; instalado suporte ventilatório; punção de dois acessos venosos com cateter periférico número 14G, administração de soro fisiológico 0,9% e aplicação de manta térmica. A equipe encaminhou a paciente para o hospital de referência ao trauma mais próximo e com neurocirurgião de plantão. Durante o trajeto, a equipe do APH realizou avaliação secundária da paciente e observou deterioração do quadro neurológico. O ΔT da cena até o hospital foi de 40 minutos.

Desenvolvimento do caso

08h30 – A paciente é admitida na unidade de emergência com RASS –5, pupilas midriáticas ambas não reagentes à luz, em IOT, ventilação mecânica, em uso de propofol e fentanil, sem sinais de sangramento externo e com escoriações em face.

Quadro 4 Diagnósticos de enfermagem de risco, definições, fatores de risco e condições associadas[47]

Diagnóstico de enfermagem	Definição	Fatores de risco	Condições associadas
Risco de perfusão tissular cerebral prejudicada.	Suscetibilidade a uma redução na circulação de tecidos cerebrais que pode comprometer a saúde e está associada à presença de lesões encefálicas causadas pelo TCE grave.	Abuso de substâncias.	Lesões encefálicas.
Risco de pressão arterial instável.	Suscetibilidade a forças oscilantes do fluxo sanguíneo pelos vasos arteriais, que pode comprometer a saúde. A diminuição da pressão arterial nos pacientes de TCE grave resulta em queda da pressão de perfusão cerebral, isquemia cerebral e aumento da PIC.	Inconsistência com o regime medicamentoso.	Pressão intracraniana elevada.

Fonte: Diagnósticos de enfermagem da Nanda: definições e classificação 2021-2023[47].

Quadro 5 Diagnósticos de enfermagem reais, definições, características definidoras, fatores relacionados e condições associadas[47]

Diagnóstico de enfermagem	Definição	Características definidoras	Fatores relacionados	Condições associadas
Padrão respiratório ineficaz.	Inspiração e/ou expiração que não proporciona ventilação adequada. O paciente com TCE grave apresenta rebaixamento de nível de consciência. Como consequência, pode apresentar queda de base de língua e respiração ineficaz com incapacidade de proteção da via aérea.	Cianose; capacidade vital diminuída; hipoxemia; hipoventilação.	Ansiedade; Dor.	Prejuízo neurológico.
Mobilidade física prejudicada	Limitação do movimento independente e voluntário do corpo ou de uma ou mais extremidades.	Dificuldade para virar-se; habilidades finas e grossas diminuídas.	Controle muscular diminuído; força muscular diminuída.	Prejuízo sensório-perceptivo.

Fonte: Diagnósticos de enfermagem da Nanda: definições e classificação 2021-2023[47].

Quadro 6 Resultados e intervenções de enfermagem conforme diagnósticos levantados

Diagnóstico: Risco de perfusão tissular cerebral ineficaz	Diagnóstico: Risco de pressão arterial instável
Resultados: Promoção da perfusão cerebral (2550) – promoção de perfusão adequada e limitação de complicação para paciente com ou em risco de perfusão cerebral inadequada.	**Resultados: Controle da hipotensão (4175)** – prevenção e níveis de pressão arterial abaixo do normal.
Intervenções: ▪ Manter cabeceira do leito a 30°. ▪ Anotar a medida da pressão intracraniana e pressão de perfusão cerebral. ▪ Avaliar crise convulsiva.	**Intervenções:** ▪ Avaliar a pressão arterial para identificar precocemente hipotensão. ▪ Monitorar complicações como taquicardia, pele fria, alteração no nível de consciência, falta de ar. ▪ Monitorar sinais vitais e atentar para presença da Tríade de Cushing.
Diagnóstico: Padrão respiratório ineficaz	**Diagnóstico: Mobilidade física prejudicada**
Resultados: Assistência ventilatória (3390) Promoção de um padrão respiratório espontâneo e excelente que maximize a troca de oxigênio e dióxido de carbono nos pulmões.	**Resultados: Assistência no autocuidado (1800)** Auxiliar o outro na realização de atividades de vida diária.
Intervenções: ▪ Monitorar a oxigenação com oximetria de pulso mantendo a $SpO_2 > 95\%$, realizar aspiração traqueal e manter via aérea pérvia. ▪ Auscultar os sonos respiratórios, observando áreas de ventilação reduzida ou ausente e a presença de sons adventícios. ▪ Avaliar parâmetros do ventilador mecânico, iniciar e manter uso de oxigênio suplementar, conforme prescrito.	**Intervenções:** ▪ Fornecer assistência no banho/higiene, transferência, vestir e arrumar-se até o paciente conseguir assumir totalmente o autocuidado. ▪ Realizar mudança de decúbito conforme protocolo da instituição. ▪ Determinar a capacidade atual do paciente de autotransferência (p. ex., nível de mobilidade, nível de consciência, capacidade de cooperar) e selecionar a técnica apropriada para o paciente.

Fonte: Diagnósticos de enfermagem da Nanda: definições e classificação 2021-2023[47] e Classificação das intervenções de enfermagem (NIC)[48].

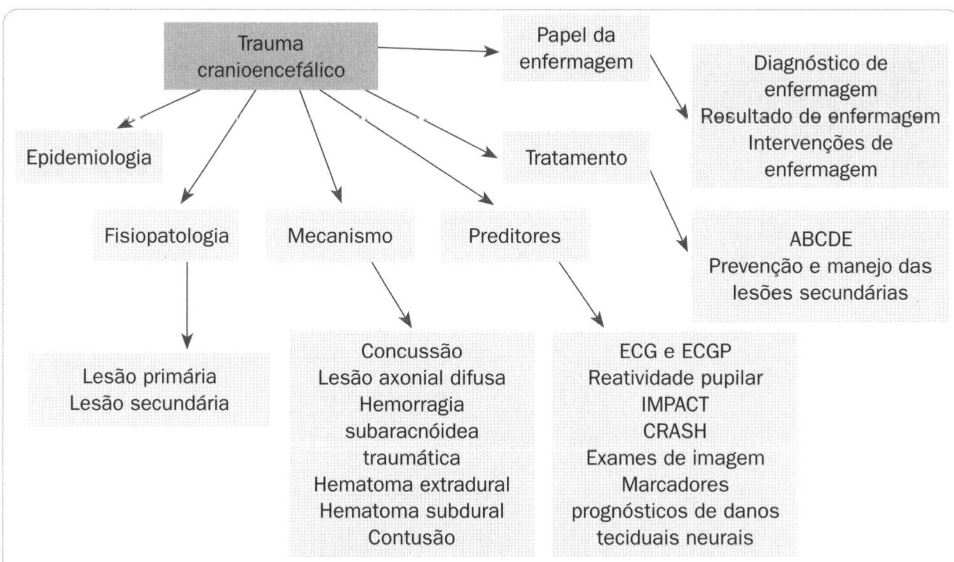

FIGURA 5 Mapa mental dos conceitos apresentados no capítulo.

Fonte: Elaborada pelos autores.

08h32 – A paciente é avaliada pela enfermeira no acolhimento e classificação de risco. A enfermeira a encaminha para a sala de emergência do hospital. Aciona-se o neurocirurgião de plantão para avaliação.
08h35 – A paciente é encaminhada para a sala de emergência para avaliação da equipe da cirurgia geral. É realizado o ABCDE do trauma para avaliação, realizado FAST, exames laboratoriais e tipagem sanguínea.

O Quadro 7 mostra os registros do atendimento inicial.

08h43 – A paciente é encaminhada para o setor de radiologia para realização de tomografia computadorizada simples de crânio.
09h00 – O neurocirurgião avalia a tomografia computadorizada de crânio (Figura 6), que evidencia presença de hemorragia subaracnóidea traumática, com discreto apagamento de sulcos corticais, sem desvio de linha média, artérias carótidas e vertebrais de aspecto preservado.
15h45 – A paciente retorna para a sala de emergência, o médico realiza solicitação de vaga em Unidade de Terapia Intensiva. É calculado CRASH TC para predição de mortalidade em 14 dias (65,2%) e desfecho desfavorável em seis meses (92,7%).
16h00 – A paciente permanece em IOT, sedada, sem utilização de drogas vasoativas, RASS –5. Paciente permanece em estado grave (sinais vitais descritos no Quadro 8) e aguarda vaga de UTI.

O Quadro 9 mostra os resultados de exames laboratoriais coletados na admissão hospitalar.

17h00 – A paciente foi encaminhada para a UTI, onde permaneceu internada para acompanhamento e monitoramento da lesão neurológica. As seguintes recomendações foram seguidas na unidade crítica: monitorização da PA, FC, FR, ECG, RASS, diâmetro e fotorreação pupilar, controle do edema cerebral, prevenção de lesão por pressão, prevenção contra quedas, manutenção do posicionamento neurológico e prestação dos cuidados gerais.

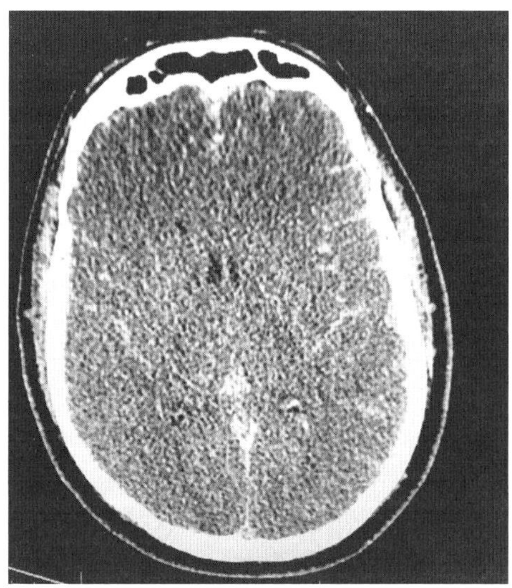

FIGURA 6 Imagem da tomografia de crânio simples.
Fonte: Acervo dos autores.

Quadro 7

PA	FC	FR	SpO_2	Temperatura	Glicemia
148 × 98 mmHg	102 bpm	23 ipm	99%	36,5°C	120 mg/dL

FC: frequência cardíaca; FR: frequência respiratória; PA: pressão arterial; SpO_2: saturação periférica de oxigênio.

Quadro 8

PA	FC	FR	SpO_2	Temperatura
120 × 77 mmHg	101 bpm	21 ipm	100%	37,5°C

FC: frequência cardíaca; FR: frequência respiratória; PA: pressão arterial; SpO_2: saturação periférica de oxigênio.

A tomografia de controle realizada 48 horas após a admissão do paciente identificou sinais sugestivos de lesão axonial difusa (LAD), presença de hemorragia subaracnóidea traumática, sem desvio de linha média, artérias carótidas e vertebrais de aspecto preservado.

Laudo da ressonância magnética de crânio realizada 15 dias após a internação. Ressonância realizada com sequência pesada em T1, antes e após a administração endovenosa de contraste paramagnético, em T2, T2* e FLAIR, com aquisição multiplanar. Foco de hipossinal em T2* na substância branca subcortical das regiões frontais e no hemisfério cerebelar direito, que podem corresponder a produtos de degradação da hemoglobina (considerar hemorragia petequial associada à LAD). Raros focos de hipersinal em T2/FLAIR na substância branca dos centros semiovais, sem restrição à difusão ou realce pós-contraste.

Desfecho

A paciente permaneceu internada na UTI por sete dias. Foram suspensos os sedativos e realizada extubação no terceiro dia de internação; porém, ela apresentou melhora completa da consciência (ECG 15) após vinte dias da retirada da sedação, ou seja, 23 dias após o TCE. Durante a internação, não realizou procedimentos neurocirúrgicos, apresentou dois eventos de hipotensão, hipertermia e hiperglicemia nos primeiros dias após a admissão hospitalar. Manteve-se em monitoramento por 24 horas na UTI, seguindo de alta para a unidade de internação da neurocirurgia, de onde recebeu alta hospitalar. Durante a internação, a paciente recebeu avaliação da fisioterapia.

A recuperação funcional da paciente avaliada pela Escala de Resultados de Glasgow durante a alta hospitalar mostrou incapacidade grave para realizar as atividades de vida diária (comer, vestir-se, tomar banho, realizar transferência e utilizar o banheiro). A paciente necessita de ajuda de outrem para atividades de autocuidado e para viver.

Comentários sobre o caso clínico

O caso apresentado ilustra o atendimento da paciente com TCE grave, que exige do APH a realização do XABCDE de modo ágil para identificação de sinais de gravidade ainda na cena do trauma. A estabilização do quadro clínico, triagem da paciente para o centro de atendimento com recursos para realizar o tratamento adequado, comunicação com o hospital de referência para receber a paciente e a integração de todos os serviços são fundamentais para o desfecho favorável após a lesão.

Verifica-se que a realização do atendimento inicial direciona a assistência prestada aos pacientes de trauma por meio da monitorização dos sinais vitais, vigilância neurológica para identificar sinais de deterioração neurológica, cuidados clínicos e aplicação de preditores prognósticos para tomada de decisão relacionada ao processo de enfermagem. Dessa forma, a enfermagem

Quadro 9

PO_2	PCO_2	pH	HCO_3	Hemoglobina	Hematócrito
174 mmHg	28 mmHg	7,42	18 mmol/L	11,8 g/dL	36%
Leucócitos	**Plaquetas**	**Beta HCG**	**Creatinina**	**Sódio**	**Potássio**
12,86 mil/mm^3	112 mil/mm^3	Negativo	0,68 md/dL	140 mEq/L	3,9 mEq/L

tem um papel crucial no manejo inicial ao paciente com TCE, na assistência durante a internação e pós-alta, além da recuperação funcional.

VAMOS PRATICAR?

1. Qual é a alternativa que caracteriza a resposta fisiopatológica primária ao trauma cranioencefálico?
   a. Lesão axonial difusa
   b. Hipóxia sistêmica
   c. Perda de consciência transitória
   d. Hemorragia intracraniana

2. Das alternativas abaixo, qual representa uma lesão difusa?
   a. Hematoma subdural
   b. Contusão
   c. Hematoma epidural
   d. Concussão

3. Mulher de 55 anos deu entrada na unidade de cuidados críticos com diagnóstico de trauma cranioencefálico. Ao realizar o exame neurológico, foi identificado que a paciente não estava sedada e não fazia uso de intubação orotraqueal, ambas as pupilas não estavam reagentes, não apresentava abertura, não apresentava resposta verbal e apresentava flexão do membro superior. Ao se aplicar a Escala de Coma de Glasgow Pupilar (ECG-P), pode-se afirmar que essa paciente apresenta:
   a. 2
   b. 3
   c. 4
   d. 5

REFERÊNCIAS

1. Dewan MC, Rattani A, Gupta S, Baticulon RE, Hung YC, Punchak M, et al. Estimating the global incidence of traumatic brain injury. J Neurosurg. 2018;130(4):1080-97. Doi: https://doi.org/10.3171/2017.10.JNS17352.
2. Centers for Disease Control and Prevention. Surveillance Report of Traumatic Brain Injury-related Deaths by Age Group, Sex, and Mechanism of Injury – United States, 2018 and 2019. Centers for Disease Control and Prevention U.S. Department of Health and Human Services; 2022.
3. Damara FA, Muchamad GR, Anton A, Ramdhani AN, Channel IC, Faried A. Epidemiological Pattern of Traumatic Brain Injury in the COVID-19 Pandemic: A Systematic Review and Meta-Analysis. World Neurosurg. 2022;161:e698-e709. Doi: https://doi.org/10.1016/j.wneu.2022.02.081.
4. Andrade AF, Paiva WS, Amorim RL, Figueiredo EG, Rusafa Neto E, Teixeira MJ. Mecanismos de lesão cerebral no traumatismo cranioencefálico. Rev Assoc Med Bras. 2009;55(1):75-81. Doi: https://doi.org/10.1590/s0104-42302009000100020.
5. Honeybul S, Kolias AG. Traumatic Brain Injury Science, Practice, Evidence and Ethics. Switzerland: Springer International Publishing; 2021.
6. Menon DK, Schwab K, Wright DW, Maas AI, Demographics and Clinical Assessment Working Group of the International and Interagency Initiative toward Common Data Elements for Research on Traumatic Brain Injury and Psychological Health. Position statement: definition of traumatic brain injury. Arch Phys Med Rehabil. 2010;91(11):1637-40. Doi: https://doi.org/10.1016/j.apmr.2010.05.017.
7. Lazaridis C, Rusin CG, Robertson CS. Secondary brain injury: predicting and preventing insults. Neuropharmacology. 2019;145(Pt B):145-52. Doi: https://doi.org/10.1016/j.neuropharm.2018.06.005.
8. National Association of Emergency Medical Technicians. Prehospital Trauma Life Support: Atendimento Inicial ao Politraumatizado. 9. ed. Estados Unidos: Jones & Bartlett Learning; 2021.
9. Schizodimos T, Soulountsi V, Iasonidou C, Kapravelos N. An overview of management of intracranial hypertension in the intensive care unit. J Anesth. 2020;34(5):741-57. Doi: https://doi.org/10.1007/s00540-020-02795-7.
10. Yuan Q, Wu X, Sun Y, Yu J, Li Z, Du Z, et al. Impact of intracranial pressure monitoring on mortality in patients with traumatic brain injury: a systematic review and meta-analysis. J Neurosurg. 2015;122(3):574–87. https://doi.org/10.3171/2014.10.JNS1460.
11. Carney N, Totten AM, O'Reilly C, Ullman JS, Hawryluk GWJ, Bell MJ, et al. Guidelines for the management of severe traumatic brain injury, Fourth Edition. Neurosurgery. 2017;80(1):6–15. Doi: https://doi.org/10.1227/NEU.0000000000001432.
12. Cantu RC. Guidelines for return to contact sports after a cerebral concussion. Phys Sportsmed. 1986;14(10):75-83. Doi: https://doi.org/10.1080/00913847.1986.11709197.

13. Hobbs JG, Young JS, Bailes JE. Sports-related concussions: diagnosis, complications, and current management strategies. Neurosurg Focus. 2016;40(4):E5. Doi: https://doi.org/10.3171/2016.1.
14. Zhang J, Yoganandan N, Pintar FA, Gennarelli TA. Role of translational and rotational accelerations on brain strain in lateral head impact. Biomed Sci Instrum. 2006;42:501-6.
15. Gennarelli TA, Thibault LE, Adams JH, Graham DI, Thompson CJ, Marcincin RP. Diffuse axonal injury and traumatic coma in the primate. Ann Neurol. 1982;12(6):564-74. Doi: https://doi.org/10.1002/ana.410120611.
16. Adams JH, Doyle D, Ford I, Gennarelli TA, Graham DI, McLellan DR. Diffuse axonal injury in head injury: definition, diagnosis and grading. Histopathology. 1989;15(1):49-59. Doi: https://doi.org/10.1111/j.1365-2559.1989.tb03040.x.
17. Mata-Mbemba D, Mugikura S, Nakagawa A, Murata T, Kato Y, Tatewaki Y, et al. Intraventricular hemorrhage on initial computed tomography as marker of diffuse axonal injury after traumatic brain injury. J Neurotrauma. 2015;32(5):359-65. Doi: https://doi.org/10.1089/neu.2014.3453.
18. Liu J, Kou Z, Tian Y. Diffuse axonal injury after traumatic cerebral microbleeds: an evaluation of imaging techniques. Neural Regen Res. 2014;9(12):1222-30. Doi: https://doi.org/10.4103/1673-5374.135330.
19. Currie S, Saleem N, Straiton JA, Macmullen-Price J, Warren DJ, Craven IJ. Imaging assessment of traumatic brain injury. Postgrad Med J. 2016;92(1083):41-50. Doi: https://doi.org/10.1136/postgradmedj-2014-133211.
20. Van Eijck MM, Schoonman GG, van der Naalt J, de Vries J, Roks G. Diffuse axonal injury after traumatic brain injury is a prognostic factor for functional outcome: a systematic review and meta-analysis. Brain Inj. 2018;32(4):395-402. Doi: https://doi.org/10.1080/02699052.2018.1429018.
21. Moen KG, Skandsen T, Folvik M, Brezova V, Kvistad KA, Rydland J, et al. A longitudinal MRI study of traumatic axonal injury in patients with moderate and severe traumatic brain injury. J Neurol Neurosurg Psychiatry. 2012;83(12):1193-200. Doi: https://doi.org/10.1136/jnnp-2012-302644.
22. Mata-Mbemba D, Mugikura S, Nakagawa A, Murata T, Ishii K, Kushimoto S, et al. Traumatic midline subarachnoid hemorrhage on initial computed tomography as a marker of severe diffuse axonal injury. J Neurosurg. 2018;129(5):1317-24. Doi: https://doi.org/10.3171/2017.6.JNS17466.
23. Aromatario M, Torsello A, D'Errico S, Bertozzi G, Sessa F, Cipolloni L, et al. Traumatic epidural and subdural hematoma: epidemiology, outcome, and dating. Medicina (Kaunas). 2021;57(2):125. Doi: https://doi.org/10.3390/medicina57020125.
24. Scotter J, Hendrickson S, Marcus HJ, Wilson MH. Prognosis of patients with bilateral fixed dilated pupils secondary to traumatic extradural or subdural haematoma who undergo surgery: a systematic review and meta-analysis. Emerg Med J. 2015;32(8):654-9. Doi: https://doi.org/10.1136/emermed-2014-204260.
25. Kurland D, Hong C, Aarabi B, Gerzanich V, Simard JM. Hemorrhagic progression of a contusion after traumatic brain injury: a review. J Neurotrauma. 2012;29(1):19-31. Doi: https://doi.org/10.1089/neu.2011.2122.
26. Adatia K, Newcombe VFJ, Menon DK. Contusion progression following traumatic brain injury: a review of clinical and radiological predictors, and influence on outcome. Neurocrit Care. 2021;34(1):312-24. Doi: https://doi.org/10.1007/s12028-020-00994-4.
27. Dijkland SA, Foks KA, Polinder S, Dippel DWJ, Maas AIR, Lingsma HF, et al. Prognosis in moderate and severe traumatic brain injury: a systematic review of contemporary models and validation studies. J Neurotrauma. 2020;37(1):1-13. Doi: https://doi.org/10.1089/neu.2019.6401.
28. Teasdale G, Jennett B. Assessment of coma and impaired consciousness: A practical scale. **Lancet. 1974;2(7872):81-4.**
29. Teasdale G, Maas A, Lecky F, Manley G, Stocchetti N, Murray G. The Glasgow Coma Scale at 40 years: standing the test of time. **Lancet Neurol. 2014;13(8)**:844-54. Doi: https://doi.org/10.1016/S1474-4422(14)70120-6.
30. Brennan PM, Murray GD, Teasdale GM. Simplifying the use of prognostic information in traumatic brain injury. Part 1: The GCS-Pupils score: an extended index of clinical severity. J Neurosurg. 2018;128(6):1612-20. Doi: https://doi.org/10.3171/2017.12.JNS172780.
31. Perel P, Edwards P, Wentz R, Roberts I. Systematic review of prognostic models in traumatic brain injury. BMC Med Inform Decis Mak. 2006;6:338. Doi: https://doi.org/10.1186/1472-6947-6-38.
32. The MRC CRASH Trial Collaborators. Predicting outcome after traumatic brain injury: practical prognostic models based on large cohort of international patients. BMJ. 2008;336(7641):425-9. Doi: https://doi.org/10.1136/bmj.39461.643438.25.
33. Steyerberg EW, Mushkudiani, Perel P, Butcher I, Lu J, McHugh GS, et al. Predicting outcome after traumatic brain injury: development and international validation of prognostic scores based on admission characteristics. PLoS Med. 2008;5(8):e165. Doi: https://doi.org/10.1371/journal.pmed.0050165.

34. Vieira RCA, Silveira JCP, Paiva WS, Oliveira DV, Souza CPE, Santana-Santos E, et al. Prognostic models in severe traumatic brain injury: a systematic review and meta-analysis. Neurocrit Care. 2022;37(3):790-805. Doi: https://doi.org/10.1007/s12028-022-01547-7.
35. Dijkland SA, Foks K, Polinder S, Dippel DWJ, Maas AIR. Lingsma HF, et al. Prognosis in moderate and severe traumatic brain injury: A systematic review of contemporary models and validation studies. J Neurotrauma. 2020;37(1):1-13. Doi: https://doi.org/10.1089/neu.2019.6401.
36. McMillan T, Wilson L, Ponsford J, Levin H, Teasdale G, Bond M. The Glasgow Outcome Scale – 40 years of application and refinement. Nat Rev Neurol. 2016;12(8):477-85. Doi: https://doi.org/10.1038/nrneurol.2016.89.
37. Jennett B, Bond M. Assessment of outcome after severe brain damage. Lancet. 1975;1(7905):480-4. Doi: https://doi.org/10.1016/s0140-6736(75)92830-5.
38. Marshall LF, Marshall SB, Klauber MR, et al. A new classification of head injury based on computerized tomography. J Neurosurg. 1991;75:S14-S20. Doi: https://doi.org/10.3171/sup.1991.75.1s.0s14
39. Maas AI, Hukkelhoven CW, Marshall LF, Steyerberg EW. Prediction of outcome in traumatic brain injury with computed tomographic characteristics: a comparison between the computed tomographic classification and combinations of computed tomographic predictors. Neurosurgery. 2005;57(6):1173-82. Doi: https://doi.org/10.1227/01.neu.0000186013.63046.6b.
40. Marehbian J, Muehlschlegel S, Edlow BL, Hinson HE, Hwang DY. Medical management of the severe traumatic brain injury patient. Neurocrit Care. 2017;27(3):430-46. Doi: https://doi.org/10.1007/s12028-017-0408-5.
41. Hu L, Yang S, Jin B, Wang C. Advanced neuroimaging role in traumatic brain injury: a narrative review. Front Neurosci. 2022;16:872609. Doi: https://doi.org/10.3389/fnins.2022.872609.
42. Wang KK, Yang Z, Zhu T, Shi Y, Rubenstein R, Tyndall JA, et al. An update on diagnostic and prognostic biomarkers for traumatic brain injury. Expert Rev Mol Diagn. 2018;18(2):165-80. Doi: https://doi.org/10.1080/14737159.2018.1428089.
43. Thelin EP, Zeiler FA, Ercole A, Mondello S, Büki A, Bellander BM, et al. Serial sampling of serum protein biomarkers for monitoring human traumatic brain injury dynamics: A systematic review. Front Neurol. 2017;8:300. https://doi.org/10.3389/fneur.2017.00300.
44. Gan ZS, Stein SC, Swanson R, Guan S, Garcia L, Mehta D, et al. Blood biomarkers for traumatic brain injury: a quantitative assessment of diagnostic and prognostic accuracy. Front Neurol. 2019;10:446. Doi: https://doi.org/10.3389/fneur.2019.00446.
45. Henry S. ATLS 10th edition offers new insights into managing trauma patients. In Bulletin of the American College of Surgens; 2018.
46. Maas AIR, Steyerberg EW, Citerio G. Tranexamic acid in traumatic brain injury: systematic review and meta-analysis trumps a large clinical trial? Intensive Care Med. 2021;47(1):74-6. Doi: https://doi.org/10.1007/s00134-020-06305-x.
47. Lawati KA, Sharif S, Maqbali SA, Rimawi HA, Petrosoniak A, Belley-Cote EP, et al. Efficacy and safety of tranexamic acid in acute traumatic brain injury: a systematic review and meta-analysis of randomized-controlled trials. Intensive Care Med. 2021;47(1):14-27. Doi: https://doi.org/10.1007/s00134-020-06279-w.
48. North American Nursing Diagnosis Association. Diagnósticos de enfermagem da Nanda: definições e classificação 2021-2023. 12. ed. Porto Alegre: Artmed; 2021.
49. Butcher HK, Bulechek GM, Dochterman JMC, Wagner CM. Classificação das intervenções de enfermagem (NIC). 7. ed. Rio de Janeiro: Elsevier; 2020.

GABARITO

1. Resposta: B.
   Comentário: A resposta fisiopatológica primária ao trauma cranioencefálico geralmente envolve a interrupção temporária do suprimento de oxigênio ao cérebro, levando à hipóxia sistêmica. A lesão cerebral direta, causada pelo impacto inicial, é uma parte importante da fisiopatologia, mas a hipóxia sistêmica também desempenha um papel significativo no trauma cranioencefálico.
2. Resposta: C.
   Comentário: As outras lesões são lesões focais.
3. Resposta: B.
   Comentário: A paciente apresentava AO = 1, RV = 1, RM = 3, ausência de reatividade pupilar = 2; então, a Escala de Coma de Glasgow é igual a 5 e esse valor será subtraído por 2 (pontuação referente a reatividade pupilar). Portanto, o valor da ECG-P é 3 (5 -2).

CAPÍTULO 11

Assistência de enfermagem ao paciente crítico acometido pela covid-19

Evandro de Senna Silva
Frederico José Araújo Medeiros
Lucas Spadoni Tavares
Luciana Severo Brandão

RESUMO

A doença do coronavírus 2019 (covid-19) possui um amplo espectro clínico, desde infecção assintomática até pneumonia viral grave e síndrome do desconforto respiratório agudo (SDRA). A situação da pandemia no Brasil ocasionou grandes implicações na assistência multiprofissional, requerendo maior número de profissionais de saúde, 24 horas por dia, para prestar assistência aos pacientes críticos infectados. Nesse contexto, o cuidado de enfermagem a esses pacientes na Unidade de Terapia Intensiva (UTI) engloba desde atividades comuns, como monitoramento do paciente crítico, até específicas, como o posicionamento em prona para melhorar o recrutamento alveolar nas SDRA. Portanto, muitos desafios foram enfrentados, superados ou ressignificados durante a pandemia. Cuidados específicos prestados ao paciente com covid-19 são retratados neste capítulo.

TÓPICOS ABORDADOS

1. Introdução.
2. Fisiopatologia e sintomatologia da covid-19.
3. Complicações do paciente com covid-19.
4. Abordagem inicial do paciente com covid-19 na terapia intensiva.
5. Principais intervenções realizadas no paciente com covid-19 na UTI.
6. Cuidados aos profissionais de saúde.
7. Processo de Enfermagem (PE).

OBJETIVOS DE APRENDIZAGEM

Que ao final deste capítulo, o leitor seja capaz de entender a fisiopatologia e os principais sintomas e complicações apresentados pelo paciente crítico com covid-19; identificar aspectos essenciais do tratamento ao paciente com covid-19 internado na UTI, incluindo as principais intervenções e o uso do Processo de Enfermagem; e aplicar o conteúdo em um caso clínico.

INTRODUÇÃO

A pandemia de covid-19 se tornou uma das maiores barreiras enfrentadas pela humanidade, afetando a população de mais de 100 países em todos os continentes. Para conter a propagação do vírus, foram adotadas diversas estratégias, como limitação do contato social, ampliação do atendimento hospitalar, fechamento de escolas, cancelamento de eventos, *lockdowns* e medidas rigorosas de higiene. No Brasil, o primeiro caso foi notificado em fevereiro de 2020 e a primeira morte em 17 de março de 2020[1].

Durante a pandemia, a assistência multiprofissional enfrentou grandes desafios na linha de frente do combate ao covid-19. Com a necessidade de atendimento 24 horas por dia, foi requerido um número maior de profissionais de saúde. Observou-se ainda a importância de se investir em estudos e pesquisas que promovessem uma assistência de qualidade, especialmente para a equipe de enfermagem que, diariamente, se deparava com situações estressantes que poderiam prejudicar a qualidade do atendimento e colocar em risco a vida dos pacientes com covid-19 na Unidade de Terapia Intensiva (UTI)[2,3].

O término da pandemia da covid-19, declarado pela Organização Mundial da Saúde (OMS) em maio de 2023, apesar de evidenciar um alívio substancial, trouxe também várias reflexões quanto ao reconhecimento dos profissionais da linha de frente refletido não apenas em agradecimento, mas na necessidade de se garantir condições dignas de trabalho e remuneração adequada. Além disso, a pandemia reforçou a importância da evidência científica para o embasamento de condutas terapêuticas e a importância da prevenção de infecção pelo novo coronavírus, da imunização ao uso de equipamentos de proteção individual (EPI)[4].

FISIOPATOLOGIA E SINTOMATOLOGIA DA COVID-19

As implicações da covid-19 no organismo afetam, principalmente, os sistemas respiratório, cardiovascular, urinário, nervoso central e digestório. Aqui será demonstrada, como exemplo, a forma como o vírus da covid-19 tem preferência pelas mucosas que revestem as vias respiratórias, mais frequentemente acometidas.

As células pneumócitos do tipo II que revestem essas mucosas permitem que as enzimas se expressem, ou seja, produzam enzima conversora de angiotensina 2 (ECA 2), possibilitando a entrada do vírus nas células presentes nas paredes dos alvéolos do pulmão, responsáveis pelas trocas gasosas de nosso organismo. Essas mucosas presentes nos alvéolos do pulmão são responsáveis pelo líquido surfactante, que tem o objetivo de diminuir a tensão superficial, evitando que os alvéolos se colabem e causem redução da complacência pulmonar, incompatibilidade da relação V/Q (ventilação/perfusão) e *shunt* direita esquerda[5,6].

A produção do edema na região consiste no extravasamento de líquido maior do que a quantidade que consegue retornar pelos vasos sanguíneos por meio dos vasos linfáticos. Esses líquidos são responsáveis pela nutrição dos tecidos. Quando ocorre extravasamento em grande quantidade devido à pressão hidrostática muito alta, esse líquido é acumulado fora dos vasos sanguíneos, formando edema e, consequentemente, um processo inflamatório. Como resposta, ocorre vasodilatação, que aumenta a permeabilidade vascular. Como mencionado anteriormente, o vírus utiliza a ECA 2 para adentrar na célula. Nesse processo, o vírus anula a conversão dessa enzima para a angiotensina 2, que possui relação direta com a vasoconstrição, deixando assim os vasos mais permeáveis à saída de líquidos. Portanto, além do processo inflamatório causado pela infecção, gerando vasoconstrição, a angiostensina 2 não é produzida, favorecendo o aumento do acúmulo de líquido, ou seja, o edema. Por fim, vale considerar que o receptor e conversor da angiotensina 2, a ECA 2, está presente em vários órgãos e sistemas, fornecendo assim evidências de que a covid-19 é uma doença sistêmica e não apenas respiratória[5,7].

A covid-19 pode se manifestar de diversas formas, desde uma infecção assintomática até uma pneumonia viral grave, e o paciente pode evoluir com insuficiência respiratória, disfunção de múltiplos órgãos e morte. Os sintomas mais comuns no início da doença incluem febre (98%), tosse (76%) e dispneia (55%), mas também podem ser observados outros sintomas, como cefaleia, hemoptise, anosmia e disgeusia. Além disso, distúrbios gastrintestinais como diarreia e vômito também podem ocorrer.

Em casos mais graves, a doença pode levar ao desenvolvimento da síndrome do desconforto respiratório agudo (SDRA), lesão cardíaca aguda e fenômenos trombóticos. Os sintomas nesses casos incluem dispneia com frequência respiratória maior ou igual a 30 incursões por minuto, saturação periférica de oxigênio inferior a 93% ou queda da saturação sem manifestação respiratória evidente. A SDRA é a manifestação mais grave da covid-19 e se apresenta de maneira heterogênea e complexa, pois as citocinas pró-inflamatórias podem interferir na adaptação do organismo diante de uma vasoconstrição hipóxica[8]. A Figura 1 mostra a fisiopatologia da SDRA, evidenciando o alvéolo normal (lado esquerdo) e o alvéolo lesionado na fase aguda da síndrome (lado direito); e a Figura 2 evidencia os principais sinais de comprometimento respiratório ocasionado pela covid-19.

É importante lembrar que todos esses sintomas podem se apresentar associados, parcialmente associados ou isolados[9-11]. Ademais, pacientes infectados que possuem comorbidades e condições crônicas, como diabetes, pneumonia, hipertensão, doenças renais e cardiovasculares, são mais vulneráveis, tendo em vista que já é comprovado que os casos graves ocorrem com mais incidência nessa população[12,13].

COMPLICAÇÕES DO PACIENTE COM COVID-19

Sabe-se que uma série de medidas são essenciais para a melhoria da qualidade de vida de pacientes após permanência prolongada na UTI, tais como fisioterapia, cuidados nutricionais e apoio psicológico, acarretando em elevados custos. Assim, o impacto de doenças agudas graves, como a covid-19, no sistema de saúde pode ser equiparado àquele atribuído às doenças crônicas devido à prolongada utilização de cuidados intensivos e assistência após a alta hospitalar[7].

Como mencionado, a covid-19 é uma doença sistêmica, uma vez que há a presença de mecanismos patogênicos e de complicações em órgãos vitais. É sabido que poucos terão a evolução do quadro clínico para a fase mais grave da doença. Entretanto, é imprescindível refletir sobre as complicações após a fase aguda da doença, que pode trazer consequências por meses ou anos.

Sobre o sistema respiratório, já foi mencionado sobre os mecanismos inflamatórios que provocam insuficiência respiratória grave decorrente de edema nos alvéolos pulmonares. No sistema cardiovascular, as lesões cardíacas agudas, como miocardite, inflamação vascular e arritmias, podem ocorrer devido à inflamação causada pelo vírus. Trombos são formados e disseminados para o organismo, intensificando a resposta inflamatória. Essas alterações aumentam as chances de o paciente evoluir para a forma mais grave e preocupante da doença, incluindo choque cardiogênico e coagulação intravascular disseminada[14,15].

O sistema digestório também é uma região potencialmente acometida, particularmente o fígado, que tem suas funções metabólicas, incluindo a produção de enzimas, afetadas, com aumento dos níveis séricos superior a 3 vezes o valor de referência, especialmente em homens e nos casos graves da doença. No sistema nervoso, a permeabilidade do vírus à barreira hematopoiética cerebral se dá através da mucosa nasal, onde o vírus penetra até chegar aos nervos sensoriais e olfativos no epitélio olfativo e no nervo trigêmeo, desencadeando déficits neurológicos graves, como encefalopatia aguda e encefalite[16]. A ECA 2 é outra rota conhecida de entrada no sistema nervoso, uma vez que as vias retrógradas neuronais e a consequente infecção induzida por vírus neuropático podem causar acidente vascular cerebral (AVC) e mudança de comportamento[14,15]. As complicações no sistema nervoso têm potencial para gerar sequelas permanentes, especialmente quando decorrentes de infecções virais respiratórias.

Por fim, a injúria renal aguda (IRA) é uma das complicações identificadas em pacientes com covid-19. O vírus causa danos nas células renais com elevação dos níveis séricos de ureia e creatinina e, consequentemente, na diminuição da taxa de filtração glomerular. Essa lesão é decorrente da interação do vírus com o receptor ECA

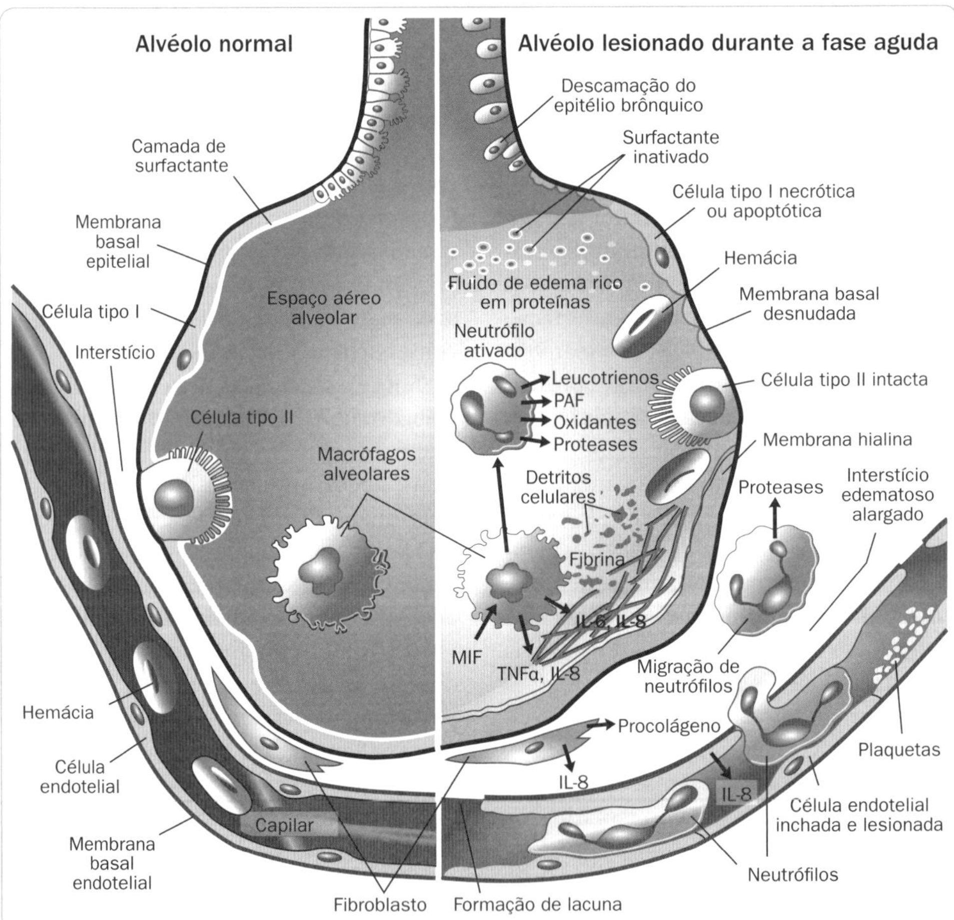

FIGURA 1 Fisiopatologia da SDRA.

Fonte: Adaptado de Massachusetts Medical Society.

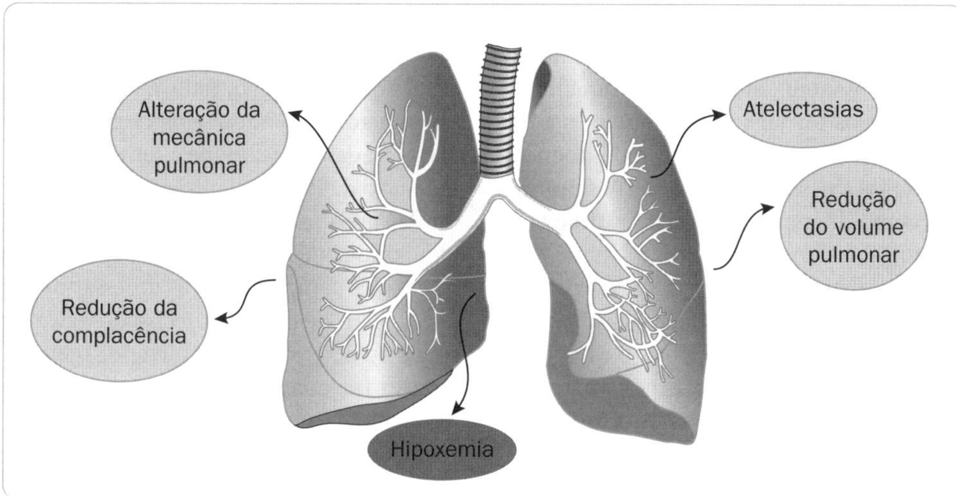

FIGURA 2 Principais sinais de comprometimento respiratório em pacientes com covid-19.
Fonte: Elaborada pelos autores.

2, que está presente nos túbulos renais. Portanto, o suporte hemodinâmico adequado e a prevenção do uso de medicamentos nefrotóxicos pode ajudar a evitar esse tipo de lesão ou agravá-la[17-20].

Devemos pensar nas consequências pós-covid e no provável crescimento dos quadros clínicos associados ao acometimento pela doença, que poderão deixar sequelas clínicas em grande proporção da população infectada, ocasionando significativo impacto social, econômico e na saúde social, até o momento não completamente identificado. Desse modo, é essencial promover precocemente políticas de promoção à saúde aos pacientes que foram acometidos pela covid-19[7,14,15].

ABORDAGEM INICIAL DO PACIENTE COM COVID-19 NA TERAPIA INTENSIVA

Pacientes que desenvolvem a condição clínica grave da covid-19 provavelmente necessitarão de cuidados intensivos. Os dados demonstram que pelo menos 5% dos indivíduos infectados necessitam de tratamento em UTI. Embora algumas manifestações da covid-19 sejam apresentadas de maneira branda, a apresentação da insuficiência respiratória hipoxêmica tem se manifestado em 20% dos pacientes[21,22] e aproximadamente 5% destes requerem internação na UTI por desenvolverem a SDRA, com taxa de letalidade que varia de 30 a 60%[23,24].

Esses índices, entretanto, foram variáveis ao longo de toda a pandemia por condições externas à doença, como as sociais – falta de políticas sérias de isolamento social e a ausência de leitos suficientes em hospitais –, e técnico-científicas – desconhecimento primário sobre vacinas e medicamentos eficazes, por ser um vírus com comportamento ainda desconhecido. Isso ficou evidente entre os pacientes infectados que desenvolveram o quadro clínico grave no início da pandemia na província de Hubei, cuja taxa de mortalidade variou entre 22% e 62% nas primeiras séries de casos[10,25].

Por isso, tornou-se necessário compreender o comportamento do vírus e os organismos mais vulneráveis, ou seja, aqueles que estão sujeitos a determinados fatores ou que possuem determinadas características que os tornam mais propensos a ter ou desenvolver a forma grave da doença. Os idosos e pessoas com condições mórbidas como doenças cardíacas, respiratórias e diabetes foram os primeiros a serem identificados nesse grupo de risco. As crianças em idade perinatal e gestantes também são grupos de risco, uma vez que o estado de imunodeficiência próprio da gestação, além de outras modificações anatômicas provocadas pela gravidez, facilita o surgimento de complicações.

Pacientes desses grupos de risco são mais propensos a desenvolverem a síndrome da angústia respiratória aguda (SARA) ou SDRA e aproximadamente dois terços necessitam de suporte ventilatório[26]. Em casos de quadro clínico grave, o manejo é o mesmo daqueles com pneumonia viral que evoluem para insuficiência respiratória, com atenção especial à presença da SDRA, caracterizada por quadro agudo de hipoxemia e falência respiratória. O diagnóstico clínico da insuficiência respiratória aguda é realizado quando o indivíduo se apresenta taquipneico, taquicárdico, dispneico e/ou cianótico, ocasionalmente com confusão mental devido à narcose. Esses pacientes apresentam, geralmente, resultados de PaO_2 inferiores a 60 mmHg e pCO_2 superiores a 50 mmHg na gasometria arterial.

A SDRA é um quadro grave que se apresenta clinicamente como uma lesão pulmonar aguda caracterizada por dano alveolar difuso pelo desenvolvimento de edema pulmonar não cardiogênico decorrente do aumento da permeabilidade da membrana alvéolo-capilar pulmonar. Desse modo, é necessária a internação em leito de UTI. Os protocolos que devem ser seguidos na assistência ao paciente com covid-19 que apresenta SDRA são: internação na UTI em leito de isolamento ou coorte; suporte ventilatório invasivo (especialmente para pacientes que apresentam $SatO_2$ inferior a 94%); ressuscitação volêmica, se hipotensão; vasopressor quando o choque é refratário (manutenção da PAS < 90 mmHg ou PAM < 65 mmHg após volume); antibiótico, se houver indícios de infecção bacteriana; e realização de exames complementares necessários[27].

A partir de então, é preciso observar os sinais de deterioração clínica por meio de monitorização rigorosa. Destaca-se que no momento da admissão do paciente com covid-19 na UTI recomenda-se a coleta de culturas antes da primeira dose de antibiótico para posterior descalonamento com base no resultado microbiótico ou julgamento clínico. Além disso, deve-se evitar a administração rotineira de corticosteroides sistêmicos para tratamento de pneumonia viral ou SDRA, a menos que sejam indicados por outro motivo identificado no quadro clínico geral. Em caso de melhora clínica, deve-se iniciar o procedimento para desmame da sedação e da ventilação mecânica[28].

Por fim, vale mencionar que a admissão de um paciente com covid-19 na UTI requer rápidas intervenções e um trabalho realizado por equipe multiprofissional. Os pacientes são submetidos a condições angustiantes. Logo, o cuidado humanizado é essencial nesse processo, incluindo equipes que possam lidar com os anseios do paciente e de seus familiares. Durante a pandemia, foram retratadas algumas estratégias de comunicação para romper a barreira do isolamento. A utilização de meios de comunicação, como as videochamadas, quando o paciente apresenta melhora clínica, mostrou-se grande aliada na interação entre pacientes e familiares, além de equipe e familiares[10,29]. Ademais, esse recurso permitiu amenizar o transtorno consequente da restrição de visita presencial no auge pandêmico[30].

PRINCIPAIS INTERVENÇÕES REALIZADAS NO PACIENTE COM COVID-19 NA UTI

Suporte e estratégias ventilatórias

Uma dificuldade de tratamento observada nos pacientes com covid-19 da UTI é a hipoxemia refratária à pressão expiratória final (PEEP), que ocorre devido à área pulmonar colapsada no início da pneumonia. A partir dessas alterações fisiopatológicas, algumas repercussões pulmonares são identificadas nos pacientes, como alteração da mecânica pulmonar, atelectasias, redução da complacência, hipoxemia e redução do volume pulmonar[31].

Diante dessas repercussões, o suporte ventilatório é fundamental para manutenção da vida desses pacientes na fase mais aguda da doença, enquanto seu organismo combate a infecção causada pela covid-19. Entretanto, esse suporte pode acarretar mais danos a tais pacientes se estratégias errôneas forem adotadas.

A ventilação mecânica adotada em pacientes graves com covid-19 tem estratégia similar à de pacientes com SDRA[25]. Sabendo disso, dentre os primeiros parâmetros que devemos ajustar, destaca-se o volume corrente que será ofertado.

Como existem áreas colapsadas heterogêneas e a presença de *baby lung*, volumes correntes mais baixos devem ser empregados, sendo recomendados volumes correntes de 6 mL/kg de peso predito[32,33]. Embora essa abordagem seja amplamente difundida, o fator preponderante em relação ao volume corrente é a *driving pressure* (relação entre volume corrente e complacência estática do sistema respiratório), pois esse ajuste é a melhor maneira de individualizar o volume para a complacência pulmonar, adaptando assim os volumes correntes para a pressão abaixo de ≤ 14 cmH_2O[34,35]. Essa estratégia visa evitar maior esforço ventilatório em pacientes com complacência reduzida e hipoventilação em pacientes com a complacência preservada[32]. Outro ponto de destaque é a pressão de platô, que deve ter como meta valores inferiores a 30 cmH_2O[36].

O valor de PEEP para pacientes com covid-19 em ventilação mecânica tem sido um desafio, uma vez que há diferença entre a hipoxemia e o *shunt* pulmonar presente, de modo que isso é observado na quantidade de tecido pulmonar não aerado. Outro fato que promove a complexidade na escolha da PEEP é que em pacientes com hipoxemia grave uma PEEP mais elevada pode expandir demais os alvéolos pérvios, diminuindo a permeabilidade sanguínea regional e desviando o fluxo sanguíneo para áreas colapsadas[35-37]. Sabendo dessas dificuldades, a melhor escolha de PEEP deve ser baseada no potencial de recrutamento pulmonar (PLR), calculado via tomografia computadorizada (recurso que pode não estar disponível em todos os hospitais) ou à beira do leito pela relação recrutamento-insuflação (R/I), conforme equação a seguir.

$$\text{Relação R/I} = \frac{\text{Crec}}{\text{Crs em PEEP abaixo ou acima da AOP}}$$

Crec = Complacência do pulmão recrutado
Crs = Complacência do sistema respiratório
AOP = Pressão de abertura das vias aéreas

O cálculo da R/I é realizado dividindo a complacência pulmonar recrutada com liberação de PEEP de 15 cmH_2O pela complacência na PEEP baixa (5 cmH_2O) ou pressão de abertura das vias aéreas. A relação $R/I > 0{,}5$ é um indicativo de maior capacidade de recrutamento pulmonar, ou seja, PEEP mais elevada nesse caso pode ser benéfica para esses pacientes[32,38].

A escolha do modo de ventilação tem sido bem variável; entretanto, como já sabemos, não há um modo propriamente dito melhor que o outro e sim indicações a depender da condição clínica do paciente (ver modos ventilatórios no Capítulo 3 – Assistência de enfermagem ao paciente crítico com disfunção pulmonar). Independentemente do modo de ventilação escolhido, a *driving pressure* deve ser sempre avaliada. Por fim, a fração inspirada de oxigênio (FiO_2) deve ser titulada com cautela, considerando como meta ideal a saturação periférica de oxigênio (SpO_2) entre 92% e 96%, pois níveis abaixo ou acima dessa faixa estão associados ao aumento do risco de mortalidade hospitalar[39,40].

Posição prona

O quadro infeccioso grave, a hipoxemia refratária e a atelectasia são alguns dos desafios no tratamento do paciente grave com covid-19; e, em alguns casos, a posição prona[41] (Figura 3) é um recurso terapêutico que deve e pode ser utilizado. A utilização da posição prona vem sendo descrita desde a década de 1970, tendo como embasamento que o decúbito ventral reduz os gradientes de pressão pleural e melhora as áreas aeradas[42].

A melhora da oxigenação pulmonar ocorre nessa posição, uma vez que possibilita distribuição mais igualitária da aeração, reduz a compressão pulmonar e melhora a relação ventilação-perfusão[43,44]. A pronação deve ser sempre considerada nos casos de pacientes com SDRA com relação $PaO_2/FiO_2 < 150$, mesmo com os parâmetros ventilatórios já ajustados[45]. Esse recurso terapêutico deve ser levado em consideração no período de 12 a 24 horas após o paciente ser estabilizado na ventilação mecânica[45].

Os pacientes com SDRA moderada e grave podem permanecer na posição prona de 12 a 16 horas por vez, sempre levando em conta a avaliação constante da superfície da pele a fim de evitar lesões por pressão e obstrução do tubo endotraqueal. Portanto, a experiência dos profissionais de saúde na técnica de pronar o paciente é de extrema relevância clínica[46].

Terapia medicamentosa

A administração de fluidos e/ou fármacos vasopressores é uma intervenção importante e fortemente sugerida para pacientes que apresentam hipotensão e hipoperfusão tecidual, principalmente aqueles em choque séptico, dada a necessidade de suporte hemodinâmico e alcance de valores de PAM superiores a 65 mmHg[46,47].

O choque séptico bacteriano decorrente de pneumonia associada à ventilação mecânica e o choque séptico viral decorrente da covid-19 podem causar resposta inflamatória sistêmica com necessidade de uso de tratamento antimicrobiano. A administração de sedativos e bloqueadores neuromusculares contínuos é de fundamen-

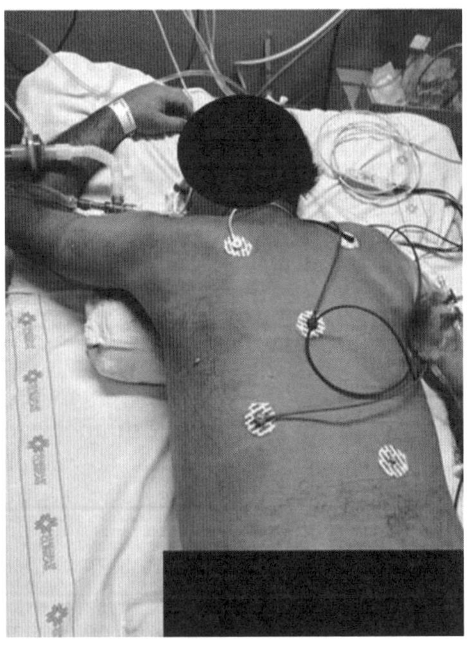

FIGURA 3 Paciente em posição prona.
Fonte: Oliveira VM, Piekala DM, Deponti GN, 2017[41].

tal importância para facilitar a ventilação pulmonar protetora, assim como para realizar e manter a posição prona, pois evita a dissincronia ventilatória[46,48-50].

A corticoidoterapia está vinculada ao aumento dos biomarcadores inflamatórios e da progressão para SDRA. Ressalta-se que a inflamação vascular pode contribuir para o estado de hipercoagulabilidade e disfunção endotelial nesses pacientes, com risco elevado de tromboembolismo venoso e pulmonar, apesar do uso de profilaxia ou terapêutica de anticoagulação[51-54].

ECMO

A oxigenação por membrana extracorpórea (ECMO) é uma tecnologia que visa imitar as funções do coração e do pulmão, substituindo assim temporariamente suas funções. A utilização da ECMO em caso de SDRA já foi amplamente discutida e utilizada, como durante o surto do H1N1[55].

Com esse retrospecto, a ECMO passou a ser utilizada também em pacientes com covid-19. Os primeiros dados mostravam uma alta taxa de mortalidade associada à utilização da ECMO: 82,3%[56]. Posteriormente, estudos revelaram taxas inferiores de mortalidade: de 31% a 38%[57,58]. Vale destacar que o uso da ECMO requer centros com experiência. Com base nesses argumentos, a utilização da ECMO em pacientes com covid-19 deve ser avaliada de maneira criteriosa e individualizada por uma equipe com experiência na utilização desse recurso terapêutico. Ver mais detalhes sobre ECMO no Capítulo 5 – Assistência de enfermagem ao paciente crítico em uso de ECMO.

Terapia de substituição renal

Pesquisadores evidenciaram aumento da incidência de IRA de acordo com a gravidade da infecção aguda causada pelo novo coronavírus, mesmo decorridos 30 dias após o início dos primeiros sintomas de covid-19[59]. Ademais, 33% a 97% dos pacientes com covid-19 internados em UTI necessitam de terapia de suporte renal (Figura 4), evidenciando a importância dessa terapia na sobrevida dos doentes[19,20]. Detalhes sobre terapia de substituição são descritos no Capítulo 6 – Assistência de enfermagem ao paciente crítico com injúria renal aguda e necessidade de terapia de suporte renal.

Prevenção de lesão por pressão

A prevenção e o tratamento da lesão por pressão (LP) são um grande desafio que ganhou contornos mais expressivos com o advento da pandemia da covid-19. A ocorrência de LP foi relacionada não somente à gravidade e aos aspectos fisiopatológicos da infeção nos pacientes, mas também a fatores externos como a sobrecarga e exaustão profissional, além de limitação de recursos humanos e materiais[60].

A aplicação de *bundles* de prevenção de LP é essencial, além da identificação precoce de pacientes com risco de desenvolver esse tipo de lesão por meio de escalas, como a de Braden[60]. Um exemplo de boas práticas para a prevenção de lesão por pressão encontra-se na Figura 5.

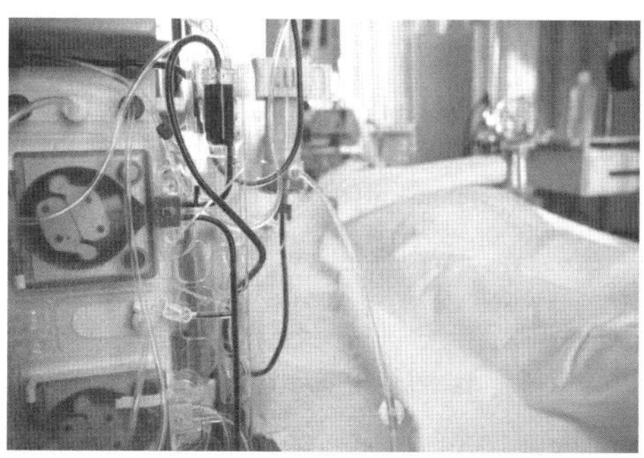

FIGURA 4 Terapia de suporte renal.
Fonte: Adaptado de Freepik.

CUIDADOS AOS PROFISSIONAIS DE SAÚDE

Prevenção de infecção por covid-19

Os profissionais da saúde que cuidam diretamente de pacientes com covid-19 na UTI devem seguir os protocolos institucionais para prevenção de contágio pelo vírus, que incluem o uso de máscaras respiratórias ajustáveis, além de outros EPI e a utilização de quartos com pressão de ar negativa para evitar a contaminação cruzada[46,61,62].

Saúde mental dos profissionais de saúde da UTI

A pandemia também ocasionou a deterioração da saúde mental dos profissionais da saúde, especialmente dos que atuavam em UTI, em decorrência de inúmeras fontes estressoras, tais como agravos dos pacientes, medo de se infectar pela covid-19, escassez de EPI e recursos humanos, sobrecarga de trabalho, medo da doença – que até aquele momento era desconhecida – e medo da morte. Muitas instituições de saúde perceberam a necessidade de intervir junto a esses profissionais da linha de frente e ofereceram assistência de psicólogos e psiquiatras[30,63,64]. A pandemia evidenciou a

BOAS PRÁTICAS PARA A PREVENÇÃO DE LESÃO POR PRESSÃO

Prevenção de Lesão por Pressão (LP)
✓ Avaliar a presença de LP na admissão de todos os pacientes, anotar em prontuário e notificar
✓ Avaliar o risco para desenvolver LP na admissão e conforme escore (com a aplicação da Escala de Braden)
✓ Realizar inspeção diária da pele
✓ Redistribuir a pressão: realizar mudança de decúbito, alívio das áreas de pressão e proteção de proeminências ósseas
✓ Manter o paciente seco (atenção às trocas de fralda) e com a pele hidratada

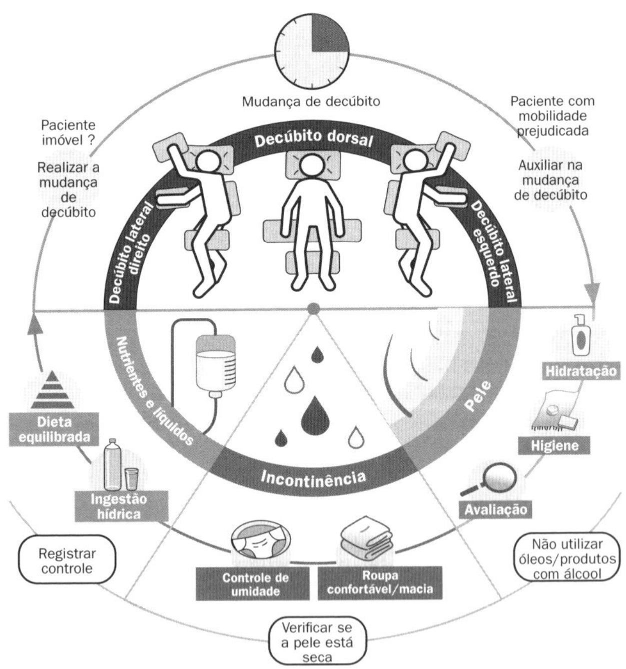

FIGURA 5 Boas práticas para a prevenção de lesão por pressão.

Fonte: Adaptada de Grupo de estudo de Enfermagem em Estomaterapia e Comitê da Prática. Divisão de Enfermagem. Instituto Central do Hospital das Clínicas da Faculdade de Medicina da Universidade de São Paulo.

importância de cuidar de quem cuida (Ver Capítulo 17 – Cuidando de quem cuida).

PROCESSO DE ENFERMAGEM (PE)

Cuidar de paciente crítico com covid-19 requer equipes de enfermagem organizadas e precisas, com diretrizes baseadas em evidências[65], incluindo as práticas de controle de infecção com relação ao isolamento respiratório durante procedimentos de alto risco de disseminação de aerossóis[30].

Nesse sentido o Processo de Enfermagem (PE) é uma importante ferramenta utilizada por enfermeiros para a prática essencial do cuidado clínico referente ao processo de trabalho de toda a equipe de enfermagem. As etapas do processo de enfermagem, uma série de atividades organizadas e inter-relacionadas que compõem a organização da assistência de enfermagem, permitem ao enfermeiro direcionar o cuidado de maneira precisa e individual, atendendo às necessidades de cada paciente[66]. O PE aplicado ao paciente com covid-19 na UTI será demonstrado no estudo de caso do capítulo.

A Figura 6 mostra o mapa mental dos principais conceitos apresentados até o momento.

ESTUDO DE CASO

Apresentação

Homem de 62 anos procura o serviço de saúde com febre e sintomas respiratórios a serem esclarecidos. Acompanhante relata que nas últimas seis horas o paciente apresentou dispneia, porém manteve-se relutante em ser encaminhado ao pronto-socorro.

Introdução

Os sintomas respiratórios são uma das principais causas de procura ao serviço de saúde. As patologias que envolvem esse sistema variam desde síndrome gripal até síndrome do desconforto respiratório agudo (SDRA). A importância dos sintomas gripais ficou mais evidente durante e após a pandemia da doença causada pelo novo coronavírus (covid-19).

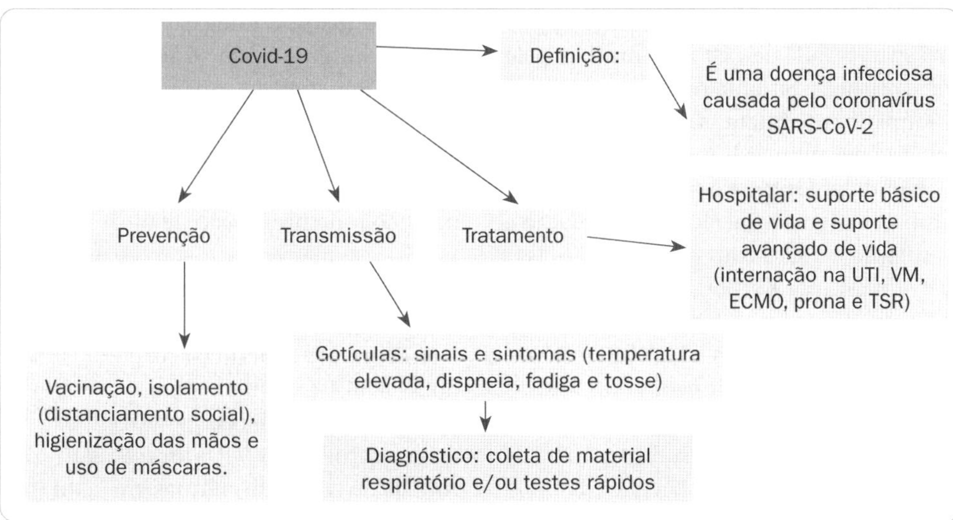

FIGURA 6. Mapa mental dos conceitos apresentados no capítulo.

Histórico

Paciente do sexo masculino, natural de São Paulo, deu entrada na unidade de emergência referenciada de um hospital público terciário com queixa de dor de cabeça há 2 dias, febre de 38ºC, dificuldade respiratória, tosse seca, dores nas articulações e fadiga progressiva. Refere que tem "pressão alta", mas não faz tratamento.

Na sala de emergência apresentava escore na escala de coma de Glasgow de 14 (abertura ocular: 4; melhor resposta verbal: 4; melhor resposta motora: 6), hipocorado ++/4+, dispneico, ansioso, solicitando à equipe de atendimento de emergência para "não deixá-lo morrer". Sistema respiratório: frequência respiratória (FR) de 35 incursões respiratórias por minuto (IRM), expansibilidade torácica simétrica, murmúrios vesiculares (MV) presentes bilateralmente com roncos difusos, cianose periférica, saturação de oxigênio ($SatO_2$) 89% em ar ambiente (AA) com discreto uso de musculatura acessória e presença de retração intercostal. Sistema cardiovascular: frequência cardíaca (FC) de 146 batimentos por minutos (BPM), bulhas rítmicas e normofonéticas (BRNF) em 2 tempos sem sopro, pressão arterial não invasiva (PANI) de 110 × 80 mmHg, pele fria e pegajosa. Sistema renal e metabólico: acompanhante relata ausência de débito urinário nas últimas horas.

Conduta: Optou-se pela realização de intubação orotraqueal (IOT) sob sedação e ventilação a 100% com dispositivo bolsa-valva-máscara (AMBU), sendo conectado ao ventilador mecânico de transporte com parâmetros basais. Após IOT, a $SatO_2$ elevou para 93%. Foram puncionados dois acessos venosos periféricos (AVP) em fossa antecubital e administraram-se 500 mL de solução cristaloide (Ringer Lactato), conforme prescrição médica. Realizou-se passagem de cateter vesical de demora (CVD) com baixo retorno de diurese, 30 mL. Foi realizado teste rápido e sorologia para covid-19 e iniciou-se o transporte imediato do paciente para a UTI respiratória de covid-19.

Admissão na UTI: estado geral – ruim, hipocorado 2+/4+, mal perfundido, edema em membros inferiores (MMII) 2+/4+, pele sem lesões, escala de Braden de 9 (percepção sensorial 1, umidade 4, atividade 1, mobilidade 1, nutrição 1, fricção e cisalhamento 1); sistema neurológico – Escala de RASS –5, pupilas mióticas, sem fotorreação, recebendo por AVP solução de fentanila a 1 mL/h, propofol a 25 mL/h e cisatracúrio a 7 mL/h em bomba de infusão contínua (BIC). Sistema cardiovascular – BRNF 2T sem sopro, FC 161-178 bpm, pressão arterial média (PAM) variando de 55 a 63 mmHg, sendo necessário iniciar solução de noradrenalina titulada em 0,75 mcg/kg/min em BIC, enchimento capilar lentificado; sistema respiratório – em IOT sob ventilação mecânica, FiO_2 100% na modalidade ventilação com pressão controlada (PCV), pressão positiva expiratória final (PEEP) de 10 cmH_2O, FR 20, $SatO_2$ 90%. AP: MV+ diminuídos a esquerda, com presença de roncos difusos. Radiografia de tórax com opacidade difusa bilateral. Sistema gastrointestinal e endócrino – mantendo jejum via oral, abdome globoso, flácido, ruídos hidroaéreos (RHA) presentes, glicemia capilar de 191 mg/dL; equipe médica prescreveu protocolo de prevenção de úlcera por estresse. Sistema renal e metabólico – débito urinário de 30 mL desde a internação, peso corporal de 65 kg. Sistema hematológico – temperatura superficial corporal variando 37 a 38,1°C; equipe médica prescreveu protocolo de profilaxia para trombose venosa profunda (TVP); foram realizadas rotinas de coleta de culturas em geral (hemocultura, urocultura, secreção traqueal e *swab* retal) e exames laboratoriais de rotina.

A Escala de Agitação e Sedação de Richmond (RASS) é utilizada para avaliar a profundidade de sedação de pacientes[69-71].

A Escala de Braden é utilizada para predizer os riscos que o paciente tem para desenvolver lesão por pressão[67,68].

- Dispositivos venosos – Na UTI, foram instalados os seguintes dispositivos: cateter venoso central, de curta permanência, triplo lúmen em veia subclávia direita (CVC-TL-VSCD) e monitorização da pressão arterial invasiva (PAI) em artéria radial direita. Foram mantidos AVP bilaterais e CVD.

O paciente apresentou piora da função pulmonar e renal evidenciada após avaliação clínica e exames laboratoriais, com indicação de pronação e passagem de cateter de curta permanência para hemodiálise em femoral devido à emergência dialítica (hipercalemia) (Quadro 1).

Os pacientes que necessitam permanecer em posição prona podem ficar nessa posição aproximadamente de 12 a 16 horas, com o objetivo de melhorar a oxigenação pulmonar e reduzir hipóxia[41-46].

Problematização: Qual terapia realizar primeiro: a pronação ou a diálise?

Essa questão era comum na prática clínica, pois os pacientes com SDRA por covid-19 apresentavam múltiplas disfunções orgânicas; mas cabia à equipe multidisciplinar decidir a prioridade das ações para melhor atender às demandas individuais do paciente.

A questão de pronar ou dialisar requer planejamento e tomada de decisão sobre as possiblidades terapêuticas, envolvendo a equipe da UTI. Optou-se por realizar a pronação, sincronizar o paciente na ventilação mecânica e depois instalar a hemodiálise contínua.

Desfecho

Após 16 horas em posição prona, a equipe da UTI retorna o paciente para a posição supina; não foram observadas lesões ou perdas de dispositivos invasivos. No 2º dia de UTI foi iniciada hemodiálise intermitente; porém, o paciente apresentou instabilidade hemodinâmica (PAM variou entre 45 e 52 mmHg), com necessidade de titulação de solução de noradrenalina para 1 mcg/kg/min em BIC. Foi desligada a hemodiálise intermitente e iniciada hemodiálise contínua.

No 3º dia de UTI foi possível reduzir a infusão de solução de noradrenalina para 0,30 mcg/kg/min (PAM variando entre 68 e 75 mmHg). Foi também reduzida a sedação após despertar diário. Instalou-se cateter nasoenteral (CNE) em narina esquerda e, após radiografia de abdome, foi liberado para ini-

Quadro 1 Resultados dos exames laboratoriais

Exames laboratoriais	17/05/2020 – 14h23
Lactato sangue arterial	107 mg/dL
pH gasometria arterial	7,28
pO_2 gasometria arterial	55 mmHg
pCO_2 gasometria arterial	70 mmHg
Saturação de oxigênio – gasometria arterial	82%
HCO_3 – gasometria arterial	14 mmol/L
Sódio sérico	159 mEq/L
Potássio sérico	6,9 mEq/L
Cálcio iônico sérico	7,4 mg/dL
Ureia sérica	81 mg/dL
Creatinina sérica	1,69 mg/dL
Hemoglobina sérica	6,9 mg/dL
Teste covid-19	POSITIVO

ciar dieta enteral. Observou-se melhora expressiva nos achados dos exames laboratoriais, conforme os resultados apresentados no Quadro 2.

O despertar diário em paciente sedado em ventilação mecânica é utilizado amplamente em UTI para redução de delírio decorrente da alteração do ritmo circadiano fisiológico e interrupção da secreção de melatonina[71-75].

Quadro 2 Resultados dos exames laboratoriais

Exames laboratoriais	17/05/2020 – 14h23	20/05/2020 – 15h26
Lactato sangue arterial	107 mg/dL	10 mg/dL
pH gasometria arterial	7,28	7,25
pO_2 gasometria arterial	55 mmHg	70 mmHg
pCO_2 gasometria arterial	70 mmHg	52 mmHg
Saturação de oxigênio – gasometria arterial	82%	91%
HCO_3 – gasometria arterial	14 mmol/L	17 mmol/L
Sódio sérico	159 mEq/L	149 mEq/L
Potássio sérico	6,9 mEq/L	5,1 mEq/L
Cálcio iônico sérico	7,4 mg/dL	5,3 mg/dL
Ureia sérica	81 mg/dL	61 mg/dL
Creatinina sérica	1,69 mg/dL	2,0 mg/dL
Hemoglobina sérica	6,9 mg/dL	7,5 mg/dL

No 5º dia de UTI houve melhora da função pulmonar, redução da opacidade da radiografia de tórax e o paciente estava há aproximadamente 24 horas em ventilação mecânica em modo espontâneo. A equipe multidisciplinar decidiu pela extubação do paciente, que manteve cateter de alto fluxo a 10 litros/min, com saturação de oxigênio variando entre 92 e 94%. Foi desligada também hemodiálise contínua.

No 6º dia de UTI foi desligada a solução de noradrenalina (PAM oscilando entre 80 e 90 mmHg). O paciente é retirado do leito e senta em poltrona. Migrou do cateter de alto fluxo para cateter de oxigênio a 3 litros/min, mantendo boa saturação de oxigênio. Após avaliação da fonoaudióloga, foi iniciada dieta oral leve e manteve CNE fechado. Diurese por CVD de 2.300 mL nas 24 horas.

No 7º dia de UTI ainda mantinha cateter de O_2 a 2 litros/min. A equipe da nefrologia cessou a hemodiálise. O paciente deambula com auxílio. Iniciou-se anti-hipertensivos orais, PAM variando entre 100 e 112 mmHg Os resultados dos exames laboratoriais constam no Quadro 3.

No 10º dia de UTI o paciente mantinha cateter de O_2 a 1 litro/min, saturação variando entre 92 e 95%. Puncionou-se AVP em terço médio de antebraço esquerdo, retirou-se CVC-TL-VSCD, PAI (PAM variando entre 80 e 92 mmHg) e cateter de hemodiálise (diurese nas últimas 24 horas de 2.520 mL). O paciente recebeu alta da UTI e foi transferido para a unidade de internação.

O Processo de Enfermagem (PE) aplicado para esse paciente encontra-se disponível no Quadro 4.

Quadro 3 Resultados dos exames laboratoriais

Exames laboratoriais	17/05/2020 – 14h23	20/05/2020 – 15h26	24/05/2020 – 15h45
Lactato sangue arterial	107 mg/dL	10 mg/dL	5 mg/dL
pH gasometria arterial	7,28	7,25	7,35
pO_2 gasometria arterial	55 mmHg	70 mmHg	95 mmHg
pOC_2 gasometria arterial	70 mmHg	52 mmHg	45 mmHg
Saturação de oxigênio – gasometria arterial	82%	91%	95%
HCO_3 – gasometria arterial	14 mmol/L	17 mmol/L	22 mmol/L
Sódio sérico	159 mEq/L	149 mEq/L	145 mEq/L
Potássio sérico	6,9 mEq/L	5,1 mEq/L	3,6 mEq/L
Cálcio iônico sérico	7,4 mg/dL	5,3 mg/dL	4,2 mg/dL
Ureia sérica	81 mg/dL	61 mg/dL	45 mg/dL
Creatinina sérica	1,69 mg/dL	2,0 mg/dL	1,2 mg/dL
Hemoglobina sérica	6,9 mg/dL	7,5 mg/dL	9 mg/dL

Quadro 4 Diagnósticos de enfermagem e intervenções baseados na taxonomia do NANDA e NIC[76,77]

Diagnóstico de Enfermagem	Domínio	Classe	Fatores relacionados/ características definidoras	Intervenções de Enfermagem
Ventilação espontânea prejudicada	4. Atividade/ repouso	4. Respostas cardiovasculares/ pulmonares	**Características definidoras**: Aumento da frequência cardíaca, aumento da pressão parcial de dióxido de carbono (PCO_2), diminuição da pressão parcial de oxigênio (PO_2), diminuição na saturaçao arterial de oxigênio (SaO_2) **Condição associada**: Alteração no metabolismo	1. Realizar higiene oral e aspiração da orofaringe conforme protocolo institucional 2. Manter cabeceira elevada 30°a 45° 3. Monitorizar a pressão intra-*cuff* 4. Auscultar os sons respiratórios antes e após a aspiração 5. Realizar a interpretação da gasometria arterial
Desobstrução ineficaz das vias aéreas	11. Segurança/ proteção	2. Lesão física	**Características definidoras**: Sons respiratórios diminuídos **Fatores relacionados:** Secreções retidas **Condições associadas:** Exsudato nos alvéolos, presença de via aérea artificial	1. Auscultar sons pulmonares e verificar os ruídos adventícios e os tipos 2. Aspirar vias aéreas quando verificar excesso de secreções traqueais 3. Posicionar o paciente para maximizar o potencial ventilatório

(continua)

Quadro 4 Diagnósticos de enfermagem e intervenções baseados na taxonomia do NANDA e NIC[76,77] (continuação)

Diagnóstico de Enfermagem	Domínio	Classe	Fatores relacionados/ características definidoras	Intervenções de Enfermagem
Troca de gases prejudicada	3. Eliminação e troca	4.Função respiratória	**Características definidoras**: Gases sanguíneos arteriais anormais, hipóxia, pH arterial anormal **Condições associadas**: mudança na membrana alvéolo-capilar, desequilíbrio na relação ventilação-perfusão	1. Ajustar os parâmetros ventilatórios para corrigir a hipóxia e a acidose 2. Pronar o paciente seguindo protocolos institucionais 3. Posicionar para facilitar a combinação entre ventilação/perfusão ("pulmão sadio para baixo") quando adequado
Risco de choque	11. Segurança/ proteção	2. Lesão física	**Condições associadas:** Hipotensão, hipóxia, síndrome da resposta inflamatória sistêmica	1. Avaliar hemodinâmica do paciente a cada 2 horas 2. Garantir a infusão das aminas ativas continuamente até estabilização do paciente e o desmame
Risco de débito cardíaco diminuído	4. Atividade/ repouso	4. Respostas cardiovasculares/ pulmonares	**Condições associadas:** Alteração na frequência cardíaca	1. Realizar controle hídrico com monitorização de entrada e de saída 2. Garantir a titulação ideal das doses de aminas ativas para infusão no cateter venoso central
Perfusão tissular periférica ineficaz	4. Atividade/ repouso	4.Respostas cardiovasculares/ pulmonares	**Características definidoras**: Tempo de enchimento capilar > 3 segundos	1. Verificar presença de pulsos periféricos e da perfusão periférica 2. Avaliar a presença de cianose nas extremidades 3. Monitorar a hemodinâmica do paciente
Risco de desequilíbrio eletrolítico	2. Nutrição	5. Hidratação	**Condições associadas:** Disfunção renal, mecanismo de regulação comprometido	1. Monitorar a perda insensível de líquidos 2. Monitorar níveis séricos de eletrólitos 3. Realizar a pesagem diária do paciente, preferencialmente no mesmo horário

(continua)

Quadro 4 Diagnósticos de enfermagem e intervenções baseados na taxonomia do NANDA e NIC[76,77] (continuação)

Diagnóstico de Enfermagem	Domínio	Classe	Fatores relacionados/ características definidoras	Intervenções de Enfermagem
Risco de síndrome do desequilíbrio metabólico	2. Nutrição	4.Metabólico	**Fatores de risco**: Risco de glicemia instável **Condições associadas**: Pressão arterial instável	1. Verificar a glicemia capilar a cada 2 horas 2. Oferecer aporte calórico quando glicemia capilar menor que 70 mg/dL
Hipertermia	11. Segurança/ proteção	6. Termorregulação	**Características definidoras**: Hipotensão, taquicardia	1. Aplicar compressas frias nas regiões frontal, axilar e inguinal 2. Administrar antitérmicos conforme prescrição médica
Risco de tromboembolismo venoso	11. Segurança/ proteção	2. Lesão física	**Fatores de risco**: Mobilidade prejudicada **Populações em risco**: Admissão em unidade de terapia intensiva, idade > 60 anos	1. Manter meias elásticas compressivas em MMIII ou 2. Manter dispositivo de compressão pneumática intermitente 3. Observar a presença de equimoses, petéquias, hematomas ou sinais de sangramento 4. Monitorar a cor e a temperatura da pele
Nutrição desequilibrada: menor do que as necessidades corporais	2. Nutrição	1. Ingestão	**Características definidoras**: Ingestão alimentar insuficiente/ ingestão de alimentos menor que a ingestão diária recomendada (IDR)	1. Verificar, junto com a equipe multidisciplinar, a necessidade de outra via para alimentação 2. Monitorar o estado nutricional 3. Pesar o paciente diariamente
Risco de lesão por pressão	11. Segurança/ proteção	2. Lesão física	**Fatores de risco externos**: Atrito em superfície, hipertermia, período prolongado de imobilidade em superfície rija, redução na mobilidade **Condições associadas**: Agente farmacêutico, alteração na sensibilidade, anemia, circulação prejudicada, redução na oxigenação tissular, redução na perfusão tissular	1. Manter proeminências ósseas livres de pressão e atrito 2. Remover as meias elásticas de compressão e dispositivos de compressão pneumática intermitente; avaliar a pele sob eles 3. Utilizar colchões que aliviem a pressão 4. Manter as roupas de cama esticadas 5. Avaliar diariamente a integridade da pele

VAMOS PRATICAR?

1. A pandemia de covid-19 desencadeou muitas incertezas quanto à forma mais adequada de prevenção. Com o passar dos meses, a Campanha Nacional de Vacinação contra a covid-19 foi iniciada no Brasil. Qual foi a data de início da campanha?
   a. 5 de maio de 2023
   b. 17 de janeiro de 2021
   c. 20 de março de 2020
   d. 7 de setembro de 2022

2. O vírus da covid-19 tem preferência por órgão revestido por mucosas e através dessas ocorre sua entrada no organismo. Qual é a principal mucosa que serve como porta de entrada para o vírus da covid-19 no corpo humano?
   a. Mucosa do sistema gastrointestinal
   b. Mucosa do sistema urinário
   c. Mucosa do sistema genital
   d. Mucosa do sistema respiratório

3. Pacientes com condições graves decorrentes da covid-19 necessitavam de internação em leitos de terapia intensiva. Refletindo sobre essa afirmação, qual quadro clínico leva o indivíduo a necessitar de admissão em UTI?
   a. Pneumonia com ausência de ofuscação da radiografia de tórax
   b. Insuficiência renal crônica não dialítica
   c. Síndrome do desconforto respiratório agudo
   d. Gestação gemelar com cerclagem uterina

4. A posição prona é utilizada quando há alterações fisiopatológicas pulmonares importantes, tais como hipoxemia refratária e atelectasia. Quais cuidados são importantes aos pacientes que se encontram nessa posição?
   a. Verificar a posição do cateter enteral e manter a dieta enteral contínua
   b. Manter sedação leve e garantir o despertar diário
   c. Realizar mudança de decúbito a cada 2 horas e proteção de proeminências ósseas
   d. Avaliar a superfície da pele e garantir a permeabilidade do tubo orotraqueal

5. O sintoma mais comum em pacientes com covid-19 é a tosse. Considerando o Processo de Enfermagem, quando um paciente refere tosse frequente e apresenta ruídos adventícios sem uso de musculatura acessória, qual diagnóstico de enfermagem pode ser atribuído a essa sintomatologia?
   a. Risco de aspiração
   b. Desobstrução ineficaz das vias aéreas
   c. Risco de sufocação
   d. Troca de gases prejudicada

REFERÊNCIAS

1. Souza IV, Scodro RBL, Siqueira VLD, Cardoso RF, Caleffi-Ferracioli KR. Comorbidades e óbitos por COVID-19 no Brasil. Uningá Journal. 2021;58: eUJ4054. Doi: https://doi.org/10.46311/2318-0579.58.eUJ4054.
2. Zerbini G, Egigbo A, Reicherts P, Kunz M, Messman H. Psychosocial burden ofhealthcare professionals in times of COVID-19 – survey conducted at the Univesirty. Ger Med Sci. 2020;18:Doc05. Doi: https://doi.org/10.3205/000281.
3. Grieco D, Bongiovanni F, Chen L, Menga LS, Cutuli SL, Pintaudi G, Carelli S, et al. Respiratory physiology of COVID-19-induced respiratory failure compared to ARDS of other etiologies. Crit Care. 2020;24(1):529. Doi: https://doi.org/10.1186/s13054-020-03253-2
4. World Health Organization. WHO Director-General's opening remarks at the media briefing on COVID-19 – 11 March 2020. Geneva: WHO; 2022. Disponível em: https://www.who.int/director-general/speeches/detail/who-director-general-s-opening-remarks-at-the-media-briefing-on-covid-19---11-march-2020

5. Xu H, Zhong L, Deng J, Peng J, Dan H, Zeng X, et al. High expression of ACE2 receptor of 2019-nCoV on the epithelial cells of oral mucosa. Int J Oral Sci. 2020;12(1):8. Doi: https://doi.org/10.1038/s41368-020-0074-x
6. Thompson BT, Chambers RC, Liu KD. Acute Respiratory Distress Syndrome. N Engl J Med. 2017;377(6):562-72. Doi: https://doi.org/10.1056/NEJMra1608077.
7. RAWAL G, Yadav S, Kumar R. Post-intensive care syndrome: an overview. J Transl Int Med. 2017;5(2):90-2. Doi: https://doi.org/10.1515/jtim-2016-0016.
8. Fox SE, Akmatbekov A, Harbert JL, Li G, Brown JQ, Heide RSV. Pulmonary and cardiac pathology in African American patients with COVID-19: an autopsy series from New Orleans. Lancet Respir Med. 2020;8(7):681-6. Doi: https://doi.org/10.1016/S2213-2600(20)30243-5.
9. Johnson KD, Harris C, Cain JK, Hummer C, Goyal H, Perisetti A. Pulmonary and extrapulmonary clinical manifestations of COVID- 19. Front Med (Lausanne). 2020;7:526. Doi: https://doi.org/10.3389/fmed.2020.00526.
10. Carvalho SR, Padilha ARS, Oliveira CF, Paschoalotte LM, Cunha GT. Sistemas públicos universais de saúde e a experiência cubana em face da pandemia de COVID-19. Interface (Botucatu). 2021;25:e210145. Doi: https://doi.org/10.1590/interface.210145.
11. Orellana JDY, Cunha GM, Marrero L, Leite IC, Domingues CMAS, Horta BL. Mudanças no padrão de internações e óbitos por COVID-19 após substancial vacinação de idosos em Manaus, Amazonas, Brasil. Cad Saúde Pública. 2022;38(5):PT192321. Doi: https://doi.org/10.1590/0102-311XPT192321.
12. Zhu N, Zhang D, Wang W, Li X, Yang B, Song J, et al. A Novel Coronavirus from Patients with Pneumonia in China, 2019. N Engl J Med. 2020;382(8):727-33. Doi: https://doi.org/10.1056/NEJMoa2001017.
13. Knoops K, Kikkert M, van den Worm SHE, Zevenhoven-Dobbe JC, van der Meer Y, Koster AJ, et al. SARS-coronavirus replication is supported by a reticulovesicular network of modified endoplasmic reticulum. PLoS Biol. 2008;6(9):e226. Doi: https://doi.org/10.1371/journal.pbio.0060226.
14. Fu Y, Cheng Y, Wu Y. Understanding SARSCo V-2-mediated inflammatory responses: from mechanisms to potential therapeutic tools. Virol Sin. 2020;35(3):266-71. Doi: https://doi.org/10.1007/s12250-020-00207-4.
15. Klok FA, Kruipb MJHA, van der Meerc NJM, Arbousd MS, Gommerse DAMPJ, Kantf KM, et al. Incidence of thrombotic complications in critically ill ICU patients with COVID-19. Thromb Res. 2020;191:145-7. Doi: https://doi.org/10.1016/j.thromres.2020.04.013.
16. Salian VS, Wright JA, Vedell PT, Nair S, Li C, Kandimalla M, et al. COVID-19 transmission, current treatment, and future therapeutic strategies. Mol Pharm. 2021;18(3):754-71. Doi: https://doi.org/10.1021/acs.molpharmaceut.0c00608.
17. Cheng Y, Luo R, Wang K, Zhang M, Wang Z, Dong L, et al. Kidney disease is associated with in-hospital death of patients with COVID-19. Kidney Int. 2020;97(5):829-38. Doi: https://doi.org/10.1016/j.kint.2020.03.005.
18. Hernandez-Arroyo CF, Varghese V, Mohamed MMB, Velez JCQ. Urinary sediment microscopy in acute kidney injury associated with COVID-19. Kidney360. 2020;1(8):819-23. Doi: https://doi.org/10.34067/KID.0003352020.
19. Alkhunaizi AM, Elnabi HA, Amir A, Anwar A. COVID-19 in patients with end stage kidney disease at a large community hospital in Eastern Saudi Arabia. A prospective study. Saudi Med J. 2022;43(6):633-6. Doi: https://doi.org/10.15537/smj.2022.43.6.20220003.
20. Aroca-Martínez G, Musso CG, Avendaño-Echavez L, Vélez-Verbel M, Chartouni-Narvaez S, Hernandez S, et al. Differences between COVID-19-induced acute kidney injury and chronic kidney disease patients. J Bras Nefrol. 2022;44(2):155-63. Doi: https://doi.org/10.1590/2175-8239-JBN-2021-0161.
21. Elsayed HH, Hassaballa AS, Ahmed TA, Gumaa M, Sharkawy HY, Moharram AA. Variation in outcome of invasive mechanical ventilation between different countries for patients with severe COVID-19: A systematic review and meta-analysis. PLoS One. 2021;16(6):e0252760. Doi: https://doi.org/10.1371/journal.pone.0252760.
22. Wu Z, McGoogan JM. Characteristics of and Important Lessons From the Coronavirus Disease 2019 (COVID-19) Outbreak in China. JAMA 2020;323(13):1239-42. Doi: https://doi.org/10.1001/jama.2020.2648.
23. Eastin C, Eastin T. Clinical Characteristics of Coronavirus Disease 2019 in China. J Emerg Med. 2020;58(4):711-2. Doi: https://doi.org/10.1016/j.jemermed.2020.04.004.
24. Richardson S, Hirsch JS, Narasimhan M, Crawford JM, McGinn T, Davidson KW, et al. Presenting characteristics, comorbidities, and outcomes among 5700 patients hospitalized with COVID-19 in the New York city area. JAMA. 2020;323(20):2052-9. Doi: https://doi.org/10.1001/jama.2020.6775.
25. Murthy S, Gomersall CD, Fowler RA. Care for critically ill patients with COVID-19. JAMA.

2020;323(15):1499-500. Doi: https://doi.org/10.1001/jama.2020.3633.
26. Freitas APR, Coester A, Schubert DUC, Guimarães HP, AMIB/ABRAMEDE/AMB. Protocolo de manejo do broncoespasmo em caso suspeito ou confirmado de COVID-19. 2020. Disponível em: https://coronavirus.ufrj.br/wp-content/uploads/sites/5/2020/03/Protocolo_Manejo_Broncoespasmo.pdf.pdf-1.pdf.
27. Freitas APR, Coester A, Schubert DUC, Guimarães HP, AMIB/ABRAMEDE/AMB. Protocolo de suplementação de oxigênio em paciente com suspeita ou confirmação de COVID-19.2020. Disponível em: https://coronavirus.ufrj.br/wp-content/uploads/sites/5/2020/03/Suplementac%CC%A7a%CC%83o-de-oxige%CC%82nio-em-pacientes-com-confirmac%CC%A7a%CC%83o-ou-suspeita-de-COVID-19-1.pdf.
28. Soares SCS Janahú LTA. O suporte ventilatório no tratamento da Influenza A H1N1 em Unidade de Terapia Intensiva. Rev Pan-Amaz Saude. 2011;2(1):79-84. Doi: https://doi.org/10.5123/S2176-62232011000100010.
29. Sousa JVT, Vasconcelos AMB, Albuquerque IMAN, Arruda LP, Lopes RE, Pereira Neto A. Práticas de promoção da saúde diante da COVID-19: humanização em Unidade de Terapia Intensiva. Sanare. 2021;20(2):115-20. Doi: https://doi.org/10.36925/sanare.v20i2.1517.
30. Conz CA, Braga VAS, Vasconcelos R, Machado FHRS, Jesus MCP, Merighi MAB. Experiences of intensive care unit nurses with COVID-19 patients. Rev Esc Enferm USP. 2021;55:e20210194. Doi: https://doi.org/10.1590/1980-220X-REEUSP-2021-0194.
31. Gattinoni L, Chiumello D, Caironi P, Busana M, Romitti F, Brazzi L, et al. COVID-19 pneumonia: different respiratory treatments for different phenotypes? Intensive Care Med. 2020;46(6):1099-1102. Doi: https://doi.org/10.1007/s00134-020-06033-2.
32. Cronin JN, Camporota L, Formenti F. Mechanical ventilation in COVID-19: A physiological perspective. Exp Physiol. 2022;107(7):683-93. Doi: https://doi.org/10.1113/EP089400.
33. Wilcox SR, Condella A. Emergency department management of severe hypoxemic respiratory failure in adults with COVID-19. J Emerg Med. 2021;60(6):729-42. Doi: https://doi.org/10.1016/j.jemermed.2020.12.014.
34. Goligher EC, Costa EL, Yarnell CJ, Brochard LJ, Stewart TE, Tomlinson G, et al. Effect of lowering Vt on mortality in acute respiratory distress syndrome varies with respiratory system elastance. Am J Respir Crit Care Med. 2021;203(11):1378-85. Doi: https://doi.org/10.1164/rccm.202009-3536OC.
35. Costa ELV, Slutsky AS, Brochard LJ, Brower R, Serpa-Neto A, Cavalcanti AB, et al. Ventilatory variables and mechanical power in patients with acute respiratory distress syndrome. Am J Respir Crit Care Med. 2021;204(3):303-11. Doi: https://doi.org/10.1164/rccm.202009-3467OC.
36. Matthay MA, Aldrich JM, Gotts JE. Treatment for severe acute respiratory distress syndrome from COVID-19. Lancet Respir Med. 2020;8(5):433-4. Doi: https://doi.org/10.1016/S2213-2600(20)30127-2.
37. Çoruh B, Luks AM. Positive end-expiratory pressure. when more may not be better. Ann Am Thorac Soc. 2014;11(8):1327-31. Doi: https://doi.org/10.1513/AnnalsATS.201404-151CC.
38. Chen L, del Sorbo L, Grieco DL, Junhasavasdikul D, Rittayamai N, Soliman I, et al. Potential for lung recruitment estimated by the recruitment-to-inflation ratio in acute respiratory distress syndrome a clinical trial. Am J Respir Crit Care Med. 2020;201(2):178-87. Doi: https://doi.org/10.1164/rccm.201902-0334OC.
39. Chu DK, Kim LH-Y, Young PJ, Zamiri N, Almenawer AS, Jaeschke R, et al. Mortality and morbidity in acutely ill adults treated with liberal versus conservative oxygen therapy (IOTA): a systematic review and meta-analysis. Lancet. 2018;391(10131):1693-705. Doi: https://doi.org/10.1016/S0140-6736(18)30479-3.
40. Barrot L, Asfar P, Mauny F, Winiszewski H, Montini F, Badie J, et al. Liberal or conservative oxygen therapy for acute respiratory distress syndrome. N Engl J Med. 2020;382(11):999-1008. Doi: https://doi.org/10.1056/NEJMoa1916431.
41. Oliveira VM, Piekala DM, Deponti GN, Batista DCR, Minossi SD, Chisté M, et al. Safe prone checklist: construction and implementation of a tool for performing the prone maneuver. Rev Bras Ter Intensiva. 2017;29(2):131-41. Doi: https://doi.org/10.5935/0103-507X.20170023.
42. A C Bryan. Conference on the scientific basis of respiratory therapy. Pulmonary physiotherapy in the pediatric age group. Comments of a devil's advocate. Am Rev Respir Dis. 1974;110(6 Pt 2):143-4. Doi: https://doi.org/10.1164/arrd.1974.110.6P2.143.
43. Lentz S, Roginski MA, Montrief T, Ramzy M, Gottlieb M, Long B. Initial emergency department mechanical ventilation strategies for COVID-19 hypoxemic respiratory failure and ARDS. Am J Emerg Med. 2020;38(10):2194-2202. Doi: https://doi.org/10.1016/j.ajem.2020.06.082.

44. Petrone P, Brathwaite CEM, Joseph DAK. Prone ventilation as treatment of acute respiratory distress syndrome related to COVID-19. Eur J Trauma Emerg Surg. 2021;47(4):1017-22. Doi: https://doi.org/10.1007/s00068-020-01542-7.
45. Guérin C, Reignier J, Richard J-C, Beuret P, Gacouin A, Boulain T, et al. Prone positioning in severe acute respiratory distress syndrome. N Engl J Med. 2013;368(23):2159-68. Doi: https://doi.org/10.1056/NEJMoa1214103.
46. Alhazzani W, Møller MH, Arabi YM, Loeb M, Gong MN, Fand E, et al. Surviving Sepsis Campaign: guidelines on the management of critically ill adults with Coronavirus Disease 2019 (COVID-19). Crit Care Med. 2020;48(6):e440-e469. Doi: https://doi.org/10.1097/CCM.0000000000004363.
47. Crausaz M, Monneret G, Conti F, Lukaszewicz AC, Marchand JB, Martin P, et al. A novel virotherapy encoding human interleukin-7 improves ex vivo T lymphocyte functions in immunosuppressed patients with septic shock and critically ill COVID-19. Front Immunol. 2022;13:939899. Doi: https://doi.org/10.3389/fimmu.2022.939899.
48. Dong X, Wang C, Liu X, Gao W, Bai X, Li Z. Lessons learned comparing immune system alterations of bacterial sepsis and SARS-CoV-2 sepsis. Front Immunol. 2020;11:598404. Doi: https://doi.org/10.3389/fimmu.2020.598404.
49. Lang C, Jaksch P, Hoda MA, Lang G, Staudinger T, Tschernko E, et al. Lung transplantation for COVID-19-associated acute respiratory distress syndrome in a PCR-positive patient. Lancet Respir Med. 2020;8(10):1057-60. Doi: https://doi.org/10.1016/S2213-2600(20)30361-1.
50. Bredin S, Charpentier J, Mira JP, Gastli N, Pène F, Llitjos JF. Impact of colonization with multidrug-resistant bacteria on the risk of ventilator-associated pneumonia in septic shock. J Crit Care. 2022;71:154068. Doi: https://doi.org/10.1016/j.jcrc.2022.154068.
51. Franco-Moreno A, Acedo-Gutiérrez MS, Martín NLS, Hernández-Blanco C, Rodríguez-Olleros C, Ibáñez-Estéllez F, et al. Effect of EARLY administration of DEXamethasone in patients with COVID-19 pneumonia without acute hypoxemic respiratory failure and risk of development of acute respiratory distress syndrome (EARLY-DEX COVID-19): study protocol for a randomized controlled trial. Trials. 2022;23(1):784. Doi: https://doi.org/10.1186/s13063-022-06722-x.
52. Driggin E, Madhavan MV, Bikdeli B, Chuich T, Laracy J, Biondi-Zoccai J, et al. Cardiovascular considerations for patients, health care workers, and health systems during the COVID-19 pandemic. J Am Coll Cardiol. 2020;75(18):2352-71. Doi: https://doi.org/10.1016/j.jacc.2020.03.031.
53. Tsolaki V, Solaki V, Zakynthinos GE, Mantzarlis K. Right ventricular dilation: The additive effect of mechanical ventilation on pulmonary embolism in Covid-19 patients. Thromb Res. 2020;196:25-6. Doi: https://doi.org/10.1016/j.thromres.2020.07.057.
54. Trêpa M, Hipólito Reis A, Oliveira M. Cardiovascular complications of COVID-19 infection. Acta Med Port. 2021;34(9):608-14. Doi: https://doi.org/10.20344/amp.15584.
55. Davies A, Jones D, Bailey M, Beca J, Bellomo R, Blackwell N, et al. Extracorporeal Membrane Oxygenation for 2009 Influenza A (H1N1) Acute Respiratory Distress Syndrome. JAMA. 2009;302(17):1888-95. Doi: https://doi.org/10.1001/jama.2009.1535.
56. Ñamendys-Silva SA. ECMO for ARDS due to COVID-19. Heart Lung. 2020;49(4):348-9. Doi: https://doi.org/10.1016/j.hrtlng.2020.03.012.
57. Schmidt M, Hajage D, Lebreton G, Monsel A, Voiriot G. Extracorporeal membrane oxygenation for severe acute respiratory distress syndrome associated with COVID-19: a retrospective cohort study. Lancet Respir Med. 2020;8(11):1121-31. Doi: https://doi.org/10.1016/S2213-2600(20)30328-3.
58. Barbaro RP, MacLaren G, Boonstra PS, Iwashyna T, Slutsky AS, Fan E, et al. Extracorporeal membrane oxygenation support in COVID-19: an international cohort study of the Extracorporeal Life Support Organization registry. Lancet. 2020;396(10257):1071-8. Doi: https://doi.org/10.1016/S0140-6736(20)32008-0
59. Bowe B, Xie Y, Xu E, Al-Aly Z. Kidney outcomes in long COVID. J Am Soc Nephrol. 2021;32(11):2851-62. Doi: https://doi.org/10.1681/ASN.2021060734.
60. Rezende LDA, Freitas PSS, Silva KEJ, Catabriga DS, Santos RA, Nogueira PC, et al. Lesões por pressão e os desafios frente à pandemia de COVID-19. Rev Enferm Atual In Derme. 2022;96(38):e021253. Doi: https://doi.org/10.31011/reaid-2022-v.96-n.38-art.1336.
61. Ranney ML, Griffeth V, Jha AK. Critical supply shortages – the need for ventilators and personal protective equipment during the COVID-19 pandemic. New Engl J Med. 2020;382(18):e41. Doi: https://doi.org/10.1056/NEJMp2006141.
62. Vranas KC, Golden SE, Mathews KS, Schutz A, Valley TS, Duggal A, et al. The influence of the COVID-19 pandemic on ICU organization, care processes, and frontline clinician experiences: a qualitative study. Chest. 2021;160(5):1714-28. Doi: https://doi.org/10.1016/j.chest.2021.05.041.

63. David HMSL, Acioli S, Silva MRF, Bonetti OP, Passos H. Pandemics, crisis conjunctures, and professional practices: what is the role of nursing with regard to COVID-19? Rev Gaúcha Enferm. 2020;42(spe):e20200254. Doi: https://doi.org/10.1590/1983-1447.2021.20190254.
64. Ayanian JZ. Mental health needs of health care workers providing frontline COVID-19 Care. JAMA Health Forum. 2020;1(4):e200397. Doi: https://doi.org/10.1001/jamahealthforum.2020.0397.
65. Fernández-Castillho RJ, González-Caro MD, Fernández-García E, Porcel-Gálvez AM, Garnacho-Montero J. Intensive care nurses' experiences during the COVID-19 pandemic: A qualitative study. Nurs Crit Care. 2021;26(5):397-406. Doi: https://doi.org/10.1111/nicc.12589.
66. Ramalho Neto JM, Viana RAPP, Franco AS, Prado PR, Gonçalves FAF, Nóbrega MML. Nursing diagnosis/outcomes and interventions for critically ill patients affected by COVID-19 and sepsis. Texto Contexto Enferm. 2020;29:e20200160. Doi: https://doi.org/10.1590/1980-265X-TCE-2020-0160.
67. Baykara ZG, Karadag A, Bulut H, Duluklu B, Kara-Bulut H, Aktas D, et al. Pressure injury prevalence and risk factors: a national multicenter analytical study. J Wound Ostomy Continence Nurs. 2023;50(4):289-95. Doi: https://doi.org/10.1097/WON.0000000000000995.
68. Jia YJ, Hu FH, Zhang WQ, Tang W, Ge MW, Shen WQ, et al. Incidence, prevalence and risk factors of device-related pressure injuries in adult intensive care unit: A meta-analysis of 10,084 patients from 11 countries. Wound Repair Regen. 2023;31(5):713-22. Doi: https://doi.org/10.1111/wrr.13112.
69. He H, Atyia SA, Smetana KS, May CC. Retrospective evaluation of dexmedetomidine dosing in a cohort of neurologically injured obese critically ill patients. Int J Crit Illn Inj Sci. 2023;13(2):48-53. Doi: https://doi.org/10.4103/ijciis.ijciis_74_22.
70. Roginski MA, Carroll MC, Trautwein ML, Watkins ED, Esteves AM. Sedation practices of mechanically ventilated patients during critical care transport. Air Med J. 2023;42(5):343-7. Doi: https://doi.org/10.1016/j.amj.2023.05.002.
71. Sprung J, Deljou A, Warner DO, Schroeder DR, Weingarten TN. Postanesthesia care unit recovery time according to volatile anesthetic used in clinical practice. Anesth Analg. 2023. Doi: https://doi.org/10.1213/ANE.0000000000006647.
72. Oxlund J, Knudsen T, Strøm T, Lauridsen JT, Jennum PJ, Toft P. Serum melatonin concentration in critically ill patients randomized to sedation or non-sedation. Ann Intensive Care. 2021;11(1):40. Doi: https://doi.org/10.1186/s13613-021-00829-1.
73. Maas MB, Lizza BD, Abbott SM, Liotta EM, Gendy M, Eed J, et al. Factors disrupting melatonin secretion rhythms during critical illness. Crit Care Med. 2020;48(6):854-61. Doi: https://doi.org/10.1097/CCM.0000000000004333.
74. Olsen HT, Nedergaard HK, Strøm T, Oxlund J, Wian KA, Ytrebø LM, et al. Nonsedation or light sedation in critically ill, mechanically ventilated patients. N Engl J Med. 2020;382(12):1103-11. Doi: https://doi.org/10.1056/NEJMoa1906759.
75. Korompeli A, Muurlink O, Kavrochorianou N, Katsoulas T, Fildissis G, Baltopoulos G. Circadian disruption of ICU patients: A review of pathways, expression, and interventions. J Crit Care. 2017;38:269-77. Doi: https://doi.org/10.1016/j.jcrc.2016.12.006.
76. Herdman TH, Kamitsuru S, Lopes CT. Diagnósticos de Enfermagem da NANDA-I: Definições e Classificação – 2021-2023.12. ed. Rio de Janeiro: Artmed; 2021.
77. Bulechek GM, Butcher HK, Dochterman JM. Classificação das Intervenções de Enfermagem (NIC). 6. ed. Rio de Janeiro: Elsevier, 2016.

GABARITO

1. Resposta: B.
Comentário: A data de início da Campanha Nacional de Vacinação contra a covid-19 no Brasil foi 17 de janeiro de 2021. Ela teve como objetivo imunizar a população brasileira contra o vírus. Desde então, a campanha tem sido conduzida em todo o país, com a distribuição das doses das vacinas aos estados e aos municípios.

2. Resposta: D.
Comentário: O vírus da covid-19 adentra no organismo humano, principalmente, através dos receptores da ECA 2 presentes nas células da mucosa nasal e do pneumócito tipo II, e os pulmões são os primeiros órgãos afetados.

3. Resposta: C.
Comentário: A síndrome do desconforto respiratório agudo (SDRA) tem elevada incidência em pacientes com covid-19 e se

apresenta clinicamente como uma lesão pulmonar aguda caracterizada por dano alveolar difuso com desenvolvimento de edema pulmonar não cardiogênico decorrente do aumento da permeabilidade da membrana alvéolo-capilar pulmonar, levando a uma insuficiência respiratória e hipoxemia.

4. Resposta: D.
   Comentário: A avaliação frequente da superfície da pele e da permeabilidade do tubo endotraqueal são essenciais para evitar eventos adversos como ocorrência de lesão por pressão e obstrução do tubo com consequente hipóxia. Para tanto, é fundamental que a equipe da UTI conheça a técnica de pronação e os cuidados clínicos relacionados à manutenção do paciente nessa posição.

5. Resposta: B.
   Comentário: A principal característica definidora do diagnóstico de enfermagem "Desobstrução ineficaz das vias aéreas" são ruídos adventícios respiratórios e quantidade excessiva de muco.

CAPÍTULO 12

Assistência de enfermagem ao paciente crítico em situações de vulnerabilidade (pessoas idosas e mulheres no ciclo gravídico puerperal)

Flávia de Oliveira Motta Maia
Paulo Carlos Garcia
Daniella Pires Nunes
Luciana Ogawa

RESUMO

O uso de recursos tecnológicos e terapêuticos das unidades de terapia intensiva (UTI) para a assistência de enfermagem ao paciente crítico em situações de vulnerabilidade (pessoas idosas e mulheres no ciclo gravídico puerperal) otimiza a sobrevida de muitos pacientes. Pessoas idosas estão em situações de vulnerabilidade devido à suscetibilidade a disfunções, deficiências e perdas provenientes da senilidade, que as predispõem a multimorbidade, fragilidade e incapacidades. Outro grupo em situação de vulnerabilidade são as mulheres que se encontram no ciclo gravídico puerperal. Neste capítulo, várias reflexões são realizadas, desde a definição de vulnerabilidade até a abordagem terapêutica e os cuidados com a pessoa idosa e mulheres no ciclo gravídico puerperal. Existe uma grande lacuna de informações nessas temáticas, sendo uma das premissas deste capítulo esclarecer algumas delas.

TÓPICOS ABORDADOS

1. Paciente crítico em situações de vulnerabilidade.
2. Aspectos conceituais sobre a vulnerabilidade da pessoa idosa.
3. Aspectos conceituais sobre vulnerabilidade de mulheres no ciclo gravídico puerperal.
4. Cuidado de enfermagem ao paciente crítico em situações de vulnerabilidade.

OBJETIVOS DE APRENDIZAGEM

Que ao final deste capítulo, o leitor seja capaz de entender a abordagem geral sobre pacientes vulneráveis em unidades críticas, reconhecer os aspectos fisiológicos que predispõem a pessoa idosa e a mulher no ciclo gravídico puerperal à vulnerabilidade, compreender a relevância do cuidado de enfermagem ao paciente idoso e mulher no ciclo gravídico puerperal em unidades críticas e implementar o conteúdo em casos clínicos.

PACIENTE CRÍTICO EM SITUAÇÕES DE VULNERABILIDADE

O termo *vulnerabilidade* se origina do latim *vulnerare*, que significa ferir, e do substantivo *vulnus*, definido como ferimento. Etimologicamente, a vulnerabilidade pode ser definida como a suscetibilidade de ser ferido física ou emocionalmente[1]. No campo da bioética, o conceito de vulnerabilidade tem sido amplamente utilizado nos contextos de pesquisa e ética em saúde[2]. Há uma discussão ampla que descreve a vulnerabilidade como uma condição humana, ou seja, ser vulnerável é uma característica universal, inevitável e finita[3,4]. Por outro lado, a conceituação mais específica da vulnerabilidade refere-se a pessoas ou grupos particulares inseridos em contextos que podem causar danos e capacidade limitada de autonomia, devido a injustiça, dependências ou capacidades prejudicadas, que se presume serem menos capazes de se proteger[4,5].

Recente revisão de escopo aponta uma estrutura conceitual de vulnerabilidade resultante de interações complexas que envolvem um acúmulo de riscos inter-relacionados de sofrer preconceito ou dano, incluindo a exposição, a concretização e a incapacidade de lidar com a ameaça. Por outro lado, enfatiza o conceito de *situação de vulnerabilidade,* que engloba fatores ambientais contextuais e capacidades individuais, e pode ser definida como um conjunto de circunstâncias nas quais um ou mais indivíduos vivenciam, em um momento específico no tempo, dificuldades fisiológicas, psicológicas, socioeconômicas ou sociais que possam interagir para aumentar o risco de serem prejudicados ou ter desafios que os predispõem a um impacto negativo na vida[5].

Pessoas idosas estão em situações de vulnerabilidade devido à suscetibilidade a disfunções, deficiências e perdas provenientes da senilidade, que as predispõem a multimorbidade, fragilidade e incapacidades[6,7]. Esse grupo apresenta alta prevalência de doenças crônicas e menor reserva orgânica que evolui mais facilmente a um estado crítico[8].

Além das pessoas idosas, as mulheres que se encontram no ciclo gravídico puerperal também são consideradas um grupo em situação de vulnerabilidade. A gestação normal está associada a adaptações fisiológicas e anatômicas necessárias que acarretam acentuadas mudanças no organismo materno. Provavelmente, em nenhuma outra fase do ciclo vital exista maior mudança do funcionamento e forma do corpo humano em tão curto espaço de tempo. Essas alterações iniciam-se desde o momento da implantação do óvulo fecundado no endométrio e se estendem por todo o período gestacional até o término da lactação[9].

O nascimento de um bebê é um momento importante e sensível para a mulher e a família, em que além de modificações fisiológicas em seu organismo, alterações psicológicas e na rotina acontecem junto às expectativas e medos que envolvem o próprio parto, a recuperação materna e a dinâmica do binômio mãe e filho. Assim, situações de comprometimento grave à saúde da mãe precisam ser abordadas de modo abrangente, considerando as causas, os contextos e as percepções subjetivas dela[10].

Apesar das iniciativas para a execução de um novo modelo de atenção ao parto baseado na humanização, a cultura da medicalização e o atendimento fragmentado e hospitalocêntrico ainda prevalece na atenção obstétrica, sobretudo no Brasil, onde ainda é notável a falta de aderência dos profissionais às práticas humanizadas, como na presença de altas taxas de cesáreas eletivas[11].

Assim, as estratégias de cuidados devem ser individuais, atendendo à realidade da mulher e preservando seu bem-estar com base no seu contexto de vida, dinamizados sob a ética, respeito, humanização[10] e gestão de protocolos com base em evidências científicas para prevenção de mortalidade materna.

Embora exista a possibilidade de hospitalização em setor crítico em qualquer momento durante o ciclo gravídico puerperal, como doenças agravadas pela gestação, complicações pós-abortamento ou eclâmpsia grave, este capítulo abordará uma das mais frequentes causas de morte materna, a hemorragia pós-parto (HPP).

Com os avanços de uma tecnologia complexa que as unidades críticas contemplam, evidencia-se o aumento da sobrevida. Dado que pode ser corroborado por estudo prospectivo com 3.920 pacientes, com idade média de 84 anos, de 22 países, que encontrou taxa de 72,5% de sobrevida[12]. No entanto, há uma prevalência entre 25% e 55% dos sobreviventes da doença crítica que podem apresentar a síndrome pós-cuidado intensivo[13]. Essa síndrome envolve sequelas cognitivas, físicas e de saúde mental, a saber: imunossupressão persistente, reinternação, redução da capacidade funcional, depressão, incapacidade de retomar as atividades laborais e redução da qualidade de vida[14].

Diante desse contexto, este capítulo tem como objetivo explanar a assistência de enfermagem a pacientes críticos em situações de vulnerabilidade, como pessoas idosas e mulheres no ciclo gravídico puerperal, a fim de orientar os profissionais de saúde intensivistas sobre as peculiaridades desses indivíduos e o manejo do cuidado durante ou após admissão na unidade crítica.

ASPECTOS CONCEITUAIS SOBRE A VULNERABILIDADE DA PESSOA IDOSA

O envelhecimento do indivíduo é um processo irreversível, não patológico, de deterioração de um organismo mais envelhecido, de maneira que o tempo o torne menos capaz de lidar com situações estressoras do meio ambiente e, portanto, atinja a finitude[15].

Alguns autores consideram as pessoas idosas como grupos vulneráveis, ou seja, estão sujeitas à progressiva deterioração física, com perda da independência e tendem a vivenciar a finitude mais intensamente[1,3,16]. No entanto, diversos autores contestam que a idade cronológica avançada não deve ser considerada isoladamente como um marcador de vulnerabilidade[4,5,17].

A velhice envolve um processo multidimensional e heterogêneo, e associa-se à trajetória individual e às oportunidades sociais e de saúde recebidas ao longo da vida[18,19]. Alguns autores encorajam a atenção especial para determinar se uma pessoa idosa está mais suscetível a vivenciar situações de vulnerabilidade para algumas razões específicas, por exemplo, comprometimento físico, cognitivo ou social[4,17].

Revisão sistemática sobre a vulnerabilidade da pessoa idosa conceituou essa condição como um complexo de interações de uma ou mais condições situacionais que podem acompanhar a velhice, desde questões físicas e sociais a aspectos políticos e econômicos. Essas condições tornam as pessoas idosas mais expostas do que outros grupos a ameaças ou injustiças[4].

Ainda, os autores apontam a identificação de seis dimensões da vulnerabilidade das pessoas idosas: física (caracterizada por deterioração corporal como instabilidade postural, mobilidade reduzida, fragilidade, doenças, demências, comprometimento funcional e dependência); psicológica (depressão, perda de entes queridos, ausência de suporte emocional e a presença de laços sociais negativos); relacional/interpessoal (perda da autonomia e do controle de suas próprias atividades diárias, suporte familiar ineficiente, morar sozinho); moral (infantilização do indivíduo, privação da identidade pessoal, idadismo); socioculturais, políticos e econômicos (ser mulher, baixa escolaridade e renda, baixo nível de apoio social, discriminação); e existencial/espiritual (falta de sentido e desesperança)[4].

Considerando o exposto, a avaliação das situações de vulnerabilidade da pessoa idosa precisa ser compreendida para que sejam identificadas e intervenções sejam planejadas para o cuidado. Para uma melhor compreensão do tema reflita sobre a situação de João.

No caso do João, observa-se a presença de multimorbidade (duas ou mais doenças crônicas) e polifarmácia (uso de oito medicamentos contínuos). O comprometimento do estado funcional sinaliza o impacto da descompensação das condições crônicas na capacidade de autocuidado do idoso e pode orientar os profissionais de saúde na tomada de decisões de cuidados de saúde como a necessidade de hospitalização.

No que tange às situações de vulnerabilidade de João, notaram-se o comprometimento nas dimensões física (multimorbidade, polifarmácia e alcoolismo); relacional/interpessoal (dificuldade na realização de suas atividades diárias, relações familiares conflituosas); socioculturais e econômicas (analfabeto e baixo nível de apoio social). A avaliação de tais informações é de suma relevância para a compreensão integrada e centrada na pessoa idosa.

Na admissão hospitalar, torna-se necessária a realização da Avaliação Multidimensional da Pessoa Idosa (AMPI), como a base para a precisão diagnóstica e o planejamento de cuidados (Figura 1). A AMPI prioriza o estado funcional e a qualidade de vida da pessoa idosa, e avaliam-se os seguintes parâmetros: equilíbrio, mobilidade e risco de quedas; função cognitiva; condições emocionais; deficiências sensoriais; capacidade funcional; estado e risco nutricional; condições socioambientais; polifarmácia e medicações inapropriadas; comorbidades e multimorbidade.

A partir da AMPI, é possível identificar a preexistência de síndromes geriátricas – comprometimento cognitivo (demência, *delirium*, depressão), iatrogenias medicamentosas e de cuidado, instabilidade postural e quedas, incontinências, imobilidade e insuficiência familiar. A alta prevalência de síndromes geriátricas prévias indica uma população altamente vulnerável ao desenvolvimento de síndromes geriátricas adicionais (ou agravamento das existentes) quando a pessoa idosa se encontra hospitalizada[20].

Ressalta-se que a avaliação e a manutenção do estado funcional são o cerne do cuidado de pacientes idosos. Com isso, a integração dos princípios geriátricos à rotina de cuidados em unidades clínicas e críticas deve ser considerada como parte do cuidado integral das pessoas idosas.

A piora da condição de saúde do João, como a instabilidade dos níveis pressóricos, comprometimento respiratório e possível *delirium* desencadearam sua transferência para a unidade de terapia intensiva. O conhecimento prévio da gravidade das doenças crônicas na admissão da unidade crítica possibilita determinar as chances de recuperação do paciente[21]. A permanência em uma unidade crítica é apenas uma das várias possibilidades de cuidado durante a trajetória de um paciente. As internações em unidades de terapia intensiva por doenças catastróficas ou críticas não são necessariamente eventos terminais; e não significam que o paciente necessitará ou receberá automaticamente todos os sistemas de suporte à vida disponíveis[22].

O paciente idoso crítico tende a experimentar condições de dependência física e emocional, presença de sintomas angustiantes como dor, agitação, *delirium*, fra-

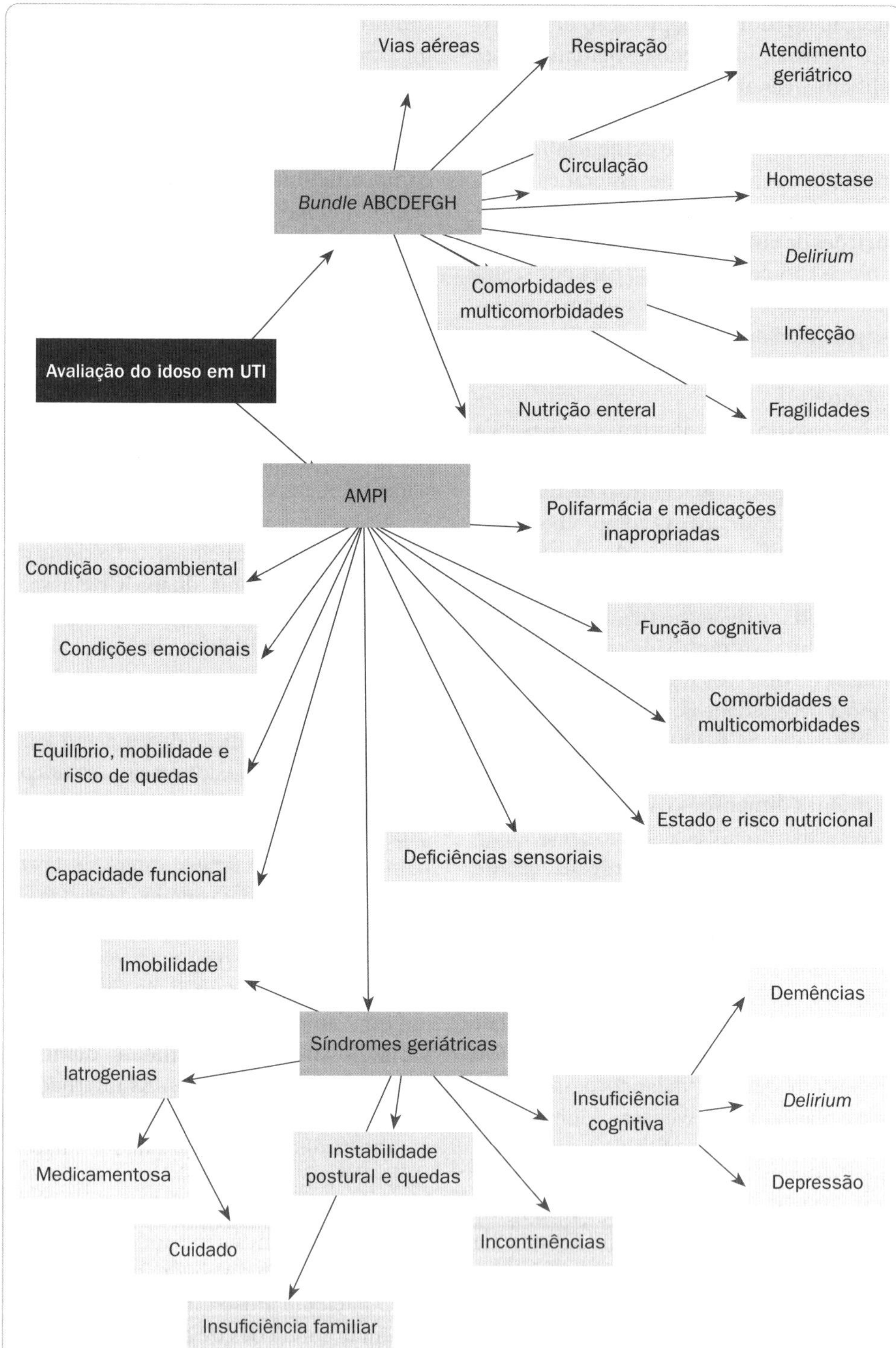

FIGURA 1 Mapa mental da avaliação da pessoa idosa em UTI.

Fonte: Elaborada pelos autores.

queza e privação de sono, medo e ansiedade devido à falta de informação e de cuidado despersonalizado, aumentando a exposição a situações de vulnerabilidade. Ademais, o cuidado complexo desses pacientes requer tratamento que os mantêm sedados, imobilizados e, muitas vezes, isolados socialmente[7,23-25].

A idade em si não é o único determinante do prognóstico em pacientes críticos, embora a mortalidade aumente com a idade. A identificação precoce da gravidade das morbidades, do comprometimento do estado funcional e da cognição, além da presença de síndromes geriátricas, é crucial para entender a vulnerabilidade prévia, bem como os resultados de pacientes idosos críticos[7,26,27].

Tal cenário aponta a necessidade da padronização de protocolos de tratamentos a pacientes idosos críticos; treinamento dos profissionais de cuidados intensivos sobre princípios geriátricos, avaliação do estado funcional e das síndromes geriátricas; promoção de reabilitação precoce e o planejamento de alta devem ser propostos; e gerenciamento da complexidade de cuidado[27,28].

Problema: João Silva, 78 anos, analfabeto, casado, possui quatro filhos. Tem diagnóstico de hipertensão arterial e insuficiência cardíaca. Há dois dias encontra-se hospitalizado em unidade clínica de um hospital público devido a dispneia, edema em MMII e queixa de dor torácica intensa e constante. Segundo sua esposa Maria, ele faz uso de oito medicamentos (não soube informa os nomes) e, nos últimos dois meses, requeria ajuda para o desempenho de suas atividades cotidianas, como vestir-se, realizar transferência da cama/cadeira e caminhar. Não conta com o apoio dos filhos devido a sua relação conflituosa por causa do alcoolismo (Figura 2).

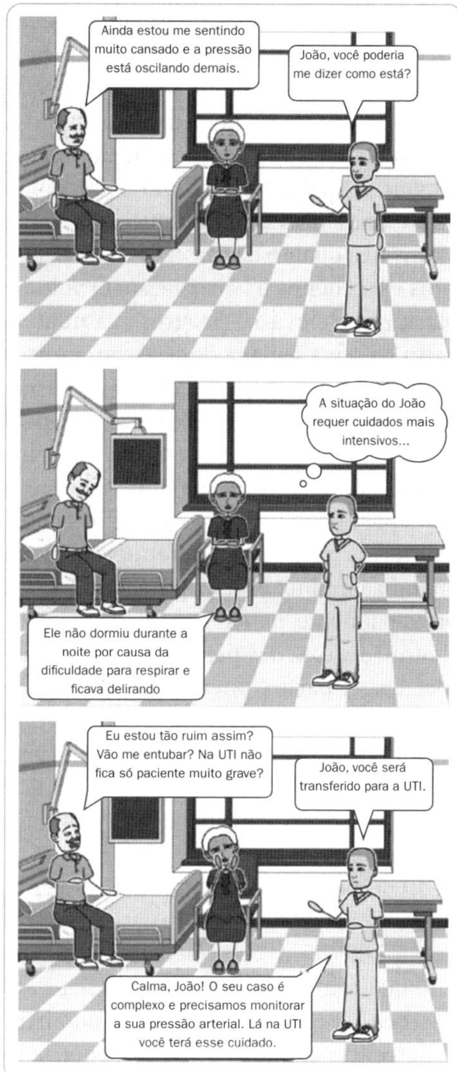
Ainda estou me sentindo muito cansado e a pressão está oscilando demais.
João, você poderia me dizer como está?
A situação do João requer cuidados mais intensivos...
Ele não dormiu durante a noite por causa da dificuldade para respirar e ficava delirando
Eu estou tão ruim assim? Vão me entubar? Na UTI não fica só paciente muito grave?
João, você será transferido para a UTI.
Calma, João! O seu caso é complexo e precisamos monitorar a sua pressão arterial. Lá na UTI você terá esse cuidado.

FIGURA 2 Evolução da trajetória do João durante a hospitalização.

Fonte: Elaborada pelos autores.

ASPECTOS CONCEITUAIS SOBRE VULNERABILIDADE DA MULHER NO CICLO GRAVÍDICO PUERPERAL

A gestação normal está associada a ajustes na fisiologia do corpo que provocam acentuadas mudanças no organismo da mãe.

O conhecimento dessas mudanças se faz necessário para adequada avaliação do processo de doença em uma mulher que está gestando ou está no período de pós-parto.

Na gestação há uma elevação do volume sanguíneo total em cerca de 40 a 50%, como decorrência do aumento tanto do volume plasmático quanto da massa total de eritrócitos e leucócitos na circulação. O volume plasmático eleva-se progressivamente a partir da sexta semana de gestação, aumentando cerca de 50% durante todo o período gestacional. Esse aumento é necessário para suprir a demanda do sistema vascular hipertrofiado de um útero também aumentado, para proteger mãe e feto dos efeitos deletérios da queda do débito cardíaco quando a mulher está na posição supina e, principalmente, para resguardar a mãe dos efeitos adversos das perdas sanguíneas associadas ao parto e puerpério. A produção eritrocitária e os níveis de eritropoetina encontram-se elevados na gestação normal, enquanto a massa eritrocitária permanece constante em relação ao peso corporal durante o período[9].

O número de leucócitos aumenta consideravelmente durante a gestação normal, de 5 a 7.000/mm^3 para médias entre 8.000 e 16.000/mm^3, especialmente do segundo e terceiro trimestre, por razões não bem esclarecidas. Durante o parto e puerpério imediato, esses valores podem atingir até 20 a 30.000/mm^3, às custas principalmente dos granulócitos neutrófilos, normalizando-se em torno do sexto dia de puerpério. Durante a gravidez normal há alterações no endotélio vascular, do fluxo sanguíneo, dos fatores coagulantes e anticoagulantes e da fibrinólise. Tais alterações podem refletir mecanismos adaptativos, mas podem gerar um estado de hipercoagulabilidade[9].

Em relação às plaquetas, há uma moderada diminuição com o progredir da gestação, principalmente no terceiro trimestre, com recuperação no puerpério. Isso se deve, em parte, ao consumo de plaquetas, uma vez que parece haver certo grau de coagulação intravascular disseminada (CIVD) na circulação uteroplacentária. A gestação seria, portanto, um estado crônico de CIVD, onde a síntese excederia o consumo. A placenta seria o local de consumo (deposição de fibrina) e funcionaria como um filtro. No pós-parto, desaparecendo esse processo, haveria exaltação do sistema de coagulação que, associada à limitação de atividade física, poderia favorecer a ocorrência de complicações tromboembólicas[9].

Na gestação há uma necessidade aumentada de ferro destinado ao desenvolvimento do feto, placenta e cordão umbilical, e para perdas sanguíneas por ocasião do parto e puerpério. A utilização do ferro para produção de hemoglobina fetal, obtido através da placenta, independe do estoque de ferro da mãe, contribuindo assim para a diminuição da disponibilidade de ferro para o organismo materno[9].

Como na gestação, a expansão do volume plasmático é maior do que a expansão da massa eritrocitária, as concentrações de hemoglobina e hematócrito diminuem com consequente diminuição da viscosidade sanguínea. Essa hemodiluição leva a uma "anemia fisiológica", atingindo um equilíbrio em torno de valores do hematócrito de 31 a 33% e hemoglobina de 11 g/dL[9].

Na prática, os problemas mais frequentes do sistema hematológico do ciclo gravídico puerperal são: anemia no pré-natal, hemorragia durante o parto e pós-parto imediato e tromboembolismo no puerpério, sendo a anemia o problema hegemônico nesse período.

A hemorragia pós-parto (HPP) é uma emergência obstétrica que atinge de 1% a 10% de todos os partos, sendo considerada a principal causa de mortalidade materna em países de baixa renda e a causa primária de quase um quarto de todas as mortes maternas no mundo, com mais de 80 mil mortes em 2015[29,30]. Estima-se que, anualmente, 140 mil mulheres morrem de HPP em todo o mundo, o que corresponde a um óbito a cada 4 minutos[31]. Trata-se de uma das mais severas violações dos direitos humanos das mulheres, pois a maioria dos casos pode ser evitada com atenção à saúde precoce e de qualidade[32].

Além do óbito, os casos mais graves podem levar a complicações importantes como: síndrome do desconforto respiratório do adulto, insuficiência renal, coagulopatia, choque hipovolêmico, perda da fertilidade e necrose pituitária (síndrome de Sheehan)[31]. A HPP tem sua importância para profissionais da prática em unidades críticas, pois se trata de uma das maiores causas de óbito materno na população mundial. É necessário aprimorar o conhecimento das equipes em relação a esse momento tão vulnerável em que a mulher se encontra, buscando a melhora da atenção à saúde e a diminuição da morbimortalidade materna.

Após o nascimento, alguns processos fisiológicos ocorrem no corpo da mulher. O músculo uterino se contrai, comprimindo os vasos sanguíneos que irrigam o leito placentário e fatores hemostáticos teciduais locais e sistêmicos de coagulação controlam o sangramento após a dequitação[33]. Em alguns casos, esse processo fisiológico não se dá adequadamente, e um quadro de hemorragia pode se instalar, necessitando de intervenção de profissionais especializados e suporte hospitalar.

A hemorragia primária de pós-parto é definida como a perda de mais de 500 mL de sangue após parto vaginal ou acima de 1.000 mL após parto cesariana nas primeiras 24 horas, ao passo que a HPP maciça é definida como perda superior a 2.000 mL de sangue dentro do mesmo período[30]. Outras definições aceitas são a diminuição de 10% da hemoglobina materna após o parto ou, ainda, a perda sanguínea excessiva que torne a paciente sintomática (tontura, vertigem, síncope) e/ou com manifestações de hipovolemia (hipotensão, taquicardia, oligúria)[34] (Quadro 1).

Esta última definição tem sido a mais acertada em contextos de prática clínica, pois é direcionada para o estado geral da paciente, considerando também parâmetros clínicos, além do volume da perda sanguínea em si, independentemente da via de parto.

Os quatro processos que podem causar a hemorragia primária de pós-parto podem ser memorizados com o mnemônico "quatro T's": **t**ônus, **t**rauma, **t**ecido e **t**rombina.

A atonia uterina (**t**ônus) representa a maioria dos casos de HPP. Para que ela ocorra deve haver falha em algum fator fisiológico que promove a contração do miométrio, que pode ser causada por fadiga muscular uterina, anormalidade uterina, corioamnionite, multiparidade, droga relaxante uterina ou distensão uterina devido a gemelaridade, macrossomia ou polidrâmnio. A segunda maior causa é o **t**rauma, que é atribuído principalmente a episiotomias, lacerações e hematomas no canal de parto, assim como rotura ou inversão uterina. A HPP também pode ser causada por retenção de **t**ecidos, que pode ocorrer por encarceramento ou acretismo placentário, podendo prejudicar a coagulação local e a involução uterina. E em casos mais raros a causa da HPP pode estar relacionada a distúrbios de coagulação (**t**rombina), que são provocados por falha em algum fator hemostático ou sistêmico de coagulação. Esses distúrbios podem ser herdados, como a doença de von Willebrand, hemofilia ou púrpura trombocitopênica idiopática, ou adquiridos devido ao uso de terapia anticoagulante ou complicações que resultaram em coagulação intravascular disseminada[35,36].

Estudos têm recomendado algumas práticas para prevenção de HPP que devem ser realizadas para todas as parturientes[30,37]:

- Avaliação de risco para HPP (Quadro 2)
- Manejo ativo do terceiro período:
  - administração de ocitocina
  - clampeamento oportuno do cordão umbilical
  - tração controlada do cordão umbilical para dequitação
- Vigilância uterina rigorosa por 1-2 horas após a dequitação
- Administração de ácido tranexâmico
- Estimular presença do acompanhante

Várias outras situações demandam atenção dos profissionais que estão prestando a assistência, uma vez que quando presentes intraparto elevam o risco para HPP[30]. São elas:

- Trabalho de parto prolongado
- Trabalho de parto taquitócico
- Laceração vaginal de 3º e 4º graus
- Prolongamento de episiotomia
- Placenta anormal (acreta ou prévia)
- Descolamento prematuro de placenta
- Parto induzido
- Corioamnionite
- Parada de progressão do polo cefálico
- Parto instrumentado (fórceps)

O tratamento para HPP consiste em identificar e tratar a causa. Na Figura 3, temos o fluxograma que mostra a sequência do atendimento para hemorragias causadas por atonia uterina (70% dos casos).

Considerando o exposto, a avaliação das situações de vulnerabilidade da gestante (puérpera) precisa ser compreendida e identificada para que intervenções de cuidados sejam planejadas. Para uma melhor compreensão do tema, reflita sobre a situação de Maria.

Maria apresentava três fatores de risco para HPP: multiparidade, feto grande e trabalho de parto taquitócico (acelerado). Não há descrição de avaliação de risco para HPP na maternidade.

A HPP foi diagnosticada, pois houve sangramento aumentado suficiente para causar instabilidade hemodinâmica. Podemos afirmar que Maria apresentou HPP mesmo sem sabermos a quantidade real do sangue perdido. Quantificar precisamente o volume de sangue perdido é muito difícil na prática clínica. Além do mais, a instabilidade hemodinâmica depende muito das características de saúde basais das pacientes,

Quadro 1 Grau de choque e sinais clínicos na hemorragia obstétrica

Grau de choque	(%) perda e volume em mL para mulheres 50-70 kg	Nível de consciência	Perfusão	Pulso	PAS (mmHg)	Transfusão
Compensado	10-15% 500-1.000 mL	Normal	Normal	60-90	> 90	Usualmente não
Leve	16-25% 1.000-1.500 mL	Normal e/ou agitada	Palidez, frieza	91-100	80-90	Possível
Moderado	26-35% 1.500-2.000 mL	Agitada	Palidez, frieza, sudorese	101-120	70-79	Usualmente exigida
Grave	> 35% > 2.000 mL	Letárgica ou inconsciente	Palidez, frieza, sudorese, perfusão capilar > 3'	> 120	< 70	Possível transfusão maciça

Obs.: O critério de maior gravidade é o que determina o grau de choque.
*Fonte: OPAS, 2018[30].

Quadro 2 Estratificação de risco para HPP

Baixo risco	Médio risco	Alto risco
Ausência de cicatriz uterina Gravidez única ≤ 3 partos vaginais prévios Ausência de distúrbio de coagulação Sem história de HPP	Cesariana ou cirurgia uterina prévia Pré-eclâmpsia leve Hipertensão gestacional leve Superdistensão uterina (gestação múltipla, polidrâmnio, macrossomia fetal) ≥ 4 partos vaginais Corioamnionite História prévia de atonia uterina ou hemorragia obstétrica Obesidade materna (IMC > 35 kg/m²)	Placenta prévia ou de inserção baixa Pré-eclâmpsia grave Hematócrito < 30% + fatores de risco Plaquetas < 100.000/mm³ Sangramento ativo à admissão Coagulopatias Uso de anticoagulantes Descolamento prematuro de placenta Placentação anômala (acretismo) Presença de ≥ 2 fatores de médio risco

Fonte: OPAS, 2018[30].

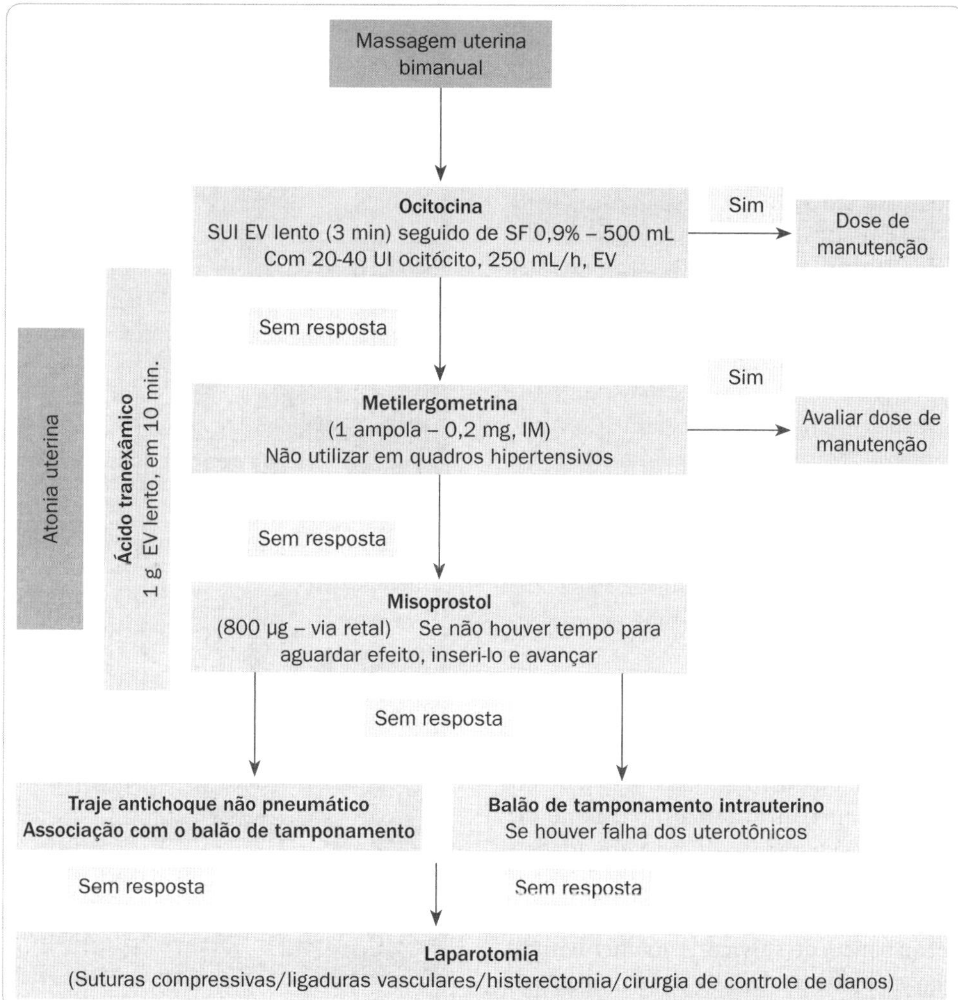

FIGURA 3 Sequência de atendimento da atonia uterina.
Fonte: OPAS, 2018[30].

Problema: Maria, 31 anos, 5G 4PN, fez 7 consultas de pré-natal e está tratando pré-eclâmpsia com metildopa. Foi admitida no Centro Obstétrico com 40 semanas e 4 dias de gestação, dilatação do colo de 3 cm, bolsa íntegra, apresentação cefálica, dinâmica uterina ausente e ultrassonografia mostrando oligoâmnio (ILA: 4 cm), sendo indicada a indução do trabalho de parto com ocitocina. Acompanhante não compareceu à unidade. Teve um parto normal após 3 horas do início da indução, sem anestesia e sem lacerações no períneo. Recém-nascido (RN) de sexo masculino, pesando 3.970 g e Apgar 9/9. Recebeu ocitocina profilática. A dequitação aconteceu 20 minutos após o nascimento. O RN permaneceu em contato pele a pele com a mãe e ambos foram encaminhados para um setor de recuperação. Cerca de 1 hora após o nascimento, a técnica de enfermagem solicita socorro, pois a paciente está descorada, taquicárdica, hipotensa e com quantidade de sangue expressivo no leito. Útero amolecido à palpação. Recebeu massagem uterina bimanual, nova dose de ocitocina, além de ácido tranexâmico e misoprostol. Mesmo após melhora do tônus uterino, manteve instabilidade hemodinâmica. Iniciou-se hemotransfusão após resultado de Hb 5,3 mg/dL e Ht 30%. Foi transferida para UTI adulto. RN foi encaminhado ao berçário por impossibilidade de receber cuidados da mãe (Figura 4)

que podem ser muito variáveis. O resultado laboratorial da hemoglobina não é determinante para o diagnóstico, no entanto, ele é necessário para identificar a gravidade e a necessidade de hemotransfusão.

Maria não teve acompanhante durante a permanência do serviço. A mulher tem direito garantido por lei a ter um acompanhante de sua escolha durante o período de internação[38]. A presença do acompanhante favorece a experiência da mulher em relação ao parto, incentiva o vínculo do casal com o bebê, inibe a ocorrência de violência obstétrica e auxilia a equipe a manter a vigilância sobre o binômio. Caso Maria estivesse acom-

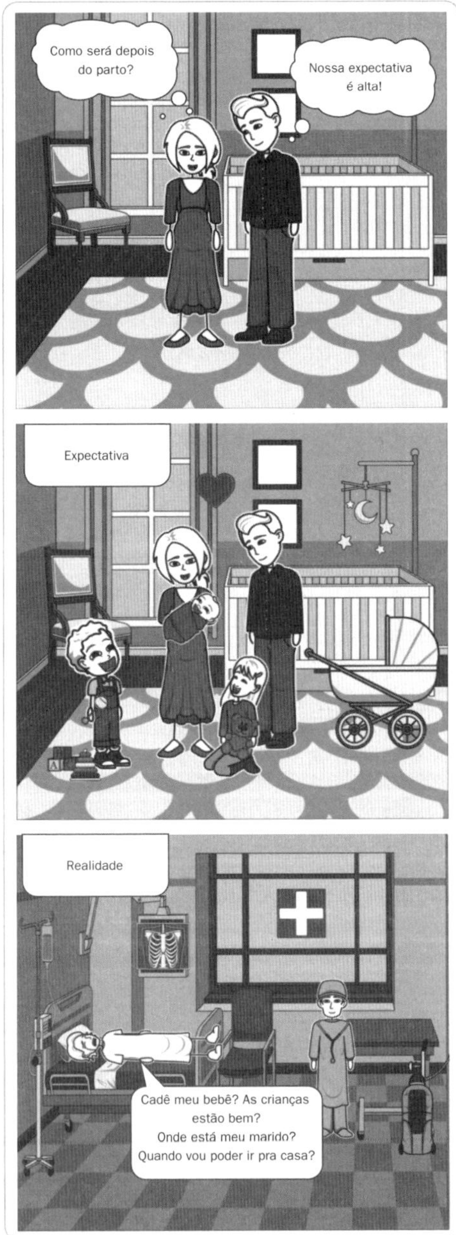
Como será depois do parto?
Nossa expectativa é alta!
Expectativa
Realidade
Cadê meu bebê? As crianças estão bem? Onde está meu marido? Quando vou poder ir pra casa?

FIGURA 4 Trajetória da Maria em relação à expectativa do seu parto e pós-parto.
Fonte: Elaborada pelos autores.

panhada pelo marido ou familiar, os sinais de hemorragia, como palidez, mal-estar ou presença de sangue aumentado, teriam sido identificados mais precocemente.

É recomendável solicitar apoio do serviço social, pois a família deve ser comunicada e orientada quanto ao ocorrido. Maria tem outros quatro filhos. Provavelmente está preocupada com as crianças, sem notícias e sem poder se comunicar.

A demora para o diagnóstico foi determinante para o desfecho materno ruim, com necessidade de hemotransfusão e internação em unidade crítica devido à instabilidade hemodinâmica. Essa situação imprevista de saúde impediu que Maria e o bebê permanecessem juntos, prejudicando a formação de vínculo e, principalmente, a amamentação. É necessário avaliar a possibilidade de amamentar o bebê ou realizar ordenha das mamas com o objetivo de estimular a produção de colostro, mesmo estando internada em unidade de pacientes críticos.

A mulher, durante o ciclo gravídico puerperal, encontra-se fisiologicamente vulnerável devido às adaptações necessárias para gestar um bebê. Todo esforço é necessário para evitar situações de risco de vida, sobretudo quando existem práticas comprovadamente preveníveis (Figura 5).

É fortemente recomendável que maternidades tenham um protocolo institucionalizado que apoie e padronize as ações relacionadas à prevenção e ao manejo de hemorragia obstétrica difundida entre os profissionais que atuam na assistência direta ao parto e puerpério[37].

Na prescrição de enfermagem sugere-se:

- Monitorização de sinais vitais a cada 2 horas
- Manter PAM > 75 mmHg
- Avaliar necessidade de cateter venoso central (CVC) para drogas vasoativas
- Manter meias de compressão para prevenção de trombose venosa profunda (TVP)
- Avaliar tônus uterino
- Avaliar sangramento vaginal
- Avaliar aspecto das mamas e presença de colostro
- Realizar ordenha manual ou receber RN para amamentar

CUIDADO DE ENFERMAGEM AO PACIENTE CRÍTICO EM SITUAÇÕES DE VULNERABILIDADE

Algumas estratégias de implementação têm sido desenvolvidas para orientar o cuidado centrado nos pacientes em cuidados intensivos. Dentre elas, cita-se o *ABCDEF Bundle*, que visa à avaliação de abordagens integradas e interprofissionais para o manejo de sintomas durante a doença crítica. Esse *bundle* pode ser aplicável a todos os pacientes críticos diariamente, independentemente do suporte ventilatório ou do diagnóstico de admissão[25,39]:

Ding et al. (2021)[40] propuseram o *ABCCDEFGHI Bundle* para cuidados geriátricos a fim de fornecer o melhor plano de cuidado para pacientes muito idosos e utilizar adequadamente os recursos de cuidados intensivos (Quadros 3 e 5).

Além desses recursos disponíveis, o enfermeiro deverá atentar-se a condições específicas para o cuidado das pessoas idosas, durante a internação em terapia intensiva, que podem comprometer ainda mais a condição desse indivíduo, como o *delirium*, parada cardiorrespiratória, ventilação mecânica, estados de choque, infecções, lesões por pressão, risco para trombose venosa profunda e presença de síndromes geriátricas (insuficiência cognitiva, instabilidade

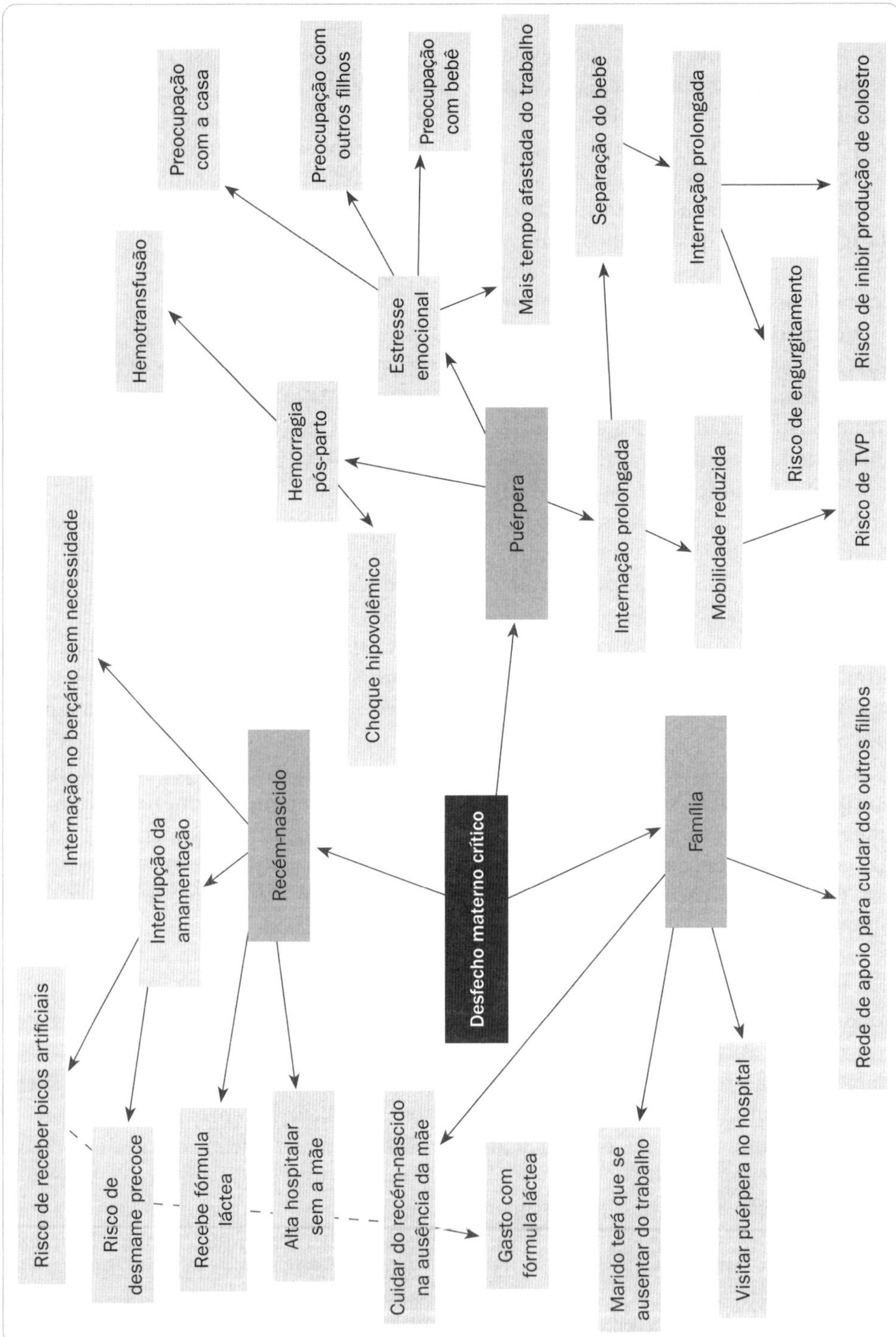

FIGURA 5 Mapa mental das consequências do desfecho materno crítico.

Fonte: Elaborada pelos autores.

postural e quedas, iatrogenias, incontinências, imobilidade e insuficiência familiar).

Para o manejo de gestantes no ciclo gravídico puerperal com HPP em unidades críticas, Alves et al. (2020)[41] propuseram alguns pontos-chave e possíveis diagnósticos de enfermagem que estão descritos no Quadro 4.

ESTUDO DE CASO

Apresentação

Mulher de 77 anos, com fratura de fêmur esquerdo após queda da própria altura ao tropeçar no tapete da sua sala de estar. Paciente com histórico de osteoartrose no joelho e dor articular importante que dificulta sua deambulação. Apresentou quedas recorrentes no último ano. Foi admitida na Unidade de Terapia Intensiva (UTI) no pós-operatório de correção cirúrgica da fratura de fêmur.

Introdução

Anualmente as quedas acometem cerca de 30% das pessoas idosas. As consequências das quedas podem ser mais graves em idosos que em indivíduos de outras faixas etárias, estando associadas a aumento da morbidade, incapacidade, hospitalização, institucionalização e morte[42]. Espera-se que o número de quedas e lesões relacionadas à queda aumentem nos próximos anos, não apenas pelo crescimento da população idosa, mas pelo aumento da prevalência de multimorbidade, polifarmácia e fragilidade entre eles[42].

Histórico

A paciente idosa não apresenta alterações cognitivas prévias à internação e não houve trauma craniano durante sua queda acidental. No entanto, evolui com quadro de confusão mental desde sua chegada na UTI. Foi realizada a avaliação segundo o *bundle ABCCDEFGHI* para cuidados geriátricos[43], conforme os dados da Figura 6 e Quadro 3.

Exames complementares

- Radiografia de fêmur (Figura 7) e para controle pós-cirúrgico.
- Radiografia de tórax: sem alterações.
- TC de crânio: compatíveis com a idade, não evidenciando alterações estruturais.

Problema: a paciente apresenta alteração comportamental que pode interferir na sua recuperação pós-operatória e no planejamento de alta da UTI.

Discussão do problema

O *delirium* é caracterizado como um declínio do funcionamento cognitivo, agudo, reversível e subjacente a uma condição clínica. Manifesta-se por atenção flutuante, estado de confusão e alteração comportamental. Pode ser dividido em *delirium* hipoativo, hiperativo ou misto[44,45]. Apesar de ser uma condição em que metade dos casos são preveníveis, o *delirium* e suas compli-

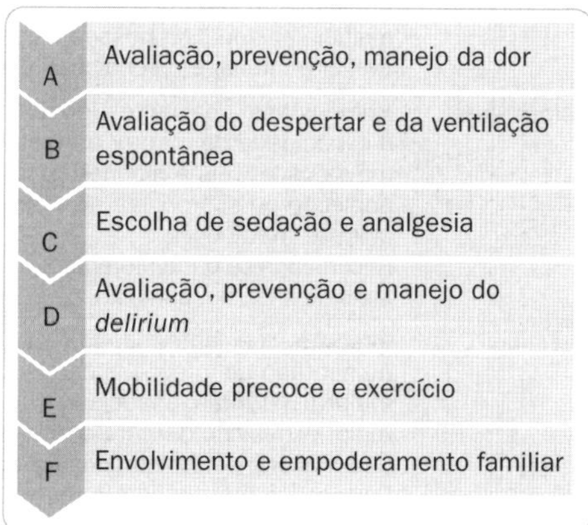

FIGURA 6 ABCDEF *Bundle*.

Quadro 3 Pontos-chave para o manejo de pacientes idosos em unidades críticas e sua relação com possíveis diagnósticos de Enfermagem

Pontos-chave		Descrição	Diagnóstico de Enfermagem
A	*Airways*	**Manutenção da via Aérea** – avaliação do reflexo protetor das vias aéreas (ou seja, reflexos de deglutição e tosse) para prevenção de pneumonia por aspiração.	▪ Desobstrução ineficaz das vias aéreas
B	*Breathing*	**Respiração** – atentar-se para o padrão respiratório e necessidade de suporte ventilatório.	▪ Troca de gases prejudicada ▪ Ventilação espontânea prejudicada
C	*Circulation*	**Circulação** – monitoramento hemodinâmico a fim de evitar potencial estado de choque.	▪ Débito cardíaco diminuído
C	*Comorbidities and multimorbidities*	**Comorbidades e multimorbidade** – indicadores preditivos de mortalidade. O índice de comorbidade de Charlson foi validado para pacientes críticos e prevê mortalidade. O instrumento SOFA *(Sequential Organ Failure Assessment)* auxilia na avaliação do grau de disfunção orgânica dos sistemas.	–
D	*Delirium*	***Delirium*** – refere-se a uma síndrome cerebral caracterizada pela presença simultânea de perturbação da consciência e da atenção, da percepção, do pensamento, da memória, do comportamento psicomotor, das emoções e do ritmo sono-vigília. São de suma relevância a prevenção e o tratamento do *delirium*, em especial com medidas não farmacológicas.	▪ Confusão aguda
E	*Enteral Nutrition*	**Nutrição enteral** – pacientes idosos críticos requerem um bom aporte nutricional por estarem propensos à desnutrição e balanço energético-proteico negativo. Caso a dieta por via oral não seja possível ou suficiente, deve-se optar pelo uso da nutrição enteral ou parenteral. A dieta via enteral é sempre a melhor opção por manter a integridade do trato digestivo e diminuir a translocação bacteriana da parede intestinal. Para avaliação do estado nutricional, pode-se aplicar a Mini Avaliação Nutricional (MAN).	▪ Nutrição desequilibrada menos que as necessidades corporais
F	*Frailty*	**Fragilidade** – síndrome multidimensional caracterizada por perda das reservas físicas e cognitivas que aumentam a vulnerabilidade de um indivíduo diante de efeitos adversos.	▪ Risco para síndrome da fragilidade do idoso
G	*Geriatrician*	**Atendimento geriátrico** – aplicação da avaliação multidimensional da pessoa idosa com o intuito de avaliar e intervir em condições específicas dos gerontes.	▪ Mobilidade física prejudicada
H	*Homeostasis*	**Homeostase** – pacientes idosos críticos podem perder a capacidade de manter a homeostase, tornando-os mais suscetíveis a hiponatremia, hipernatremia, depleção ou sobrecarga de volume, hipercalemia e acidose metabólica. Recomenda-se o monitoramento cuidadoso dos níveis dos eletrólitos (sódio, potássio, cálcio) nesses pacientes.	▪ Risco de desequilíbrio eletrolítico ▪ Risco de volume de líquido desequilibrado ▪ Volume excessivo de líquidos ▪ Volume de líquido deficiente
I	*Infection*	**Infecção** – pacientes idosos apresentam risco aumentado de infecções causadas por organismos multirresistentes, associado à imunossenescência, a maior exposição durante a internação e ao aumento do uso precoce de antibióticos de amplo espectro. Portanto, a prevenção e o reconhecimento precoce são indispensáveis.	▪ Risco de infecção

Fonte: Adaptado de Ding et al. (2021)[40].

Quadro 4 Pontos-chave para o manejo de gestantes no ciclo gravídico puerperal com HPP em unidades críticas e sua relação com possíveis diagnósticos de Enfermagem

Pontos-chave	Descrição	Diagnóstico de Enfermagem
A hora de ouro na HPP	O controle precoce do sítio de sangramento é a estratégia mais eficaz para prevenir o choque hipovolêmico. Nesse contexto, tem-se introduzido o termo *hora de ouro* em obstetrícia, o qual se refere a uma estratégia de controle do sítio hemorrágico dentro da primeira hora a partir do seu diagnóstico. Por meio da abordagem precoce, agressiva, eficiente, organizada e sem atrasos, é possível evitar a tríade letal do choque hemorrágico (hipotermia, acidose e coagulopatia).	▪ Risco de choque
Sistema Obstétrico de Alerta e Resposta (SOAR) para a HPP	O SOAR propõe a implementação de processos de trabalho que incluem a estratificação de risco de HPP, uso rotineiro e universal de uterotônicos após os partos, diagnóstico oportuno dos casos e monitoramento contínuo das pacientes. Para garantir um atendimento seguro e efetivo, é essencial a organização dos fluxos assistenciais, com protocolos de manejo e transfusão maciça bem definidos e disponibilização de kits de HPP acessíveis a toda equipe assistencial.	–
Medidas preventivas na HPP	A estratificação de risco é uma estratégia útil para a redução da morte materna por HPP. São fatores de alto risco: placenta prévia ou de inserção baixa, pré-eclâmpsia com sinais de gravidade, hematócrito < 30%, plaquetas < 100.000/mm^3, sangramento ativo à admissão, coagulopatias, uso de anticoagulantes, descolamento prematuro da placenta e acretismo placentário.	▪ Risco de choque
O diagnóstico da HPP e a estimativa de perda sanguínea	A definição mais atual estabelece 1.000 mL cumulativos como critério diagnóstico de HPP, independentemente da via de parto. Entretanto, principalmente se acompanhadas de fatores de risco, as perdas sanguíneas superiores a 500 mL após partos vaginais devem ser consideradas anormais. Perdas acima de 1.000 mL são classificadas como HPP grave e superiores a 2.000 mL, como hemorragia maciça, habitualmente acompanhadas de queda da hemoglobina ≥ 4 g/dL, coagulopatia e necessidade de transfusão maciça.	▪ Risco de choque
Medidas terapêuticas iniciais na abordagem da HPP	Quando se diagnostica um quadro de HPP, toda a equipe assistencial deve conhecer os passos do tratamento de acordo com as causas e estar apta a instituí-los. Definir a etiologia hemorrágica e estimar a gravidade do quadro são passos essenciais no cuidado. As principais causas de HPP são a atonia uterina, as lacerações do trajeto, as desordens placentárias e a coagulopatia (os quatro Ts: tônus, trauma, tecido e trombina), cada uma exigindo uma abordagem específica conforme protocolo preestabelecido.	▪ Risco de choque
Manejo medicamentoso da HPP	A ocitocina e o ácido tranexâmico devem ser os primeiros medicamentos infundidos. O ácido tranexâmico deve ser administrado na dose de 1 g diluído em 100 mL de soro fisiológico 0,9%. Pode ser repetido após 30 minutos caso o controle hemorrágico não tenha sido obtido. Diante da recidiva do sangramento dentro das 24 horas da sua administração inicial, outra dose de 1 g também pode ser infundida. Os esquemas de infusão dos uterotônicos são variáveis. Sugere-se a infusão inicial lenta (três minutos) de 5 unidades de ocitocina, seguida de 20 a 40 unidades em 500 mL de soro fisiológico, administrada a 250 mL/hora. Um esquema sequencial de manutenção deve ser administrado a 125 mL/h, durante quatro horas. Nos casos mais graves de atonia uterina, deve ser considerada a manutenção de ocitocina até 24 horas (67,5 mL/h ou 3 unidades/h), com vigilância para intoxicação hídrica.	▪ Volume de fluido deficiente

(continua)

Quadro 4 Pontos-chave para o manejo de gestantes no ciclo gravídico puerperal com HPP em unidades críticas e sua relação com possíveis diagnósticos de Enfermagem (continuação)

Pontos-chave	Descrição	Diagnóstico de Enfermagem
Balão de tamponamento intrauterino	A principal indicação de um balão de tamponamento intrauterino (BIU) é a falha da terapia farmacológica na atonia uterina. Como o alcance de hemostasia transitória também é objetivo do tamponamento, um balão pode ser transitoriamente utilizado em pacientes que serão transportados para unidades de referência ou naquelas com coagulopatia e que necessitam de terapias específicas.	▪ Risco de infecção
Quando e como utilizar o TAN	O TAN (traje antichoque não pneumático) é uma vestimenta de neoprene segmentada que recobre os membros inferiores e o abdome, desde o tornozelo até a última costela, determinando compressão externa. É um dispositivo de baixo custo, fácil uso e lavável, apresentando-se como uma intervenção não cirúrgica coadjuvante na ressuscitação volêmica e no tratamento das formas graves de HPP.	▪ Mobilidade física prejudicada ▪ Amamentação interrompida
Manejo da ressuscitação hemostática	Estima-se que 0,6% dos partos necessitam de uma abordagem hemoterápica motivada por choque hemorrágico. Nesse contexto, o conhecimento dos princípios da ressuscitação hemostática e a presença institucional de protocolo de hemotransfusão maciça, contemplando fluxo de transfusão emergencial são essenciais nas unidades de saúde que assistem partos. Além do controle rápido do sangramento e da restauração da perfusão tecidual, a estratégia de tratamento do choque hemorrágico tem como objetivo a abordagem precoce da coagulopatia e da hipotermia. Temperaturas abaixo de 35°C reduzem a perfusão tecidual de oxigênio, favorecendo a acidose e agravando a coagulopatia. Na ressuscitação volêmica, a resposta deve ser avaliada a cada 500 mL de cristaloides infundidos.	▪ Amamentação interrompida ▪ Volume de fluido deficiente

Fonte: Adaptado de Alves et al. (2020)[41].

Quadro 5

Pontos-chave		Descrição	Diagnóstico de Enfermagem
A	*Airways*	**Manutenção da via aérea** – sem alterações ou riscos identificados, mantendo nível de consciência adequado apesar dos períodos de confusão mental.	–
B	*Breathing*	**Respiração** – espontânea com suporte de oxigênio por cateter nasal 2 L/min; ausculta pulmonar com murmúrios vesiculares presentes bilateralmente, sem ruídos adventícios. Saturação de oxigênio 96%. Gasometria arterial sem alterações. Radiografia de tórax sem alterações.	–
C	*Circulation*	**Circulação** – avaliação da pressão arterial e batimentos cardíacos realizados constantemente por monitor multiparamétrico, em que se evidencia estabilidade hemodinâmica, com frequência cardíaca aumentada durante os períodos de agitação psicomotora.	–
C	*Comorbidities and multimorbidities*	**Comorbidades e multimorbidade** – o índice de comorbidade de Charlson e o SOFA demonstraram baixo risco para mortalidade e disfunção orgânica dos sistemas.	–

(continua)

Quadro 5 (continuação)

Pontos-chave		Descrição	Diagnóstico de Enfermagem
D	*Delirium*	***Delirium*** – evoluiu com períodos de agitação psicomotora e confusão mental, comportamento muito diferente do seu quadro habitual, causando grande preocupação de seus familiares. Aplicado o CAM-ICU, sendo identificado *delirium* hiperativo (ver discussão do problema)	▪ Confusão aguda
E	*Enteral Nutrition*	**Nutrição enteral** – não apresenta déficits nutricionais e sua alimentação está adequada por via oral.	–
F	*Frailty*	**Fragilidade** – risco aumentado, considerando a possibilidade da perda de independência para realização das atividades de vida diária advindas da fratura de fêmur, hospitalização e quadro ortopédico anterior já limitado previamente à queda. Esses fatores associados podem aumentar sua vulnerabilidade aos declínios funcional e cognitivo; no entanto, o diagnóstico de enfermagem ainda não precisa ser indicado.	–
G	*Geriatrician*	**Atendimento geriátrico** – na avaliação multidimensional da pessoa idosa foi identificada a dificuldade para deambulação e incluído o risco de lesão por pressão, considerando a pontuação da Escala de Braden.	▪ Mobilidade física prejudicada ▪ Risco de lesão por pressão
H	*Homeostasis*	**Homeostase** – monitoramento dos níveis dos eletrólitos realizado frequentemente por exames laboratoriais, não apresenta alterações; hidratação e eliminação urinária normais.	–
I	*Infection*	**Infecção** – não apresenta alterações em exames laboratoriais sugestivos de infecção; manutenção de acesso venoso periférico adequado e sem sinais de infeções; não utiliza outros dispositivos invasivos. Ferida operatória com pontos cirúrgicos íntegros, sem sangramentos e sem sinais de infecção. Apesar de não ter sinais infecciosos no momento da avaliação, apresenta risco aumentado pela alteração na mobilidade física, que pode proporcionar quadro de infecção pulmonar, pelo uso de acesso venoso periférico e pela ferida operatória em processo de cicatrização.	▪ Risco de infecção

Fonte: Elaborado pelos autores.

cações têm aumentado nos últimos anos. As maiores taxas estão associadas aos idosos hospitalizados em UTI (aproximadamente 41% dos casos)[46,47]. A prevalência de mortalidade e de complicações associadas ao *delirium* tem aumentado nos últimos anos, ainda que metade dos casos possa ser prevenida mediante ações de rastreio e detecção precoce[46,47]. As melhores evidências recomendam o rastreio ativo do *delirium* em todos os pacientes com risco: idosos, pacientes com fratura de quadril atual, indivíduos com comprometimento cognitivo ou demência e com doenças graves[48]. Além disso, entre as melhores práticas, é recomendado o uso do CAM-ICU (*Confusion Assessment Method in Intensive Care Unit*) para a detecção do *delirium* na UTI[49]. O CAM-ICU avalia o início do quadro, a capacidade de manter a atenção, a organização do pensamento e o nível de consciência. Considera-se *delirium* se o quadro for flutuante, de início nas últimas 24h e se o paciente for incapaz de manter a atenção, apresentando alteração do nível de consciência ou desorganização do pensamento[49].

Processo de Enfermagem (PE)

Diagnóstico de Enfermagem[50]

- Confusão aguda
- Mobilidade física prejudicada (associar risco de trombose venosa profunda — TVP)
- Risco de lesão por pressão
- Risco de infecção

Resultados de Enfermagem[51]

- Confusão aguda:
  - Orientação cognitiva
  - Cognição
- Mobilidade física prejudicada (associar risco de TVP)
  - Consequências da imobilidade: fisiológicas
  - Estado circulatório
  - Perfusão tissular: periférica
  - Estado neurológico: função sensório-motora espinal
- Risco de lesão por pressão
  - Controle de riscos
  - Detecção de riscos
  - Consequências da imobilidade: fisiológicas
  - Integridade tissular: pele e mucosas
- Risco de infecção
  - Estado imunológico

Intervenções de Enfermagem[52]

- Precauções contra aspiração
- Controle hidreletrolítico (balanço e exames laboratoriais)
- Prevenção contra infecção
- Prevenção de lesão por pressão
- Regulação hemodinâmica (verificar sinais vitais a cada 2 horas e comunicar se alterações)
- Controle do nível de consciência
- Cuidados com local de incisão

Desfecho

Após a identificação do *delirium* e da implementação das estratégias para controle dos sintomas por meio de ações multidisciplinares, a paciente apresentou melhora do quadro, manteve estabilidade hemodinâmica e não desenvolveu infecções, sendo encaminhada para a unidade de internação cirúrgica.

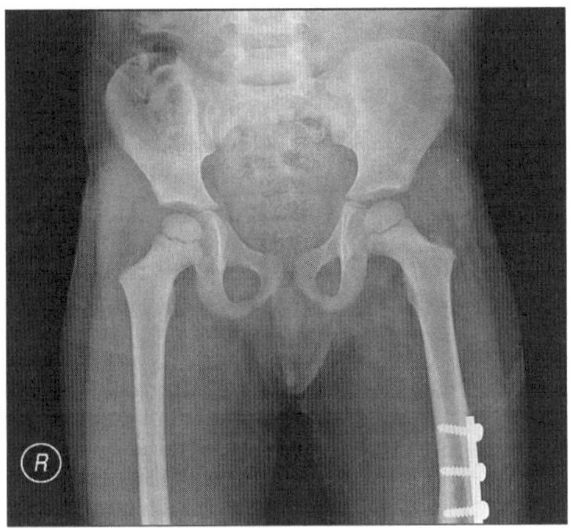

FIGURA 7 Radiografia de fêmur.

VAMOS PRATICAR?

1. A respeito dos conhecimentos adquiridos sobre a assistência de enfermagem a pacientes idosos críticos, realize as palavras cruzadas:

Horizontais

2. Condição neurológica aguda à qual o enfermeiro deverá estar atento em paciente idosos críticos.

4. Sintoma avaliado pelo *ABCDEF Bundle*
5. Processo irreversível, não patológico, de deterioração de um organismo mais envelhecido, de maneira que o tempo o torne menos capaz de lidar com situações estressoras do meio ambiente.
6. Estado nutricional identificado pela Miniavaliação Nutricional.

Verticais

1. Síndrome multidimensional caracterizada por perda das reservas físicas e cognitivas que aumentam a vulnerabilidade de um indivíduo diante de efeitos adversos.
3. É uma síndrome geriátrica.

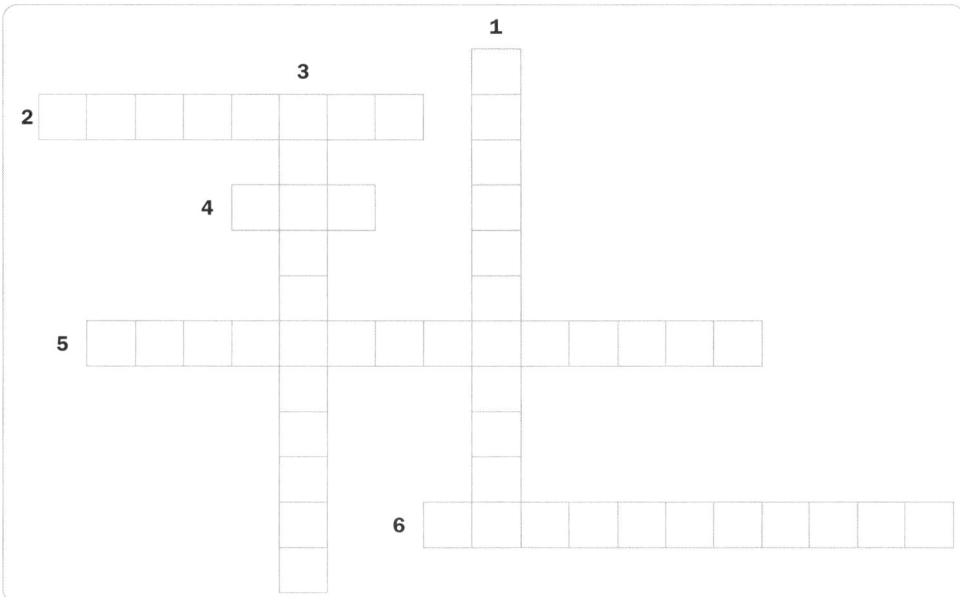

2. O enfermeiro tem papel primordial junto à equipe interprofissional no cuidado de pacientes críticos, em especial àqueles que estão em situações de vulnerabilidade. Os principais diagnósticos de enfermagem de risco que o enfermeiro deverá prevenir são:
   a. Confusão aguda e idoso frágil.
   b. Risco de volume de líquido deficiente e débito cardíaco diminuído.
   c. Risco de infecção e risco de desequilíbrio eletrolítico.
   d. Desobstrução ineficaz das vias aéreas e risco de glicemia instável.
3. Qual é a melhor definição de hemorragia pós-parto?
   a. Perda de 500 mL de volume de sangue via vaginal após um parto cesariana.
   b. Perda de 1.000 mL de volume de sangue via vaginal após um parto vaginal ou cesariana.
   c. Sangramento excessivo que torne a paciente sintomática e/ou com sinais de hipovolemia.
   d. Hb menor que 11 mg/dL após sangramento excessivo.

4. No manejo de gestantes no ciclo gravídico puerperal com HPP em unidades críticas, quais desfechos devem ser considerados?
   a. Puérpera, recém-nascido e família.
   b. Puérpera, hemorragia pós-parto e dequitação.
   c. HPP, volume de perda sanguínea e ocitocina.
   d. Puérpera, recém-nascido e ocitocina.

REFERÊNCIAS

1. Ten Have H. Respect for human vulnerability: the emergence of a new principle in bioethics. J Bioeth Inquiry. 2015;12(3):395-408. Doi: https://doi.org/10.1007/s11673-015-9641-9
2. Hurst SA. Vulnerability in research and health care; describing the elephant in the room? Bioethics. 2008; 22(4):191-202. Doi: https://doi.org/10.1111/j.1467-8519.2008.00631.x
3. Bracken-Roche D, Bell E, Macdonald ME, Racine E. The concept of 'vulnerability' in research ethics: an in-depth analysis of policies and guidelines. Health Res Policy Syst. 2017;15(1):8. Doi: https://doi.org/10.1186/s12961-016-0164-6.
4. Sanchini V, Sala R, Gastmans C. The concept of vulnerability in aged care: a systematic review of argument-based ethics literature. BMC Med Ethics. 2022; 23(1):84. Doi: https://doi.org/10.1186/s12910-022-00819-3.
5. Levasseur M, Lussier-Therrien M, Biron ML, Dubois MF, Boissy P, Naud D, et al. Scoping study of definitions and instruments measuring vulnerability in older adults. J Am Geriatr Soc. 2022;70(1):269-80. Doi: https://doi.org/10.1111/jgs.17451.
6. Guidet B, Vallet H, Boddaert J, de Lange DW, Morandi A, Leblanc G, et al. Caring for the critically ill patients over 80: a narrative review. Ann Intensive Care. 2018;8:114. Doi: https://doi.org/10.1186/s13613-018-0458-7
7. Brummel NE. Increasing Vulnerability in Older Adults With Critical Illness: Implications for Clinical Care and Research. Chest. 2022;161(6):1436-7. Doi: https://doi.org/10.1016/j.chest.2022.02.014.
8. Pedrosa IL, Freire DMC, Schneider RH. Construction of an instrument for the prognostic evaluation of elderly persons in intensive care units. Rev Bras Geriatr Gerontol. 2017;20(3):319-29. Doi: https://doi.org/10.1590/1981-22562017020.160101.
9. Souza AI, Filho MB, Ferreira LOC. Alterações hematológicas e gravidez. Rev Bras Hematol Hemoter. 2002;24(1):29-36. Doi: https://doi.org/10.1590/S1516-84842002000100006.
10. Trevisano RG, Gonzaga MFN, de Almeida CG, Contini ICP, de Souza LA, Ouchi JD, et al. Women's fragilities in childbirth and the puerperium: an integrative review. Brazilian Journal of Development. 2022;8(3):20637-55. Doi: https://doi.org/10.34117/bjdv8n3-325.
11. Gonzales PR, Prates LA, Schmalfuss JM, Lipinski JM, Escobal APL, Silva MLC. Práticas de atenção ao parto na experiência de puérperas: análise à luz da humanização. Rev Enferm UFSM. 2021;11:e37. Doi: https://doi.org/10.5902/2179769253146.
12. Guidet B, de Lange DW, Boumendil A, Leaver S, Watson X, Boulanger C, et al. The contribution of frailty, cognition, activity of daily life and comorbidities on outcome in acutely admitted patients over 80 years in European ICUs: the VIP2 study. Intensive Care Med. 2020;46:57-69. Doi: https://doi.org/10.1007/s00134-019-05853-1.
13. Ohtake PJ, Lee AC, Scott JC, Hinman RS, Ali NA, Hinkson CR, et al. Physical impairments associated with post-intensive care syndrome: systematic review based on the World Health Organization's international classification of functioning, disability and health framework. Phys Ther. 2018;98(8):631-45. Doi: https://doi.org/10.1093/ptj/pzy059.
14. Prescott H, Sussman JB, Wiersinga WJ. Postcritical illness vulnerability. Curr Opin Crit Care. 2020; 26(5):500-7 Doi: https://doi.org/10.1097/MCC.0000000000000761
15. Organización Panamericana de la Salud. Guia Clínica para Atención Primaria a las Personas Mayores. 3. ed. Washington: OPAS, 2003.
16. Baars J. Aging: learning to live a finite life. Gerontologist. 2017;57(5):969-76. Doi: https://doi.org/10.1093/geront/gnw089
17. Bozzaro C, Boldt J, Schweda M. Are older people a vulnerable group? Philosophical and bioethical perspectives on ageing and vulnerability. Bioethics. 2018;32(4):233-9. Doi: https://doi.org/10.1111/bioe.12440.
18. Organização Pan-Americana da Saúde. Atenção Integrada para a Pessoa Idosa (ICOPE). Orientações sobre a avaliação centrada na pessoa e roteiros para a atenção primária. Washington, D.C.: Organização Pan-Americana da Saúde; 2020.
19. Organização Pan-Americana da Saúde. Construindo a Saúde no Curso de Vida: conceitos, implicações e aplicação em saúde pública. Washington, D.C.: Organização Pan-Americana da Saúde; 2021.

20. Pun BT, Balas MC, Barnes-Daly MA, Thompson JL, Aldrich JM, Barr J, et al. Caring for Critically Ill Patients with the ABCDEF Bundle: Results of the ICU Liberation Collaborative in Over 15,000 Adults. Crit Care Med. 2019;47(1):3-14. Doi: https://doi.org/10.1097/CCM.0000000000003482.
21. Ferrante LE, Pisani MA, Murphy TE, Gahbauer EA, Leo-Summers LS, Gill TM. Functional trajectories among older persons before and after critical illness. JAMA Intern Med. 2015;175:523-529. Doi: https://doi.org/10.1001/jamainternmed.2014.7889.
22. Vincent JL, Creteur J. Appropriate care for the elderly in the ICU. J Intern Med. 2022;291:458-68. Doi: https://doi.org/10.1111/joim.13371.
23. Ferrante LE, Pisani MA, Murphy TE, Gahbauer EA, Leo-Summers LS, Gill TM. Factors associated with functional recovery among older intensive care unit survivors. Am J Respir Crit Care Med. 2016;194(3):299-307. Doi: https://doi.org/10.1164/rccm.201506-1256OC
24. Devlin JW, Skrobik Y, Gélinas C, Needham DM, Slooter AJC, Pandharipande PP, et al. Clinical Practice Guidelines for the Prevention and management of pain, agitation/sedation, delirium, immobility, and sleep disruption in adult patients in the ICU. Crit Care Med. 2018;46(9):e825-e873. Doi: https://doi.org/10.1097/CCM.0000000000003299.
25. Pun BT, Balas MC, Barnes-Daly MA, Thompson JL, Aldrich JM, Barr J, et al. Caring for Critically Ill Patients with the ABCDEF Bundle: Results of the ICU Liberation Collaborative in Over 15,000 Adults. Crit Care Med. 2019;47(1):3-14. Doi: https://doi.org/10.1097/CCM.0000000000003482.
26. Abuhasira R, Anstey M, Novack V, Bose S, Talmor D, Fuchs L. Intensive care unit capacity and mortality in older adults: a three nations retrospective observational cohort study. Ann Intensive Care. 2022;12(1):20. Doi: https://doi.org/10.1186/s13613-022-00994-x.
27. Heppner HJ, Haitham H. Intensive care of geriatric patients – a thin line between under-and overtreatment. Wien Med Wochenschr. 2022;172(5-6):102-8. Doi: https://doi.org/10.1007/s10354-021-00902-1.
28. Brummel NE, Balas MC, Morandi A, Ferrante LE, Gill TM, Ely EW. Understanding and reducing disability in older adults following critical illness. Crit Care Med. 2015;43:1265–75. Doi: https://doi.org/10.1097/CCM.0000000000000924.
29. Escobar MF, Nassar AH, Theron G, Barnea ER, Nicholson W, Ramasauskaite D, et al. FIGO recommendations on the management of postpartum hemorrhage 2022. Int J Gynecol Obstet. 2022;157(Suppl. 1):3-50. DOI: https://doi.org/10.1002/ijgo.14116
30. Organização Pan-Americana da Saúde. Manual de orientação para o curso de prevenção de manejo obstétrico da hemorragia: Zero Morte Materna por Hemorragia. Brasília: OPAS; 2018.
31. Kahn KS, Wojdyla D, Say L, Gülmezoglu AM, Look PFV. WHO analysis of causes of maternal death: a systematic review. Lancet. 2006;367(9516):1066-74. Doi: https://doi.org/10.1016/S0140-6736(06)68397-9.
32. Motta CT, Moreira MR. O Brasil cumprirá o ODS 3.1 da Agenda 2030? Uma análise sobre a mortalidade materna, de 1996 a 2018. Ciênc Saúde Colet. 2021;26(10):4397-4409. Doi: https://doi.org/10.1590/1413-812320212610.10752021.
33. Jacobs AJ, Lockwood CJ, Barss VA. Causes and treatment of postpartum hemorrhage. Obstet Gyn. 2008;16:1-3.
34. Devine PC. Obstetric Hemorrhage. Semin Perinatol. 2009; 33(2):76-81. Doi: https://doi.org/10.1053/j.semperi.2008.12.004.
35. Galletta, MAK. Hemorragias do Terceiro e Quarto períodos. In: Protocolos Assistenciais da Clínica Obstétrica da FMUSP. 5. ed. Rio de Janeiro: Atheneu; 2015.
36. Yoshizaki, CT; Fittipalpi, FS; Junior, GSO; Francisco, RPVS; Marinelli, S; Bunduki, V. Hemorragia pós-parto. In: Zugaib Obstetrícia. 3. ed. São Paulo: Manole; 2016.
37. Magtoto L. Evidence Summary. Postpartum Hemorrhage (Primary): Treatment. The JBI EBP Database. 2021; JBI-ES-2664-2.
38. Brasil. Lei n. 11.108. Altera a Lei n. 8.080, de 19 de setembro de 1990, para garantir às parturientes o direito à presença de acompanhante durante o trabalho de parto, parto e pós-parto imediato, no âmbito do Sistema Único de Saúde – SUS. Diário Oficial da União – 2005; 8 abr.
39. Barnes-Daly MA, Phillips G, Ely EW. Improving hospital survival and reducing brain dysfunction at seven California community hospitals: implementing pad guidelines via the ABCDEF Bundle in 6,064 Patients. Crit Care Med. 2017; 45(2):171-8. Doi: https://doi.org/10.1097/CCM.0000000000002149.
40. Ding X, Lian H, Wang X, Chinese Critical Ultrasound Study Group. Management of very old patients in intensive care units. Aging Dis. 2021;12(2): 614-24. Doi: https://doi.org/10.14336/AD.2020.0914
41. Alves ALL, Francisco AA, Osanan GC, Vieira LB. Hemorragia pós-parto: prevenção, diagnóstico e manejo não cirúrgico. FEMINA. 2020;48(11):671 9.
42. Montero-Odasso M, van der Velde N, Martin FC, Petrovic M, Tan MP, Ryg J, et al. World guidelines for falls prevention and management for older adults: a global initiative. Age Ageing. 2022;51(9):afac205. Doi: https://doi.org/10.1093/ageing/afac205
43. Ding X, Lian H, Wang X, Chinese Critical Ultrasound Study Group. Management of very old patients in

intensive care units. Aging Dis. 2021;12(2):614-24. Doi: https://doi.org/10.14336/AD.2020.0914

44. American Psychiatric Association. Diagnostic and statistical manual of mental disorders. 5th ed. Arlington, VA: American Psychiatric Association; 2013.
45. Cole MG, Ciampi A, Belzile E, Zhong L. Persistent delirium in older hospital patients: a systematic review of frequency and prognosis. Age Ageing. 2009;38(1):19-26. Doi: https://doi.org/10.1093/ageing/afn253
46. Ely EW, Inouye SK, Bernard GR, Gordon S, Francis J, May L, et al. Delirium in mechanically ventilated patients: Validity and reliability of the confusion assessment method for the intensive care unit (CAM-ICU). JAMA 2001;286(21):2703-10. Doi: https://doi.org/10.1001/jama.286.21.2703
47. Greer N, Rossom R, Anderson P, MacDonald R, Tacklind J, Rutks I, Wilt TJ. Delirium: Screening, Prevention, and Diagnosis – A Systematic Review of the Evidence [Internet]. Washington (DC): Department of Veterans Affairs (US); 2011.
48. Young J, Murthy L, Westby M, Akunne A, O'Mahony R, Guideline Development Group. Diagnosis, prevention, and management of delirium: summary of NICE guidance. BMJ. 2010; 341:c3704. Doi: https://doi.org/ 10.1136/bmj.c3704.
49. Gusmao-Flores D, Salluh JI, Chalhub RA, Quarantini LC. The Confusion Assessment Method for the Intensive Care Unit (CAM-ICU) and Intensive Care Delirium Screening Checklist (ICDSC) for the diagnosis of delirium: a systematic review and meta-analysis of clinical studies. Crit Care. 2012; 16(4):R115. Doi: https://doi.org/10.1186/cc11407
50. Herdman TH, Kamitsuru S, Lopes CT. NANDA International nursing diagnoses: Definitions classification, 2021-2023. Thieme New York; 2021. Doi: http://doi.org/10.1055/b000000515.
51. Moorhead S, Johnson M, Maas ML, Swanson E. Nursing Outcomes Classification (NOC): measurement of health outcomes. Elsevier Health Sciences; 2014.
52. Bulechek GM, Butcher HK, Dochterman JM. NIC Classificação das intervenções de enfermagem. Elsevier Health Sciences Brazil; 2015.

GABARITO

1. Resposta da cruzadinha está a seguir.
2. Resposta: C
   Comentário: Risco de infecção e risco de desequilíbrio eletrolítico.
3. Resposta: C
   Comentário: Sangramento excessivo que torne a paciente sintomática e/ou com sinais de hipovolemia.
4. Resposta: A
   Comentário: Mapa mental envolvendo todos os atores do ciclo gravídico puerperal.

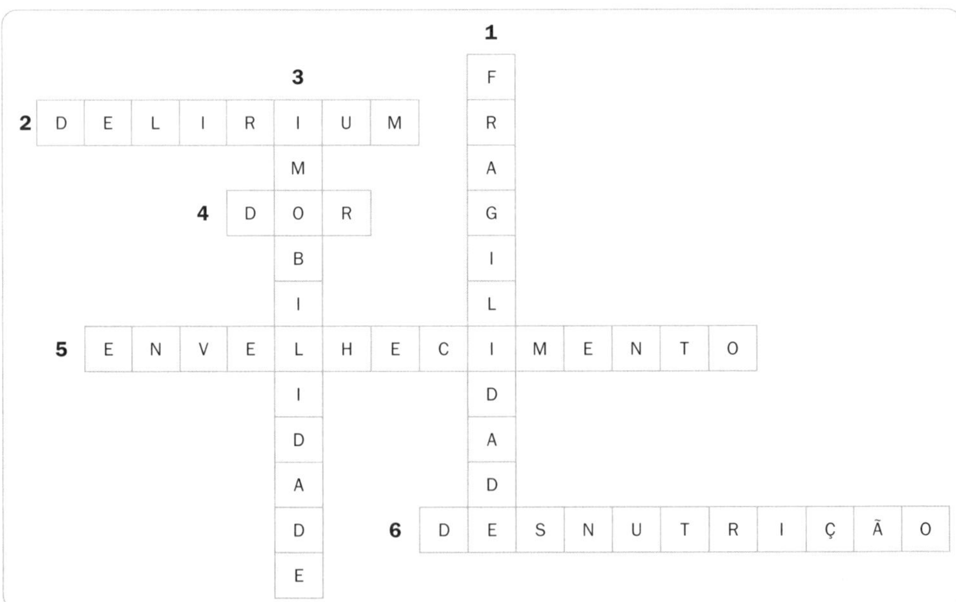

CAPÍTULO 13

Assistência de enfermagem ao paciente crítico crônico

Camila Lima
Nadja Roberta Melo Cury
Firmino Ferreira Haag
Danilo Batista de Almeida

RESUMO

O uso de recursos tecnológicos e terapêuticos das unidades de terapia intensiva (UTI) otimiza a sobrevida de muitos pacientes, mas alguns permanecem com sequelas que dificultam a alta para clínica ou residência. Além disso, os gastos estimados no cuidado ao paciente crítico crônico na UTI são altos e a falta de recursos secundários como *homecare* especializado e alocações em unidades de longa permanência se reflete na insegurança e na ansiedade dos familiares e cuidadores. Neste capítulo, várias reflexões são realizadas, desde a definição de paciente crítico crônico até a abordagem terapêutica e o cuidado com a família desse paciente. A lacuna de informações nessa temática é grande, e este capítulo tem a premissa de esclarecer algumas delas.

TÓPICOS ABORDADOS

1. O paciente crítico crônico.
2. O perfil clínico do paciente crítico crônico.
3. Aspectos organizacionais e gerenciais no cuidado ao paciente crítico crônico.
4. A família do paciente crítico crônico.
5. A intervenção terapêutica do paciente crítico crônico.
6. O papel da enfermagem no cuidado ao paciente crítico crônico.

OBJETIVOS DE APRENDIZAGEM

Que ao final deste capítulo, o leitor seja capaz de entender o panorama do paciente crítico crônico, avaliar os principais desafios no gerenciamento do cuidado ao paciente crítico crônico, atender às demandas da família desse paciente, entender o papel da enfermagem, incluindo intervenções, no cuidado ao paciente crítico crônico internado na UTI e aplicar o conteúdo em um caso clínico.

O PACIENTE CRÍTICO CRÔNICO

A primeira definição de paciente crítico crônico ocorreu em 1985, quando foram levantadas questões com: a retirada de suporte de vida extraordinário e a causa de mortalidade desses pacientes[1]. No referido estudo, os autores apresentaram estratégia de gestão para melhorar o prognóstico do paciente crônico, concentrando-se no exercício, nutrição, gestão de fluidos, apoio emocional e sono adequado[1].

Trinta e sete anos depois, as questões apontadas permanecem; e mesmo em uma busca integrativa de literatura sobre esse assunto são poucos os estudos encontrados que tratam da temática, o que reflete a complexidade e a atenção que envolvem o cuidado do paciente crítico crônico.

Em um estudo conduzido nos Estados Unidos, os pesquisadores encontraram aumento de doença crítica crônica, talvez associado ao envelhecimento populacional e, consequentemente, maior prevalência de comorbidades que geram uma resposta inflamatória disfuncional – uma das causas do desenvolvimento da doença crítica. A incidência da mortalidade da doença crítica crônica ocorreu em mais de 100 mil pacientes e o custo hospitalar foi superior a 25 bilhões de dólares por ano[2]. Esses achados ressaltam a importância do paciente crítico crônico para o campo dos cuidados intensivos, que representam cerca de 5 a 10% dos pacientes internados que dependem de ventilação mecânica (VM)[3].

A primeira conduta na admissão de um paciente na unidade de terapia intensiva (UTI), independentemente da disfunção orgânica e do motivo da admissão, é o suporte imediato e agressivo no planejamento do tratamento, com foco no investimento total (Quadro 1).

As terapêuticas realizadas nos pacientes na UTI são necessárias e diminuem as taxas de mortalidade. Entretanto, alguns pacientes agudos podem se tornar crônicos e sobreviver por longos períodos de hospitalização[4-7].

Essa longa permanência hospitalar e ocupação do leito, usualmente por meses, acarretam impactos gerencial, organizacional e social. Além disso, existe uma questão ética envolvida onde suportes terapêuticos instituídos dificilmente são retirados. Como exemplo, com o advento da doença pelo coronavírus (covid-19), a utilização da oxigenação por membrana extracorpórea (ECMO) foi um recurso terapêutico frequentemente requerido. Entretanto, em alguns pacientes, após um tempo de instituída, foi verificado que a terapia não tinha mais benefício. Um exemplo desse caso é do ator Paulo Gustavo, que foi infectado pelo coronavírus, evoluiu com pneumonia e necessidade de IOT, utilizou o recurso da ECMO e ficou na UTI por aproximadamente 1 mês e 19 dias (Figura 1)[8].

Nesse sentido, surgem alguns questionamentos...

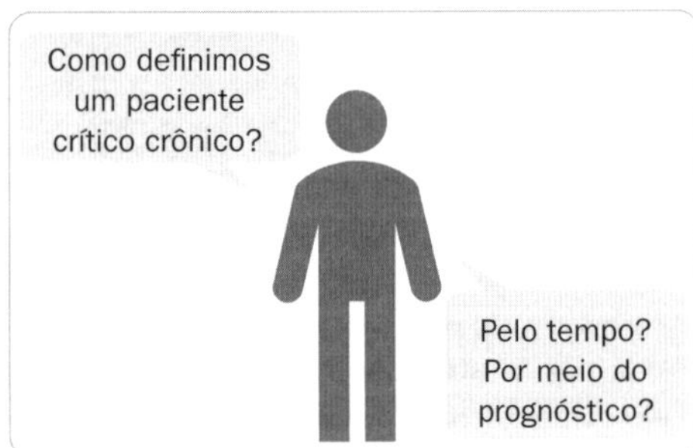

Essas respostas serão abordadas no tópico a seguir.

Quadro 1 Exemplos de disfunções orgânicas e intervenções terapêuticas adotadas usualmente na UTI

Manifestação clínica	Conduta terapêutica
Hipoxemia refratária ao suporte de oxigenoterapia de alto fluxo	Intubação orotraqueal (IOT)
Hipotensão refratária à reposição volêmica	Início de droga vasoativa (DVA)
Oligúria com aumento de escórias nitrogenadas (ureia, creatinina)	Início de terapia de suporte renal (TSR)

O perfil clínico do paciente crítico crônico

Não existe um consenso sobre a definição de paciente crítico crônico; porém, uma característica comum é a dificuldade de desmame ventilatório e uso prolongado de ventilação mecânica (VM), por um período de 3 ou mais semanas ou a necessidade de traqueostomia devido à VM prolongada (Quadro 2)[9,10].

O paciente crítico crônico apresenta inúmeras manifestações clínicas, como fraqueza neuromuscular, disfunção cerebral, desnutrição, endocrinopatias e sofrimento dos sintomas[6].

Atualmente, não existe uma explicação plausível sobre o motivo pelo qual pacientes com gravidade e tratamento semelhantes apresentam evoluções distintas: alguns experimentam uma rápida recuperação das funções vitais, enquanto outros permanecem cronicamente doentes. Uma hipótese é pautada no curso clínico no qual um paciente sofre uma doença crítica aguda, sobrevive ao insulto inicial, mas ainda não consegue evoluir para o desmame ventilatório devido ao estado inflamatório persistente[11].

O progresso da doença aguda para a doença crítica crônica leva a mudanças significativas na resposta endócrina, parcialmente responsável pela síndrome clínica presente em tais pacientes (Figura 2)[12].

Embora existam poucos estudos focados especificamente na doença crítica crônica e na resposta inflamatória, generalizações e hipóteses podem ser úteis. Uma hipótese para considerar o efeito da inflamação sistêmica e doença crítica crônica é a ligação de precipitantes de doença crítica aguda com características clínicas comuns da doença no paciente crítico crônico (Figura 3)[6].

No entanto, a resposta inflamatória do hospedeiro – adequada ou inadequada, pró-inflamatória *versus* anti-inflamatória – pode moderar a transformação de uma doença aguda crítica em uma condição crônica. Essas respostas inflamatórias, portanto, podem estar diretamente relacionadas à aquisição de fraqueza, à disfunção cerebral, à desnutrição e a outros descritores característicos do paciente crítico crônico na UTI[11].

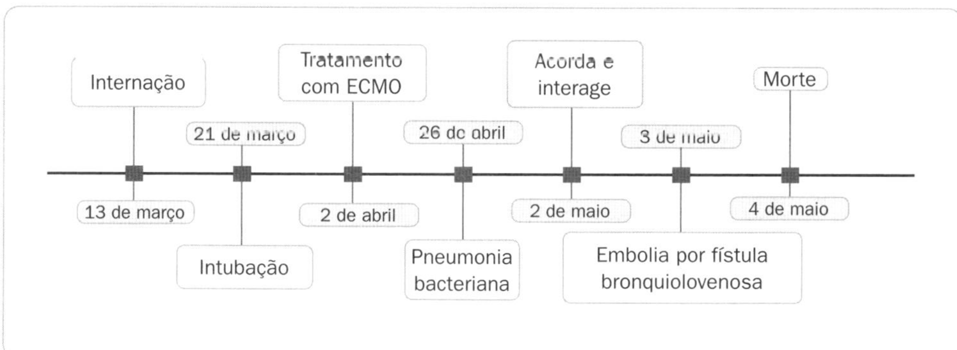

FIGURA 1 Linha do tempo da internação de Paulo Gustavo.
Fonte: Adaptada de CNN Brasil, 2021[8].

Quadro 2 Definição de uso prolongado de VM

Termo	Característica
Uso prolongado de VM	21 dias consecutivos de VM (6h/d) e/ou necessidade de traqueostomia.

Logo, as principais características do paciente crítico crônico são: dependência prolongada de ventilação mecânica invasiva, necessidade de traqueostomia para desmame ventilatório, inflamação crônica, fraqueza muscular, disfunção cognitiva, perda da integridade da pele/mucosa, distúrbios neuroendócrinos, idade avançada, perda da funcionalidade, sepse e desnutrição[13].

Aspectos organizacionais e gerenciais no cuidado ao paciente crítico crônico

A necessidade de suporte respiratório exclusivo de terapia intensiva ou a ausência de leitos de unidade semi-intensiva ou suporte clínico em enfermarias aumentam o tempo de uso dos leitos de UTI, com impacto significativo na rotatividade deles. Como exemplo, um paciente crítico agudo permanece em torno de 5 dias na UTI (dependendo da UTI e do perfil do paciente). Essa permanência é consideravelmente aumentada em um paciente crônico: aproximadamente 90 dias[13].

Logo, um leito de UTI ocupado por um doente crônico limita o atendimento de 18 pacientes críticos agudos (Figura 4).

Essa criticidade de leitos foi percebida e sensibilizada até pelo público leigo durante a pandemia da covid-19, que compreen-

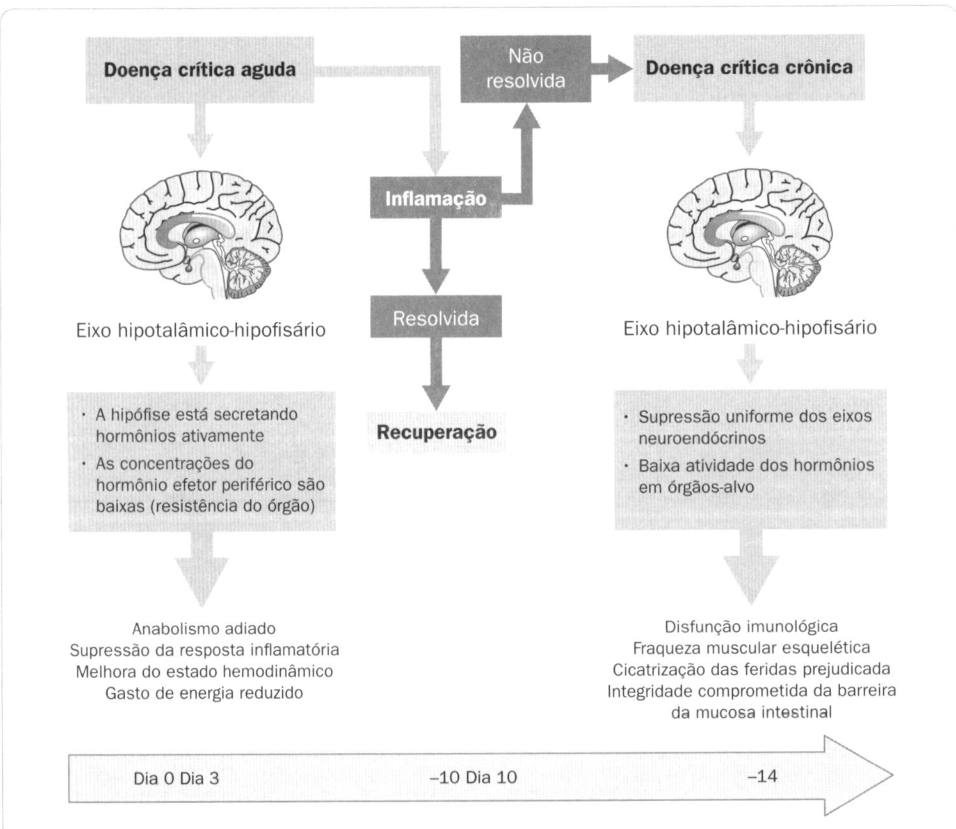

FIGURA 2 Esquema da fisiopatologia – progressão da doença aguda para doença crítica crônica.
Fonte: Traduzida e adaptada de: Chronic critical illness: the price of survival, 2015[12].

deu a importância de um leito de UTI. No caso de pacientes crônicos com longa permanência na UTI, os suportes terapêuticos dificilmente são retirados ou escalonados, em especial por questões éticas. O cuidado paliativo vem mudando essa trajetória, apesar dos desafios enfrentados junto à equipe multidisciplinar.

Sabe-se que, muitas vezes, a equipe multidisciplinar não aceita facilmente a perda do paciente. Retirar o investimento terapêutico no cuidado ao paciente nem sempre é visto com bons olhos. Talvez seja um despreparo desde a formação na universidade, com a questão de bioética, tanatologia e cuidados paliativos.

O trabalho multidisciplinar é essencial para o controle de danos desse paciente, tanto na gestão de aspectos físicos (p. ex., parâmetros nutricionais adequados) quanto nos aspectos emocionais, em especial dos familiares (psicologia/enfermagem), na prevenção de ocorrência de eventos adversos relacionados à assistência à saúde (infecções, lesão por pressão – LPP), na terapia ocupacional – dependendo das condições do paciente – e na assistência social (desde a questão da previdência social até o encontro de um local adequado de cuidados fora do ambiente da UTI).

Esses aspectos organizacionais e gerenciais são desafiadores e, algumas vezes, limitadores à equipe e instituição. Como exemplo, o desafio de encontrar um local terciário para cuidados de pacientes críticos crônicos é tão grande que existem hospitais e clínicas especializadas nesse segmento. Em São Paulo, o Hospital das Clínicas da Faculdade de Medicina da Universidade de São Paulo (HCFMUSP) tem um hospital próprio de referência para os casos crônicos, com 172 leitos de enfermaria[14].

O custo do paciente crítico crônico é elevado, uma vez que requer tratamento multidisciplinar e uso de tecnologia avançada por longo período. Nos Estados Unidos, o custo no tratamento desses pacientes

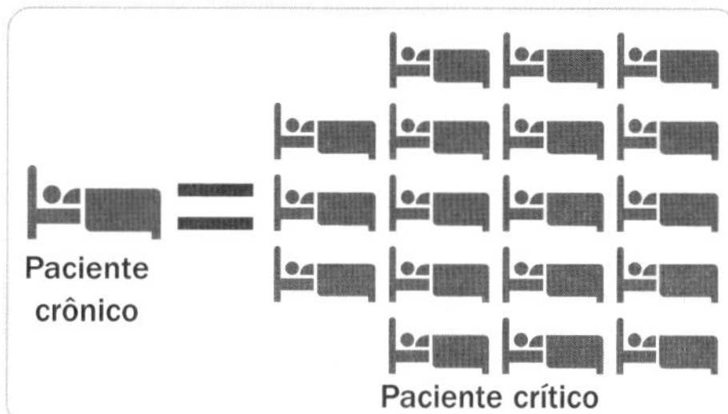

FIGURA 4 Proporção de ocupação de leitos de UTI entre pacientes crônicos e agudos.
Fonte: Elaborada pelos autores.

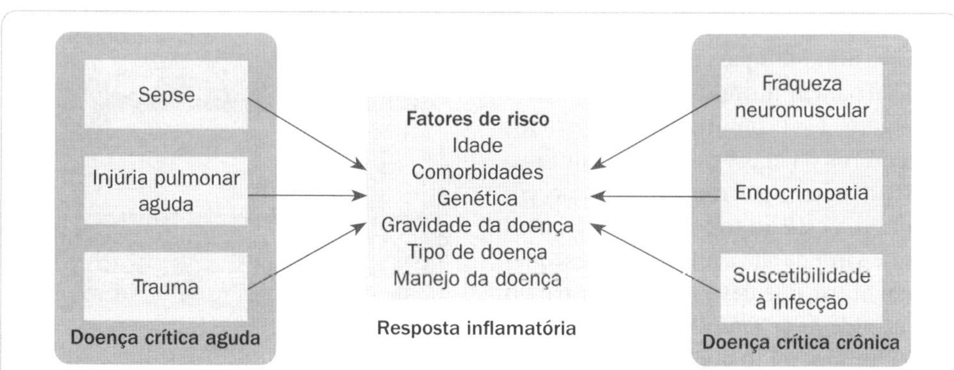

FIGURA 3 Características comuns da doença crítica aguda e da doença crítica crônica.
Fonte: Traduzida e adaptada de: Persistent systemic inflammation in chronic critical illness, 2012[11].

é estimado em mais de 20 bilhões de dólares por ano, valor que representa 13% de todos os custos hospitalares no país[15,16]. Mesmo nos pacientes que se recuperam e recebem alta hospitalar, nota-se que o impacto econômico persiste, uma vez que ainda necessitam de cuidados ambulatoriais e, muitas vezes, os familiares se desvinculam do emprego e se tornam cuidadores[6].

A família do paciente crítico crônico

O impacto da internação na UTI (unidade, muitas vezes, com normas e rotinas rígidas), associado à cronicidade da patologia e ausência de perspectivas de melhora (esperança), deixa a família em uma situação desoladora[17].

A família se torna também o protagonista do tratamento hospitalar, pois ela necessita ser escutada, cuidada e, muitas vezes, tratada. O enfermeiro tem um papel preponderante nesse processo, trazendo um pouco de afabilidade durante a tormenta que assombra a todos: família e amigos. Nesse contexto, o enfermeiro, como estratégia, pode permitir visitas ao longo do dia ou visitas mais longas e, sempre que possível, possibilitar que o familiar acompanhe o paciente em período integral na UTI.

Uma comunicação contínua e fluida, inclusive durante a passagem de plantão, é essencial para uniformidade da terapêutica pela equipe. Essa comunicação entre todos os membros da equipe auxilia a família a não se sentir em uma montanha-russa, em que um dia está no topo e acredita que o paciente sairá de alta sem nenhuma sequela e, em outro, que deve se preparar para o final de vida de seu familiar (Figura 5).

O último sentido que perdemos é a audição. Portanto, falar com o paciente crítico crônico é benéfico para ambos (o próprio paciente e seus familiares). Essa escuta pode ser, muitas vezes, silenciosa, ou seja, a presença de um rosto familiar pode trazer um certo conforto ao paciente.

A intervenção terapêutica do paciente crítico crônico

Pacientes críticos crônicos são complexos, cursam com distúrbios neurológicos, endócrinos, metabólicos, imunológicos e musculares, e sua prevalência tem aumentado ao longo dos anos[12].

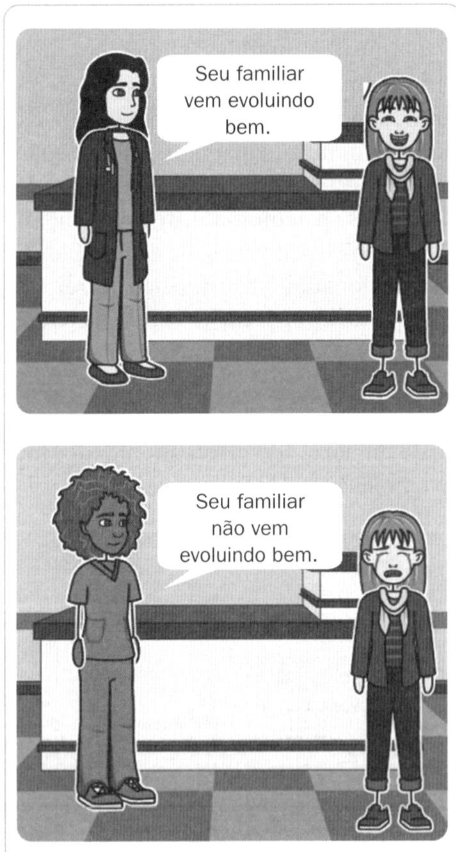
Seu familiar vem evoluindo bem.
Seu familiar não vem evoluindo bem.

FIGURA 5 História em quadrinhos exemplificando a diferença de notícias de um paciente com o mesmo quadro.

Fonte: Elaborada pelos autores.

Infelizmente não existe um protocolo para o tratamento do doente crítico crônico. Talvez a melhor abordagem à disposição seja organizar uma terapia precoce apropriada para doentes críticos graves após sua admissão (ou antes da admissão na UTI), com o objetivo de reduzir complicações como lesões de pele e infecções[18].

A nutrição é um fator-chave desses pacientes, que devem ser alimentados preferencialmente pela via enteral, evitando ingestão calórica inadequadamente elevada ou baixa[19]. A disfunção muscular é uma das alterações mais facilmente observáveis em pacientes críticos crônicos e é a que regride mais lentamente nos sobreviventes que atingem a fase de reabilitação[19]. A prevenção das lesões por pressão também é essencial, uma vez que podem ser foco de infecção, além de reduzirem a autoestima e a mobilidade do paciente[19]. Finalmente, o suporte psicológico e a administração de antidepressivos/antipsicóticos são recomendados para o controle da depressão ou outras alterações mentais[19].

Aqueles pacientes acometidos por doenças crônicas e críticas que se encontram no fim de vida são pessoas que necessitam de acompanhamento, cuidado adequado e apoio ao longo de seus percursos de vida[6]. É evidente que merecem tratamento que priorize a dignidade, o sentido da vida para a pessoa e sua biografia, com especial atenção na preservação da integridade moral e humana, buscando não negligenciar a condição de vulnerabilidade e priorizando seus valores, desejos e respeito à autonomia na tomada de decisão, incluindo, em muitas situações, a implementação do cuidado paliativo para reduzir o prolongamento do sofrimento do paciente e dos familiares[20].

Saiba mais informações sobre assistência de enfermagem ao paciente no final de vida no Capítulo 15.

O PAPEL DA ENFERMAGEM NO CUIDADO AO PACIENTE CRÍTICO CRÔNICO

O paciente crítico crônico deve englobar a díade paciente-familiar. Portanto, os diagnósticos de enfermagem (DE) devem também alcançar a família.

O processo de enfermagem (PE) foi regulamentado pela Resolução do Conselho Federal de Enfermagem (COFEN) nº 358/2009, que dispõe sobre o PE em instituições de saúde públicas e privadas que oferecem cuidado de enfermagem[21]. O PE é uma das atividades privativas do enfermeiro que compreende cinco etapas, inter-relacionadas, interdependentes e recorrentes: histórico de enfermagem (coleta de dados e exame físico), diagnóstico de enfermagem, planejamento de enfermagem, implementação de enfermagem e avaliação de enfermagem[21-23].

Dessas etapas destaca-se o diagnóstico de enfermagem, que é um processo cognitivo e reflexivo ao agrupamento da coleta e análise de dados, geração e avaliação de hipóteses. A acurácia deve permear a avaliação, as decisões e o processamento de informações que geram o diagnóstico.

Selecionamos quatro DE voltados aos principais problemas a serem priorizados durante o cuidado ao paciente crítico crônico, sendo dois preventivos (de risco) e dois reais[24].

- **Risco de infecção** – associado à diminuição da resposta alostática do organismo a qualquer infecção.
- **Risco de integridade tissular prejudicada** – associado à internação prolongada, uso de dispositivos médicos, maior tempo acamado e menor força muscular.

Os fatores de risco, populações de risco e condições associadas possivelmente identificadas nos DE de risco de um paciente crítico crônico encontram-se no Quadro 3.

Tristeza crônica – padrão cíclico, recorrente e potencialmente progressivo de tristeza disseminada, vivenciada (por pai/mãe, ou indivíduo com doença crônica) em resposta à perda contínua ao longo da trajetória de uma doença crônica[24]. Esses pacientes que sobrevivem desenvolvem, frequentemente, incapacidades permanentes e experimentam um sofrimento intenso, que pode afetar toda a família e modificar sua dinâmica usual.

Enfrentamento familiar comprometido – Uma pessoa importante, geralmente apoiadora, oferece suporte, conforto, assistência ou encorajamento comprometido que podem ser necessários ao paciente crítico crônico, relacionado aos desafios de saúde.

As características definidoras, fatores relacionados, populações de risco e condições associadas possivelmente identificadas nos DE reais de um paciente crítico crônico encontram-se no Quadro 4.

A doença crítica crônica é uma síndrome devastadora de dependência prolongada de ventilação mecânica e outras terapias intensivas, com o objetivo de alcançar resultados clínicos satisfatórios. No Quadro 5 observam-se os resultados e intervenções de enfermagem sugeridos no plano terapêutico conforme os DE levantados[25,26]. As propostas apresentadas são sugestões e, na prática clínica, devem envolver o raciocínio clínico acurado e individualizado.

A Figura 6 mostra o mapa mental dos principais conceitos apresentados neste capítulo.

ESTUDO DE CASO

Apresentação

Mulher de 38 anos portadora de síndrome de sobreposição (dermatomiosite e síndrome de Sjögren), evoluindo com fibrose pulmonar e miopatia. Necessita de internação hospitalar devido a cansaço e piora do quadro respiratório. Possui internação recente em UTI, onde recebeu pulsoterapia com corticoides e teve alta hospitalar em uso de oxigenoterapia domiciliar.

Quadro 3 Diagnósticos de enfermagem de risco

Diagnóstico de enfermagem	Fatores de risco	Populações de risco	Condições associadas
Risco de infecção	Desnutrição; Dificuldade para manejar dispositivos invasivos de longo prazo; Dificuldade para manejar o cuidado de feridas; Integridade da pele prejudicada.	Indivíduos expostos ao aumento de patógenos ambientais.	Anemia; Doença crônica; Imunossupressão; Procedimento invasivo; Resposta inflamatória suprimida.
Risco de integridade tissular prejudicada	Atrito em superfície; Força de cisalhamento; Pressão sobre a saliência óssea; Desnutrição; Mobilidade física prejudicada.	Indivíduos em extremo de idade; Indivíduos com história de fratura óssea.	Anemia; Condições neurológicas crônicas; Dispositivos médicos; Doença crítica; Imobilização.

Fonte: Diagnósticos de enfermagem da NANDA: definições e classificação 2021-2023[24].

Quadro 4 Diagnósticos de enfermagem reais

Diagnóstico de enfermagem	Características definidoras	Fatores relacionados	Populações em risco	Condições associadas
Tristeza crônica	Tristeza.	Crise no controle da doença.	Indivíduos trabalhando no papel de cuidador por tempo prolongado; Indivíduos vivenciando perda de pessoa significativa.	Doença crônica.
Enfrentamento familiar comprometido	Limitação de comunicação entre pessoa de apoio e paciente; Paciente relata preocupação com a resposta da pessoa de apoio com o problema de saúde.	Capacidade esgotada da pessoa de apoio; Desorganização familiar; Informações imprecisas apresentadas por outros.	Famílias de apoio vivenciando esgotamento da capacidade devido a doença prolongada.	

Fonte: Diagnósticos de enfermagem da NANDA: definições e classificação 2021-2023[24].

Quadro 5 Resultados e intervenções de enfermagem, conforme diagnósticos levantados

Diagnóstico: Risco de infecção	Diagnóstico: Risco de integridade tissular prejudicada
Resultados: Controle de riscos: processos infecciosos (1924) – ações pessoais para compreender, prevenir, eliminar ou reduzir o risco de adquirir uma infecção.	**Resultados: integridade tissular – pele e mucosas (1101)** – integridade estrutural e a função fisiológica normal de pele e mucosas.
Intervenções: Orientar as visitas quanto à higienização das mãos. Assegurar um ambiente asséptico no cuidado com acesso venoso. Possibilitar retirada de medidas invasivas precocemente (p. ex., cateteres).	**Intervenções:** Manter lençóis limpos e esticados. Realizar mudança de decúbito de 2/2 horas. Monitorar o estado nutricional.
Diagnóstico: tristeza crônica	**Diagnóstico: enfrentamento familiar comprometido**
Resultados: Saúde emocional do cuidador (2506) – bem-estar emocional de provedor de cuidados da família enquanto cuida de familiar.	**Resultados: Estressores do cuidador (2208)** – gravidade da pressão biopsicossocial sobre o provedor de cuidado da família nos cuidados de outro indivíduo por tempo prolongado.
Intervenções: Avaliar as reações de tristeza do paciente e sua família ou acompanhante e identificar um potencial para reações disfuncionais de tristeza (ausência de emoção e hostilidade). Oferecer esperança realista para o futuro. Se apropriado, estimular o direcionamento dos pensamentos, além do presente. Explorar desejos de aconselhamento espiritual, religioso ou psicológico.	**Intervenções:** Estabelecer uma comunicação aberta e honesta. Avaliar o entendimento do paciente e da família ou acompanhante sobre o estado e prognóstico de saúde, esclarecer quaisquer dúvidas ou percepções erradas. Reconhecer o envolvimento da família ou acompanhante no cuidado de paciente e reforçá-lo.

Fonte: Classificação das intervenções de enfermagem (NIC)[25] e Classificação dos Resultados de Enfermagem (NOC): mensuração dos resultados[26].

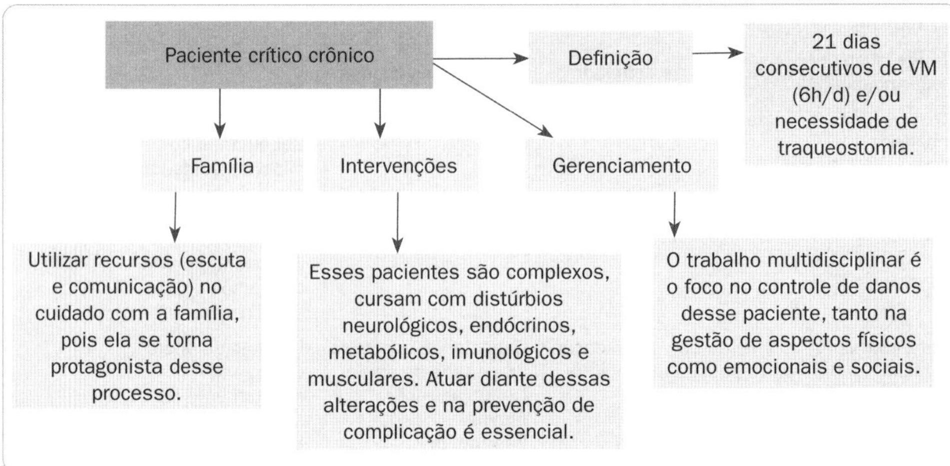

FIGURA 6 Mapa mental dos conceitos apresentados no capítulo.
Fonte: Elaborada pelos autores.

Introdução

A síndrome de sobreposição é caracterizada pelo acometimento de mais de uma doença reumática bem definida que ocorrem simultaneamente, e as manifestações clínicas podem acontecer em vários órgãos e sistemas. Dermatomiosite é uma doença inflamatória idiopática caracterizada por lesões cutâneas e constituição clínica heterogênea com manifestação sistêmica. Síndrome de Sjögren é uma doença que leva à inflamação crônica das glândulas lacrimais e salivares, sendo chamada secundária quando ocorre na presença de outra doença autoimune[27,28].

Histórico

Paciente com histórico de hipotireoidismo e ansiedade. Apresenta edema periocular bilateral, lesões violáceas sobre articulações das mãos e polpas digitais, hiperqueratose dos cotovelos e joelhos, dores em região escapular e ombro, fraqueza muscular e mialgia generalizada, artrite principalmente em pequenas articulações e ressecamento de boca e olhos. Após exames clínicos e laboratoriais é diagnosticada com dermatomiosite e síndrome de Sjögren, sendo iniciado o tratamento.

Necessita de internação hospitalar devido a cansaço e desconforto respiratório. Leucograma e proteína C-reativa (PCR) normais na internação. Evolui com piora do padrão respiratório e queda da saturação de oxigênio. É iniciada ventilação não invasiva (VNI), sendo encaminhada para a unidade de terapia intensiva (UTI).

Na UTI apresenta piora da dispneia e queda da saturação de oxigênio, sendo realizados intubação orotraqueal e início de bloqueador neuromuscular. Realiza radiografia torácica, em que é visualizado um pneumotórax em lobo inferior direito, sendo drenado (Figura 7). Broncoscopia revela lesão pulmonar em organização e infiltrado inflamatório crônico e agudo associado.

Devido ao quadro clínico de altíssima gravidade e à chance de óbito maior que 80%, após terem sido esgotadas as terapias convencionais, foi solicitada avaliação do Time ECMO[29].

Na avaliação do Time ECMO foi considerada a evolução do quadro clínico com hipoxemia e hipercapnia refratárias às medidas ventilatórias de resgate otimizadas, sem disfunções orgânicas associadas além da pulmonar, sendo indicado o suporte de oxigenação por membrana extracorpórea venovenosa (ECMO VV) como ponte para recuperação pulmonar.

O plano terapêutico traçado foi a canulação da ECMO VV para suporte respiratório, a utilização de rituximabe intravenoso com infusão de 1.000 mg com um intervalo de 15 dias e pulsoterapia com imunoglobulina. O tempo estimado para resposta à terapia foi de 4 a 6 semanas.

Em reunião com a família, a equipe multidisciplinar informou que a paciente estava recebendo suporte máximo de vida e que, na ocorrência de eventuais intercorrências ou não resposta à terapêutica utilizada, as estratégias poderiam ser alteradas e uma limitação de terapias fúteis poderia ocorrer.

Foi colocado à disposição da paciente e dos familiares o grupo de Cuidados Paliativos, que iniciou acompanhamento do caso juntamente com outros profissionais: psicologia e assistente social.

Exames complementares

- Covid-19: negativo.
- Broncoscopia: lesão pulmonar subaguda em organização e infiltrado inflamatório crônico e agudo.
- Radiografia de tórax: pneumotórax à direita.
- Ecocardiografia transtorácica: hipertensão arterial pulmonar, dilatação discreta de câmaras direitas e disfunção sistólica de ventrículo direito.
- EDA: gastrite moderada com erosões no corpo e antro.
- Doppler transcraniano: disfunção da capacidade de autorregulação do fluxo sanguíneo encefálico.
- TC de tórax: derrame pleural bilateral e aumento das opacidades parenquimatosas em vidro fosco bilaterais.

Na Figura 8 é possível observar pequena área de troca gasosa na região superior direita (escura).

- Painel molecular de patógenos respiratórios: negativo.
- Lavado broncoalveolar: *Candida lusitaniae* e *Candida parapsilosis*.
- Urocultura: *Candida lusitaniae*.

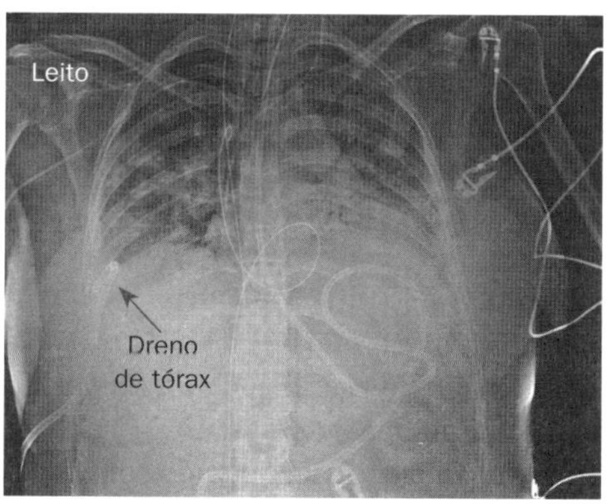

FIGURA 7 Pneumotórax em lobo inferior direito sendo drenado.

Fonte: Acervo do autor.

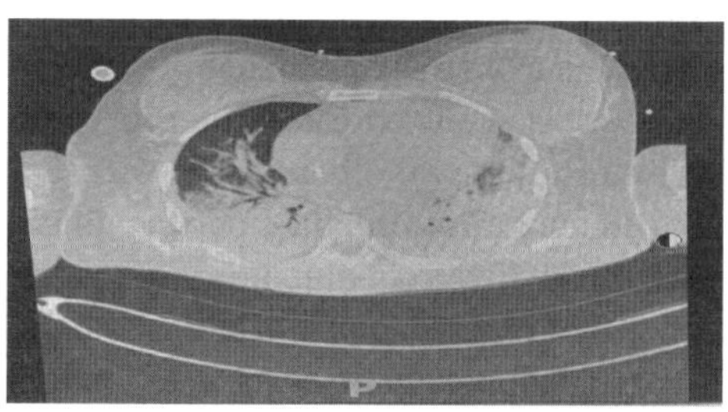

FIGURA 8 Tomografia de pulmão após 15 dias em uso de ECMO.

Fonte: Acervo do autor.

Desenvolvimento do caso

Problema: a paciente apresentou diversas complicações sem melhora do quadro clínico após 40 dias em suporte da ECMO.

A oxigenação por membrana extracorpórea venovenosa (ECMO VV) é um dispositivo mecânico invasivo temporário idealizado para fornecer suporte pulmonar parcial ou total em pacientes que apresentem insuficiência respiratória aguda refratária às medidas convencionais. Essa terapia deverá sempre ser indicada como ponte para recuperação pulmonar em pacientes agudos ou para transplante pulmonar em pacientes crônicos agudizados, quando elegíveis[30].

Após a canulação da ECMO VV foram realizadas infusões do anticorpo monoclonal rituximabe conforme o plano terapêutico e foi ofertado todo o suporte intensivo necessário; entretanto, a paciente apresentou diversas complicações.

Observou-se difícil desmame da sedação devido a agitação psicomotora, ansiedade e desconforto respiratório importante, apesar do sistema neurológico preservado (a paciente respondia a comandos simples e demonstrava entendimento quando questionada).

Após 22 dias de terapia com ECMO foi identificada falha na membrana. Como não havia decorrido o prazo estimado para recuperação da paciente, optou-se pela troca da membrana.

Após 30 dias de suporte ECMO a equipe multiprofissional iniciou discussão sobre a possibilidade de transplante pulmonar, pois a paciente não apresentou recuperação satisfatória.

Dilema da equipe: manutenção do suporte ECMO na paciente, uma vez que sua indicação é que seja ponte para um destino.

Se a recuperação do órgão não é possível, somente o transplante pulmonar poderia indicar sua manutenção.

Nesse momento surgiram alguns questionamentos para a manutenção do suporte ECMO:

- A doença de base poderia acometer o órgão transplantado?
- Qual é o prognóstico da paciente, considerando os diagnósticos de base em relação ao transplante pulmonar?
- A paciente tem condições clínicas para um transplante pulmonar?

Durante a discussão, o suporte ECMO foi desligado em vários momentos com o dispositivo apenas realizando a circulação do sangue, proporcionando a possibilidade de decanulação. Todas as vezes em que a paciente foi colocada em teste de autonomia, o suporte ECMO teve que ser religado por alguma complicação que depois se estabilizava e o teste era retornado.

Dentre as complicações ocorridas, destacam-se pneumomediastino com enfisema subcutâneo que foi drenado por meio de dreno tubular em hemitórax direito; queda da saturação e sangramento via traqueostomia, com retirada de coágulos de lobo inferior direito por meio da broncoscopia; choque hemodinâmico com necessidade de infusão de altas doses de drogas vasoativas; suporte total da ECMO e da ventilação mecânica; suspeita de tromboembolismo pulmonar; e necessidade de arteriografia de emergência.

Processo de Enfermagem (PE)

Evolução de enfermagem

A paciente segue no 34º DIH na UTI, com 30º dia de uso de ECMO, internada por piora do quadro respiratório com necessidade de ventilação mecânica invasiva.

Evolui hemodinamicamente instável, afebril em uso de meropeném, Bactrim®, vancomicina, polimixina B, ganciclovir, amicacina e micafungina.

AN: sedada com propofol 3 mg/kg/h e analgesia com morfina 1 mg/h, RASS –5, pupilas isocóricas e fotorreagentes. **AP:** IOT em VM modalidade PCV, parâmetros: FiO_2 30%, PEEP: 10 cmH_2O, PS: 10 cmH_2O TI:TE – 1:3, COT nº 22 com aspiração subglótica contínua, conforme protocolo de prevenção de PAV, MV ausentes à D e diminuídos em demais campos pulmonares com roncos difusos, gasometria arterial evidenciando acidose respiratória: pH 7,28, $PaCO_2$ 55 mmHg, PaO_2 70 mmHg, BE +8, HCO_3 25. **ACV:** BCRNF em 2T s/sopro, PAM 50-70 mmHg em uso de noradrenalina 1,0 mcg/kg/min, MMII com edema e regular perfusão periférica, pulso radial E diminuído, mão E fria **ATGI:** abdome globoso flácido, RHA+, SNE em narina direita recebendo dieta 50 mL/h em progressão, meta calórica 62 mL/h, evacuação presente. **AGU:** CVD com débito de 2.500 mL/24 h em uso de furosemida 20 mg 3x dia, BH – 500 mL. **AT**: pele íntegra, friável, uso de proteção em região sacral e calcâneos. **Profilaxias:** pantoprazol e heparina.

Dispositivos: PAI em ARD, CVC em VJIE, ECMO cânulas acesso VFD 23 Fr e retorno VJID 19 Fr.

ECMO: Rotação 2.050 rpm, fluxo 3,50 lpm, FmO_2 80%, FGF 3,0 lpm pré-membrana 180 mmHg, pós-membrana 140 mmHg, gradiente 40 mmHg. Coágulos e fibrinas na face pré-membrana. Anticoagulação rTTPA 1,63 heparina 625 UI/h.

Durante visita, a família relata esgotamento da capacidade devido à falta de prognóstico, não entendem por que a ECMO não recuperou a paciente.

Diagnósticos de enfermagem

Troca de gases prejudicada: CD (hipercapnia e hipóxia); **FR** (padrão respiratório ineficaz); **PR** (NA); **CA** (alteração na membrana alveolocapilar, desequilíbrio na relação ventilação-perfusão).

Perfusão tissular ineficaz: CD (alteração na característica da pele e edema); **FR** (NA); **CA** (procedimento instravascular ECMO e outros dispositivos).

Enfrentamento familiar comprometido: CD (limitação de comunicação entre família e paciente); **FR** (informações imprecisas apresentadas por outros); **PR** (Famílias de apoio vivenciando esgotamento da capacidade devido a doença prolongada); **CA** (NA).

Resultados de enfermagem

Estado respiratório: Troca gasosa (0402) – troca alveolar de dióxido de carbono e oxigênio para manter as concentrações de gases do sangue arterial. Classificação da meta do resultado até 96 horas após o início do manejo terapêutico: o paciente tem troca gasosa adequada evidenciada pela $PaO_2 \geq 60$ mmHg e $PaCO_2 < 45$ mmHg, FR < 20 rpm com profundidade e padrões normais (eupneia) e balanço hídrico negativo até (–) 500 mL/24h.

Perfusão tissular (0422) – adequação do fluxo sanguíneo através dos órgãos do corpo para funcionar ao nível celular. Classificação da meta do resultado: até 96 horas após o diagnóstico, o paciente tem perfusão de tecido adequada evidenciada pelo débito urinário superior a 0,5 mL/kg/h; pulsos periféricos > 2+ numa escala de 0 a 4+; bom enchimento capilar (< 2 segundos); PAM > 65 mmHg e Hb > 8,0.

Estressores do cuidador (2208) – gravidade da pressão biopsicossocial sobre o provedor de cuidado da família nos cuidados de outro indivíduo por tempo prolongado. Classificação da meta do resultado: até 96 horas após o diagnóstico a família consegue se comunicar melhor com a equipe, entende os direcionamentos realizados (terapêutica) até o momento.

Intervenções de enfermagem

- Conferir o estado neurológico, avaliando as pupilas para verificar perfusão cerebral.
- Comunicar a equipe médica se hipoxemia ou hipercapnia recente ou persistente.
- Monitorar resultados de gasometria arterial para detectar presença de hipercapnia ou hipoxemia. Monitorizar a saturação por oxímetro de pulso, como indicado.
- Posicionar o paciente em prona, atentando-se às linhas e aos dispositivos, fisiologia anatômica e possíveis distensões musculares.
- Monitorar a infusão da droga vasoativa para manter PAM > 65 mmHg.
- Avaliar extremidades a cada hora quanto a cor, temperatura, enchimento capilar e pulsos distais.
- Realizar e anotar balanço hídrico.
- Monitorar débito urinário.
- Estabelecer comunicação aberta e honesta com paciente e família.
- Avaliar o entendimento da paciente e da família ou acompanhante sobre o estado e prognóstico de saúde, esclarecendo quaisquer dúvidas ou percepções errôneas.
- Fornecer encaminhamento ao orientador espiritual ou outros sistemas de apoio, quando apropriado.

Legenda das siglas: AGU: aparelho geniturinário; **AN**: aparelho neurológico; **ACV**: aparelho cardiovascular; **AP**: aparelho pulmonar; **AT**: aparelho tegumentar; **ATGI**: aparelho trato gastrointestinal; **CA**: Condições associadas; **CD**: Características definidoras; **FR**: Fatores relacionados; **FRe**: Fatores relacionados; **PR**: População de risco.

Desfecho

Após 40 dias de ECMO foi realizada uma nova reunião entre a equipe multidisciplinar e a família com a finalidade de definição das próximas condutas a serem tomadas. Devido à gravidade do quadro clínico e limitação da oferta terapêutica, a família foi informada de que a paciente não era elegível para o transplante pulmonar e foi decidido, em comum acordo, pela limitação do cuidado com priorização do conforto.

Não seria realizada a ressuscitação cardiopulmonar no caso de parada cardiorrespiratória e parâmetros mais altos na ventilação mecânica seriam aceitos devido à condição pulmonar crônica.

Após o início do teste de autonomia, a paciente permaneceu por 24 horas mantendo parâmetros adequados em gasometria arterial sem nenhuma intercorrência, estando apta para a decanulação.

Foi realizada discussão com a equipe multidisciplinar, o médico titular, o Time ECMO e a equipe da UTI e dos cuidados paliativos, na qual ficou definido que a paciente não é candidata a recanulação devido à doença reumatológica com prognóstico ruim, às múltiplas intercorrências clínicas e ao suporte ECMO interpretado como futilidade terapêutica, visto a impossibilidade de transplante pulmonar.

Nesse sentido, ficou alinhado com a equipe de psicologia uma visita familiar antes da decanulação, pois havia alto risco de óbito após o procedimento.

O suporte ECMO foi descontinuado no 41º dia. A paciente apresentou piora importante do quadro clínico após 48 horas da decanulação da ECMO, com hipertermia, piora ventilatória, hemodinâmica e da função renal, evoluindo para assistolia e óbito.

VAMOS PRATICAR?

1. Sobre a história em quadrinhos a seguir, é correto afirmar que:

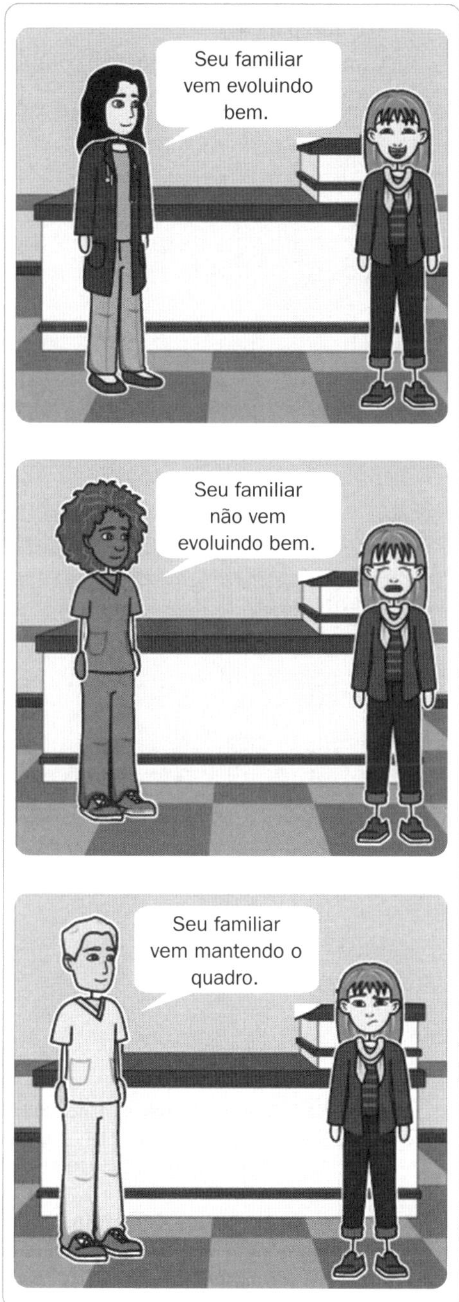
Seu familiar vem evoluindo bem.
Seu familiar não vem evoluindo bem.
Seu familiar vem mantendo o quadro.

Fonte: Elaborada pelos autores.

   a. A comunicação da equipe está alinhada com o familiar.
   b. A equipe tem perspectivas diferentes sobre o mesmo quadro do paciente.
   c. O terceiro profissional de saúde está correto, visto que não diminuiu nem aumentou a expectativa da família.
   d. A comunicação da equipe deveria estar mais alinhada, a fim de manter uma mesma perspectiva com os familiares.

2. Das alternativas abaixo, qual descreve a melhor a característica do paciente crítico crônico:
   a. sarcopenia
   b. necessidade de terapia de substituição renal
   c. uso prolongado de ventilação mecânica
   d. depressão

3. As principais manifestações clínicas do paciente crítico crônico são:
   a. fraqueza neuromuscular, desnutrição e endocrinopatias
   b. deficiência de proteína, hipotireoidismo e insuficiência cardíaca
   c. lesão por pressão, doença renal e desnutrição
   d. débito cardíaco diminuído, necessidade de terapia renal substitutiva e endocrinopatias

4. São diagnósticos de enfermagem de risco comum no paciente crítico crônico:
   a. Enfrentamento familiar comprometido e risco de sangramento.
   b. Risco de infecção e risco de integridade tissular prejudicada.
   c. Tristeza crônica e risco de infecção.
   d. Integridade tissular prejudicada e risco de confusão.

5. Realize a palavra cruzada a seguir.

Horizontais

3. Complete a frase: A fisiopatologia da doença crítica crônica está associada a fatores...
4. Complete a frase: Definimos paciente crítico crônico como maior tempo em...
6. Um diagnóstico de enfermagem relacionado a doença crônica é a ---- crônica.

Verticais

1. Sinônimo de fraqueza muscular
2. O cuidado de enfermagem deve ser voltado para a
5. Complete a frase: A principal complicação do paciente crônico é...

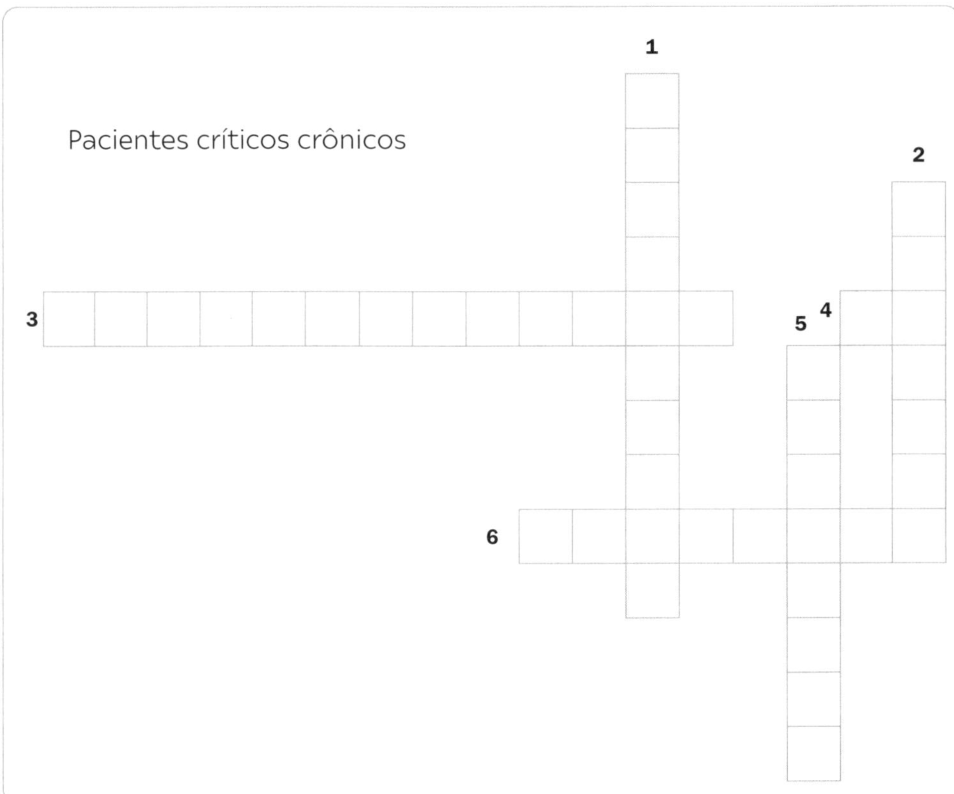

REFERÊNCIAS

1. Girard K, Raffin TA. The chronically critically ill: to save or let die? Respir Care. 1985;30(5):339-47.
2. Kahn JM, Le T, Angus DC, Cox CE, Hough CL, White DB, et al. The epidemiology of chronic critical illness in the United States*. Crit Care Med. 2015;43(2):282-7. Doi: https://doi.org/10.1097/CCM.0000000000000710
3. Bugedo G, Egal M, Bakker J. Prolonged mechanical ventilation and chronic critical illness. J Thorac Dis. 2016;8(5):751-3. Doi: https://doi.org/10.21037/jtd.2016.03.60
4. Daly BJ, Rudy EB, Thompson KS, Happ MB. Development of a special care unit for chronically critically ill patients. Heart Lung. 1991;20(1):45-51.
5. Clochesy JM, Daly BJ, Montenegro HD. Weaning chronically critically ill adults from mechanical ven-

tilatory support: a descriptive study. Am J Crit Care. 1995;4(2):93-9.

6. Nelson JE, Cox CE, Hope AA, Carson SS. Chronic critical illness. Am J Respir Crit Care Med. 2010;182(4):446-54. Doi: https://doi.org/10.1164/rccm.201002-0210CI
7. Nierman DM. A structure of care for the chronically critically ill. Crit Care Clin. 2002;18(3):477-91. Doi: https://doi.org/10.1016/s0749-0704(02)00010-6
8. CNN. Veja a linha do tempo da luta de Paulo Gustavo contra a Covid-19 São Paulo – Brasil2021 [https://www.cnnbrasil.com.br/saude/veja-a-linha-do-tempo-do-tratamento-de-paulo-gustavo-contra-a-covid-19/].
9. Loss SH, de Oliveira RP, Maccari JG, Savi A, Boniatti MM, Hetzel MP, et al. The reality of patients requiring prolonged mechanical ventilation: a multicenter study. Rev Bras Ter Intensiva. 2015;27(1):26-35. Doi: https://doi.org/10.5935/0103-507X.20150006
10. Carson SS, Bach PB. The epidemiology and costs of chronic critical illness. Crit Care Clin. 2002;18(3):461-76. Doi: https://doi.org/10.1016/s0749-0704(02)00015-5
11. Cox CE. Persistent systemic inflammation in chronic critical illness. Respir Care. 2012;57(6):859-64; discussion 64-6. Doi: https://doi.org/10.4187/respcare.01719
12. Marchioni A, Fantini R, Antenora F, Clini E, Fabbri L. Chronic critical illness: the price of survival. Eur J Clin Invest. 2015;45(12):1341-9. Doi: https://doi.org/10.1111/eci.12547
13. Loss SH. Epidemiologia e características do doente crítico crônico. Rio Grande do Sul: Universidade Federal do Rio Grande do Sul; 2009. p. 79.
14. Estado de São Paulo G. Hospital Auxiliar de Suzano São Paulo: Secretaria da Saúde; [http://www.saude.sp.gov.br/ouvidoria-sessp/instituicoes/ouvidorias-estaduais/hospitais/hospital auxiliar de suzano].
15. Cox CE, Carson SS, Govert JA, Chelluri L, Sanders GD. An economic evaluation of prolonged mechanical ventilation. Crit Care Med. 2007;35(8):1918-27. Doi: https://doi.org/10.1097/01.CCM.0000275391.35834.10
16. Halpern NA, Pastores SM, Greenstein RJ. Critical care medicine in the United States 1985-2000: an analysis of bed numbers, use, and costs. Crit Care Med. 2004;32(6):1254-9. Doi: https://doi.org/10.1097/01.ccm.0000128577.31689.4c
17. Neves L, Gondim AA, Soares SCMR, Coelho DP, Pinheiro JAM. The impact of the hospitalization process on the caregiver of a chronic critical patient hospitalized in a Semi-Intensive Care Unit. Esc Anna Nery; 2018.22(2):e20170304. Doi: https://doi.org/10.1590/2177-9465-EAN-2017-0304
18. Loss SH, Marchese CB, Boniatti MM, Wawrzeniak IC, Oliveira RP, Nunes LN, et al. Prediction of chronic critical illness in a general intensive care unit. Rev Assoc Med Bras (1992). 2013;59(3):241-7. Doi: https://doi.org/10.1016/j.ramb.2012.12.002
19. Loss SH, Nunes DSL, Franzosi OS, Salazar GS, Teixeira C, Vieira SRR. Chronic critical illness: are we saving patients or creating victims? Rev Bras Ter Intensiva. 2017;29(1):87-95. Doi: https://doi.org/10.5935/0103-507X.20170013
20. Castro JC, Guimarães MN. Caminhos da Bioética. Teresópolis: Editora Unifeso; 2018. 55 p.
21. Conselho Federal de Enfermagem. RESOLUÇÃO COFEN-358/2009 – Dispõe sobre a Sistematização da Assistência de Enfermagem e a implementação do Processo de Enfermagem em ambientes, públicos ou privados, em que ocorre o cuidado profissional de Enfermagem, e dá outras providências. Brasília; 2009.
22. Barros ALBL, Sanchez CG, Lopes JL, Dell'Acqua MCQ, Lopes MHBM, Silva RCG. Processo de enfermagem: guia para a prática. 1. ed. São Paulo: COREN-SP; 2015. 113 p.
23. Fontes CM, da Cruz DA. [Documented nursing diagnoses for medical clinic patients]. Rev Esc Enferm USP. 2007;41(3):395-402. Doi: https://doi.org/10.1590/s0080-62342007000300008
24. North American Nursing Diagnosis Association. Diagnósticos de enfermagem da Nanda: definições e classificação 2021-2023. 12. ed. Porto Alegre: Artmed; 2021.
25. Bulechek GM, Butcher HK, Dochterman JMC. Classificação das intervenções de enfermagem (NIC). Rio de Janeiro: Elsevier; 2020.
26. Moorhead S, M. J, Maas ML, Swanson E. Classificação dos Resultados de Enfermagem (NOC): mensuração dos resultados. Rio de Janeiro: GEN Guanabara Koogan; 2020.
27. DeWane ME, Waldman R, Lu J. Dermatomyositis: Clinical features and pathogenesis. J Am Acad Dermatol. 2020;82(2):267-81. Doi: https://doi.org/10.1016/j.jaad.2019.06.1309
28. Witte T. [Sjögren's syndrome]. Z Rheumatol. 2019;78(6):511-7.
29. Tonna JE, Abrams D, Brodie D, Greenwood JC, Rubio Mateo-Sidron JA, Usman A, et al. Management of Adult Patients Supported with Venovenous Extracorporeal Membrane Oxygenation (VV ECMO): Guideline from the Extracorporeal Life Support Organization (ELSO). Asaio J. 2021;67(6):601-10. Doi: https://doi.org/10.1097/MAT.0000000000001432
30. Brogan TV. Extracorporeal Life Support: The ELSO Red Book. 5. ed. Ann Arbor: ELSO; 2017.

GABARITO

1. Resposta: D
Comentário: A comunicação da equipe deveria estar mais alinhada, a fim de manter uma mesma perspectiva com os familiares. Informações divergentes entre os membros da equipe geram expectativas que podem não ser suprimidas ou retiram a esperança do membro da família. Nesse sentido, o alinhamento das informações é essencial para manutenção da confiança da equipe junto à família.

2. Resposta: C
Comentário: A dependência do sistema respiratório é a principal característica que define o paciente crítico crônico; portanto, o uso prolongado de ventilação mecânica é a alternativa correta.

3. Resposta: A
Comentário: As principais manifestações clínicas são: fraqueza neuromuscular, desnutrição e endocrinopatias.

4. Resposta: B
Comentário: Apenas esta opção contém dois diagnósticos de risco (risco de infecção e risco de integridade tissular prejudicada).

5. Resolução da palavra cruzada:

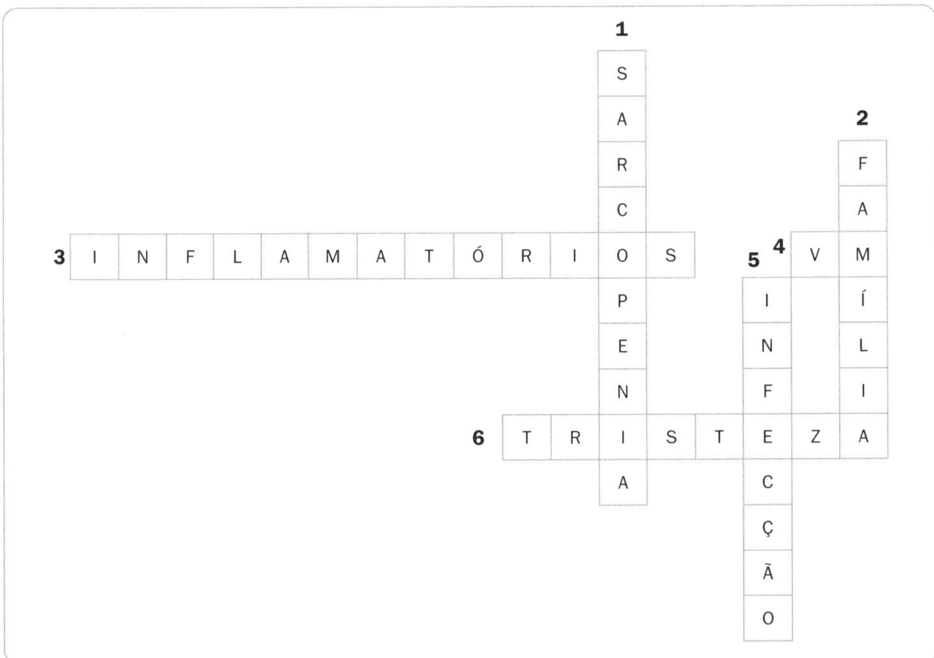

CAPÍTULO 14

Assistência de enfermagem ao paciente em morte encefálica e família

Rosane Almeida de Freitas
Rafael Rodrigo da Silva Pimentel
Ellen Catarine Cabianchi
Marcelo José dos Santos

RESUMO

A morte encefálica (ME) é um diagnóstico médico realizado em pacientes em coma arresponsivo/arreativo e significa morte clínica, legal e social. Quando constatada, pode possibilitar a doação de órgãos e tecidos para fins de transplantes em casos sem contraindicações. A ME ainda é vista como um tabu pela sociedade e por alguns profissionais da saúde que acabam por não ter contato com a temática. Logo, a equipe de enfermagem, que é peça fundamental nesse processo, pode apresentar entraves na efetividade do cuidado desses pacientes. Compete ao enfermeiro, como líder de equipe, adquirir os conhecimentos necessários acerca da ME para garantia do cuidado digno, seguro e de qualidade ao paciente e sua família, com base nas melhores evidências disponíveis. Neste capítulo, apresentamos conceituação, etapas e os critérios para a determinação da ME, manutenção hemodinâmica, acolhimento familiar e assistência de enfermagem. São necessários avanços no conhecimento e na formação dos profissionais acerca da temática, e este capítulo pode auxiliar profissionais e gestores dos serviços de saúde na mitigação dessa problemática.

TÓPICOS ABORDADOS

1. A morte encefálica.
2. Identificação do paciente em ME.
3. Os critérios para o diagnóstico de ME.
4. A manutenção hemodinâmica do paciente em ME.
5. O acolhimento familiar e a comunicação da situação crítica.
6. O papel da enfermagem no cuidado do paciente em ME.

OBJETIVOS DE APRENDIZAGEM

Que ao final deste capítulo, o leitor seja capaz de compreender, realizar a identificação do paciente com suspeita de ME, identificar os critérios e condições hemodinâmicas necessárias para iniciar o processo de determinação de ME, aplicar as intervenções, entender o papel da equipe de enfermagem em todo o processo de determinação de ME, assim como aplicar o conteúdo em um estudo de caso clínico.

A MORTE ENCEFÁLICA

Na história da humanidade, a definição e o estabelecimento da morte encefálica (ME) têm sido uma temática mutável e com muitas controvérsias. Isso decorre do avanço da medicina moderna, com o desenvolvimento de novas técnicas de suporte à vida, pois existe a possibilidade de ter pessoas com lesões cerebrais graves, incompatíveis com a vida, que sobrevivem por um determinado tempo devido ao suporte da ventilação mecânica e da terapia medicamentosa. Esses pacientes podem ter perdido não apenas a consciência, mas também todos os reflexos do tronco cerebral, a respiração espontânea e a atividade elétrica cortical.

Após essas discussões, a ME é conceituada como a parada irreversível das funções encefálicas (córtex e tronco cerebral), caracterizada por coma aperceptivo, de causa conhecida e diagnosticada de modo indiscutível, com a ausência de resposta motora supraespinhal e apneia[5]. No Brasil, a definição de ME está em consonância com as apresentadas internacionalmente, representando a morte clínica, legal e social do indivíduo[6].

A ME difere do estado vegetativo (Figura 2), no qual o indivíduo mantém atividade cerebral/troncoencefálica e pode ter uma sobrevida de semanas, meses e até anos[7]. É primordial a disseminação desses conceitos para todos os profissionais, a fim de garantir que seja transmitida uma mensagem uniforme aos familiares[8].

Epidemiologia da morte encefálica

Estima-se que a ME represente 12% a 14% das mortes ocorridas na Unidade de Terapia intensiva (UTI) e valores abaixo desses percentuais podem evidenciar escapes de pacientes[9]. Nos Estados Unidos, a ME é diagnosticada entre 1% e 2% de todas as mortes e em 5% dos pacientes com lesão cerebral aguda[10]. Na Espanha, a ME é diagnosticada em 8% das mortes ocorridas em UTIs de hospitais sem neurocirurgia e em 13% das mortes em hospitais com neurocirurgia, chegando a 33% nos hospitais com unidades de tratamento neurocrítico[11]. No Brasil, a ME corresponde a 1% de todas as mortes e 27% das mortes de causas neurológicas[12]. Cerca de 3.800 MEs por ano deixam de ser notificadas às instituições regulamentadoras[13]. Esses dados ressaltam a importância da realização do diagnóstico de ME.

1959: Na França surge a definição de morte encefálica (ME) como *depassé* (além coma).

↓

1960: Os critérios para se constatar a morte ainda eram vinculados à parada cardiorrespiratória (PCR).

↓

1967: Retoma a discussão sobre morte neurológica, sendo necessário definir o conceito de morte e os métodos para realizar seu diagnóstico.

↓

1968: O comitê *ad hoc* da Harvard Medical School publicou um artigo que defendia a extensão do conceito de morte aos pacientes com uma condição de coma irreversível. Os critérios neurológicos que definiram a morte eram a perda da atividade do tronco e do córtex cerebral.

↓

1981: A Comissão do Presidente dos Estados Unidos apresentou uma definição, estabelecendo critérios como a correta identificação do paciente, motivo do coma, sua irreversibilidade, a eliminação de causas metabólicas e de intoxicação exógena.

FIGURA 1 Histórico da morte encefálica.

Fonte: Elaborada pelos autores com base em Rodrigues Filho & Junges, 2015[1]; Macedo, 2016[2]; Beecher, 1968[3]; Magnus et al., 2014[4].

Causas da morte encefálica

Dentre as causas que levam um paciente a ME, os traumatismos cranioencefálicos (TCE) e os acidentes vasculares encefálicos (AVE) correspondem a 90% dos casos. As outras causas descritas na Figura 3 correspondem a 10% das MEs[14].

Essas doenças atuam na evolução fisiopatológica da ME. Todas as causas de lesão encefálica acima citadas podem levar a ME. O trauma tecidual ocasiona edema cerebral difuso, devido à rigidez da estrutura craniana (ossos), que não permite expansão externa. Isso pode comprometer estruturas internas, incluindo artérias e veias, aumentando a pressão intracraniana, causando hipóxia tecidual e reduzindo ou até mesmo impedindo a passagem do fluxo sanguíneo cerebral (Figura 4).

Estado vegetativo persistente		Morte encefálica
Pode haver um estado mínimo de consciência		O nível de consciência é zero
Atividade completa ou parcial do tronco cerebral		Não há atividade do tronco cerebral
Manutenção da respiração de maneira autônoma	X	Não há manutenção da respiração de maneira autônoma
Manutenção da circulação de maneira autônoma		Não há manutenção da circulação de maneira autônoma
Atividade completa ou parcial das funções do hipotálamo		Perda parcial das funções do hipotálamo
Há ciclos de sono-vigília		Não há ciclos de sono-vigília

FIGURA 2 Diferenças entre estado vegetativo persistente e morte encefálica.
Fonte: Elaborada pelos autores com base em Garcia et al., 2017[8].

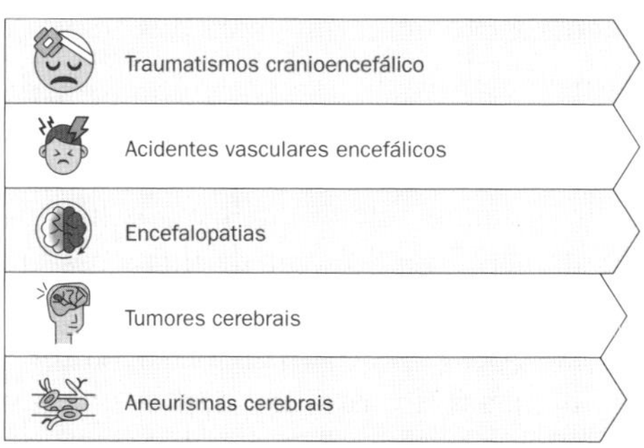

FIGURA 3 Causas da morte encefálica.
Fonte: Elaborada pelos autores com base em Westphal et al., 2016[14].

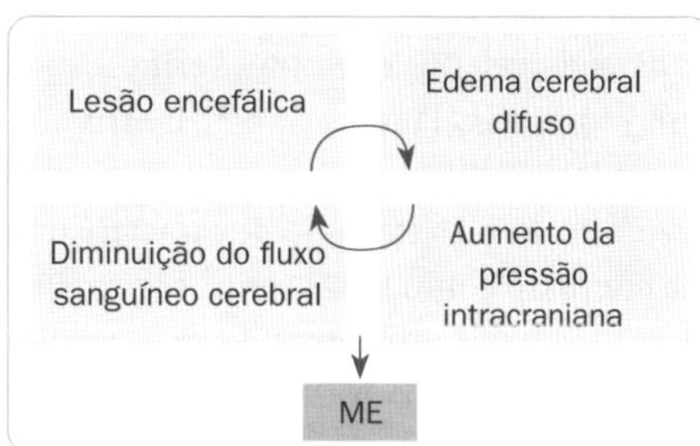

FIGURA 4 Evolução fisiopatológica da morte encefálica.
Fonte: Elaborada pelos autores com base em Garcia et al., 2015[7].

IDENTIFICAÇÃO DO PACIENTE EM ME

Como estratégia para identificar precocemente pacientes com suspeita de ME nas instituições hospitalares, foi implantada a Busca Ativa, que consiste em visita diária nas unidades de cuidados a pacientes críticos, onde são avaliados os reflexos de tronco cerebral, sendo realizada por profissionais enfermeiros/médicos que atuam no processo de identificação e determinação da ME.

As dificuldades encontradas na identificação do paciente com suspeita de ME são muitas, levando a subnotificação. Nas unidades de cuidados a pacientes críticos (Emergências, UTIs) pode ocorrer a ausência de avaliação e de identificação desses pacientes, devido à não disponibilidade de profissionais capacitados, assim como a escassez de exames e equipamentos para realizar os testes necessários para ME, levando a um retardo no processo e, muitas vezes, à perda do doador[7].

Os critérios para abertura de diagnóstico de ME

A realização do diagnóstico de ME no Brasil está atrelada a uma avaliação clínica indispensável, que engloba a verificação de pré-requisitos (Figuras 5a e 5b): causa conhecida da lesão encefálica, coma arresponsivo/arreativo e a exclusão de características de confusão como hipotermia, hipernatremia e drogas depressoras do sistema nervoso central[8] (Quadro 1), conforme estabelecido no Decreto nº 9.175, de 18 de outubro de 2017 e na Resolução do Conselho Federal de Medicina (CFM) nº 2.173, de 23 de novembro de 2017[6].

A manutenção hemodinâmica para diagnóstico de ME

A ME produz várias alterações hemodinâmicas, hormonais e inflamatórias que podem danificar irreversivelmente a função dos diferentes órgãos e a sua qualidade, tais como: instabilidade hemodinâmica, coagulopatia, hipotermia, distúrbios hidroeletrolíticos, imunológicos e uma cascata inflamatória de disfunções celulares e moleculares na função de órgãos[7,16]. A manutenção hemodinâmica é essencial para impedir, diminuir ou reverter essas alterações[17].

As alterações fisiopatológicas mais frequentes da ME que contribuem para instabilidade do potencial doador são: a hipotermia (invariável se não prevenida), a hipotensão (81%-97%), o diabetes *insipidus* (46%-78%), a coagulação intravascular disseminada (29%-55%), as arritmias (25%-32%) e o edema pulmonar (13%-18%). Os parâmetros dessas alterações devem ser registrados e monitorados continuamente, para manter os valores mais próximos dos ideais[18].

Considerando que pacientes em processo de determinação de ME podem se tornar potenciais doadores, cerca de 20% dos órgãos podem ser perdidos devido à complexidade do gerenciamento clínico[19]. Diante do exposto, faz-se necessária a padronização de metas de cuidados e o gerenciamento da manutenção hemodinâmica (Figura 6) do potencial doador[18,20]:

Muitos são os aspectos que interferem na manutenção hemodinâmica na ME. Logo, a equipe interdisciplinar possui papel fundamental na detecção de alterações e na realização dos cuidados com o paciente.

As questões organizacionais também influenciam nos resultados, pois o tempo entre o início da verificação da ME e a sua conclusão é um aspecto preocupante, devido ao risco de instabilidade hemodinâmica do potencial doador. Assim, quanto maior o

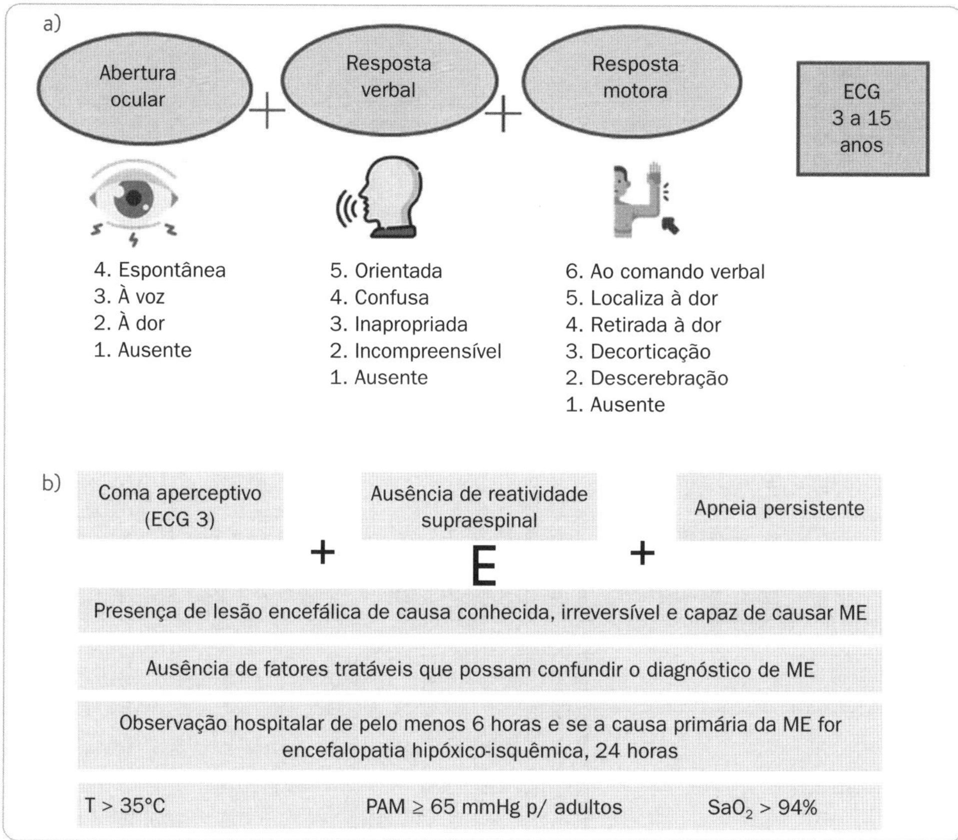

FIGURA 5 (a) Escala de Coma de Glasgow (ECG); (b) Critérios para abertura de diagnóstico de ME.
Fonte: Elaborada pelos autores com base em Paraná, 2023[15].

Quadro 1 Tempo mínimo de suspensão de sedativos para abertura do diagnóstico de ME

Sedativo	Meia-vida	t DU/DI	t Inf. contínua	t para IR e IH
Atracúrio	20 min	1 h	1:40 h	–
Cetamina	2:30 h	7:30 h	12:30 h	–
Etomidato	3 h	9 h	15 h	Aumentado na IH
Fentanila	2 h	6 h	10 h	Mínimo de 24 h
Midazolam	2 h	6 h	10 h	Mínimo de 24 h
Pancurônio	2 h	6 h	10 h	Mínimo de 12 h
Propofol	2 h	6 h	10 h	–
Rocurônio	1 h	3 h	5 h	Aumentado na IH
Succinilcolina	10 min	30 min	50 min	–
Tiopental	12 h	36 h	60 h	–

t: Tempo de suspensão; **DU:** Dose única; **DI:** Dose intermitente (inferior ou igual a 3 doses em 24 horas); **Inf. contínua:** Infusão contínua ou DI superior a 3 doses em 24 horas; **IR:** Insuficiência Renal; **IH:** Insuficiência Hepática; **h:** hora; **min:** minuto.
Fonte: Elaborado pelos autores com base em Paraná, 2023[15].

Hemodinâmico*

Indicada punção para pressão invasiva e acesso venoso central
Hipertensão (PAS > 180), PAD > 120 ou PAM > 95 mmHg por 30 min ou lesão do órgão-alvo): utilizar nitroprussiato ou esmolol
Hipotensão (PAS < 90 ou PAM < 65 mmHg):
- SF 0,9% e/ou Ringer 30 mL/kg *bolus* 30/60 min.
- Não responsivo a volume, iniciar vasopressor (noradrenalina como primeira escolha).
- Para todos os pacientes com vasopressor, associar vasopressina 0,01 a 0,04 U/h e hidrocortisona 300 mg/dia.

Se bradicardia, considerar dopamina
Dobutamina pode ser associada, caso exista aumento do lactato ou hipoperfusão.
Metas:
- PAM > 65 mmHg.
- SvO_2 > 70%
- Diurese > 0,5 mL/kg
- Clareamento de lactato > 10% em 4h.

Arritmias: conforme o ACLS.
PCR: conforme o ACLS.

Ventilatório**

VCV ou PCV
VC: 6 mL/kg
PO_2: > 90 mmHg
PCO_2: 35-45 mmHg
P PLATO < 30 mmHg
PEEP 8-10 cmH_2O

Endócrino metabólico***

Manter dieta enteral ou parenteral para atingir 15-30% calorias/dia.
Suspender dieta se paciente muito instável.
Glicemia: mínimo de 6/6h.
Se insulina bomba: 2/2h.
Iniciar insulina se glicemia > 180 mg/dL.
Diabetes *insipidus*:
- Desmopressina 1-2 mcg EV em *bolus* ou 2 *puffs* intranasal ou sublingual de 4/4h.
- Vasopressina é 2ª opção.

Metas:
Diurese 0,5-4 mL/kg/h ou < 300 mL/h.
Na^+: 130-150 mEq/L. Se hipernatremia, SG 5% e se instável, prescrever cristaloides.
pH > 7,2.
SE em uso de DVA, prescrever hidrocortisona 100 mg de 8/8h.

Transfusão****

Hemácias:
Estáveis: se Hb > 7 g/dL.
Instáveis: se Hb < 10 g/dL
Plaquetas:
< 100.000 mm^3 e sangramento ativo
< 50.000 mm^3 no pré-operatório
Plasma:
RNI > 1,5 × + alto risco de sangramento, pré-operatório ou sangramento ativo.
Crioprecipitado: se fibrinogênio < 100 mg/mL.

Infecção

Não é considerada contraindicação absoluta, avaliar:
- Se infecção em tratamento com boa resposta ou infecção tratada: pode doar.
- Se infecção não controlada: contraindicar.
- Se suspeita de infecção: tratar.
- Coletar culturas se suspeita de infecção.

Todos os casos de infecção devem ser avaliado pela equipe da CET.

Órgãos específicos*****

Rim: Manter estabilidade hemodinâmica diurese > 1 mL/kg/h.
Manter o paciente normovolêmico. Dosar creatinina a cada 24h.
Não contraindicar doação por valor isolado de creatinina.
Avaliar caso a caso.
Fígado: sódio, potássio e glicemia a cada 6h TGP/TGO/bilirrubinas e TAP a cada 24h. Manter sódio sérico < 160 mEq/L.
Não contraindicar em hepatite B/C (órgãos expandidos).
Coração: Idealmente realizar ECG, ecocardiograma e dosar enzimas cardíacas.
Pacientes acima de 45 anos necessitam de cateterismo cardíaco.
Pulmão:
- Oxímetro contínuo.
- Gasometria arterial 6/6h.
- Radiografia a cada 24h.
- $SatO_2$ > 95%, pO_2 > 90 mmHg.
- Aspiração das vias aéreas.
- Cabeceira 30°, pressão de *cuff* de 20-30 cmH_2O.

FIGURA 6 Manutenção hemodinâmica.

Hemodinâmico*: SvO_2: Saturação venosa de oxigênio. Ventilatório**: PCV: Ventilação controlada por pressão; VC: Ventilação por volume. Endócrino metabólico***: DVA: Droga vasoativa. Transfusão****: Hb: Hemoglobina; RNI: Tempo de protrombina. Órgãos específicos*****: TAP: Tempo de atividade da protrombina; TGO: transaminase oxalacética; TGP: transaminase pirúvica.
Fonte: Elaborada pelos autores com base em Paraná, 2023[15].

tempo para a manutenção hemodinâmica adequada dos órgãos, maior o risco de instabilidade, que pode levar à parada cardiorrespiratória (PCR), antes mesmo da conclusão do diagnóstico de ME[20].

Estudo realizado em 42 UTIs espanholas identificou uma taxa de 2% de PCRs nos indivíduos em ME[11]. No Brasil, essa porcentagem pode ser superior a 8% em grande parte das instituições de saúde. Dessa forma, a manutenção efetiva ajuda a melhorar o número e a qualidade dos órgãos viáveis para doação[21], além de garantir que seja concluído o diagnóstico de ME, que é direito do indivíduo e sua família e deve ser feito compulsoriamente, independentemente da doação.

DETERMINAÇÃO DE ME

A determinação da ME é um ato médico; diante disso, a equipe de enfermagem auxilia na execução das etapas e no apoio à família[22].

Após a abertura do protocolo de ME, deve ser preenchido o termo de declaração de morte encefálica (TDME) (Figura 7) e o formulário de notificação, que é encaminhado à Central de Transplantes (CET) por meio da Comissão Intra-hospitalar de Doação de Órgaos e Tecidos (CIHDOTT) ou pela Organização de Procura de Órgãos (OPO), contendo os dados de identificação do paciente e do serviço notificante, aspectos clínicos e laboratoriais, para acompanhamento e fiscalização da execução adequada do diagnóstico[15]. É permitida à família a presença de um médico de sua confiança para acompanhar a verificação diagnóstica da ME, desde que a vinda desse profissional não interfira na realização das etapas[6].

EXAMES CLÍNICOS

O diagnóstico é feito por meio da realização de dois exames clínicos, que avaliam os reflexos de tronco cerebral (Quadro 2), com o intervalo de tempo que varia conforme a faixa etária (Quadro 3). Os exames clínicos serão considerados confirmatórios para ME quando houver ausência de todos os reflexos testados.

O Quadro 3 apresenta os intervalos de tempo entre os exames clínicos do diagnóstico de ME, de acordo com a faixa etária.

Os exames clínicos são realizados por dois médicos distintos, ambos com capacitação para o diagnóstico, um dos médicos preferencialmente com especialidade em medicina intensiva, neurologia, neurocirurgia ou emergência. Também deve ser realizado o teste de apneia[23].

Teste de apneia

O teste de apneia é realizado para verificar a integridade do bulbo, pois o nível sensorial de estímulo para desencadear a respiração é alto, fazendo-se necessários níveis de $PaCO_2$ superiores a 55 mmHg[24]. Ele deve ser realizado uma única vez, por um dos médicos que fará os exames clínicos e seu resultado é positivo para ME quando comprova ausência de movimentos respiratórios e hipercapnia ($PaCO_2 > 55$ mmHg)[24]. A verificação da apneia é realizada da seguinte forma[6,24]:

- Ventilar o paciente com FiO_2 100%, por 10 minutos para atingir PaO_2 igual ou maior a 200 mmHg e $PaCO_2$ entre 35 e 45 mmHg.
- Monitorizar a oximetria e coletar gasometria arterial inicial, se possível via cateterismo arterial.
- Desconectar o ventilador mecânico.
- Instalar cateter de O_2 intratraqueal no nível da carina com fluxo de 6 a 8 L/minuto, ou tubo T a 12 L/minuto, ou CPAP a 12 L/minuto + 10 cmH_2O.

TERMO DE DECLARAÇÃO DE MORTE ENCEFÁLICA

Resolução CFM nº 2173/2017

Hospital: ______ CNES: ______
Município: ______ UF ______ Registro hospitalar: ______
Paciente: ______
Data de nascimento: ______ Sexo: ( ) F ( ) M
Nome da mãe: ______
Identificação do paciente: ( ) RG ( ) CNH ( ) Cons. profissional ( ) Cart. trabalho ( ) Outros: ______
Número do documento: ______

Causa do coma Diagnóstico principal: ______ CID: ______
Diagnóstico secundário: ______ CID: ______

Exame confirmatório da lesão neurológica: ( ) TC ( ) RM ( ) Outros: ______
Data: ______ Hora: ______

PRÉ-REQUISITOS

	SIM	NÃO
Presença de lesão encefálica de causa conhecida, irreversível e capaz de causar a morte encefálica?	☐	☐
Ausência de causas tratáveis que possam confundir o diagnóstico de morte encefálica?	☐	☐
Tratamento e observação hospitalar ≥ 6 horas ou ≥ 24 horas em encefalopatia hipóxico-isquemica?	☐	☐
Temperatura corp. > 35 °C + SatO > 94% + PAS ≥ 100 mmHg ou PA média ≥ 65 mmHg ou pela faixa etária < 16 anos?	☐	☐
Ausência de drogas depressoras do sistema nervoso central ou de bloqueadores neuromusculares?	☐	☐

1º EXAME CLÍNICO

Data: ______ Horas: ______ PA (mmHg): ______ Temperatura (°C): ______
Coma não perceptivo? ( ) Sim ( ) Não Apneia (estado clínico de apneia)? ( ) Sim ( ) Não

Exame neurológico (exame dos reflexos)

	Direito SIM	Direito NÃO	Direito NT	Esquerdo SIM	Esquerdo NÃO	Esquerdo NT
Pupila fixa e arreativa	☐	☐	☐	☐	☐	☐
Ausência de reflexo córneo-palpebral	☐	☐	☐	☐	☐	☐
Ausência de reflexo óculo-cefálico	☐	☐	☐	☐	☐	☐
Ausência de reflexo vestíbulo-calórico	☐	☐	☐	☐	☐	☐
Ausência de reflexo de tosse	SIM ☐			NÃO ☐		

*NT = não testado = Justifique o motivo de não ter sido testado o reflexo: ______
Médico supervisor: ______ CRM: ______ Ass. identificada: ______
Médico acompanhante: ______ CRM: ______ Ass. identificada: ______

TESTE DE APNEIA

Data: ______ Horas: ______ PA (mmHg): ______ Temperatura (°C): ______
Ausência de movimentos respiratórios com $PaCO_2$ > 55 mmHg? ( ) Sim ( ) Não
$PaCO_2$ Inicial: ______ $PaCO_2$ Inicial: ______
$PaCO_2$ Final: ______ $PaCO_2$ Final: ______
Médico supervisor: ______ CRM: ______ Ass. identificada: ______

2º EXAME CLÍNICO

Data: ______ Horas: ______ PA (mmHg): ______ Temperatura (°C): ______
Coma não perceptivo? ( ) Sim ( ) Não Apneia (estado clínico de apneia)? ( ) Sim ( ) Não

Exame neurológico (exame dos reflexos)

	Direito SIM	Direito NÃO	Direito NT	Esquerdo SIM	Esquerdo NÃO	Esquerdo NT
Pupila fixa e arreativa	☐	☐	☐	☐	☐	☐
Ausência de reflexo córneo-palpebral	☐	☐	☐	☐	☐	☐
Ausência de reflexo óculo-cefálico	☐	☐	☐	☐	☐	☐
Ausência de reflexo vestíbulo-calórico	☐	☐	☐	☐	☐	☐
Ausência de reflexo de tosse	SIM ☐			NÃO ☐		

*NT = não testado = Justifique o motivo de não ter sido testado o reflexo: ______
Médico supervisor: ______ CRM: ______ Ass. identificada: ______
Médico acompanhante: ______ CRM: ______ Ass. identificada: ______

EXAME COMPLEMENTAR

Data: ______ Horas: ______ PA (mmHg): ______ Temperatura (°C): ______
Tipo: ( ) DTC ( ) EGG ( ) Angiografia ( ) Cintilografia ( ) Outro:
Ausência de perfusão sanguínea ou de atividade metabólica encefálica? ( ) Sim ( ) Não
Médico supervisor: ______ CRM: ______ Ass. identificada: ______

FIGURA 7 Termo de Declaração de Morte Encefálica.
Fonte: Paraná, 2023[15].

Quadro 2 Reflexos de tronco cerebral examinados no diagnóstico de morte encefálica

Exames clínicos		
Reflexos	**Como testar**	**Ilustração**
Fotomotor: ausência de contração do músculo circular da pupila em resposta à luz em ambos os olhos, pupilas fixas, médias ou dilatadas.	Com uma lanterna própria para a avaliação da pupila, realiza-se a apresentação da luz e verifica-se se há reação pupilar.	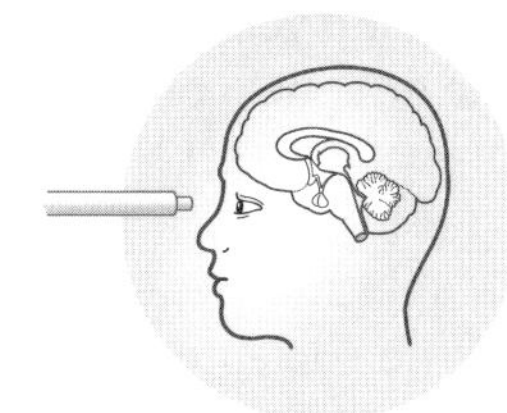
Córneo-palpebral: ausência de movimento palpebral ao toque com dispositivo não traumático à córnea.	O estímulo é realizado com gotejamento de soro fisiológico no canto inferior da córnea.	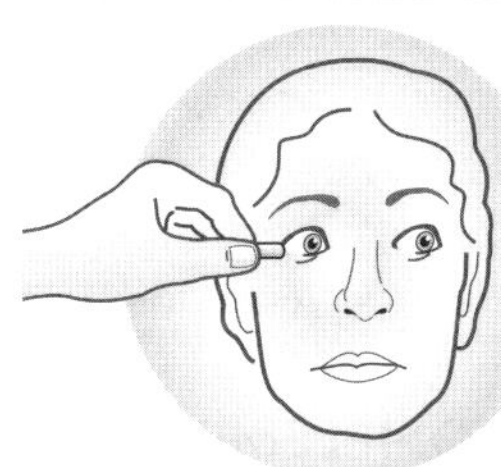
Óculo-cefálico: ausente quando os olhos acompanham o movimento para o mesmo lado da cabeça (sem movimentação dentro da órbita). Esse reflexo não deve ser testado em pacientes com lesão na coluna cervical suspeita ou confirmada.	Cabeceira do leito em posição horizontal. O médico deve se posicionar atrás da cabeceira, realizando a abertura dos olhos e movimento rápido de lateralizar a cabeça do paciente na horizontal e vertical.	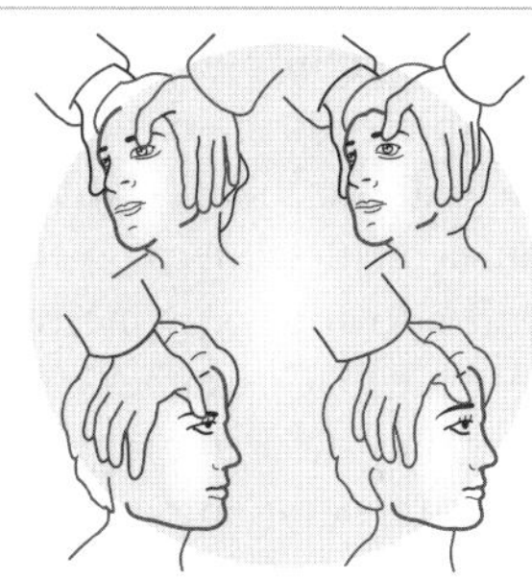
Vestíbulo-ocular: ausência de movimentação dos olhos. Antes de realizar o teste, deve-se verificar a integridade do canal auditivo. Ele não é recomendado em pacientes com fratura de base de crânio.	Colocar o paciente com a cabeça em posição neutra e decúbito elevado em 30°. Utilizar entre 50 e 100 mL de líquido gelado em cada ouvido, esperando um intervalo de 3 minutos em cada um dos lados.	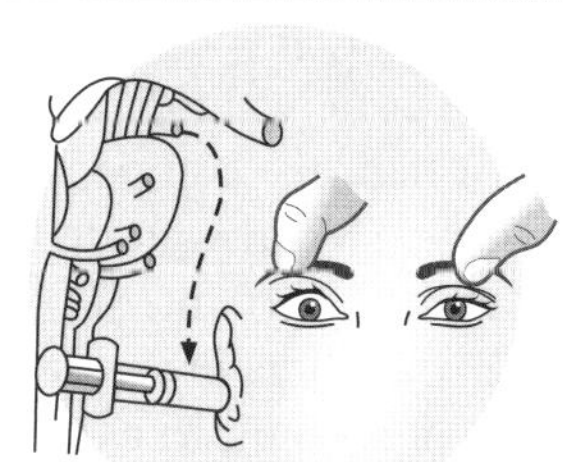
Reflexo de tosse: esse reflexo verifica a ausência de tosse à estimulação da carina traqueal.	Insere-se uma cânula de aspiração no tubo orotraqueal até a altura da carina e observa-se se há ausência do reflexo.	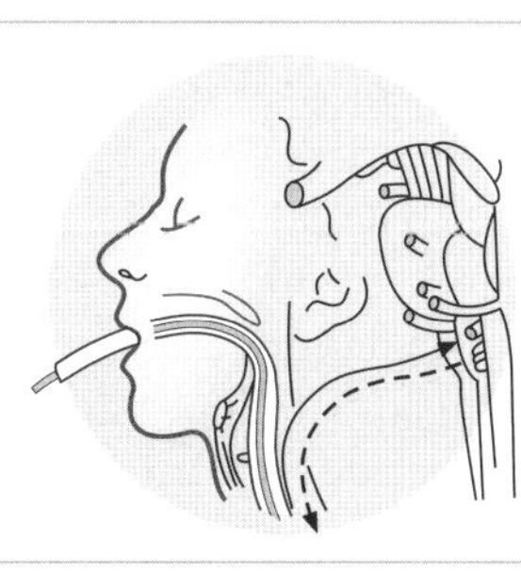

Fonte: Elaborada pelos autores com base em Garcia et al., 2017[8].

- Observar durante 10 minutos se o paciente apresenta movimentos respiratórios.
- Coletar gasometria arterial final antes de reconectar o ventilador mecânico.
- Para teste de apneia positivo para ME, a $PaCO_2$ final deve ser > 55 mmHg.

Em qualquer momento, caso ocorra instabilidade do paciente (hipotensão, hipoxemia significativa ou arritmia cardíaca), deve-se colher a gasometria, reconectar o ventilador e verificar se o resultado atingiu o valor de $PaCO_2$ final (acima de 55 mmHg). Caso não tenha atingido, após a estabilização do paciente, o teste poderá ser refeito.

EXAME COMPLEMENTAR

O exame complementar é uma prova gráfica que confirma o diagnóstico de ME por meio da ausência de atividade elétrica, sanguínea ou metabólica no encéfalo, e deve ser realizado após o primeiro ou segundo exame clínico[23]. Os exames complementares preferenciais são a angiografia cerebral, o Doppler transcraniano, a cintilografia cerebral e o eletroencefalograma[14] (Quadro 4).

Após a conclusão do diagnóstico de morte encefálica, a equipe médica deverá preencher a Declaração de Óbito (DO), constatando a morte na data e horário da realização da última prova de confirmação da ME, seja o segundo exame clínico ou exame complementar. No caso de mortes por causas externas, a DO deverá ser emitida pelo médico legista; porém, deverá ser informada a data e hora da finalização do diagnóstico de ME.

Quando confirmada a ME e em casos em que não há contraindicações para doação de órgãos e tecidos para transplantes, o paciente pode ser um doador elegível (Quadro 5).

O ACOLHIMENTO FAMILIAR E A COMUNICAÇÃO DA SITUAÇÃO CRÍTICA

O acolhimento aos familiares é realizado pela equipe interdisciplinar, em todas as etapas do atendimento no serviço de saúde, seja na admissão, durante o tratamento e na realização de cada uma das etapas do diagnóstico de ME até a comunicação da morte[6] (Figuras 8a e 8b). Acolher significa prestar um atendimento humanizado, buscando desenvolver a escuta ativa, identificando assim as necessidades dos familiares, estabelecendo relação de ajuda, sanando dúvidas e fornecendo informações[25].

A comunicação da situação crítica ou de más notícias (óbito) é de competência médica, mas deve ser acompanhada pela equipe interdisciplinar (enfermeiros, psicólogos e assistentes sociais). Dentre tantas atribuições dos profissionais de saúde, a comunicação do óbito gera muita tensão na prática diária. Estudo demonstra a existência de barreiras e preconceitos que dificultam a comunicação entre profissionais e famílias, principalmente no processo de doação que envolve a comunicação prévia da morte de um ente querido[26]. Após a compreensão do diagnóstico de ME pela família e a exclusão dos critérios de contraindicação, poderá ser ofertada a possibilidade de doação de órgãos e tecidos.

Quadro 3 Intervalo de tempo entre as duas avaliações neurológicas (exames clínicos), de acordo com a faixa etária

Idade	Intervalo de tempo mínimo entre os exames clínicos
7 dias a 2 meses	24 horas
2 meses a 24 meses incompletos	12 horas
2 anos ou mais	1 hora

Fonte: Conselho Federal de Medicina, 2017[6].

Quadro 4 Exames complementares utilizados no diagnóstico de morte encefálica

Nome e interpretação do exame	Imagens dos exames
Angiografia cerebral: O exame verifica o fluxo sanguíneo cerebral estudado nas carótidas internas e vertebrais. O resultado positivo para ME demonstrará ausência de fluxo, conforme imagem à direita.	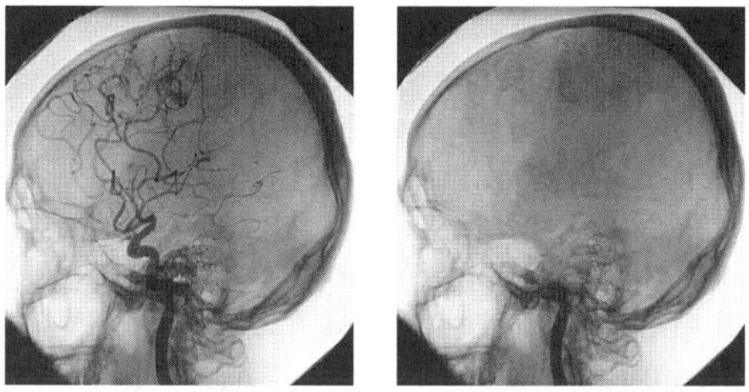
Doppler transcraniano: O exame verifica o fluxo sanguíneo intracraniano. O resultado positivo para ME demonstrará ausência de fluxo, conforme imagem à direita.	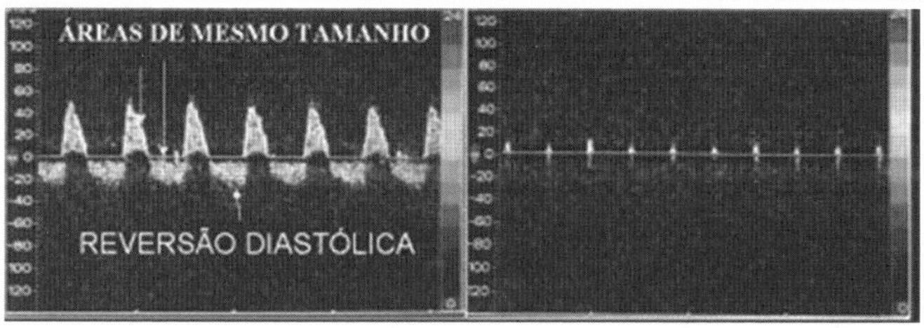
Eletroencefalograma: O exame verifica a atividade elétrica cerebral. O resultado positivo para ME demonstrará ausência de atividade elétrica, conforme imagem à direita.	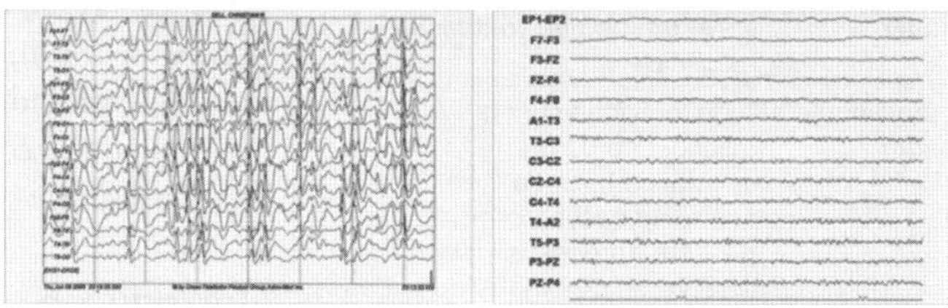
Cintilografia, SPECT cerebral: O exame verifica o metabolismo encefálico. O resultado positivo para ME demonstrará ausência de metabolismo, conforme imagem à direita.	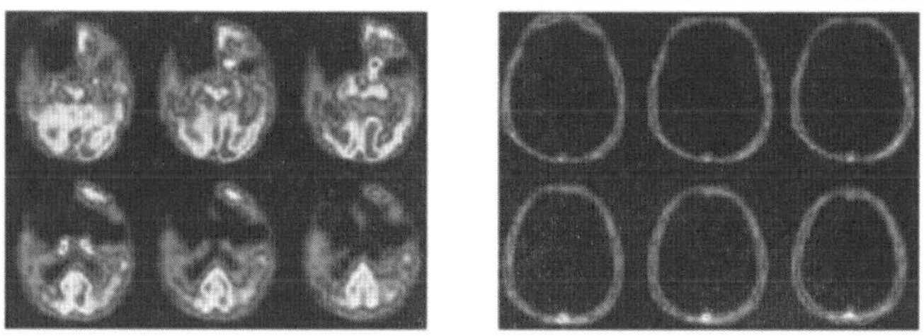

Fonte: Elaborado pelos autores com base no Conselho Federal de Medicina, 2017[6].

O PAPEL DA ENFERMAGEM NO CUIDADO DO PACIENTE EM ME

No processo de cuidado do paciente em ME compete ao enfermeiro planejar, coordenar, executar, supervisionar e avaliar as ações de cuidado a serem executadas, conjuntamente com o profissional técnico de enfermagem, ao indivíduo em ME e seus familiares[22].

Os profissionais de enfermagem atuam na detecção das alterações hemodinâmicas da ME, gerenciando o cuidado para que metas na manutenção sejam atendidas, além de realizar o acolhimento e entrevista familiar, com a finalidade de oportunizar a doação de órgãos e tecidos[22].

A realização dos cuidados com o potencial doador deve ser feita com qualidade e exatidão e, para que isso ocorra, foi elaborado o Processo de Enfermagem, que teve como autora Wanda Aguiar Horta, na década de 1970. Diante disso, o Conselho Federal de Enfermagem (COFEN) publicou a Resolução nº 358, de 15 de outubro de 2009, que dispõe sobre a implementação do PE e a utilização do processo de enfermagem como meio de operacionalização[28].

O PE é operacionalizado em cinco etapas: coleta de dados ou histórico; diagnóstico; planejamento ou prescrição; implementação e avaliação de enfermagem[28].

Quadro 5 Nomenclaturas presentes na etapa de determinação da ME

Conceito	Definição
Possível doador	Indivíduo com lesão cerebral grave em uso de ventilação mecânica
Potencial doador	Todo indivíduo com o diagnóstico de morte encefálica iniciado, sem contraindicações clínicas, que possam apresentar riscos aos receptores de órgãos e tecidos
Elegível para a doação	Quando se confirma o diagnóstico de morte encefálica

Fonte: Adaptado pelos autores com base em Moraes et al., 2020[24] e Garcia et al., 2017[8].

O Quadro 6 apresenta alguns diagnósticos, resultados e as respectivas intervenções construídas para o potencial doador em ME[29-31].

A Figura 9 mostra o mapa mental dos principais conceitos apresentados neste capítulo.

ESTUDO DE CASO

Apresentação

Paciente, 41 anos, vítima de afogamento, atendido pelo Serviço Móvel de Urgência e Emergência (SAMU), inconsciente, em parada cardiorrespiratória (PCR), realizada reanimação cardiopulmonar (RCP), com retorno da circulação espontânea (RCE), intubação orotraqueal (IOT) e ventilação mecânica (VM) no local. Encaminhado ao Hospital de Referência, evoluindo com encefalopatia hipóxico-isquêmica, edema cerebral difuso ocasionando a morte encefálica (ME).

Introdução

A parada cardiorrespiratória por tempo prolongado pode levar o paciente a uma encefalopatia hipóxico-isquêmica com lesão

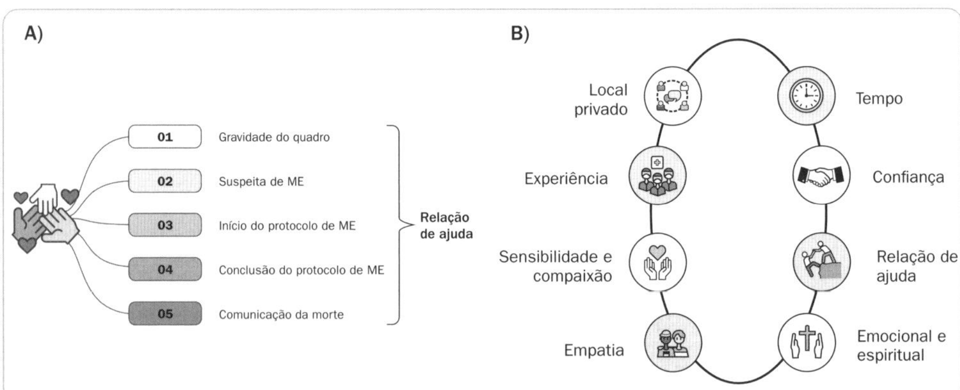

FIGURA 8 **(A)** Etapas da comunicação de situação crítica e acolhimento familiar; **(B)** Elementos necessários para a comunicação de situação crítica e acolhimento familiar.

Fonte: Elaborada pelos autores com base no Santos et al., 2012[27].

cerebral importante, decorrente da falta de oxigenação/isquemia, ocasionando edema cerebral difuso e fazendo que o paciente evolua para ME[32]. A morte encefálica, um diagnóstico médico, é considerada morte clínica, legal e social da pessoa e, quando constatada, pode possibilitar a doação de órgãos e tecidos para fins de transplantes em casos sem contraindicações clínicas[33,34].

Histórico

Descrição do caso

Paciente, 41 anos, vítima de afogamento, encontrado pelo filho caçula que, em desespero, chamou o irmão mais velho para auxiliá-lo a socorrer o pai. Foi acionado o SAMU.

Atendimento pré-hospitalar

Vítima encontrada na piscina, inconsciente, Escala de Coma de Glasgow (ECG) 3, em parada cardiorrespiratória (PCR) por aproximadamente 15 minutos, apresentando atividade elétrica sem pulso (AESP). Foram iniciadas manobras de reanimação cardiopulmonar (RCP) e, após 3 ciclos (6 minutos), apresentou retorno da circulação espontânea (RCE). Realizada intubação orotraqueal (IOT) e ventilação mecânica (VM) no local do atendimento, apresentando enchimento capilar maior que 3 segundos. Foi encaminhado ao hospital de referência.

Atendimento hospitalar

1º dia de internação (DI) – Admitido às 8 h em Sala de Emergência (SE), pupilas médio-fixas sem fotorreação, *drive* respiratório presente, mantido em VM; foi iniciada **sedação com fentanila 3 mL/hora e midazolam 5 mL/hora**. Apresentou **taquicardia e hipotensão**, sendo prescrita droga vasoativa (DVA). Às 10h apresentou reflexo de tosse durante a aspiração do tubo orotraqueal (TOT). Melhora da instabilidade hemodinâmica, sem distúrbios hidroeletrolíticos no momento. Foi realizada inserção de pressão arterial média (PAM), cateter venoso central (CVC), cateter nasoenteral (CNE), cateter vesical de demora (CVD). Solicitou-se tomografia de crânio (TC) e avaliação do neuroclínico (NCL), que identificou encefalopatia hipóxico-isquêmica com sinais discretos de edema cerebral. Conduta mantida: sedação e observação por 24 horas. Após esse período, foi repetida a TC de crânio de controle para avaliação da evolução clínica. Posteriormente, foi transferido para Unidade de Terapia Intensiva (UTI).

2º DI – Realizou-se TC de crânio de controle com piora do edema cerebral. Paciente com ausência de reflexos. O médico da UTI discutiu o caso com NCL sobre suspeita de morte encefálica e necessidade de abertura de diagnóstico; porém, a lesão encefálica na TC de crânio não apresentava lesão completa e irreversível que justificasse a abertura do diagnóstico de ME.

Conduta: **desligada a sedação às 10:30 horas**, avaliados os reflexos e orientado repetir a TC com 36 horas da primeira TC, se persistisse a ausência de reflexos. Paciente com **hipernatremia (Na 161 mEq/L)** em correção, evoluiu com **diabetes *insípidus***, apresentou **poliúria 5,8 mL/kg/h**; iniciou-se DDAVP intranasal. **Às 22h a** enfermeira da UTI comunicou o médico sobre a **ausência de todos os reflexos de tronco**. O médico solicitou TC de crânio e avaliação neurológica. A **TC de crânio** apresentou **edema cerebral difuso** com apagamento total de sulcos e ventrículo; **lesão completa justificando a abertura de protocolo de ME**. O médico intensivista entra em contato com a enfermeira responsável pela Comissão Intra-Hospitalar de Doação de órgãos e Tecidos para Transplantes (CIHDOTT) e informa sobre a possibilidade de abertura de diagnóstico para determinação de ME. A enfermeira da CIHDOTT orienta que como o diagnóstico do paciente é edema cerebral difuso em decorrência de **lesão hipóxico-isquêmica**, o período **sem sedação** deve ser de no **mínimo 24 horas**, podendo ser aberto o diagnóstico a partir das 10h30 do dia seguinte se o paciente cumprir todos os critérios para abertura e mantiver estabilidade hemodinâmica. São orientadas as medidas de suporte para manter estabilidade hemodinâmica e solicitação de exames prévios a fim de avaliar as condições clínicas do paciente para a abertura do diagnóstico de ME.

3º DI – Paciente arreativo, pupilas midriáticas fixas, ECG 3, estável hemodinamicamente, porém ainda sem todos os critérios para abertura do diagnóstico de ME devido a **hipotermia (34,2ºC)**, sendo necessária a colocação de manta térmica para atingir temperatura mínima maior que 35ºC. Melhora da poliúria, 3 mL/kg/h, após correção com DDAVP. Demais critérios dentro da normalidade, PA: 110/80 mmHg (PAM: 75 mmHg, FC: 75 bpm, $SatO_2$: 98%, PCO_2: 44 mmHg, PaO_2: 201 mmHg, Na: 144 mEq/L. Às 16h o paciente atinge temperatura adequada (36,2ºC) para abertura do diagnóstico; demais sinais vitais estáveis. Sem distúrbios hidroeletrolíticos e há mais de 24 horas sem drogas depressoras do sistema nervoso central (SNC). Notificada Organização de Procura de Órgãos e Tecidos (OPO) sobre a abertura do diagnóstico de ME. Foi realizado protocolo de Morte Encefálica: 1ª e 2ª Prova Clínica realizada por dois médicos habilitados, com intervalo de uma hora. Resultados: ausência total de reflexos, teste de apneia (PCO_2 inicial: 43 mmHg – PCO_2 final: 87 mmHg), compatível com ME, Doppler transcraniano com ausência de fluxo cerebral, resultando em diagnóstico positivo para ME.

4º DI – Óbito constatado à 1h. Paciente validado pela Central Estadual de Transplantes como potencial doador de órgãos e tecidos; foram orientados manutenção hemodinâmica e exames laboratoriais e de imagem para acompanhamento da função dos órgãos. Paciente hemodinamicamente estável; foram realizadas medidas de suporte hemodinâmico para viabilizar os órgãos caso a família opte pela doação.

Acolhimento familiar e comunicação de situação crítica

1º DI – A esposa encontrava-se abalada; o médico, acompanhado pela equipe interdisciplinar (enfermeiro, psicólogo e

Quadro 6 Diagnósticos, resultados e intervenção de enfermagem na morte encefálica

Diagnóstico de enfermagem	Resultados de enfermagem	Intervenções de enfermagem
Troca de gases prejudicada ▪ Caracterizada por alterações no equilíbrio ácido-básico, relacionada à alteração na ventilação/perfusão.	▪ Estado respiratório ▪ Estado respiratório: Troca gasosa ▪ Estado respiratório: Ventilação ▪ Resposta à ventilação mecânica: Adulto ▪ Sinais vitais	▪ Monitorar o aporte de oxigênio e manter saturação acima de 95%; ▪ Atentar para alarme do ventilador mecânico (VM); ▪ Evitar a desconexão do ventilador ou pinçamento do circuito; ▪ Manter e controlar os parâmetros do VM; ▪ Atentar para mudança na coloração da pele, principalmente cianose de extremidades; ▪ Manter o paciente em decúbito elevado, quando possível e conforme prescrição médica; ▪ Coletar amostras de sangue arterial para dosagem de gases.

(continua)

Quadro 6 Diagnósticos, resultados e intervenção de enfermagem na morte encefálica (continuação)

Diagnóstico de enfermagem	Resultados de enfermagem	Intervenções de enfermagem
Risco para função cardiovascular prejudicada: Suscetível a distúrbios no transporte de substâncias, homeostase corporal, tecido; a remoção de resíduos metabólicos é função do órgão, o que pode comprometer a saúde.	▪ Eficácia da bomba cardíaca ▪ Estado circulatório ▪ Sinais vitais ▪ Equilíbrio eletrolítico e ácido-básico ▪ Equilíbrio hídrico	▪ Monitorização de sinais vitais (SSVV) de 1 em 1 hora; ▪ Atentar rigorosamente à administração das drogas vasoativas e às reposições de volume prescritas; ▪ Atentar para a coloração da pele e extremidades.
Termorregulação ineficaz ▪ Oscilação da temperatura entre hipotermia e hipertermia.	▪ Sinais vitais ▪ Termorregulação ▪ Controle de riscos: Hipotermia	▪ Manter temperatura corporal entre 35°C e 37°C; ▪ Verificar temperatura de 1 em 1 hora; ▪ Usar manta térmica em caso de hipotermia; ▪ Usar compressas frias e antitérmico em caso de hipertermia.
Risco de desequilíbrio eletrolítico: Suscetível a alterações nos níveis de eletrólitos séricos, que podem comprometer a saúde.	▪ Controle de riscos ▪ Detecção de riscos ▪ Equilíbrio eletrolítico e ácido-básico	▪ Realizar coleta de sangue para dosar gases sanguíneos e equilíbrio ácido-básico.
Risco de volume de fluidos deficiente: Suscetível a experimentar diminuição intravascular, intersticial e/ou intravolumes de fluido celular, que podem comprometer a saúde. Relacionado ao volume urinário elevado, perdas por sonda nasogástrica.	▪ Controle de riscos ▪ Detecção de riscos ▪ Função gastrointestinal ▪ Eliminação urinária ▪ Equilíbrio hídrico ▪ Equilíbrio eletrolítico e ácido-básico ▪ Termorregulação	▪ Realizar e anotar balanço hídrico de hora em hora; ▪ Realizar e anotar drenagem do cateter nasogástrico ao final do plantão e sempre que necessário; ▪ Realizar cateterismo vesical de demora; ▪ Monitorar: pressão venosa central de 4 em 4 horas, sendo a meta valores entre 8-12 mmHg; ▪ Observar, anotar e comunicar ao enfermeiro sinais de choque hipovolêmico; ▪ Monitorar débito e aspecto urinário e valores séricos de ureia e creatinina.
Risco de glicose sanguínea instável: ▪ Risco de variação dos níveis de glicose do sangue com relação aos parâmetros normais.	▪ Nível de glicemia ▪ Controle de riscos ▪ Detecção de riscos	▪ Realizar glicemia capilar de 4 em 4 horas com objetivo de manter a glicemia capilar entre 140-180 mg/dL; ▪ Realizar rodízio dos locais de punção capilar.
Risco de ressecamento ocular: Suscetível a filme lacrimal inadequado, o que pode causar desconforto ocular e/ou danos à superfície ocular, o que pode comprometer a saúde.	▪ Cuidados com os olhos	▪ Realizar higiene ocular com uso de gazes com SF 0,9%; ▪ Prevenir a secura ocular com pomada oftálmica; ▪ Cobrir os olhos com dispositivos efetivos (p. ex., gaze umedecida).
Luto desadaptativo: Um distúrbio que ocorre após a morte de uma pessoa importante, em que a experiência de angústia que acompanha o luto não segue os aspectos socioculturais e expectativas.	▪ Enfrentamento familiar ▪ Nível de ansiedade ▪ Nível de estresse ▪ Equilíbrio do humor ▪ Resiliência familiar ▪ Resolução do pesar ▪ Autocontrole da agressividade	▪ Oferecer apoio emocional e espiritual aos familiares do falecido; ▪ Fornecer assistência no controle da raiva e humor dos familiares; ▪ Realizar escuta ativa; ▪ Esclarecer dúvidas aos familiares sobre a morte encefálica e doação de órgãos.

Fonte: Elaborado pelos autores com base em Moraes et al., 2020[24]; Diagnósticos de enfermagem da Nanda: definições e classificação 2021-2023[29], Classificação das intervenções de enfermagem (NIC)[30] e Classificação dos Resultados de Enfermagem (NOC): mensuração dos resultados[31].

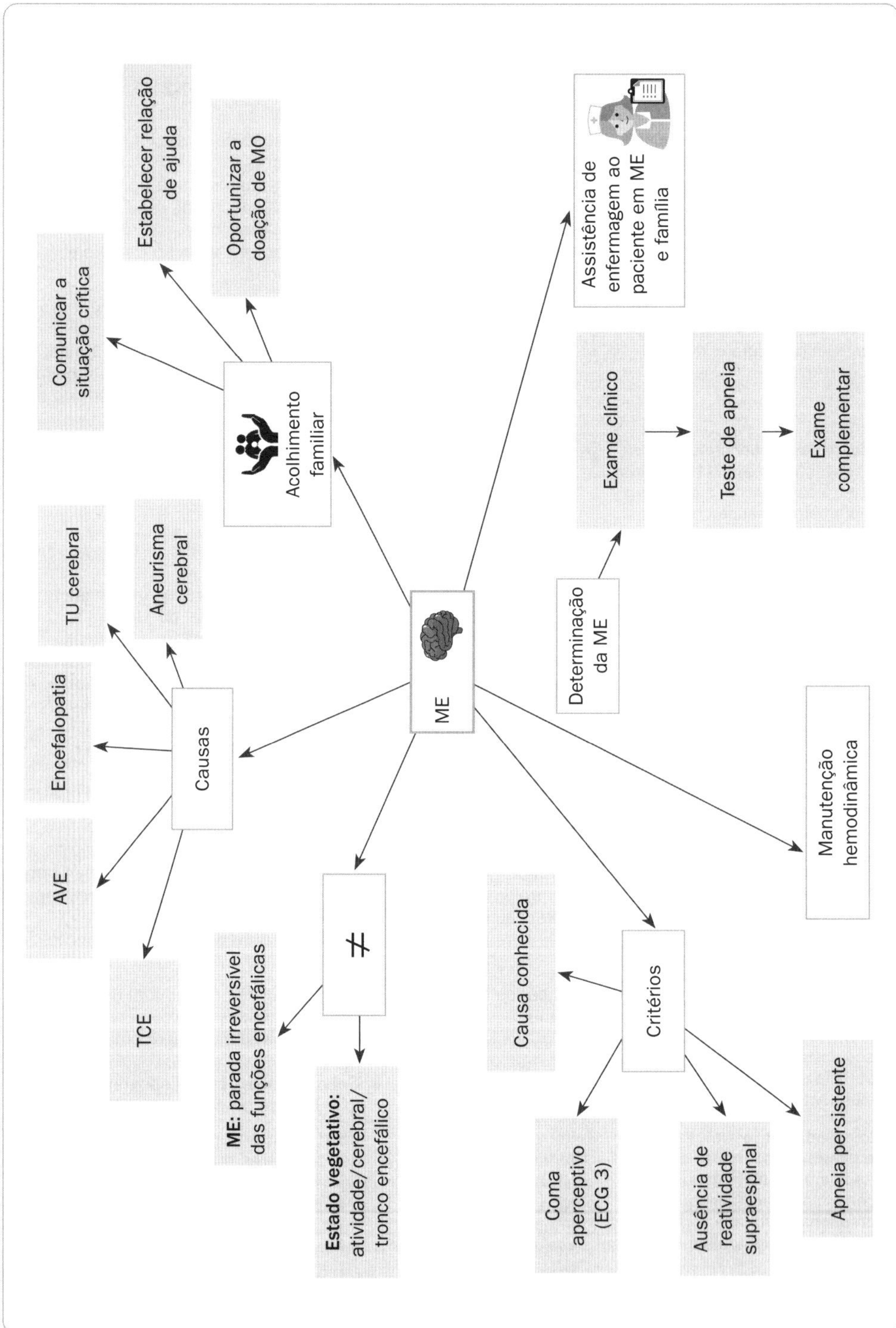

FIGURA 9 Mapa mental dos conceitos apresentados no capítulo.

Fonte: Elaborado pelos autores.

assistente social), comunica sobre a gravidade do caso.

2º DI – É liberada a visita para mais familiares que receberam informações sobre o quadro clínico e avaliação neurológica; suspensão de sedativos para avaliar reflexos e necessidade de repetir a TC de crânio; comunicou-se sobre risco de sequela neurológica ou evolução para ME.

3º DI – Os familiares são chamados pelo médico que, acompanhado pela equipe interdisciplinar e CIHDOTT, comunicou a piora da TC de crânio, a não recuperação dos reflexos, a suspeita de ME e a necessidade de realização de exames para determinação do diagnóstico de ME. Os familiares optaram por ficar no hospital, foi providenciada alimentação e foi disponibilizada sala de acolhimento para espera da realização dos exames. A família pede liberação para visita do capelão, que foi autorizada. É realizada a primeira prova clínica e teste de apneia; resultado positivo para ME, comunicado aos familiares, que compreenderam o resultado. É realizada 2ª prova clínica, após 1 hora da primeira, também positiva para ME; foi feita a comunicação aos familiares. Após resultado das provas clínicas, comunicou-se sobre a realização do último exame, o Doppler transcraniano, que fecharia o diagnóstico. Devido ao cansaço e ao desgaste emocional, os familiares decidiram retornar para a cidade de origem e voltaram no dia seguinte para receber o diagnóstico já concluído.

4º DI – Esposa e filho compareceram para a comunicação do óbito, feita pelo médico acompanhado pelo enfermeiro da CIHDOTT e equipe interdisciplinar. A esposa chora muito e a equipe se mantém em silêncio, respeitando o momento da família. A esposa se acalma e a equipe se disponibiliza para tirar dúvidas e faz escuta ativa. A esposa comenta que seu marido era um bom homem e que gostava de ajudar as pessoas. Após a compreensão do diagnóstico de ME, é ofertada a possibilidade de doação de órgãos e são comunicados sobre trâmites de boletim de ocorrência para encaminhamento do corpo ao IML.

Exames clínicos e de imagem

Eletrólito (Na^+)

Presença de hipernatremia corrigida após reposição de fluidos passando de 158 mEq/L para 144 mEq/L.

Função hepática e renal

Sem alterações significativas.

Hematologia

Hemograma com desvio; iniciada antibioticoterapia.

TC de crânio inicial	TC de crânio 24 horas	TC de crânio 36 horas
Encefalopatia hipóxico-isquêmica	Aumento do edema cerebral	Edema difuso compatível com ME
Inicial	24 horas	36 horas
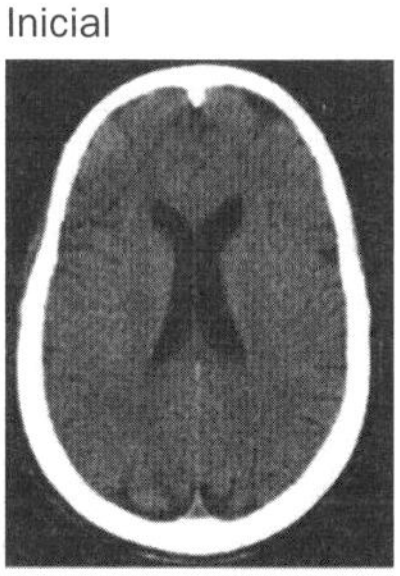	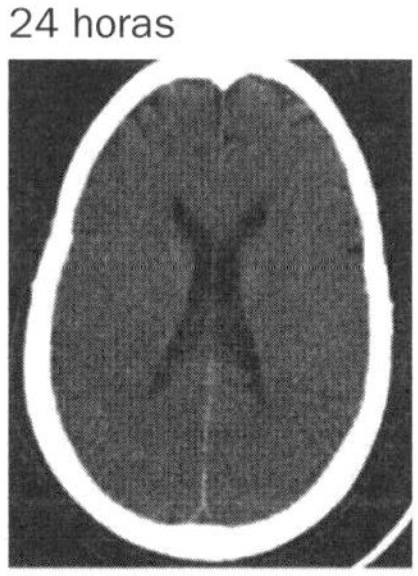	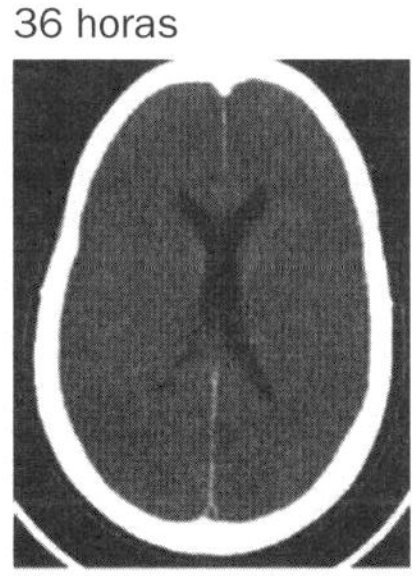

Fonte: https://radioterapia.org/articles/brain-death

Radiografia de tórax

Evidenciando pneumonia aspirativa.

Exames complementares

Tomografia de crânio

TC de crânio evidenciando a lesão encefálica de causa conhecida (lesão hipóxico-isquêmica), irreversível, que justifique o exame neurológico encontrado[34].

Exames clínicos

Reflexo fotomotor, córneo palpebral, óculo-cefálico, vestíbulo-ocular e tosse – ausência total de reflexo.

Teste de apneia/Gasometria arterial

Coletada gasometria arterial com FiO_2 100% por no mínimo 10 minutos (hiperoxia), com resultado de PCO_2 inicial de 43 mmHg e após 10 minutos de teste de apneia PCO_2 87 mmHg, confirmatório para ME.

Doppler transcraniano

Esses achados são compatíveis com parada circulatória cerebral e para efeitos legais correspondem à ausência de perfusão sanguínea cerebral, conforme preconiza a CFM para diagnóstico de ME.

Desenvolvimento do caso

Problema: O paciente apresenta edema cerebral difuso evoluindo para ME.

Dilema: Manutenção hemodinâmica adequada para realização de diagnóstico de ME e possibilidade de doação de órgãos.

Processo de Enfermagem (PE)

Evolução de enfermagem

Paciente em **4° DI**, vítima de afogamento, encaminhado para nova TC de crânio pela avaliação do neuroclínico (NCL): aumento da lesão hipóxico-isquêmica, edema cerebral difuso, apagamento total de sulcos e ventrículos, evoluindo com instabilidade hemodinâmica, aumento da temperatura após colocação de manta térmica e ausência de distúrbio hidroeletrolítico. **AN:** ECG 3, afebril, pupilas midriáticas (7 mm), isocóricas, arreativas, mantendo sem sedação com ausência de reflexo córneo palpebral, tosse e *drive* respiratório. **AP**: IOT n° 8, realizada aspiração com presença de secreção amarelada em média quantidade, VM modalidade PCV, FiO_2 40%, PEEP: 8 cmH_2O, MV diminuídos em base bilateral. **ACV**: BRNF em 2TSS, PAM de 71 mmHg, em uso de DVA via CVC subclávia D, TEC < 3 segundos, ausência de edema. **ATGI:** dieta por CNE narina E, 40 mL/h, abdome globoso e flácido a palpação, RHA+, evacuação –. **AGU**: CVD com débito claro, sem grumos, 3,2 mL/kg/h. **AT**: proteção ocular com pomada oftálmica e pálpebras fechadas umidificadas com SF 0,9%, pele íntegra. Notificado OPO pela CIHDOTT sobre a abertura do diagnóstico de ME, iniciado com 1ª prova clínica e teste de apneia (PCO_2 inicial de 43 mmHg e PCO_2 final de 87mmHg). Após o intervalo preconizado, foi realizada 2ª prova clínica, sendo finalizado protocolo com o Doppler transcraniano, confirmando a ME, óbito declarado a 1h no 4° DI. Comunicou-se aos familiares o resultado de cada etapa do protocolo realizado pela CIHDOTT e equipe interdisciplinar. O paciente foi validado para doação de múltiplos órgãos (MO) pela CET; orientou-se a equipe sobre a manutenção hemodinâmica e exames laboratoriais e de imagem. CIHDOTT comunica sobre o aceite dos familiares para doação de MO. Programada captação que será comunicada pela CET.

Dispositivos: IOT, CVC, CNE, PAM e CVD.

Diagnóstico de enfermagem

Hipotermia: CD (hipóxia, taquicardia e pele fria ao toque); **FR** (Inatividade); **PR** (NA); **CA** (Danos ao hipotálamo).

Risco de desequilíbrio eletrolítico: CD (volume de fluido insuficiente); **FR** (disfunção renal e disfunção regulatória endócrina); **PR** (NA); **CA** (NA).

Risco de volume de fluidos deficiente - CD (volume urinário elevado); **FR** (dificuldade em encontrar fluido aumentado - requerimento de volume); **PR** (indivíduos com condições internas afetando as necessidades de fluidos); **CA** (desvios que afetam o fluido - eliminação e perda excessiva de fluido por meio de rota normal).

Prontidão para luto intensificado: CD (expressa o desejo de integrar sentimentos positivos e expressa o desejo de integrar memórias positivas do falecido).

Resultados de enfermagem

Monitoração de sinais vitais (6680) - verificação e análise de dados cardiovasculares, respiratórios e da temperatura corporal para determinar e prevenir complicações. Classificação da meta do resultado, após as primeiras 24 horas de manejo em que os sinais vitais se apresentem estáveis.

Termorregulação (0800) - equilíbrio entre a produção, o aumento e a perda de calor. Classificação da meta do resultado, até 24 horas após o início do manejo terapêutico, o paciente deve apresentar temperatura acima de 35°C.

Equilíbrio eletrolítico e ácido-básico (0600) - equilíbrio de eletrólitos e não eletrólitos no compartimento intracelular e extracelular do organismo. Classificação da meta do resultado, até 24 horas após o início do manejo terapêutico, o paciente deve apresentar adequação de sódio entre 130 e 150 mEq/L.

Equilíbrio hídrico (0601) - equilíbrio hídrico nos compartimentos intracelulares e extracelulares do organismo. Classificação da meta do resultado, até 24 horas após o início do manejo terapêutico, o paciente deve apresentar eliminação de diurese entre 0,5 e 4 mL/kg/h.

Resiliência familiar (2608) - adaptação e funcionamento positivos do sistema familiar após adversidades ou crise importante. Classificação da meta do resultado, até 24 horas após o diagnóstico da morte encefálica, a família inicia o desempenho de seus atributos resilientes e ressignifica o luto com a positividade da doação.

Intervenções de enfermagem:

- Monitorização de sinais vitais (SSVV) de 1 em 1 hora.
- Manter temperatura corporal entre 35°C e 37°C.
- Usar manta térmica em caso de hipotermia.
- Usar compressas frias e antitérmico em caso de hipertermia.
- Realizar coleta de sangue para dosar gases sanguíneos e equilíbrio ácido-básico.
- Realizar e anotar balanço hídrico de 1 em 1 hora.
- Realizar e anotar drenagem do cateter nasogástrico ao final do plantão e sempre que necessário.
- Realizar cateterismo vesical de demora.
- Monitorar: Pressão venosa central de 4 em 4 horas, sendo a meta valores entre 8 e 12 mmHg.
- Observar, anotar e comunicar ao enfermeiro sinais de choque hipovolêmico.
- Monitorar débito e aspecto urinário, além de valores séricos de ureia e creatinina.
- Prevenir a secura ocular com pomada oftálmica.

- Promover a capacidade de resiliência dos familiares.
- Oferecer apoio emocional e espiritual aos familiares do falecido.

Desfecho

O paciente evoluiu para morte encefálica, sendo diagnosticado após realização de TC de crânio de controle que mostrou edema cerebral difuso e ausência dos reflexos após 24 horas de suspensão dos sedativos, tempo este necessário de espera para reavaliação devido ao diagnóstico ser lesão hipóxico-isquêmica. Foram realizados acolhimento familiar e comunicação da situação crítica pelo médico acompanhado pela equipe interdisciplinar, bem como a liberação de visitas aos familiares. Participação da CIHDOTT durante todas as etapas do processo, desde a suspeita até a determinação da ME, além da manutenção hemodinâmica e entrevista familiar para doação de órgãos e tecidos para transplantes. Foi realizada escuta ativa, estabelecida relação de ajuda para a família, que teve boa compreensão do diagnóstico de ME. Em nenhum momento antes da conclusão do diagnóstico de ME foi falado sobre a possibilidade de doação de órgãos. Esse assunto só foi abordado após fechamento de todas as etapas do diagnóstico e entendimento da família, respeitando o tempo para a realização de cada processo. Após clarificar os sentimentos e com as orientações à família de maneira livre e esclarecida, optou-se pela doação. Foi realizada captação e encaminhamento do corpo para o IML, sem intercorrências, por se tratar de morte por causa externa. Os familiares agradeceram pelo cuidado de toda a equipe e disseram que a doação de órgãos e tecidos os confortou, trazendo um ressignificado para a morte.

Legendas das siglas: CD – características definidoras**; FR** – fatores relacionados; **PR** – população de risco; **CA** – condições associadas; **AESP** – atividade elétrica sem pulso; **°C** – Graus Celsius**; ACV** – Avaliação cardiovascular; **ACLS** – suporte avançado de vida cardiovascular; **AGU** – Avaliação geniturinária; **NA** – avaliação neurológica; **AP** – Avaliação pulmonar; **AT** – avaliação tegumentar; **ATGI** – avaliação do trato gastrointestinal; **BIC** – bomba de infusão contínua; **BPM** – batimentos por minuto; **CET** – Central Estadual de Transplante; **CIHDOTT** – Comissão Intra-Hospitalar de Doação de Órgãos e Tecidos para Transplantes; **cmH_2O** – centímetro de água; **CNE** – cateter nasoenteral; **CPM** – conforme prescrição médica; **CVC** – cateter venoso central; **CVD** – cateter vesical de demora; **DDAVP** – acetato de desmopressina; **DL** – decalitro; **DO** – declaração de óbito; **DVA** – droga vasoativa; **ECG** – Escala de Coma de Glasgow; **ECG** – eletrocardiograma; **EEG** – eletroencefalograma; **EV** – endovenoso; **FC** – frequência cardíaca; **FiO_2** – fração inspirada de oxigênio; **g** – grama; **Hb** – hemoglobina; **IML** – Instituto Médico Legal; **IOT** – intubação orotraqueal; **kg** – quilograma; **mcg** – micrograma; **ME** – Morte encefálica; **MEq/L** – miliequivalente por litro; **mg** – miligrama; **mL/h** – mililitros por hora; **mL/kg/h** – mililitros/quilolograma/hora; **mmHg** – milímetros de mercúrio; **MO** – múltiplos órgãos; **Na+** – sódio; **NCL**– neuroclínico; **OPO** – Organização de Procura de Órgãos; **PA** – pressão arterial; **PAM** – pressão arterial média; **PaO_2** – pressão parcial de oxigênio; **PCO_2** – pressão parcial de gás carbônico; **PAD** – pressão arterial diastólica; **PAS** – pressão arterial sistólica; **PCR** – parada cardiorrespiratória; **PCV** – ventilação controlada por pressão; **PEEP** – pressão expiratória positiva final; **P PLATÔ** – pressão de platô; **pH** – potencial hidrogeniônico; **RCE** – retorno da circulação espontânea; **RCP** – reanimação cardiopulmonar; **RNI** – tempo da protrombina;

SAMU – Serviço Atendimento Móvel de Urgência; **SaO_2** – saturação de oxigênio; **SE** – sala de emergência; **SF 0,9%** – soro fisiológico; **SG 5%** – soro glicosado; **SvO_2** – saturação venosa de oxigênio; **TAP** – tempo de atividade da protrombina**;** **TC** – tomografia computadorizada; **TGO** – transaminase oxalacética; **TGP** – transaminase pirúvica; **TOT** – tubo orotraqueal; **U/h** – unidade por hora; **UI** – unidade internacional; **UTI** – Unidade de Terapia Intensiva; **VC** – ventilação controlada; **VCV** – ventilação controlada por volume; **VM** – ventilação mecânica.

VAMOS PRATICAR

1. Sobre os exames utilizados como complementares ao diagnóstico de morte encefálica, observe as afirmativas.
   I Ressonância magnética (RNM).
   II Cintilografia.
   III Tomografia de crânio (TC).
   IV Doppler transcraniano.
   V Arteriografia.
   Quais estão corretas?
   a. Apenas a I e a III.
   b. Apenas a III e a IV.
   c. Apenas a II, IV e a V.
   d. Apenas a I, a II e a IV.

2. Leia as afirmativas abaixo e marque V para verdadeiro e F para falso:
   ( ) A lesão encefálica grave pode provocar edema cerebral difuso que leva a diminuição do fluxo sanguíneo e aumento da pressão intracraniana, ocasionando a ME.
   ( ) As alterações fisiopatológicas mais frequentes da ME que contribuem para a instabilidade do potencial doador são: hipotensão, diabetes *insipidus*, hipotermia, coagulação intravascular disseminada, arritmias e edema pulmonar.
   ( ) A comunicação de situação crítica pode ser realizada por qualquer profissional de saúde, treinado ou não, desde que tenha habilidade de comunicação.
   ( ) O acolhimento familiar deve ser iniciado após a comunicação do óbito e só pode ser realizado pelo médico.

3. A enfermagem tem papel fundamental no processo de cuidado do paciente em ME. Diante dessa afirmativa, assinale a alternativa correta:
   I Compete ao enfermeiro planejar, coordenar, executar, supervisionar e avaliar as ações do profissional técnico de enfermagem prestadas ao paciente em ME e seus familiares.
   II Os testes para determinação de ME são de competência do enfermeiro.
   III A equipe de enfermagem atua na detecção de alterações hemodinâmicas da ME, gerenciando o cuidado para que as metas de manutenção sejam atendidas.
   IV Após a finalização do diagnóstico de ME, durante o acolhimento o enfermeiro, assim como a equipe interdisciplinar, são responsáveis por prestarem apoio emocional e esclarecem as dúvidas sobre a ME e a doação de órgãos e tecidos para transplantes.
   a. I, II e IV estão corretas
   b. I, II e III estão corretas
   c. I, III, e IV estão corretas
   d. Todas as alternativas estão corretas

4. Com base na leitura do capítulo, veja as afirmativas e realize a cruzadinha a seguir:
   1. É realizado pela equipe interdisciplinar, em todas as etapas do atendimento.
   2. Indivíduo com lesão cerebral grave em uso de ventilação mecânica.

3. Verifica a atividade elétrica cerebral.
4. Teste não recomendado em pacientes com fratura de base de crânio.
5. Estratégia de identificação precoce de pacientes em ME.
6. Etapa que tem como objetivo garantir a viabilidade de órgãos e tecidos.

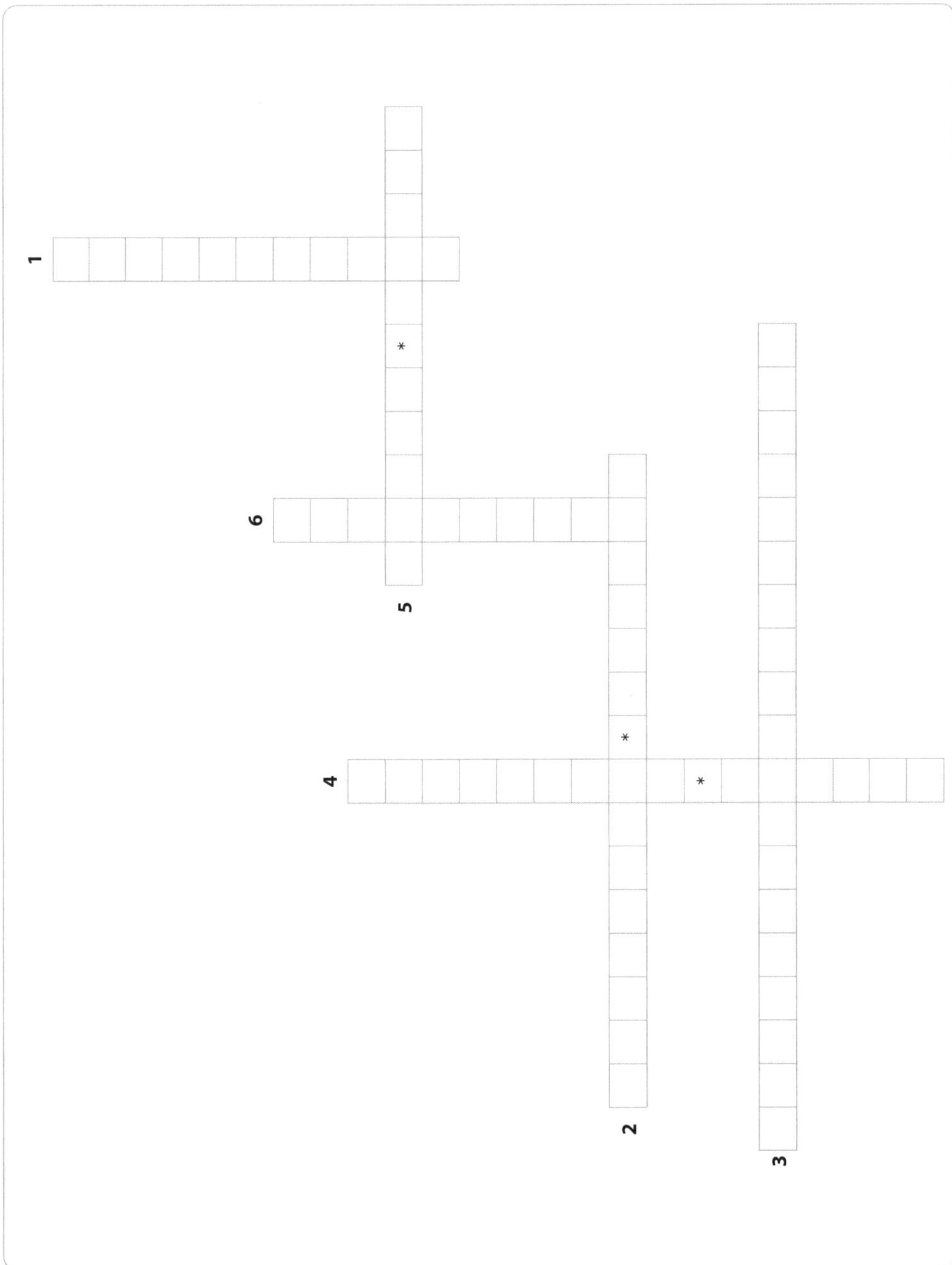

REFERÊNCIAS

1. Rodrigues Filho EM, Junges JR. Morte encefálica: uma discussão encerrada? Rev Bioét. 2015;23(3):485-94. Doi: https://doi.org/10.1590/1983-80422015233085.
2. Macedo JL. As regras do jogo da morte encefálica. Rev Antropol. 2016;59(2):32-58. Doi: https://doi.org/ 10.11606/2179-0892.ra.2016.121932.
3. Beecher HK. A definition of irreversible coma. Report of the Ad Hoc Committee of the Harvard Medical School to Examine the Definition of Brain Death. JAMA J Am Med Assoc. 1968;205(6):337-40.
4. Magnus DC, Wilfond BS, Caplan AL. Accepting brain death. N Engl J Med. 2014;370(10):891-4. Doi: https:// doi.org/ 10.1056/NEJMp1400930.
5. Hirschheimer M. Brain death and organ and tissue donation. Residência Pediátrica. 2016;6(s1):29-45. Doi: https://doi.org/ 10.25060/residpediatr-2016.v6s1-09.
6. Conselho Federal de Medicina (CFM). Resolução nº 2.173, de 23 de novembro de 2017. Define os critérios-do diagnóstico de morte encefálica. Diário Oficial da União, Brasília, 15 dez. 2017. Seção I, p.274-6.
7. Garcia CD, Pereira JD, Garcia VD. Doação e transplante de órgãos e tecidos. São Paulo: Segmento Farma; 2015.
8. Garcia CD, Garcia VD, Pereira JD. Manual de Doação e Transplantes: Informações práticas sobre todas as etapas do processo de doação de órgãos e transplante. Porto Alegre: Libretos; 2017.
9. Morato EG. Morte encefálica: conceitos essenciais, diagnóstico e atualização. Rev Med Minas Gerais. 2009;19(3):227-36.
10. Wijdicks E. Brain death guidelines explained. Semin Neurol. 2015;35(02):105-15. Doi: https://doi. org/10.1055/s-0035-1547532.
11. Escudero D, Valentín MO, Escalante JL, Sanmartín A, Perez-Basterrechea M, de Gea J et al. Intensive care practices in brain death diagnosis and organ donation. Anaesthesia. 2015;70(10):1130-9. Doi: https://doi. org/10.1111/anae.13065.
12. Associação Brasileira de Transplante de Órgãos. Dimensionamento dos Transplantes no Brasil e em cada estado (2014-2021). São Paulo; 2021; 27(4). Disponível em: https://site.abto.org.br/publicacao/xxvii-no-4/.
13. Associação Brasileira de Transplante de Órgãos. Dimensionamento dos Transplantes no Brasil e em cada estado (2012-2019). São Paulo; 2019; 25(4). Disponíbel em: https://site.abto.org.br/publicacao/rbt-2019/.
14. Westphal GA, Garcia VD, De Souza RL, Franke CA, Vieira KD, Birckholz VRZ, et al. Guidelines for the assessment and acceptance of potential brain-dead organ donors. Rev Bras Ter Intensiva. 2016;28(3):220-55. Doi: https://doi.org/10.5935/0103-507X.20160049.
15. Paraná. Sistema Estadual de Transplante do Paraná. Manual para notificação, diagnóstico de morte encefálica e manutenção do potencial doado rde órgãos e tecidos. 4. ed. Curitiba: 2023. Disponível em: http:// www.paranatransplantes.pr.gov.br/sites/transplantes/ arquivos_restritos/files/documento/2021-05/manual_ de_diagnostico_e_manutencao.pdf.
16. Drake M, Bernard A, Hessel E. Brain Death. Surg Clin North Am. 2017;97(6):1255-73. Doi: https://doi. org/10.1016/j.suc.2017.07.001.
17. Chamorro-Jambrina C, Muñoz-Ramírez MR, Martínez-Melgar JL, Pérez-Cornejo MS. Organ donor management: Eight common recommendations and actions that deserve reflection. Med Intensiva. 2017;41(9):559-68. Doi: https://doi.org/10.1016/j.medin.2017.01.012.
18. McKeown DW, Bonser RS, Kellum JA. Management of the heartbeating brain-dead organ donor. Br J Anaesth. 2012;108(suppl_1):i96-107. Doi: https://doi. org/10.1093/bja/aer351.
19. Zirpe K, Gurav S. Brain Death and Management of Potential Organ Donor: An Indian Perspective. Indian J Crit Care Med. 2019;23(S2):151-6. Doi: https://doi. org/10.5005/jp-journals-10071-23194.
20. Kumar L. Brain death and care of the organ donor. J Anaesthesiol Clin Pharmacol. 2016;32(2):146-52. Doi: https://doi.org/10.4103/0970-9185.168266.
21. Tullius SG, Rabb H. Improving the supply and quality of deceased-donor organs for transplantation. N Engl J Med. 2018;378(20):1920-9. Doi: https://doi. org/10.1056/NEJMra1507080.
22. Conselho Federal de Enfermagem. Resolução COFEN nº 710/2022. Brasília: COFEN; 2022.
23. Westphal GA, Veiga VC, Franke CA. Determinação da morte encefálica no Brasil. Rev Bras Ter Intensiva. 2019;31(3):403-9. Doi: https://doi.org/10.5935/ 0103-507X.20190050.
24. Moraes EL, Pimentel RRS, Santos MJ. Gerenciamento do cuidado ao potencial doador de órgãos e seus familiares. In: Associação Brasileira de Enfermagem; Vale EG, Peruzzo SA, Felli VEA. (Org.), editor. PROENF Programa Atualização em Enferm. Gestão Ciclo 9. 9. ed. Porto Alegre: Artmed Panamericana; 2020. p. 33-71.
25. Moraes EL. A vivência de enfermeiros no processo de doação de órgãos e tecidos paratransplantes [Tese]. São Paulo: Escola de Enfermagem, Universidade de São Paulo; 2013.
26. Segovia C. Comunicação em Situações Críticas. 3. ed. Porto Alegre: Hospital Moinhos de Vento; 2019.
27. Santos MJ, Massarollo MCK, Moraes EL. Entrevista familiar no processo de doação de órgãos e tecidos para

transplante. Acta Paul Enferm. 2012;25(5):788-94. Doi: https://doi.org/10.1590/S0103-21002012000500022.
28. Conselho Federal de Enfermagem. Resolução COFEN nº 358/2009. Brasília: COFEN; 2009.
29. North American Nursing Diagnosis Association. Diagnósticos de enfermagem da NANDA: definições e classificação 2021-2023. 12. ed. Porto Alegre: Artmed; 2021.
30. Bulechek GM, Butcher HK, Dochterman JMC. Classificação das intervenções de enfermagem (NIC). Rio de Janeiro: Elsevier; 2020.
31. Moorhead SMJ, Maas ML, Swanson E. Classificação dos Resultados de Enfermagem (NOC): mensuração dos resultados. Rio de Janeiro: GEN Guanabara Koogan; 2020.
32. Garcia CD, Pereira JD, Garcia VD. Doação e transplante de órgãos e tecidos. São Paulo: Segmento Farma; 2015.
33. Conselho Federal de Medicina (CFM). Resolução nº 2.173, de 23 de novembro de 2017. Define os critérios do diagnóstico de morte encefálica. Diário Oficial da União, Brasília, 15 dez. 2017. Seção I, p.274-6.
34. Paraná. Sistema Estadual de Transplante do Paraná. Manual para notificação, diagnóstico de morte encefálica e manutenção do potencial doador de órgãos e tecidos. 4. ed. Curitiba: 2023.

GABARITO

1. Resposta: C
   Comentário: As afirmativas I e III estão incorretas porque os exames apresentados não são utilizados como exames complementares, mas como provas para identificar a lesão encefálica.
2. Resposta: V, V, F, F.
   Comentário: A terceira afirmativa está errada, pois a comunicação da situação crítica é de responsabilidade do médico. A quarta alternativa é falsa, pois o acolhimento familiar deve se iniciar no momento da internação do paciente.
3. Resposta: C
   Comentário: A afirmativa II está errada, pois os testes (exames clínicos, complementares e teste de apneia) para determinação da ME são de competência médica.
4. Resposta da cruzadinha:

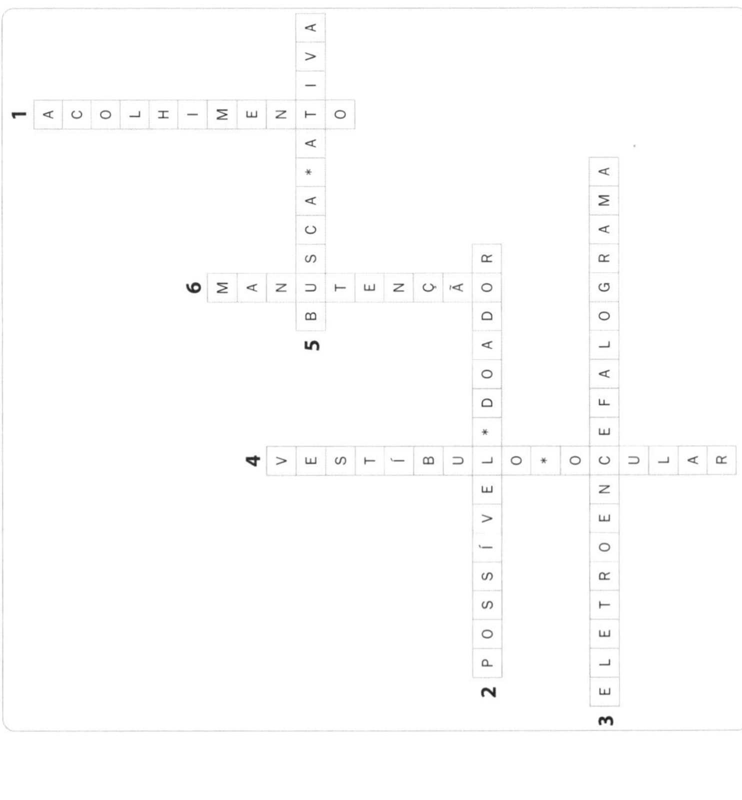

CAPÍTULO 15

Assistência de enfermagem ao paciente no final de vida

Marina de Góes Salvetti
Mariana Bucci Sanches
Márcia Epifanio Novais Pizze
Ricardo Tavares de Carvalho

RESUMO

O cuidado aos pacientes em fase final de vida envolve muitos desafios para a equipe de saúde, considerando o perfil clínico complexo, as diversas condições crônicas, muitas vezes agudizadas, e os múltiplos sintomas. O gerenciamento do cuidado em fase final de vida exige avaliação cuidadosa das necessidades do paciente, demandas de cuidado e recursos disponíveis. Nesse contexto, é importante considerar os valores e preferências dos pacientes, acolher e dar suporte à família, oferecendo escuta ativa e fornecendo informações claras para auxiliar nas tomadas de decisão. A promoção do conforto é componente essencial nesses cuidados, visando aliviar sintomas físicos, emocionais e espirituais. A enfermagem desempenha papel relevante nos cuidados de final de vida, atuando no acolhimento e suporte ao paciente e sua família, controlando sinais vitais, realizando o manejo de sintomas e reduzindo complicações.

TÓPICOS ABORDADOS

1. Paciente em fase final de vida.
2. Perfil clínico de pacientes em fase final de vida.
3. Aspectos gerenciais do cuidado ao paciente em fase final de vida.
4. A família do paciente em fase final de vida.
5. Conforto em final de vida.
6. Papel da enfermagem no cuidado ao paciente em final de vida.

OBJETIVOS DE APRENDIZAGEM

Que ao final deste capítulo, o leitor seja capaz de entender o panorama do paciente em fase final de vida, avaliar os principais desafios no gerenciamento do cuidado a esses pacientes e suas famílias, entender o papel da enfermagem no cuidado ao paciente em final de vida internado na Unidade de Terapia Intensiva e aplicar o conteúdo em um caso clínico.

PACIENTE EM FASE FINAL DE VIDA

Os avanços científicos e tecnológicos na área da saúde, observados nas últimas décadas do século XX, possibilitaram a cura de muitas doenças infectocontagiosas e atenuaram a progressão de outras doenças, ampliando progressivamente a expectativa de vida[1]. Por outro lado, a ampliação da longevidade resultou em aumento significativo de doenças crônicas, consideradas atualmente a principal causa de mortes no mundo, com destaque para as doenças cardiovasculares, cerebrovasculares, respiratórias e câncer[1,2]. Nesse contexto, o número de pacientes sem possibilidade de tratamento modificador de doença tem aumentado progressivamente, com reflexo direto no aumento das internações de pacientes crônicos com complicações graves em enfermarias e unidades críticas. Apesar dos avanços tecnológicos na área da saúde, as falências orgânicas e consequentemente a morte continuam a ser inevitáveis[1].

A cultura da sociedade atual, no entanto, tem dificuldade de ver a morte como parte integrante da vida, o que reforça a busca obstinada pela cura. O uso excessivo de recursos invasivos eleva os custos de saúde e pode ampliar o sofrimento humano, com poucos benefícios em termos de qualidade de vida e recuperação da saúde[1,2].

Em 2015, uma pesquisa da consultoria britânica *Economist Intelligence Unit* avaliou a qualidade de morte em diversos países por meio de indicadores como ambiente de saúde e cuidados paliativos, recursos humanos, formação de profissionais, qualidade de cuidado e engajamento da comunidade. Entre os 80 países avaliados, o Brasil ocupou a 42ª posição, ficando abaixo de países como a África do Sul, Cuba e Equador[2,3].

Em busca de práticas adequadas de atendimento a esses pacientes com doenças graves, incuráveis e em quadro de morte iminente, os cuidados paliativos surgem como uma modalidade de atendimento que centraliza o cuidado na pessoa e não na doença, resgata sua autonomia e seus valores, reconhece e ameniza seu sofrimento e de seus familiares, proporcionando qualidade de vida e de morte. Seu objetivo não é desvalorizar a medicina tecnológica, mas proporcionar uma reflexão de seu uso diante do processo irreversível da morte, assim como os malefícios que pode causar ao paciente, quando utilizada em momento inoportuno[4].

Os cuidados paliativos podem ser utilizados concomitante ao tratamento modificador da doença ou podem ser o principal foco de cuidado diante de qualquer doença ameaçadora da vida e em qualquer nível de atendimento em saúde, inclusive em unidades de atendimento a pacientes críticos[4,5].

Apesar de as Unidades de Terapia Intensiva (UTIs) terem como foco o atendimento a pacientes graves com quadro potencialmente reversível, é preciso lembrar que, mesmo nesses ambientes, pacientes que inicialmente apresentam doença aguda podem evoluir com falência orgânica. Outro ponto importante que deve ser lembrado é o aumento do número de atendimento nessas unidades de pacientes com doença crônica exacerbada e em falha terapêutica, que pouco se beneficiariam de medidas intensivas[1,5].

Diante da necessidade de mudanças na abordagem de atendimento a esses pacientes nas UTIs, vários órgãos nacionais e internacionais de Medicina Intensiva têm proposto melhores práticas diante de situações de terminalidade da doença, para que excessos sejam evitados e medidas que proporcionem o alívio do sofrimento e a valorização da qualidade de vida desses pacientes possam ser priorizadas[1,6].

No Brasil, a Resolução do Conselho Federal de Medicina (CFM nº 1.805/20063) legitima a prática de cuidados paliativos no país e discorre que, diante de situações de irreversibilidade da morte, o médico pode limitar ou suspender procedimentos ou tratamentos que prolonguem a vida. Desde então, outras entidades de classe profissional na área da saúde têm incorporado os cuidados paliativos em suas diretrizes[7]. Mas como reconhecer a terminalidade da doença? Quando admitir que o emprego da Medicina tecnológica curativa se tornou fútil e que a morte é iminente?

Fragilidades na formação dos profissionais de saúde em relação aos cuidados paliativos dificultam o reconhecimento da fase final da doença e a adoção de medidas que visem ao controle da dor ou de outros sintomas, assim como a exclusão do uso de terapêuticas consideradas fúteis[2].

A **terminalidade da doença** pode ser entendida como o momento em que as medidas para o restabelecimento da saúde se esgotam e o evento morte se torna inevitável. Deve ser definida por meio de dados objetivos e subjetivos apresentados pela equipe e que evidenciem irreversibilidade da doença, apesar da adoção de todas as medidas terapêuticas disponíveis e/ou proporcionais até o momento. Seu reconhecimento tem como finalidade estabelecer a melhor estratégia de cuidado ao paciente até a sua finitude[8,9].

Atualmente vários estudos têm discutido a identificação da terminalidade de doenças, propondo critérios mais precisos para identificar o mau prognóstico. Vale ressaltar, no entanto, que apesar de representarem um avanço, esses critérios avaliam apenas aspectos biológicos, sem considerar os demais aspectos do ser humano em sua complexidade[1,9-12].

Ao longo da trajetória de uma doença sem perspectiva de cura, a **fase final de vida** compreende o estágio final da doença, reconhecido por declínio funcional e cognitivo do paciente, quando a morte pode ocorrer em dias a semanas. O foco principal de cuidado neste momento deve ser o controle rigoroso de sintomas, o alívio do sofrimento e medidas que priorizem a qualidade de vida[1,9,11,12].

O **processo ativo de morte** é caracterizado pela redução das funções fisiológicas do paciente, antecedendo a morte em horas ou dias. Nessa fase a exacerbação de sintomas pode ocorrer e os cuidados da equipe de saúde devem ser redobrados[12].

Apesar de não haver consenso na literatura quanto à definição desses termos, especialmente em relação ao tempo de duração de cada um deles, a compreensão desses conceitos pode facilitar o estabelecimento do prognóstico e o plano de cuidados no fim de vida, beneficiando o paciente e sua família.

PERFIL CLÍNICO DE PACIENTES EM FASE FINAL DE VIDA

Segundo estimativas, após os 65 anos, 40% do tempo desse período até a morte será permeado por alguma doença no final da vida. Perguntas como "Quanto tempo eu tenho?" e "O que vai acontecer?" passam a ser rotineiras nos consultórios médicos. A compreensão da trajetória da doença pode contribuir para o planejamento de cuidados pela equipe multiprofissional e ajudar pacientes e familiares a gerenciarem o tempo de vida[13].

Na tentativa de facilitar a compreensão da trajetória da terminalidade da doença, Lynn e Adansom (2003) classificaram as doenças crônicas como: doenças crônicas não fatais, doenças crônicas fatais e fragilidade. As doenças crônicas não fatais seriam aquelas que pioram gradativamente, porém não ameaçam a vida. Um exemplo seria a perda da visão ou da audição. As doenças crônicas eventualmente fatais compreendem as doenças progressivas que podem causar a morte, a exemplo do câncer, a falência de órgãos como o coração, pulmão e rins, e as demências e o acidente vascular cerebral. A fragilidade nesse caso está relacionada à debilidade dos sistemas, ocasionada pela idade e pela presença de doença[13].

Com esses conceitos é possível entender por que pessoas aparentemente muito doentes podem viver anos e outras morrem em semanas[13]. Cada trajetória tem ritmo e prioridades diferentes ao longo do tempo, indicando que nem sempre a terminalidade da doença deve ser vista apenas como um evento que culmina na morte, mas como um percurso permeado pela exacerbação de sintomas e perda de capacidade funcional, que somadas à fragilidade do doente podem ser fatais[13,14]. Assim, a trajetória das doenças pode ser classificada em: declínio evidente em pouco tempo, limitações em longo prazo com surtos intermitentes e declínio prolongado[13,14].

A trajetória marcada por longo período de estabilidade clínica, seguido de um declínio funcional abrupto nas últimas semanas e dias que antecedem a morte, é típica do câncer[13,14]. Nos últimos meses de vida, a perda de peso, a redução da capacidade funcional, incluindo a incapacidade de autocuidado, se tornam evidentes e o controle de sintomas deve ser intensificado para proporcionar conforto. A trajetória previsível da doença pode favorecer a construção de um plano de cuidados que atenda às necessidades do paciente e de sua família[13,14].

Nos casos de insuficiência cardíaca ou insuficiência renal, que provocam falências orgânicas e de sistemas, ocorre a diminuição das reservas orgânicas ao longo do tempo, episódios de descompensação clínica se tornam constantes, acarretando em aumento de sintomas de difícil controle e perda da capacidade funcional[13-15]. Nessa trajetória, os pacientes podem viver por um período longo, convivendo com períodos de agudização do quadro clínico e sintomas de ansiedade, tristeza e insônia[15]. Devido à fragilidade dos sistemas orgânicos, qualquer desses eventos pode ser fatal[13,14].

O reconhecimento do momento de aproximação da morte é incerto, já que o paciente passa por diversas internações com recuperação parcial, mas a perda gradual da saúde e da capacidade funcional é evidente nessa trajetória[13,14]. As doenças neurológicas, como as demências e o acidente vascular cerebral incapacitante, também compõem esse grupo de doenças[13,14].

Marcados pela perda do funcionamento cognitivo e físico, geralmente esses pacientes sucumbem devido à fragilidade orgânica diante de um evento agudo, potencialmente reversível como uma fratura decorrente de uma queda[13,14].

Vale ressaltar que esse modelo de trajetória da doença defendido por Lynn e Adamson (2003) não deve ser utilizado como instrumento único de avaliação de terminalidade da doença, já que não mensura a complexidade do ser humano e os demais fenômenos que possam interferir nessa trajetória, mas sim como um elemento auxiliar na construção do planejamento de cuidados diante de uma doença crônica progressiva e potencialmente fatal[16].

ASPECTOS GERENCIAIS DO CUIDADO AO PACIENTE EM FASE FINAL DE VIDA

Em um ambiente de UTI, a evolução da doença pode ser desfavorável tanto para pacientes previamente hígidos quanto para aqueles com doenças crônicas progressivas e incuráveis. Nestas unidades, o paciente crítico pode pular as fases iniciais da evolução de uma doença e atingir rapidamente a fase final de vida, apesar da implementação adequada de todas as medidas para se evitar o declínio funcional e cognitivo[1].

O reconhecimento desses pacientes em UTI evita a implementação de intervenções inúteis que possam prolongar a morte e causar sofrimento ao paciente e sua família. O uso de ferramentas para a identificação de pacientes com necessidade de cuidados paliativos em serviços de saúde, como o instrumento *Necesidades Paliativas del Cen-*

tro Colaborador de la OMS – Instituto Catalán de Oncología (NECPAL CCOMS-ICO), pode auxiliar a equipe na identificação desses pacientes, inclusive em unidades críticas, e ser um facilitador na elaboração de um plano adequado de cuidados[1,17].

O instrumento NECPAL-BR avalia a visão do profissional em relação à possibilidade de morte do paciente dentro de um ano, demanda de esforço terapêutico, declínio nutricional, funcional e cognitivo, presença de síndromes geriátricas, sintomas persistentes, aspectos psicossociais, morbidades e uso de recursos, além de indicadores específicos de doença[17].

Após o reconhecimento de um paciente elegível para a abordagem de cuidados paliativos, um plano de cuidados deve ser traçado de acordo com a individualidade de cada paciente e a fase de evolução da doença, com o objetivo de amenizar o sofrimento, proporcionar qualidade de vida e acolhimento à família.

Considerando o conceito de cuidados paliativos e a necessidade de atenção ao paciente nas esferas físicas, psicológicas, espirituais e sociais, o planejamento de cuidados diante de tantas necessidades e especificidades não deve ser realizado por um único profissional, mas por uma equipe multiprofissional e o seu conjunto de saberes[17]. As medidas a serem realizadas no planejamento de cuidados devem estar de acordo com as necessidades, preferências e valores do paciente ou seu representante legal[18,19].

O passo inicial para a elaboração do plano de cuidados consiste na avaliação das necessidades do paciente por meio de dados objetivos, subjetivos e dados apresentados por outros membros da equipe de saúde. Informações como tempo de diagnóstico, comorbidades associadas, tratamentos prévios e identificação da fase da doença de base podem auxiliar a equipe na tomada de decisão nas etapas seguintes[18,19].

Para a construção do plano de cuidados, recomenda-se avaliar os achados cuidadosamente e levar em consideração a fonte das demandas identificadas, favorecendo o acolhimento adequado ao paciente e família[18,19].

A dificuldade de comunicação, observada em boa parte dos pacientes em unidades críticas, torna-se mais um obstáculo a ser superado na avaliação e na identificação das demandas por cuidados. Nesses casos, a participação da família se torna fundamental, promovendo, sempre que possível, decisões compartilhadas em prol do paciente[1].

A identificação das demandas de cuidados direciona as ações para amenizar o sofrimento do paciente. O manejo de sintomas físicos deve ser prioridade, seguido pelo manejo de sintomas psíquicos, espirituais e sociais (Figura 1). Os cuidados a serem implementados devem seguir as diretrizes da equipe, tendo como foco as necessidades da figura central do cuidado: o paciente[18,19].

A avaliação dos recursos disponíveis (humanos, materiais, local e tempo adequados) para a execução do plano de cuidados deve ser realizada pela equipe, antes de ser proposta ao paciente ou familiares, evitando frustrações e situações geradoras de estresse[18,19].

As demandas devem ser reavaliadas, sempre que necessário, e novas ações podem ser essenciais, especialmente no momento de proximidade da morte. O plano de cuidados não deve ser visto como uma diretriz rígida, mas moldável no transcorrer do tempo, de acordo com as necessidades do paciente e seus familiares[18,19].

A comunicação adequada da equipe com a família, utilizando acolhimento e escuta

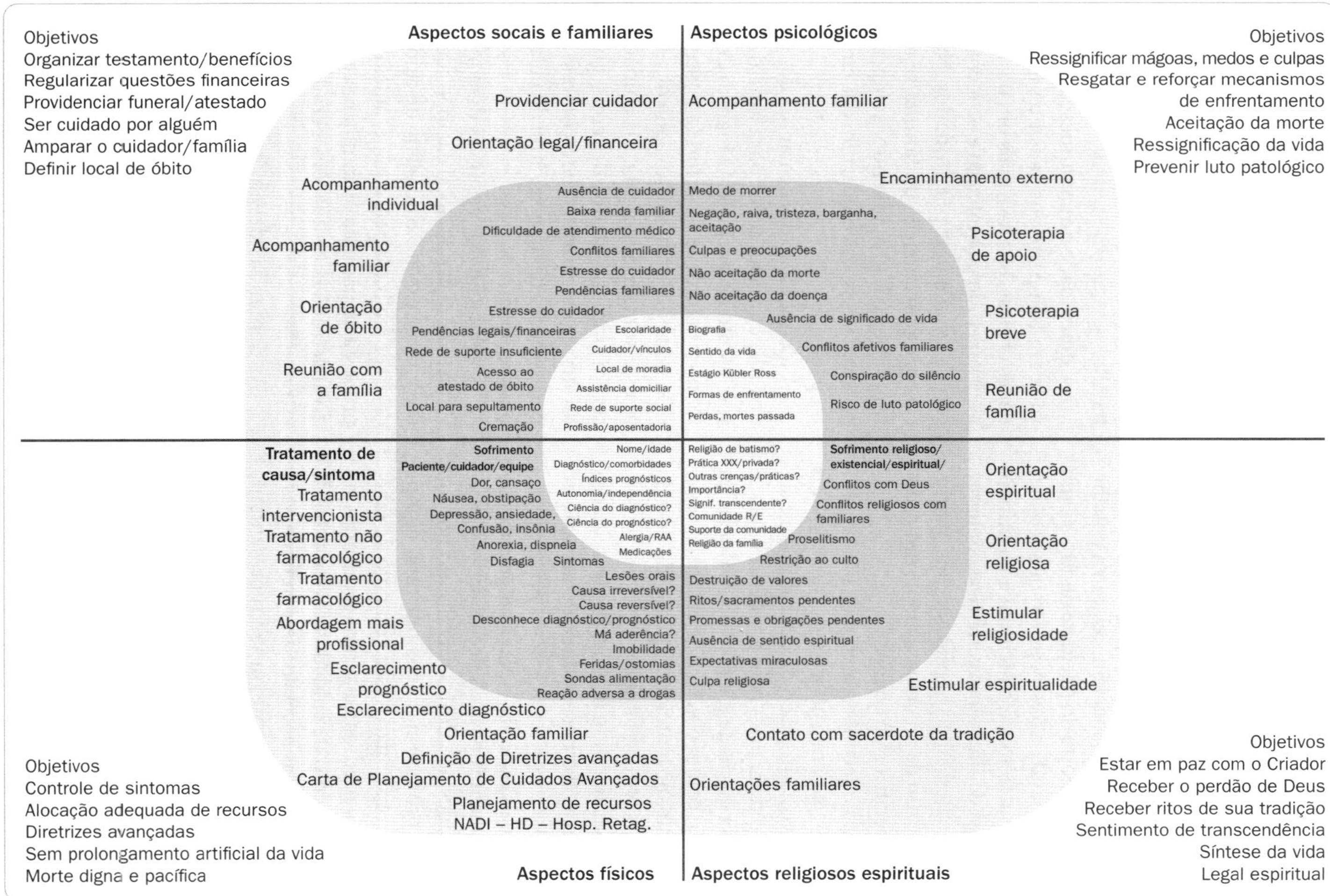

FIGURA 1 Diagrama de Avaliação Multidimensional.

Fonte: Adaptado de Manual de Cuidados Paliativos ANCP, 2013.

ativa, especialmente no ambiente de UTI, torna-se uma ação primordial para a compreensão do processo de finitude pelos familiares e uma ferramenta facilitadora para a tomada de decisão entre ambos[1].

O gerenciamento do cuidado de fase final de vida em unidades críticas deve ser pautado no reconhecimento e manejo constante dos sintomas, com a adoção de medidas farmacológicas e não farmacológicas para o cuidado, respeitando os valores e preferências do paciente, com o acolhimento de seus familiares e da equipe, sempre que necessário.

A FAMÍLIA DO PACIENTE EM FASE FINAL DE VIDA

De acordo com dados estatísticos em estudo concebido pelo Centro Nacional de Pesquisa em Cuidados Intensivos Britânico, a taxa de mortalidade nas UTIs daquele país é de 25,7%[20]. No Brasil, segundo o Registro Nacional das UTIs Brasileiras, a taxa de mortalidade é 11,8%, ou seja, aproximadamente um a cada nove pacientes internados nessas unidades tem o óbito como desfecho[21].

A fase final de vida é um evento complexo para o paciente e a família, pois além das perdas relacionadas ao processo de adoecimento (mudanças corporais, modificação dos papéis sociais e familiares, possíveis impactos funcionais e financeiros), a aproximação do óbito afeta todos os envolvidos[22,23].

A perda de um familiar em UTI pode ocorrer de maneira traumática e os serviços de suporte aos familiares ainda são reticentes na maioria dos contextos hospitalares[24]. Um estudo britânico demonstrou que a perda de um ente querido pode aumentar o risco de familiares desenvolverem sintomas de ansiedade, depressão, estresse pós-traumático e transtorno do luto prolongado (TLP), gerando maior demanda aos serviços de saúde, maior consumo de antidepressivos, custo adicional de dois milhões de libras e redução de vínculo empregatício de até dois anos após a perda do familiar[22].

Um ensaio clínico multicêntrico, desenvolvido em UTIs na França, testou intervenção realizada em três etapas para suporte aos familiares de pacientes em fase final de vida (preparo para perda do familiar, perda efetiva e seis meses de acompanhamento) e identificou que as estratégias reduziram sintomas de transtorno de luto complicado[25]. Nesse sentido, os cuidados de final de vida devem incluir o suporte aos familiares, utilizando-se da comunicação proativa para abordagem dos seguintes pontos de atenção:

- Prognóstico baseado no diagnóstico, evolução e possíveis desfechos[22].
- Tomada de decisão compartilhada para determinar o objetivo de cuidado[22].
- Intervenções de suporte para transição e continuidade do cuidado de fase final de vida[22].
- Abordagem centrada na família[6].
- Identificação de familiares com risco potencial para luto antecipatório[22].
- Contexto familiar (situação social, dinâmica e estrutura familiar)[22].
- Identificação de doenças mentais preexistentes de membros da família[22].
- Suporte social e possíveis redes de apoio[22].

Em relação à necessidade educacional dos profissionais de saúde de terapia intensiva para oferecer suporte adequado aos familiares, a *Intensive Care Society* publicou, em 1998[26], recomendações para o cuidado e preparo para o luto de familiares:

- Todos os profissionais da UTI devem ter acesso a treinamentos em suporte ao luto e ferramentas de comunicação.

- Um programa de suporte à equipe deve ser instituído, e as responsabilidades de cada membro da equipe devem estar claras.
- Informações sobre questões culturais e religiosas dos pacientes em fase final de vida e seus respectivos familiares devem estar disponíveis a todos os membros da equipe que prestam o cuidado.
- Iniciativas e recursos devem ser instituídos para assegurar a privacidade e o conforto dos familiares no momento da comunicação do óbito do paciente.
- Todas as UTIs devem possuir uma política para cuidado ao luto, com auditorias periódicas para manutenção da qualidade[26].

O suporte aos familiares de pacientes em fase final de vida deve ser baseado em políticas que fortaleçam os profissionais para prestar esse cuidado, incluindo ferramentas de comunicação e abordagem centrada na família, sempre levando em consideração as especificidades culturais, espirituais e sociais, com a finalidade de minimizar agravos como o transtorno do luto prolongado[22,25].

CONFORTO EM FINAL DE VIDA

Oferecer conforto em fase final de vida de pacientes em terapia intensiva é uma tarefa desafiadora, pois envolve o cuidado do sofrimento que vai além dos sintomas físicos, psicológicos e sociais, exigindo equipe interprofissional para buscar atender às necessidades do paciente e de sua família[27].

Segundo Kolcaba (2001), o conforto é definido como uma "experiência imediata de ser fortalecida por ter as necessidades de alívio, tranquilidade e transcendência atendidos em quatro contextos: físico, psicoespiritual, social e ambiental", com abrangência ampla, além da ausência de dor (Figura 2)[28,29].

De acordo com a teoria holística do conforto de Kolcaba, as intervenções utilizadas para proporcionar conforto podem ser classificadas em três tipos: técnicas, aquelas realizadas para manter ou recuperar funções fisiológicas e prevenir complicações (como administração de analgésicos, monitoramento de sinais vitais); *coaching*, aquelas destinadas para promover a tranquilidade (alívio da ansiedade, informações claras, escuta ativa e planejamento realista para a recuperação, integração ou morte); e, finalmente, as intervenções classificadas como *alimento da alma*, que têm por finalidade a transcendência, quando o alívio e a tranquilidade não são possíveis de serem atingidos (massagem, ambiente tranquilo e pacífico, musicoterapia, imaginação guiada, resgate de memórias, valorização da biografia do paciente)[28,29].

As percepções de conforto implicam redução das tensões negativas, que induzem o aumento no conforto total, reforçando hábitos e objetivos que obtiveram sucesso na redução de tensões em outras situações. Padrões de hábitos e objetivos bem-sucedidos conduzem a um tema orientador que fornece direção para ações futuras. Existe uma relação recíproca entre comportamentos de busca de saúde e conforto, porque os comportamentos de busca de saúde também podem aumentar o conforto[28].

Outra contribuição importante para o cuidado de fase final da vida advém de outra teoria de médio alcance, denominada como *teoria do fim de vida pacífico* (TFVP), concebida pelas enfermeiras Cornelia Ruland e Shirley Moore, que tem por objetivo melhorar a qualidade de vida e os cuidados ao paciente em fase final de vida[30,31].

Segundo a teoria do fim de vida pacífico, cinco indicadores de resultado constituem os elementos que contribuem para um fim de vida tranquilo: (1) não sentir dor; (2) vivenciar a experiência de conforto; (3) experienciar dignidade e respeito; (4) estar em paz; e (5) proximidade com entes queridos ou pessoas importantes[30,31].

Em suma, o conforto em fase final de vida de pacientes em terapia intensiva requer abordagem individualizada, oferecida por equipe interprofissional, que seja capaz de implementar medidas que priorizem o conforto e viabilizem a participação e a presença dos familiares nesse momento delicado[32].

PAPEL DA ENFERMAGEM NO CUIDADO AO PACIENTE EM FINAL DE VIDA

A enfermagem tem papel fundamental nos cuidados de fase final de vida no contexto de UTI. Os enfermeiros atuam nos aspectos físicos e psicossociais, acolhendo o paciente e a família, realizando a comunica-

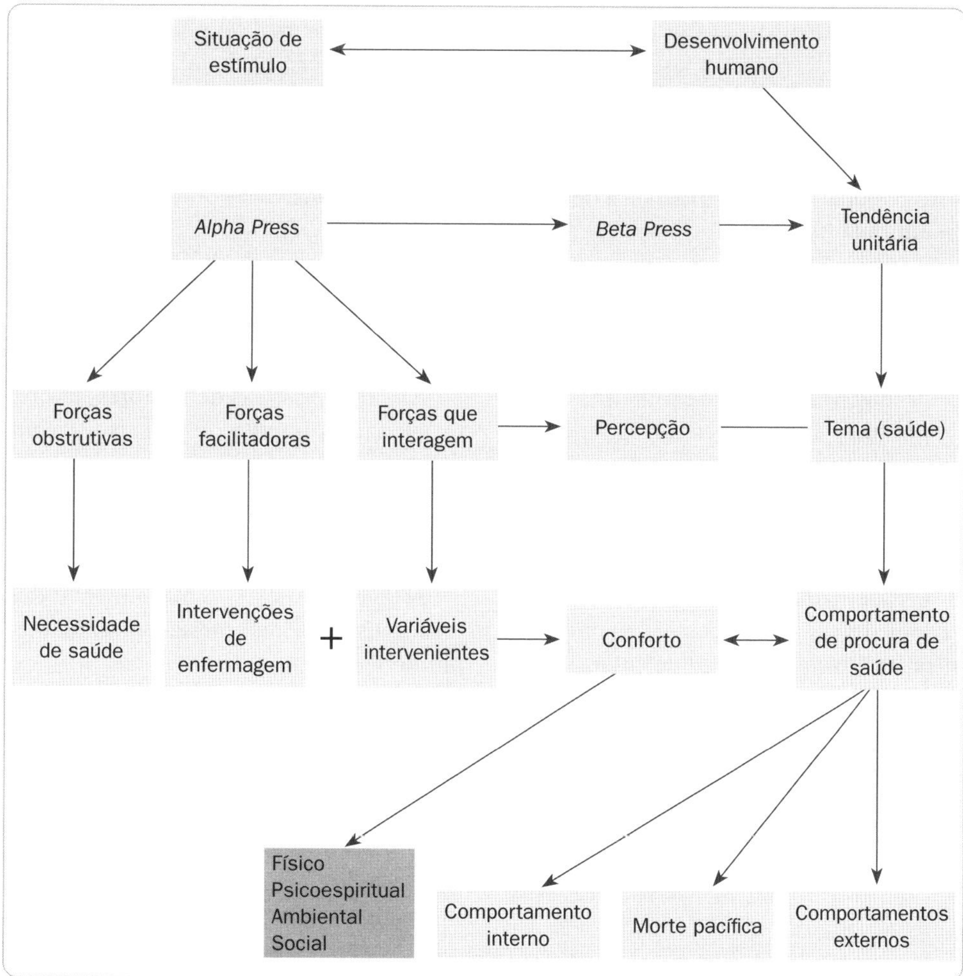

FIGURA 2 Estrutura do modelo da teoria do conforto.

Fonte: Adaptado de Kolcaba, 1994[28].

ção com toda a equipe de saúde e promovendo o conforto e o manejo de sintomas.

Muitas vezes, os enfermeiros tendem a dar mais atenção aos aspectos físicos do cuidado, que envolvem a administração da dieta, medicamentos prescritos, higiene, controle de sinais vitais e redução do risco de complicações. No entanto, no contexto de fase final de vida é muito importante atentar aos aspectos emocionais e espirituais, considerando as necessidades, os valores e as demandas de cuidado do paciente e família.

Selecionamos cinco diagnósticos de enfermagem que podem estar presentes em pacientes que vivenciam a fase final de vida, sendo um de risco e quatro reais: Risco de sofrimento espiritual (00067), Conflito de decisão (00083), Dor aguda (00132), Conforto prejudicado (00214) e Troca de gases prejudicada (00030)[33].

- **Risco de sofrimento espiritual** – Suscetibilidade a um estado de sofrimento relacionado à capacidade prejudicada de integrar significado e propósito à vida por meio de conexões consigo mesmo, com os outros, com o mundo e/ou com um poder maior que si mesmo, que pode comprometer a saúde[33].

Os fatores de risco, populações em risco e condições associadas possivelmente identificadas nos diagnósticos de enfermagem de risco de um paciente crítico crônico encontram-se no Quadro 1.

- **Conflito de decisão** – Incerteza sobre o curso de ação a ser tomado quando a escolha entre ações conflitantes envolve risco, perda ou desafio a valores e crenças[33].
- **Conforto prejudicado** – Percepção de falta de tranquilidade, alívio e transcendência nas dimensões física, psicoespiritual, ambiental, cultural e/ou social[33].
- **Dor aguda** – Experiência sensorial e emocional desagradável associada à lesão tissular real ou potencial, ou descrita em termos de tal lesão (*International Association for the Study of Pain*); início súbito ou lento, de intensidade leve a intensa, com término antecipado ou previsível e com duração menor que 3 meses[33].
- **Troca de gases prejudicada** – Excesso ou déficit na oxigenação e/ou na eliminação de dióxido de carbono[33].

As características definidoras, fatores relacionados, populações em risco e condições associadas possivelmente identificadas nos diagnósticos de enfermagem reais de um paciente crítico crônico encontram-se no Quadro 2.

A Figura 3 mostra o mapa mental dos principais conceitos apresentados neste capítulo.

Quadro 1 Diagnóstico de enfermagem de risco

Diagnóstico	Fatores de risco	Populações em risco	Condições associadas
Risco de sofrimento espiritual (00067)	Baixa autoestima; Dor; Perda de independência; Dificuldade para aceitar o processo de envelhecimento; Relações interpessoais inadequadas; Sintomas depressivos; Solidão.	Indivíduos expostos à morte; Indivíduos recebendo cuidados terminais; Indivíduos vivenciando transição de vida.	Depressão; Doença crônica; Perda de função de parte do corpo; Perda de parte do corpo; Regime de tratamento.

Fonte: Diagnósticos de enfermagem da Nanda: definições e classificação 2021-2023[33].

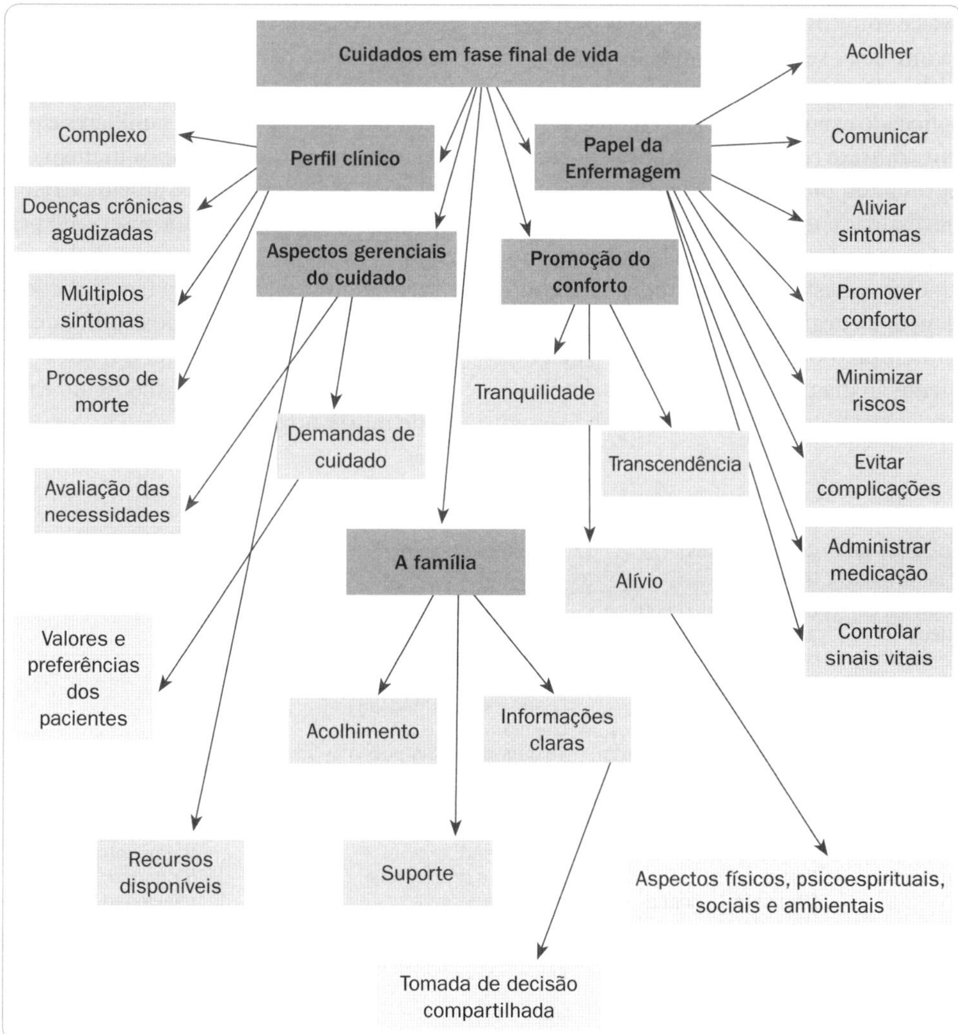

FIGURA 3 Mapa mental dos conceitos apresentados no capítulo.
Fonte: Elaborada pelos autores.

ESTUDO DE CASO

Apresentação

A trajetória da evolução de câncer, segundo Lynn & Adamson[13], é marcada por um período de estabilidade clínica com declínio funcional e cognitivo abrupto. Exemplificamos com um caso a seguir:

Introdução

Paciente ACM, 59 anos, casado, pai de três filhos (20 anos, 29 anos e 34 anos), comerciante, tabagista: 30 maços de cigarro/ano, hipertenso. Previamente hígido, sem antecedentes prévios de doença, até o início dos sintomas: fadiga, icterícia, perda de peso ponderal progressiva há dois meses e náuseas e vômitos nos últimos 4 dias. Em visita inicial ao serviço de saúde foram observadas alterações de enzimas hepáticas e foi solicitado exame de imagem complementar. No transcorrer de 3 semanas o paciente apresentou piora clínica significativa, com necessidade de hospitalização. Durante a internação foi diagnosticado colangiocarcinoma metastático, sem indicação de abordagem cirúrgica, provável tratamento radioterápico ou quimioterápico. Paciente ciente do diagnóstico, refere seus desejos e preferências de tratamento, delegando à sua família a tomada de decisão a partir de seus valores quando não mais puder expressá-los. É realizada reunião familiar para comunicação das más notícias aos familiares e planejamento de cuidados. Após manejo dos sintomas, o paciente refere desejo de retornar ao domicílio; porém, foi observado pela equipe seu rápido declínio funcional e cognitivo. Alguns membros da família se sentem inseguros diante da possibilidade de alta hospitalar devido à alta demanda de cuidados necessários nesse momento e risco de morte no domicílio.

Quadro 2 Diagnósticos de enfermagem reais

Diagnóstico	Características definidoras	Fatores relacionados	Populações em risco	Condições associadas
Conflito de decisão (00083)	Expressa sofrimento durante a tomada de decisão; Questiona valores pessoais ao tentar chegar a uma decisão; Relata incerteza quanto às escolhas.	Apoio social inadequado; Crenças pessoais pouco claras; Fontes de informações conflitantes; Valores pessoais pouco claros.	–	–
Conforto prejudicado (00214)	Agitação psicomotora; Ansiedade; Choro; Desconforto com a situação; Expressa desconforto; Expressa sofrimento psicológico.	Controle ambiental inadequado; Estímulos ambientais desagradáveis; Privacidade insuficiente. Recursos de saúde inadequados.	–	Regime de tratamento; Sintomas relacionados à doença.
Dor aguda (00132)	Comportamento protetor; Expressão facial de dor; Relata características da dor usando instrumento padronizado de dor; Relata intensidade usando escala padronizada da dor.	Agente biológico lesivo; Agente físico lesivo; Uso inapropriado de agente químico.	–	–
Troca de gases prejudicada (00030)	Agitação psicomotora; Batimento de asa de nariz; Confusão; Ritmo respiratório alterado; Taquicardia; Taquipneia.	Desobstrução ineficaz de vias aéreas; Dor; Padrão respiratório ineficaz.	Lactentes prematuros.	Alterações na membrana alveolocapilar; Desequilíbrio na relação ventilação-perfusão; Doenças cardíacas.

Fonte: Diagnósticos de enfermagem da Nanda: definições e classificação 2021-2023[33].

O diagnóstico recente dificulta o entendimento da proximidade da morte por alguns membros da família e o acolhimento e a escuta ativa são disponibilizados, sempre que necessário. Foram expostos ao paciente e familiares os argumentos que dificultam a alta hospitalar. Por meio da tomada de decisão compartilhada entre todos, optou-se por possibilitar a entrada de preferências alimentares caseiras de desejo do paciente, assim como objetos pessoais para conforto dele.

Após alguns dias, o paciente apresentou parada cardiorrespiratória, sem resposta às manobras de reanimação, vindo a falecer na instituição.

Processo de Enfermagem (PE)

Evolução

Paciente ACM, 59 anos, no 5º dia de internação por colangiocarcinoma metastático, tabagista, hipertenso. Regular estado geral (REG), orientado no tempo e espaço, aparentemente ansioso. Hipocorado (1+/4+), ictérico (2+/4+), afebril, eupneico, desidratado e normotenso. Refere insônia e dor em hipocôndrio direito de intensidade moderada (6/10). Apresenta fadiga, astenia e hiporexia. Ausculta cardíaca com bulhas rítmicas e normofonéticas, ausculta pulmonar com murmúrios vesiculares presentes. Abdome globoso, flácido, doloroso à palpação profunda em hipocôndrio direito. Fígado palpável a 4 centímetros do rebordo costal direito, de consistência endurecida e bordas lisas. Membros superiores com boa perfusão periférica, sem edema. Membros inferiores edemaciados (2+/4+). Diurese presente, colúrica. Evacuações ausentes há 2 dias.

Exames laboratoriais: hemoglobina 12,3g/%; hematócrito 40%; leucócitos 8.530/mm; plaquetas 263.000/mm; ureia 94 mg/dL; creatinina 2,53 mg/dL; TAP 12,6 segundos/INR 1,07; PCR 232; TGO 285 U/L; TGP 369 U/L; GGT 1063 U/L; fosfatase alcalina (FA) 2.079,7 U/L; bilirrubina total 14 mg/dL (bilirrubina direta 8,5 mg/dL e bilirrubina indireta 5,5 mg/dL); amilase 52,8 U/L; albumina 2,6 g/dL.

Diagnósticos de Enfermagem[33]

Dor aguda (00132): **CD** (comportamento protetor, expressão facial de dor e relato de dor); **FR** (agente biológico lesivo); **PR** (NA); **CA** (NA).

Conforto prejudicado (00214): **CD** (ansiedade, desconforto com a situação, expressa desconforto e sofrimento psicológico); **FR** (controle situacional prejudicado); **PR** (NA); **CA** (Sintomas relacionados à doença).

Risco de sofrimento espiritual (00067): FR (Dor, ansiedade, estressores, sintomas depressivos); **PR** (indivíduos recebendo cuidados terminais, indivíduos recebendo más notícias, indivíduos vivenciando evento de vida inesperado); **CA** (doença crônica, depressão).

Resultados[34]

Estado de conforto: controle de sintomas e bem-estar psicológico – levemente comprometidos.

Estado de conforto psicoespiritual: afeto calmo e tranquilo, conexão com o eu interior – levemente comprometido.

Controle da dor: expressa sensação de conforto e alívio da dor, expressa satisfação com o controle de sintomas – frequentemente demonstrado.

Término de vida com dignidade: participa de decisões relacionadas ao cuidado, compartilha sentimentos sobre morrer, troca afeto com outras pessoas – frequentemente demonstrado.

Intervenções de enfermagem[35]

Técnicas não farmacológicas para manejo da dor – técnicas de respiração, técnica de relaxamento progressivo, imaginação dirigida.

Promoção do conforto físico – técnicas de relaxamento, imaginação dirigida, posicionamento.

Promoção do conforto psicológico – escuta ativa, técnicas de controle do estresse, escrever um diário, estímulo para rituais religiosos.

Desfecho

Na trajetória de declínio evidente em pouco tempo de Lynn e Adamson, muitas vezes o período entre o diagnóstico e a fase final de vida é curto, a escassez de tempo para a tomada de decisão do paciente e seus familiares dificulta o planejamento de cuidados e a percepção da proximidade da morte pelos familiares.

VAMOS PRATICAR?

1. Assinale a alternativa que melhor descreve as características do paciente em UTI que necessita de cuidados de fase final de vida.
   a. Hemodinamicamente estável, sintomas controlados e média complexidade.
   b. Múltiplos sintomas, doenças crônicas agudizadas e elevada complexidade.
   c. Processo ativo de morte, hemodinamicamente estável e baixa complexidade.
   d. Múltiplos sintomas, doenças agudas controladas e média complexidade.

2. Assinale a alternativa que melhor descreve o papel da enfermagem junto ao paciente em UTI que necessita de cuidados de final de vida.
   a. Manter sinais vitais estáveis, realizar mudança de decúbito e chamar o capelão.
   b. Monitorar sinais vitais de 2 em 2 horas, reduzir as visitas e chamar a psicóloga.
   c. Acolher a família, aliviar sintomas e promover conforto.
   d. Orientar a família, realizar curativos e chamar o capelão.

3. Assinale a alternativa que melhor descreve os aspectos a serem considerados na promoção do conforto do paciente em UTI em cuidados de final de vida.
   a. Realizar curativos conforme a necessidade e manter sinais vitais estáveis.
   b. Conforto ambiental e monitoramento de sinais vitais.
   c. Fracionamento da dieta e mobilização passiva dos membros inferiores.
   d. Alívio de sintomas e promoção do conforto físico, psicológico, espiritual e social.

4. Assinale a alternativa que melhor descreve os aspectos essenciais do gerenciamento do cuidado de pacientes na UTI em cuidados de final de vida.
   a. Avaliar as necessidades, demandas de cuidado e recursos disponíveis.
   b. Realizar balanço hídrico rigoroso e mudança de decúbito a cada 2 horas.
   c. Verificar sinais vitais de 1 em 1 hora e avaliar as demandas de cuidados.
   d. Realizar mudança de decúbito a cada 1 hora e considerar preferências do paciente.

5. Encontre seis palavras relacionadas ao tema abordado neste capítulo. As palavras estão escondidas na horizontal, na vertical e na diagonal. Não há palavras escritas ao contrário.

U	P	T	S	P	E	C	E	C	F	H	N
T	P	E	F	S	S	O	J	S	I	E	I
A	O	I	I	M	I	N	A	G	N	S	C
S	N	U	U	A	T	F	E	F	A	E	E
O	M	W	T	R	F	O	E	C	L	V	D
T	A	S	O	W	A	R	S	A	D	N	E
O	D	L	V	S	M	T	U	R	E	N	C
C	T	A	Í	A	Í	O	P	O	V	R	N
N	A	M	G	V	L	E	O	O	I	M	Z
M	W	E	E	T	I	S	R	T	D	T	A
T	M	H	E	A	A	O	T	A	A	T	E
M	L	O	E	D	E	U	E	E	T	I	C

REFERÊNCIAS

1. Brasil. Governo do Distrito Federal. Secretaria de Estado de Saúde, Subsecretaria de Atenção Integral à Saúde. Comissão Permanente de Protocolos de Atenção à Saúde da SES-DF. Diretriz para Cuidados Paliativos em pacientes críticos adultos admitidos em UTI. Portaria SES-DF nº 418 de 04/05/2018, publicada no Diário Oficial nº 94 de 17/05/2018. Disponível em: https://www.saude.df.gov.br/documents/37101/87400/Diretrizes+para+Cuidados+Paliativos+em+Pacientes+Cr%C3%ADticos+Adultos+Admitidos+em+UTI.pdf/b0db4a00-199e-66f7-4242-29c4b962fd0b?t=1648645556436.
2. Silva SMA. Os cuidados ao fim da vida no contexto dos Cuidados Paliativos. Rev Bras Cancerol. 2016;62(3):253-7.
3. The Economist Intelligence Unit. The 2015 Quality of Death Index Ranking palliative care across the world. A report by The Economist Intelligence Unit. The Economist; 2015. 71 p.
4. Matsumoto DY. Cuidados Paliativos: conceito, fundamentos e princípios. In: Carvalho RT, Parsons HA. Manual de Cuidados Paliativos. 2. ed. Porto Alegre: Sulina; 2012. p. 23-30.
5. Mercadante S, Gregoretti C, Cortegiani A. Palliative care in intensive care units: why, where, what, who, when, how. BMC Anesthesiol. 2018;18(1);106. DOI: https://doi.org/10.1186/s12871-018-0574-9.
6. Myburgh J, Abillama F, Chiumello D, Dobb G, Jacobe S, Kleinpell R, et al. End-of-life care in the intensive care unit: report from the task force of world Federation of Societies of intensive and critical care medicine. J Crit Care. 2016;34:125-30. DOI: https://doi.org/10.1016/j.jcrc.2016.04.017.
7. Santos AFJ. Atlas dos cuidados paliativos no Brasil 2019. 1. ed. São Paulo: ANCP; 2020.
8. Cecconello L, Erbs EG, Geisler L. Condutas éticas e o cuidado ao paciente terminal. Rev Bioét.

2022;30(2):405-12. DOI: https://doi.org/10.1590/1983-80422022302536PT.

9. Gutierrez PL. O que é o paciente terminal? Rev Assoc Med Bras. 2001;47(2):85-109. Doi: Https://Doi.Org/10.1590/S0104-42302001000200010.
10. Marengo MO, Flávio DA, Silva RHA. Terminalidade de vida: e humanização em saúde. Medicina (Ribeirão Preto) 2009;42(3):350-7. DOI: https://doi.org/10.11606/issn.2176-7262.v42i3p350-357
11. Cordeiro FRG, Oliveira S, Giudice JZ, Fernandes VP, Oliveira AT. Definitions for "palliative care", "end-of-life" and "terminally ill" in oncology: a scoping review. Enfermería (Montevideo). 2020;9(2):205-28. DOI: https://doi.org/10.22235/ech.v9i2.2317.
12. Hui D, Nooruddin Z, Didwaniya N, Dev R, De La Cruz M, Kim SH, et al. Concepts and definitions for "actively dying," "end of life," "terminally ill," "terminal care," and "transition of care": a systematic review. J Pain Symptom Manage. 2014;47(1):77-89. Doi: https://doi.org/10.1016/j.jpainsymman.2013.02.021.
13. Lynn J, Adamson DM. Living well at the end of life. Adapting health care to serious chronic illness in old age. Washington: Rand Health; 2003.
14. Murray SA, Kendall M, Boyd K, Sheikh A. Illness trajectories and palliative care. BMJ. 2005;330(7498):1007-11. DOI: https://doi.org/10.1136/bmj.330.7498.1007.
15. Kurogi EM, Butcher RDCG, Salvetti MG. Relação entre capacidade funcional, desempenho e sintomas em pacientes internados com insuficiência cardíaca. Rev Bras Enferm. 2020;73(4):e20190123. DOI: https://doi.org/10.1590/0034-7167-2019-0123.
16. Neves JCO. Cuidados Paliativos: identificação de necessidades em doentes internados em hospital de agudos. Escola Superior de Enfermagem de Coimbra; 2021.
17. Santana MTEA, Gómez-Batiste X, Silva LMGD, Gutiérrez MGRD. Adaptação transcultural e validação semântica de instrumento para identificação de necessidades paliativas em língua portuguesa. Einstein (São Paulo). 2020;18:eAO5539. DOI: https://doi.org/10.31744/einstein_journal/2020AO5539.
18. Franck EM. Avaliação do paciente e plano de cuidados. In: Carvalho RT, Rocha JÁ, Franck EM. Cuidados Paliativos Falências Orgânicas. 1. ed. Rio de Janeiro: Atheneu; 2019.
19. Rietjens JAC, Sudore RL, Connolly M, van Delden JJ, Drickamer MA, Droger M, et al. Definition and recommendations for advance care planning: an international consensus supported by the European Association for Palliative Care. Lancet Oncol. 2017;18(9):e543-e551. DOI: https://doi.org/10.1016/S1470-2045(17)30582-X.
20. Intensive Care National Audit and Research Centre. Key statistics from the case mix programme – adult, general critical care units, 2021. Disponível em: https://www.icnarc.org/Our-Audit/Audits/Cmp/Reports/Summary-Statistics.
21. Registro Nacional de Terapia Intensiva – UTIs Brasileiras. Perfil das UTIs, 2022. Disponível em: http://www.utisbrasileiras.com.br/uti-adulto/principais-desfechos/.
22. Pattison NA, White C, Lone NI. Bereavement in critical care: A narrative review and practice exploration of current provision of support services and future challenges. J Intensive Care Soc. 2021;22(4):349-56. DOI: https://doi.org/10.1177/1751143720928898.
23. Espíndola AV, Quintana AM, Farias CP, Munchen MAB. Relações familiares no contexto dos cuidados paliativos. Rev Bioét. 2018;26(3):371-7. DOI: https://doi.org/10.1590/1983-80422018263256.
24. Harris D, Polgarova P, Enoch L. Service evaluation of the bereavement care delivered in a UK intensive care unit. Br J Nurs. 2021;30(11):644-50. DOI: https://doi.org/10.12968/bjon.2021.30.11.644.
25. Kentish-Barnes N, Chevret S, Valade S, Jaber S, Kerhuel L, Guisset O, et al. A three-step support strategy for relatives of patients dying in the intensive care unit: a cluster randomised trial. Lancet. 2022;399(10325):656-64. DOI: https://doi.org/10.1016/S0140-6736(21)02176-0.
26. Intensive Care Society. Guidelines for bereavement care in intensive care units. 1998. Disponível em: https://icmwk.com/wp-content/uploads/2014/02/bereavement_care_in_the_icu-1.pdf.
27. Pires IB, Menezes TMO, Cerqueira BB, Albuquerque RS, Moura HCGB. Conforto no final de vida na terapia intensiva: percepção da equipe multiprofissional. Acta Paul Enferm. 2020;33:1-7. DOI: https://doi.org/10.37689/acta-ape/2020AO0148.
28. Kolcaba K. Evolution of the mid range theory of comfort for outcomes research. Nurs Outlook. 2001;49(2):86-92. DOI: https://doi.org/10.1067/mno.2001.110268.
29. Castro MCF, Fuly PSC, Santos MLSC, Chagas MC. Dor total e teoria do conforto: implicações no cuidado ao paciente em cuidados paliativos oncológicos. Rev Gaúcha Enferm. 2021;42:e20200311. DOI: https://doi.org/10.1590/1983- 1447.2021.20200311.
30. Ruland CM, Moore SM. Theory construction based on standards of care: a proposed theory of the peaceful end of life. Nurs Outlook. 1998;46(4):169-75. DOI: https://doi.org/10.1016/s0029-6554(98)90069-0.
31. Zaccara AAL, Costa SFG, Nóbrega MML, França JRFS, Morais GSN, Fernandes MA. Análise e avaliação da Teoria Final de Vida Pacífico segundo critérios

de Fawcett. Texto Contexto – Enferm. 2017;26(4):e2920017. DOI: https://doi.org/10.1590/0104-07072017002920017.
32. Timmins F, Parissopoulos S, Plakas S, Naughton MT, Vries JM, Fouka G. Privacy at end of life in ICU: A review of the literature. J Clin Nurs. 2018;27(11-12):2274-84. DOI: https://doi.org/10.1111/jocn.14279.
33. Herdman TH, Kamitsuru S, Lopes CT, Garcez RM, Barros ALBLD, Napoleão AA, Silva VMD. Diagnósticos de enfermagem da NANDA-I: definições e classificação 2021-2023. 12. ed. São Paulo: Artmed; 2021.
34. Moorhead S, Johnson M, Swanson E, Maas ML. Classificação dos resultados de enfermagem NOC: mensuração dos resultados em saúde. 6. ed. Rio de Janeiro: Guanabara Koogan; 2020.
35. Butcher HK, Dochterman JM, Bulechek GM, Wagner CM. Classificação das intervenções de enfermagem (NIC). 7. ed. Rio de Janeiro: Guanabara Koogan; 2020.

GABARITO

1. Resposta: B
2. Resposta: C
3. Resposta: D
4. Resposta: A
5. Respostas: ver abaixo

U	P	T	S	P	E	C	E	C	F	H	N
T	P	E	F	S	S	O	J	S	I	E	I
A	O	I	I	M	I	N	A	G	N	S	C
S	N	U	U	A	T	F	E	F	A	E	E
O	M	W	T	R	F	O	E	C	L	V	D
T	A	S	O	W	A	R	S	A	D	N	E
O	D	L	V	S	M	T	U	R	E	N	C
C	T	A	Í	A	Í	O	P	O	V	R	N
N	A	M	G	V	L	E	O	O	I	M	Z
M	W	E	E	T	I	S	R	T	D	T	A
T	M	H	E	A	A	O	T	A	A	T	E
M	L	O	E	D	E	U	E	E	T	I	C

CAPÍTULO 16

Práticas integrativas e complementares aplicadas ao paciente crítico no contexto da Unidade de Terapia Intensiva

Danton Matheus de Souza
Paula Lage Pasqualucci
Rita Tiziana Polastrini

RESUMO

A assistência de enfermagem ao paciente crítico em Unidade de Terapia Intensiva (UTI) vem se desenvolvendo com o passar dos anos, especialmente devido ao aumento da disponibilidade de alta tecnologia. Porém, o cuidado ao paciente grave deixa de lado muitos aspectos intrínsecos ao usuário do serviço de saúde, sendo necessário repensarmos a forma de cuidar. Para complementar as ações pautadas no modelo tradicional de cuidado, surge a saúde integrativa com as práticas integrativas e complementares, que visam promover uma assistência integral ao indivíduo, independentemente do nível de atenção no qual está inserido. Entretanto, ao retratarmos o paciente crítico neste contexto, ainda há muito sobre o que se refletir por conta de importantes lacunas de informações. Assim, este capítulo promove inúmeras reflexões a respeito das possibilidades de implementar a saúde integrativa na assistência ao paciente crítico.

TÓPICOS ABORDADOS

1. O paciente crítico e o modelo tradicional de cuidado.
2. A saúde integrativa no Brasil.
3. Saúde integrativa e contexto da UTI.
4. Pesquisa em saúde integrativa.
5. O papel do enfermeiro intensivista na aplicação da saúde integrativa.

OBJETIVOS DE APRENDIZAGEM

Que ao final deste capítulo o leitor seja capaz de refletir sobre o contexto da saúde integrativa no Brasil em todos os níveis de atenção e na UTI, além de compreender sobre as indicações, os benefícios e as barreiras, as possibilidades de uso das práticas integrativas e complementares ao paciente crítico, bem como aplicar esses conhecimentos em um caso clínico.

O PACIENTE CRÍTICO E O MODELO TRADICIONAL DE CUIDADO

Como vimos previamente no desenvolver dos capítulos deste livro, o paciente hospitalizado em UTI, comumente conhecido como paciente crítico, está exposto a inúmeras fontes de estresse, tanto pelo ambiente quanto pelo desenvolvimento do quadro patológico e cuidado ofertado.

Frequentemente, a evolução do quadro do paciente crítico cursa com dispositivos invasivos, como: tubo orotraqueal, cateter nasogástrico e/ou nasoentérico; cateter venoso central, acesso venoso periférico, monitorização invasiva e não invasiva, além dos procedimentos corriqueiros da unidade, como aspiração de vias aéreas e coleta de gasometria arterial. De maneira concomitante, esse paciente está exposto a um ambiente com muitos ruídos, como os alarmes dos ventiladores mecânicos, bombas de infusões, monitores e as discussões entre os profissionais de saúde.

Nesse percurso de complexidade de cuidado, o paciente crítico vivencia o que conhecemos como *cluster* de sintomas (Figura 1), definido como um conjunto de dois ou mais sintomas relacionados entre si, que ocorrem de modo simultâneo e se influenciam mutuamente, em geral com etiologia em comum[1], como o processo de exposição explicitado previamente. Podemos citar como os sintomas mais frequentes vivenciados por pacientes críticos: dor, fadiga, ansiedade, náuseas, alterações no sono, constipação e dispneia, que permeiam junto a quadros como síndrome de abstinência e/ou *delirium* hipoativo, hiperativo ou misto.

Com o passar dos anos foram desenvolvidas inúmeras terapias para o manejo do *cluster* de sintomas; entretanto, apesar de a medicina convencional ser excelente para o cuidado agudo, ainda possui pouco a oferecer em relação a aspectos psicológicos, emocionais, espirituais e sociais, que permeiam todos esses sintomas e podem estar interligados na sua etiologia[1-3]. O modelo biomédico convive com outras formas de cuidar, em um contexto cultural caracterizado pelo pluralismo terapêutico, sendo necessário reconhecermos outras formas de promover saúde[4].

Uma das possibilidades de se repensar a forma de cuidar é por meio da saúde integrativa, modelo de cuidado recente que faz uso das Práticas Integrativas e Complementares (PICS) como forma de prestar uma abordagem integral ao usuário do serviço de saúde, independentemente do nível de atenção no qual está inserido[3,5].

A SAÚDE INTEGRATIVA NO BRASIL

As definições atuais de saúde são desenvolvidas de modo a fugir do corriqueiro ("Ausência de doenças") e reforçar aspectos essenciais, como o bem-estar. A saúde está interligada a alguns aspectos, como o bem-estar físico, emocional, espiritual e social

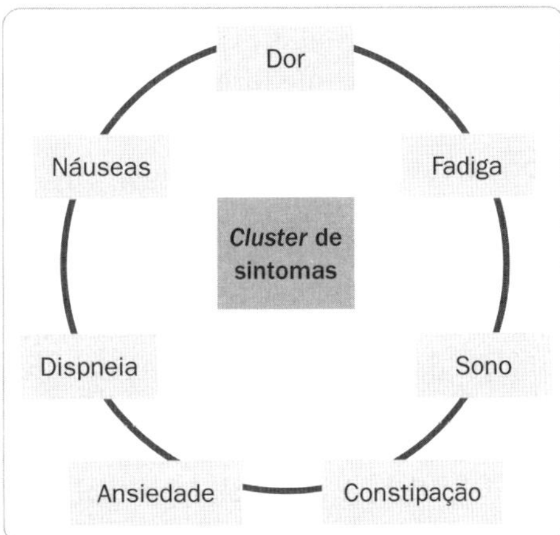

FIGURA 1 Ilustração representando o *cluster* de sintomas.

Fonte: Elaborada pelos autores.

e, como já foi dito anteriormente, a UTI realiza o cuidado físico. Para pensarmos em saúde de maneira intrínseca, precisamos pensar sobre promoção, prevenção e assistência integral. Na UTI, por mais que atuemos com a prevenção, como os cuidados tegumentares para prevenção de lesões por pressão e os cuidados ambientais para prevenção de delírio e afins, esses não são o principal foco de atenção, que é a assistência ao paciente agudo/crítico.

Não queremos que você pense que essa forma de se trabalhar é errada. Pelo contrário, é essencial para as condições agudas presentes nos pacientes críticos que estão, na maior parte das vezes, instáveis hemodinamicamente. Aqui, a reflexão que queremos trazer é que deixamos alguns aspectos de lado nesse contexto e precisamos refletir sobre qual é a saúde que estamos promovendo dentro das UTIs.

Mundialmente, muitos profissionais se mostraram preocupados com essa reflexão e, a partir daí, começaram a integrar medidas não farmacológicas e práticas intrínsecas a algumas culturas quando assistem seus entes queridos doentes durante a assistência à saúde. Dessa forma, a Organização Mundial da Saúde (OMS) iniciou estímulos para que os países reconhecessem e implementassem as PICS como forma de cuidar[6].

Conceitualização

A saúde integrativa é aqui compreendida como a assistência global prestada a indivíduos de todas as faixas etárias, que vai além da combinação de diversas especialidades, com a integração entre o usuário do serviço de saúde e seus aspectos básicos de vida (físico, emocional, espiritual e social), por meio da assistência, manutenção, recuperação, promoção e prevenção de saúde, de maneira humanizada e centrada na singularidade do usuário[3,5,7,8].

É uma área da saúde que reafirma a importância da relação entre o indivíduo consigo e com o outro, seja o outro sua rede social e/ou os profissionais de saúde. O indivíduo estará no centro do seu cuidado e sua qualidade de vida será sempre a prioridade. Em resumo, é cuidar do indivíduo em sua dimensão global, fugindo do modelo biomédico, reiterando que a doença é uma parte do cuidado, mas não o centro; e por meio das PICS o cuidado integral pode ser atingido ao pensarmos em saúde[3,8].

Vale ressaltar que o modelo tradicional e o modelo integral compartilham entre si características em comum; dessa forma, ao pensarmos no objetivo do cuidado, ambos visam ao bem-estar e à saúde da população. Assim, a saúde integrativa surge de maneira complementar ao modelo biomédico vigente, ou seja, não tem por objetivo substituir um cuidado enraizado e funcionante há séculos e sim se integrar a ele, para que esse objetivo em comum seja atingido[5].

Políticas e legislação brasileira

No Brasil, o Ministério da Saúde estimula a integração das PICS na prestação de serviços desde 2006, por meio da Política Nacional de Práticas Integrativas e Complementares (PNPICS) e, em 2017 e 2018, com as Portarias nº 849/2017 e nº 702/2018, respectivamente, que ampliam os serviços ofertados[7,9,10].

A PNPICS reconhece a saúde integrativa, fornecida por meio das PICS, como uma forma de atingir os princípios do Sistema Único de Saúde (SUS) brasileiro, principalmente quanto à integralidade[7], como foco do modelo global. O SUS reconhece 29 práticas provenientes de sistemas complexos ou recursos terapêuticos como PICS (Figura 2)[4,7,9-11].

O Conselho Federal de Enfermagem (COFEN) reconhece as PICS como forma de cuidar e respalda legalmente os enfermeiros para a atuação com a saúde integrativa desde 1997. O COFEN tem publicado frequentemente resoluções, portarias e notas técnicas, promovendo o estímulo e o apoio a esse modelo de cuidado[12].

A aplicação prática da saúde integrativa no Brasil

A PNPICS possui como uma de suas diretrizes incluir a oferta da saúde integrativa em todos os níveis de atenção, de maneira multiprofissional[7]. Porém, na prática, ainda estamos distantes desse contexto, e quando falamos de UTI muito ainda precisa ser pensado.

Em todo o mundo, serviços públicos e privados ofertam as terapias e, para milhões de pessoas, os medicamentos fitoterápicos e as práticas integrativas são as principais fontes de cuidado de saúde ou, até mesmo, a única fonte[6]. Entretanto, no Brasil, essa realidade ainda nos parece distante. O Ministério da Saúde estima que apenas 25% dos municípios brasileiros possuem serviços de oferta de PICS, sobretudo inseridos na Atenção Primária à Saúde (APS) (78%), especificamente na Estratégia de Saúde da Família (ESF), e apenas 18% dessas práticas estão disponíveis na atenção especializada[4,13].

Em uma investigação brasileira que visou investigar a prevalência do uso das PICS no país e seus fatores associados, foi possível observar que, entre os 145.580 adultos entrevistados, apenas 4,1% faziam uso de alguma prática integrativa, prevalecendo plantas medicinais e fitoterapia (2,5%), acupuntura (0,9%) e homeopatia (0,6%). Apenas 5,6% dessas práticas estavam cobertas pelo SUS, 13,6% eram de saúde privada e 37% feitas com recursos financeiros próprios[13].

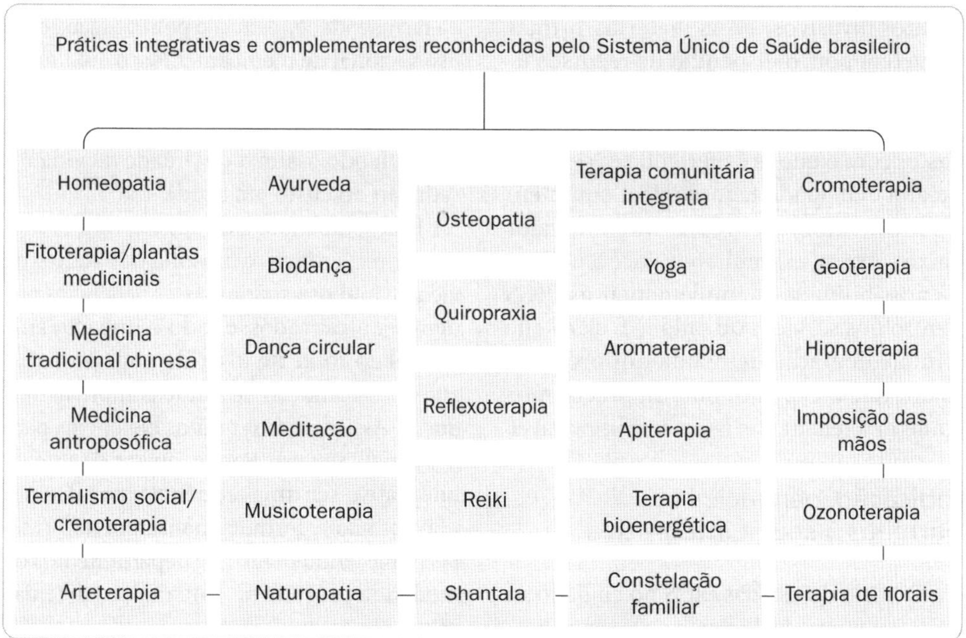
Práticas integrativas e complementares reconhecidas pelo Sistema Único de Saúde brasileiro
Homeopatia
Fitoterapia/plantas medicinais
Medicina tradicional chinesa
Medicina antroposófica
Termalismo social/ crenoterapia
Arteterapia
Ayurveda
Biodança
Dança circular
Meditação
Musicoterapia
Naturopatia
Osteopatia
Quiropraxia
Reflexoterapia
Reiki
Shantala
Terapia comunitária integratia
Yoga
Aromaterapia
Apiterapia
Terapia bioenergética
Constelação familiar
Cromoterapia
Geoterapia
Hipnoterapia
Imposição das mãos
Ozonoterapia
Terapia de florais

FIGURA 2 Práticas integrativas e complementares reconhecidas pelo Sistema Único de Saúde brasileiro.

Fonte: Elaborada pelos autores.

Esses dados são relevantes para refletirmos sobre a saúde integrativa no Brasil, uma vez que, infelizmente, os serviços de atenção hospitalar ainda ocupam uma estatística pequena na oferta das práticas, e até mesmo o SUS está em um processo de implementação das PICS dentro dos seus serviços.

Para sua aplicação é importante prever os custos. Em uma análise de custo feita no nordeste brasileiro, com cálculo baseado no usuário, no atendimento e em todo o contexto envolvido durante um ano, foi possível observar o montante de gasto de R$ 1.270.015,70 com atendimentos coletivos a 26.479 usuários e individuais a 34.521 usuários. O custo de cada prática individual foi, em média, de R$ 110,49 e das coletivas de R$ 14,40 por participante. Com base nesse resultado, podemos pensar em três aspectos: 1) O atendimento efetuado com PICS não demandará custos extras com exames especializados e outros procedimentos invasivos; 2) As matérias-primas requerem pouco dispêndio de recursos financeiros, com o maior custo ligado ao profissional; e 3) Ao interligarmos esses custos com o que se é ofertado em serviços de alta densidade tecnológica, como em UTI, o atendimento representa um valor baixo[4]. Assim, estimulamos você a pensar: há possibilidade de implementar as PICS dentro dos serviços de saúde? É claro que a implementação demanda um processo maior que o exposto; porém, precisamos começar a refletir que isso não é impossível.

Indicação, benefícios e barreiras à saúde integrativa

O início do uso das PICS no cuidado ao usuário do serviço de saúde deve ser indicado a partir do momento em que se identifica alguma condição que afete o indivíduo, estando presente em todo o ciclo de planejamento de tratamento, cuidado ativo. Para alguns pacientes essa indicação ocorre durante a hospitalização ou desospitalização e, para outros, na manutenção da qualidade de vida. Além disso, também deve estar ligada a ações preventivas que visem prevenir agravos e problemas de saúde mental, assim como na promoção de saúde. Em resumo, a PICS pode ser indicada para todos os indivíduos, por sua ligação entre mente, corpo, espírito e ambiente. Porém, afastando-se da utopia, vemos que atualmente ela está mais ligada ao cuidado às condições crônicas complexas em domicílio[2,3,5,14,15].

O uso das PICS no cuidado ao indivíduo traz como benefícios a prevenção de agravos físicos, emocionais e espirituais; a redução do número de hospitalizações por descompensação de condições crônicas; a redução do número de procedimentos invasivos para manejo de sintomas; o controle dos efeitos adversos das terapias curativas e manejo do *cluster* de sintomas; a redução da farmacodependência e polifarmácia, com uso racional de medicamentos; o auxílio no autocuidado; e a recuperação em saúde após hospitalizações prolongadas, como em UTIs, estimulando assim a qualidade de vida e a redução do custo em saúde[5-7,14,16].

Pela compatibilidade dessas práticas com os valores, crenças e filosofia de saúde e de vida de muitos usuários, esses benefícios podem ser alcançados; e todo o impacto ambiental do contexto inserido pode ser reduzido e a promoção de saúde complementada[14,17]. Assim, vemos muitos benefícios para o início do seu uso. Porém, apesar de a saúde integrativa ser uma tendência global, essas práticas não se institucionalizaram no Brasil, permanecendo dentro de departamentos de medicina preventiva e, na maior parte das vezes, em setores privados. Como exposto, desde 2006 temos a PNPIC, porém ainda em 2023, 17 anos após essa publicação, as PICS não são acessíveis e os princípios de igualdade, integralidade e universalidade do SUS não são atingidos[2,7,11,15,18]. Para tal, as barreiras desse contexto devem ser discutidas.

As principais barreiras estão ligadas ao profissional, ao usuário do serviço, à instituição provedora de cuidados e à pesquisa científica. Em relação ao profissional, durante a formação em saúde, ainda há uma supervalorização do clínico, do procedimental, do invasivo; e a saúde integrativa, por ter um caráter menos prescritivo e mais global, é subvalorizada. Esse contexto permeia ao longo de toda a assistência, pois os profissionais de saúde se mostram resistentes à possibilidade de inclusão das PICS ao cuidado tradicional. Há desinteresse, discordância por ideologias e crença de que o espaço do cuidado médico será perdido, acarretando em julgamento e ausência de abertura para o início das práticas[2,5,11,18]. Vale ressaltar que essas barreiras são expostas em investigações em atenção primária; assim, pode-se suspeitar que em contextos hospitalares, principalmente em UTI, a resistência possa ser muito maior.

O usuário do serviço é educado há anos sobre o cuidado prescritivo, medicamentoso e intervencionista. Essa vivência gera barreiras a partir do momento em que a acupuntura ocupa o espaço dos opioides, frequentemente utilizados para manejo da dor. Além disso, as crenças ditas previamente em relação ao profissional também se interligam aqui. A instituição provedora ainda subutiliza as práticas com oferta desigual, descontinuada, sem fornecimento de insumos, acompanhamentos e reavaliações. Assim, o cuidado é quebrado, pois, de modo semelhante a outras formas de tratar a saúde integrativa, leva tempo para se observar os resultados. Em instituições privadas, as PICS não geram alto custo como a administração de opioides e, consequentemente, há maior interesse em se investir nessa prática, pois gera mais lucro à instituição. E por último, as barreiras em pesquisa estão ligadas à ausência de ensaios clínicos randomizados e revisões sistemáticas com metanálise que demonstrem a efetividade das práticas. Sabemos que, na prática clínica, as PICS apresentam efetividade; entretanto, as pesquisas são essenciais, pois subsidiam e respaldam o profissional[7,11,15].

Perante toda essa discussão e reflexões, observamos que, apesar de inovadora e promissora, a saúde integrativa no Brasil ainda está distante de ser atingida em sua integralidade se comparada a outros países. E, quando falamos sobre UTI, nosso foco em questão, não há como trazer uma fórmula a ser seguida se nem mesmo o centro de cuidados das PICS, ou seja, a APS, está ofertando as práticas de maneira universal.

SAÚDE INTEGRATIVA E CONTEXTO DA UTI

Como exposto, a APS é o campo mais fértil para a oferta das PICS, local onde se concentra a maior parte das iniciativas e as terapêuticas atingem o seu maior potencial de ação ao favorecer a promoção de saúde, ampliar a integralidade e a universalização do acesso[11]. É relevante que outros contextos possam ofertar essas práticas, para assim atingir o cuidado integral. Porém, dentro de políticas e estímulos governamentais para aplicação, observamos que a UTI, por ser um contexto de alta complexidade, não é levada em consideração, apresentando tendência tímida para utilização das PICS com média entre 2% e 4% dos serviços hospitalares do país[7,16].

A saúde integrativa implementada na UTI abre novas portas para se pensar além do usual, uma vez que pode ser aplicada tanto no cuidado ao paciente crítico à beira do leito quanto após a alta da UTI, de maneira a manejar todas as repercussões negativas causadas por esse contexto[16,19].

Entretanto, devemos refletir sobre outro aspecto: o estado hemodinâmico do paciente crítico. Frequentemente, as mínimas manipulações já são fontes de estresse, levando à agitação, à dor e à alteração de sinais vitais, sendo necessário fazer intervenções de sedação e afins. Muitos pacientes estão sedados, em uso de droga vasoativa para manter suas funções vitais funcionantes, em precauções por contato, gotículas e/ou aerossóis, que limitam levar ao leito insumos que serão compartilhados com outros usuários. Dessa forma, previamente a se pensar em realizar uma das práticas, devemos refletir sobre o custo-benefício ao paciente crítico, por meio de discussões com a equipe multiprofissional. Além disso, deve-se avaliar se essa prática necessita da colaboração ativa do usuário.

Apesar de termos um número pequeno de pesquisas sobre saúde integrativa aplicada em UTIs, podemos refletir diante de algumas possibilidades (Figura 3).

Medicina tradicional chinesa

A corrente de pensamento da medicina tradicional chinesa retrata simbolicamente as leis da natureza e valoriza a inter-relação harmônica entre todas as partes do indivíduo. Pauta-se na teoria do Yin-Yang, com a divisão do mundo em duas forças, interpretando todos os fenômenos diários como opostos complementares. As práticas interligadas a essa corrente visam obter meios de equilibrar essa dualidade[7].

Pode ser realizada por meio da acupuntura, auriculoterapia, aplicação de ventosas, práticas corporais – como Lian Gong, Chi Gong, Tuina, Tai Chi Chuan –, orientações alimentares e fitoterapia tradicional chinesa. Atualmente, as práticas mais bem aceitas e, até mesmo, passíveis de serem realizadas no paciente crítico são a acupuntura e auriculoterapia, que podem ser feitas por meio de insumos (agulhas ou sementes de mostarda) e/ou por uso de laser de baixa intensidade para estimular os pontos[7].

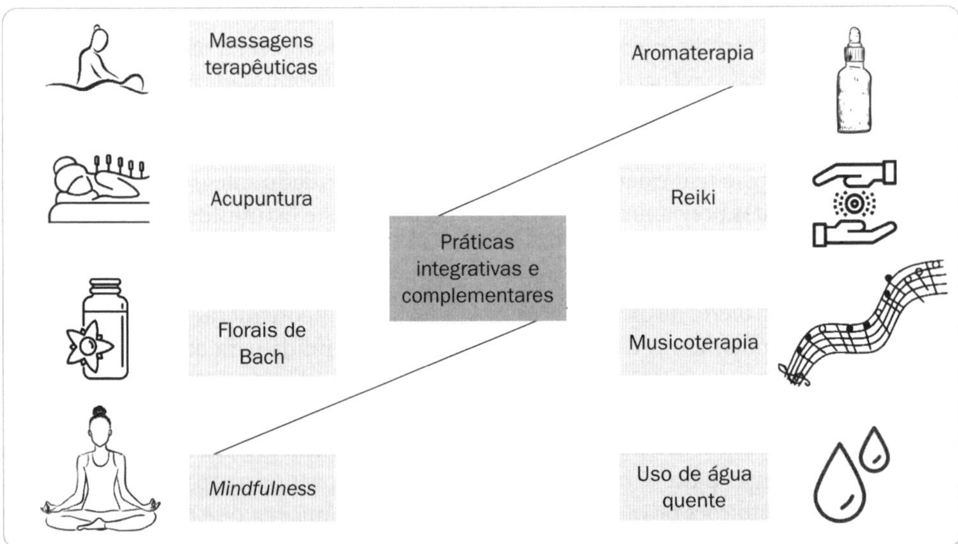

FIGURA 3 Ilustração das práticas integrativas e complementares em saúde, passíveis de uso em Unidade de Terapia Intensiva.

Fonte: Elaborada pelos autores.

De acordo com um relatório que incluiu 129 países, 80% deles já reconhecem o uso da acupuntura. No Brasil, essa prática é bem aceita[6]. Sua realização consiste em estímulos precisos em locais anatômicos por meio da inserção de agulhas filiformes metálicas. Admite-se que a estimulação desses pontos provoque a liberação, no sistema nervoso central, de neurotransmissores que promovem a restauração de funções orgânicas e modulação imunitária, podendo manejar sintomas. Outro ponto é que atuam no fluxo de energia do corpo, havendo a crença de que fluxos estagnados resultam no desenvolvimento de agravos[3,7]. Acreditamos que essa prática poderia ser pensada para o paciente crítico; porém, para sua realização, é necessário um profissional licenciado e experiente[20].

Terapias mente-corpo

As terapias mente-corpo são baseadas na compreensão de que a mente e o corpo estão conectados e que um pode influenciar o outro mutuamente. A imaginação motora, mental ou a prática mental partem de um processo no qual uma função, comportamento ou *performance* é ensaiado mentalmente, como se o indivíduo estivesse realizando ou sentindo[20-22]. Dentre essas práticas, as mais comumente utilizadas são a terapia *mindfulness* e a musicoterapia.

A terapia *mindfulness* trabalha com o controle da consciência, direcionando a atenção ao momento presente, a respiração, sensações físicas, sentimentos e/ou pensamentos, e pode atuar por meio da redução da hiperexcitação cognitiva e fisiológica[3,17,20]. Para sua realização, há a necessidade da consciência do usuário. Dessa forma, em UTIs, poderia ser aplicada em pacientes críticos sem uso de sedações ou de dispositivos respiratórios invasivos e que não apresentem rebaixamento do nível de consciência. Para tal, é necessário profissional habilitado. Saiba mais informações sobre *mindfulness* no Capítulo 17.

A musicoterapia, outro tipo de terapia, atua de maneira a atingir múltiplos parâmetros fisiológicos, principalmente aqueles relacionados ao sistema nervoso autônomo. Para tal, pode-se utilizar músicas que o paciente está acostumado a ouvir em seu cotidiano[23] e, ao refletirmos quanto ao paciente crítico, a música pode levá-lo a um ambiente de segurança, com fuga dos ruídos da UTI e próximo ao contexto do seu cotidiano.

Aromaterapia

A aromaterapia é realizada por meio de óleos essenciais, obtidos de ervas, flores ou outras plantas. O óleo pode ser administrado por via tópica, por inalação ou imersão em água e/ou utilizado em massagens. Acredita-se que seu uso funcione nos níveis psicológicos, fisiológicos e celular, promovendo o bem-estar biopsicossocial[3,23,24]. Não há pesquisas que retratem o uso da aromaterapia no paciente crítico; porém, pode-se pensar quanto à possibilidade de aplicação.

Florais de Bach

Consistem em uma abordagem terapêutica que faz uso de essências derivadas de flores, com o objetivo de produzir o equilíbrio entre mente e corpo. Essa corrente de pensamento acredita que o estado de espírito e o emocional possuem influência no aparecimento de agravo e na qualidade de vida. Assim, ao fazer uso das essências, o corpo se restabelece e fica livre para o processo de cura. As essências podem ser combinadas e utilizadas por um período de tempo prolongado, com certa periodicidade diária[24]. Não há investigações sobre a aplicação de florais de Bach em pacientes na UTI. Além disso, é necessário um profissional habilitado para a prescrição das essências. Vale ressaltar que o processo de enfermagem é aliado a essa intervenção, com a aplicação do floral como uma intervenção de enfermagem e parte do cuidado.

Massagens clínicas

As massagens são realizadas por meio da aplicação de pressão em pontos específicos do corpo do paciente, com o objetivo de promover o relaxamento e, consequentemente, reduzir o *cluster* de sintomas associado ao estresse. Muitas vezes os massoterapeutas associam o toque com outras medidas não farmacológicas, a exemplo do calor e do frio, que podem promover a melhora na circulação sanguínea e linfática, fortalecer o sistema imunológico, acalmar o sistema nervoso, auxiliar o sistema digestivo, entre outros benefícios. Para a realização da massagem são necessários profissionais habilitados, sendo contraindicada em pacientes com lesões de pele e com hipersensibilidade a estímulos, como é o caso de muitos pacientes em UTIs. Portanto, cada caso deve ser avaliado individualmente quanto à indicação[3,22].

Terapia energética

A terapia energética consiste em práticas vinculadas ao equilíbrio energético, dentre elas: Reiki, toque de cura, toque terapêutico, cura prânica, qigong, cura a distância e terapia de biocampo. A mais comumente conhecida e utilizada é a prática do Reiki, na qual um profissional treinado e habilitado coloca suas mãos levemente sobre ou logo acima da pessoa e inicia um esforço meditativo para transferir energia vital universal, ou seja, energia que permeia o cosmos e constitui tudo o que existe[3,20,22,24]. Acredita-se que essa prática tenha atuação na resposta parassimpática, reduzindo a dor e a ansiedade, aumentando o relaxamento e promovendo o sono[22]. Entretanto, há muito estigma em relação à prática, com preconceito religioso, o que implica a dificuldade da sua implementação em serviços de nível primário, podendo ter ainda mais dificuldades no nível terciário.

Crenoterapia

Compreende as diferentes maneiras de fazer uso da água mineral em tratamentos de saúde. A água mineral é proveniente de fontes naturais ou fontes artificialmente captadas que possuem composição química e propriedades físicas distintas das águas comumente utilizadas, com características que lhe conferem ação medicamentosa. Dentre essas práticas, a mais comum é a hidroterapia, técnica não invasiva que promove a melhor circulação do sangue nos tecidos e leva à eliminação de resíduos metabólicos[7,22]. Em contextos de UTIs, a água mineral não é acessível. Porém podemos aplicar alguns princípios da hidroterapia, fazendo uso da água quente como aliada ao relaxamento; por exemplo, por meio da imersão dos pés e/ou mãos em cubas, o que promove a lembrança do banho de imersão e, consequentemente, o relaxamento. Pode também ser utilizada a água quente durante o banho no leito, desde que seja um momento de promoção de relaxamento e não de agitação. Para além das práticas citadas, há também outras que podem ser aplicadas na recuperação do bem-estar do paciente crítico, externamente ao ambiente de UTIs, mais bem explicitadas na PNPICS.

O Quadro 1 mostra uma esquematização das possibilidades de uso das terapias previamente listadas no manejo do *cluster* de sintomas dos pacientes críticos em UTI. Vale relembrar que, para sua aplicação, são necessários profissionais capacitados, habilitados e que sintam segurança nessa realização, além de se considerar o estado hemodinâmico do paciente crítico e o custo-benefício da manipulação.

PESQUISA EM SAÚDE INTEGRATIVA

Quando falamos sobre as PICS, não há como redigir um capítulo com fórmulas a serem seguidas e implementadas em qualquer contexto de assistência à saúde. Esse fato está relacionado a dois aspectos: 1) A maioria das práticas possui sua eficácia relacionada à subjetividade do sujeito, com estabelecimento na história das tradições de diferentes povos com diferentes culturas, antes mesmo da existência da biomedicina; e 2) Há ausência de ensaios clínicos randomizados, com alto teor metodológico, e revisões sistemáticas da literatura que apoiem a efetividade de cada uma dessas práticas aplicadas em contextos distintos[11].

A PNPICS traz como uma das suas diretrizes o incentivo à pesquisa, com vista ao aprimoramento da atenção à saúde, avaliando a eficiência, a eficácia, a efetividade e a segurança dos cuidados prestados com as práticas[7]. Para tal, é necessária a adoção de vários tipos de métodos em distintos projetos de pesquisas que possam englobar o todo e construir uma ampla base de evidências que auxilie o profissional de saúde em sua tomada de decisão. A pesquisa e a prática clínica devem andar juntas e se complementar. É preciso percorrer um longo caminho na pesquisa das PICS, principalmente relacionada ao paciente crítico em UTI.

PAPEL DO ENFERMEIRO INTENSIVISTA NA APLICAÇÃO DA SAÚDE INTEGRATIVA

Ao longo de todo o capítulo, visamos à sua reflexão sobre o contexto da saúde integrativa no Brasil e nas UTIs. Na prática clínica do enfermeiro intensivista, o Processo de Enfermagem (PE) pode se tornar sua aliada para o uso das PICS. Porém, não há fórmulas. Não há como trazermos diagnósticos, resultados, atividades e intervenções de enfermagem para essa discussão, uma vez que cada prática vai demandar um

Quadro 1 Esquematização da possibilidade de aplicações das práticas integrativas e complementares nos sintomas frequentemente vivenciados em pacientes críticos

Prática integrativa e complementar	*Cluster* de sintomas mais comuns vivenciados por pacientes críticos em UTI								
	Dor	Fadiga	Ansiedade	Estresse	Náusea	Alteração dos sinais vitais	Alteração do sono	Constipação	Dispneia
Acupuntura									
Mindfulness									
Musicoterapia									
Aromaterapia									
Florais de Bach									
Massagens									
Reiki									
Água quente									

Fonte: Elaborado pelos autores com base nas referências[1,3,5,8,15,17,20-27].

cuidado. Por essa razão, é relevante que sejam realizadas apenas por profissionais habilitados e capacitados. O enfermeiro intensivista, diante desse contexto, pode se tornar um agente de mudança com uma simples ação: reconhecendo a saúde integrativa como uma forma de cuidar, complementar ao cuidado tradicional.

A implementação qualificada e bem-sucedida da saúde integrativa na assistência à saúde depende da participação efetiva dos atores sociais do SUS: os profissionais da equipe multiprofissional, os usuários do serviço, os gestores e todos os indivíduos integrados na promoção, prevenção, assistência e recuperação à saúde.

A Figura 4 mostra o mapa mental dos principais conceitos apresentados neste capítulo.

ESTUDO DE CASO

A seguir, ilustraremos a aplicação das PICS no contexto de UTI por meio do relato de um caso clínico focado na prática pediátrica. Vale ressaltar que crianças e adultos podem compartilhar vivências semelhantes em contexto de internação em UTI; portanto, esse caso aplica-se tanto à prática clínica pediátrica quanto de adultos.

Apresentação

Paciente de 8 anos, do sexo feminino, com diagnóstico de leucemia linfoide aguda em recaída. Necessita de internação hospitalar em UTI de um centro onco-hematológico pediátrico para controle de sintomas associados à quimioterapia.

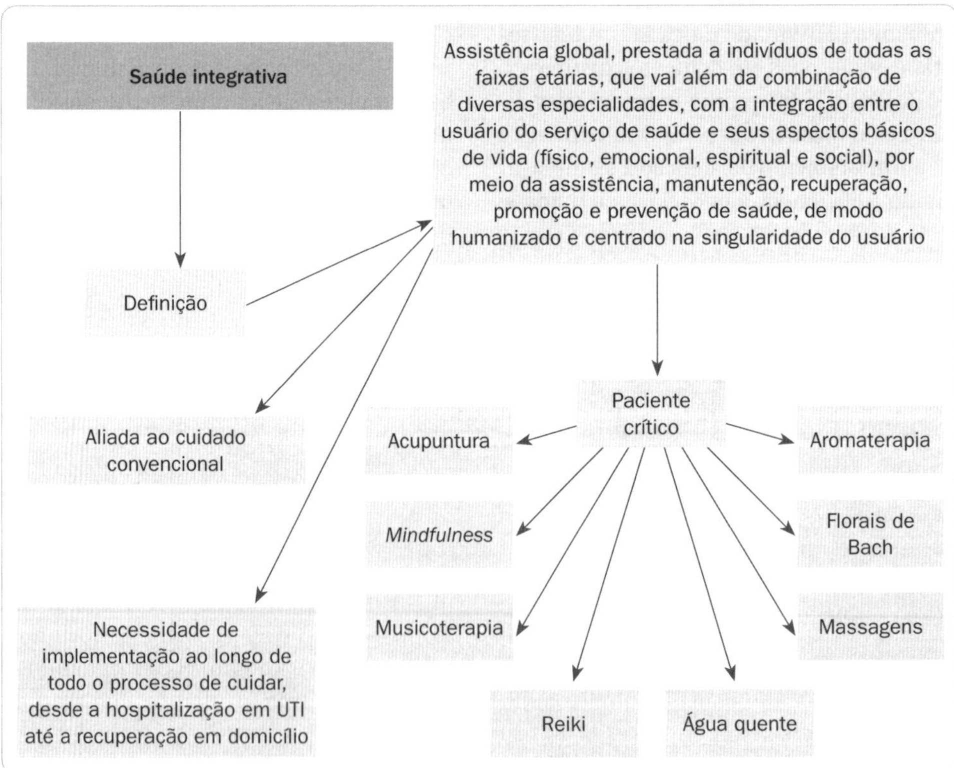

FIGURA 4 Mapa mental dos conceitos aplicados no capítulo.

Fonte: Elaborada pelos autores.

Introdução

As leucemias agudas representam 30% das neoplasias em pediatria e, entre elas, a leucemia linfoblástica aguda (LLA) responde por 80% dos casos. O quadro clínico da LLA é variável, dependendo do grau de infiltração da medula óssea e da extensão da doença extramedular. Apesar dos altos índices de cura, 20% a 30% das crianças têm sua primeira remissão interrompida com a recaída. O sítio de recaída pode ser medular – isolada ou combinada com algum sítio fora da medula – ou apenas extramedular, quando ocorre em qualquer órgão ou tecido, como sistema nervoso central (SNC), testículos, olhos, ovário, útero ou outros órgãos. Quanto à classificação de recaída, ela pode ser muito precoce (nos primeiros 18 meses desde o diagnóstico), precoce (entre 18 e 30 meses do diagnóstico) ou tardia (após 30 meses ou mais do diagnóstico).

Histórico

A paciente foi diagnosticada com leucemia linfoide aguda em março de 2019 e realizou protocolo de quimioterapia para tratamento. Após 16 meses do diagnóstico, apresentou febre, pancitopenia e foi diagnosticada recaída medular isolada, apontada por mielograma. A equipe de oncologia optou por iniciar protocolo para leucemia linfoide aguda com recaída muito precoce. Com o início do novo protocolo de quimioterapia, a paciente apresentou efeitos colaterais intensos, sendo realizada internação hospitalar em UTI para controle dos sintomas.

Apresentava náusea, vômito e dor de difícil controle, o que demandava o uso de medicação sintomática, incluindo morfina contínua em altas doses. Em função dos sintomas e do tratamento medicamentoso, a paciente apresentava fadiga, sonolência, anorexia e constipação. Passava a maior parte do dia dormindo, não brincava nem se alimentava, demonstrava estar bastante desvitalizada e com demanda crescente por morfina, o que auxiliava no controle da dor, mas agravava seu quadro de sonolência, anorexia e constipação. Após 7 dias de sintomas, optou-se pela introdução das PICS na UTI, com o uso de massagens clínicas e aromaterapia, fazendo uso de um deslizamento manual rítmico com óleos essenciais para promover a saúde global e amenizar sintomas físicos e psíquicos de maneira não medicamentosa.

No primeiro atendimento, a paciente foi atendida dormindo, pois não foi possível acordá-la. Recebeu deslizamento rítmico com óleo de arnica nas costas, braços e pernas e óleo de rosas em tórax e abdome. O segundo atendimento foi realizado da mesma forma e a paciente relatou relaxamento e bem-estar após o atendimento. Ao longo da semana posterior ao segundo atendimento, a paciente apresentou melhora da constipação e voltou a se alimentar. Ao fim do terceiro atendimento, já apresentava melhora importante da vitalidade e das queixas de dor, com possibilidade de redução gradual da dose de morfina.

Exames complementares

- **Hemograma:** Hemoglobina: 7,3; leucócitos: 3.380 (bastões: 1%; segmentados: 11%; monócitos: 1%; eosinófilos: 3%; basófilos: 1% e linfócitos: 83%); plaquetas: 97.000 mm^3.
- **Mielograma:** presença de 40% de blastos.

Problema

A paciente apresentava sintomas de difícil controle com o uso das medicações de uso convencional otimizado.

Desfecho

Esse caso exemplifica a possibilidade de associação da terapêutica convencional com as PICS para melhores resultados no cuidado de pacientes graves e complexos, com a possibilidade de redução da medicalização. A redução do uso de opioides é de extrema importância, sobretudo no cuidado pediátrico, por se tratar de uma medicação com alto risco de dependência e muitos efeitos colaterais indesejáveis.

VAMOS PRATICAR?

1. O que é *cluster* de sintomas e como as práticas integrativas e complementares podem atuar nesse contexto?

2. Qual é o enfoque principal das práticas integrativas e complementares?
   a. Promover a cura do indivíduo
   b. Substituir os cuidados tradicionais
   c. Promover a qualidade de vida do indivíduo
   d. Substituir intervenções farmacológicas

3. Qual é a indicação principal das práticas integrativas e complementares?
   a. Pacientes com condições crônicas e complexas
   b. Pacientes com hospitalização prolongada
   c. Pacientes estáveis hemodinamicamente
   d. Todos os indivíduos que possuam demandas em saúde

4. Como o enfermeiro, atuante na Unidade de Terapia Intensiva, pode promover o uso das práticas integrativas e complementares?

5. Preencha as palavras cruzadas da página a seguir, com base nas práticas possíveis de serem aplicadas em um contexto de UTI.

Horizontais

2. Prática que faz uso de essências derivadas de flores
3. Prática que faz uso de aplicação de pressão
4. Prática vinculada ao equilíbrio energético
7. Prática que faz uso da música para promoção do cuidado

Verticais

1. Prática que faz uso da água mineral como cuidado
3. Prática que faz uso de óleos essenciais
6. Prática que promove estímulos precisos por meio de agulhas
8. Prática que atua com a imaginação guiada

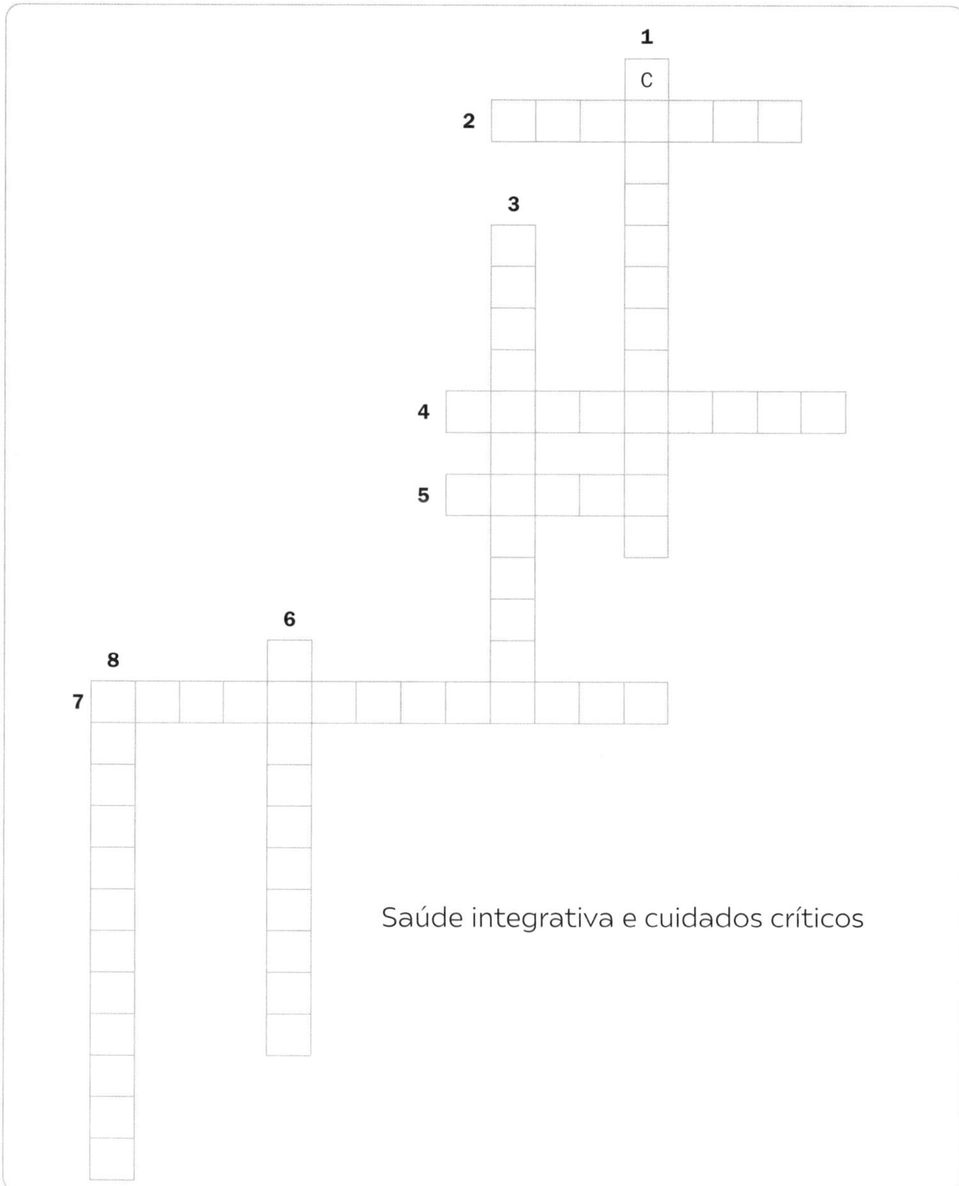

REFERÊNCIAS

1. Salvetti MG, Sanches MB. Symptom cluster: management and advanced practices in oncology nursing. Rev Esc Enferm USP. 2022;56(spe):e20210452.
2. Lee RT, Greenlee H. Don't ask, don't tell: it's time to talk about complementary, alternative, and integrative medicine with our patients. Cancer. 2020; 126(13):2968-70.
3. Estores IM, Frye J. Healing environments: integrative medicine and palliative care in acute care settings. Crit Care Nurs Clin North Am. 2015;27(3):369-82.
4. Assunção MCT, Aquino CMF, Sousa IMC, Carvalho Neto MR, Jordão VP, Bezerra AFB. Cost analysis in a Traditional, Complementary and Integrative Medicine unit in Brazil. Rev Saude Publica. 2020;54:145.
5. Gannotta R Malik S, Chan AY, Urgun K, Hsu F, Vadera S. Integrative medicine as a vital component of patient care. Cureus. 2019;10(8).

6. World Health Organization. WHO traditional medicine Strategy 2014-2023. World Health Organization; 2013.
7. Ministério de Saúde. Secretária de Atenção à Saúde: Política Nacional de práticas integrativas e complementares no SUS – Atitude de ampliação de acesso. Brasília; 2018.
8. Kogan M, Cheng S, Rao S, DeMocker S, Nelson MK. Integrative Medicine for Geriatric and Palliative Care. Med Clin North Am. 2017;101(5):1005-29.
9. Brasil. Ministério da Saúde. Portaria nº 849 de 27 de março de 2017. Brasil: Diário Oficial da União; 2017.
10. Brasil. Ministério da Saúde. Portaria nº 702 de 21 de março de 2018. Brasil: Diário Oficial da União; 2018.
11. Habimorad PHL, Catarucci FM, Bruno VHT, Silva IB, Fernandes CV, Demarzo MMP, et al. Implementation of Brazil's National Policy on Complementary and Integrative Practices: strengths and weaknesses. Cien Saude Colet. 2020;25(2):395-406.
12. Azevedo C, Moura CC, Correa HP, Mata LRF, Chaves ECL, Chianca TCM. Complementary and integrative therapies in the scope of nursing: legal aspects and academicassistance panorama. Esc Anna Nery. 2019;23(2):e20180389.
13. Boing AC, Santiago PHR, Tesser CD, Furlan IL, Bertoldi AD, Boing AF. Prevalence and associated factors with integrative and complementary practices use in Brazil. Complement Ther Clin pract. 2019;37:1-5.
14. Nusrat AZ, Majd I, Wayne PM. Integrative medicine is a good prescription for patients and planet. J Altern Complement Med. 2019;25(12):1151-5.
15. Hathaway EE, Luberto CM, Bogenschutz LH, Geiss S, Wasson RS, Cotton S. Integrative care therapies and physiological and pain-related outcomes in hospitalized infants. Glob Adv Health Med. 2015;5(4):32-7.
16. Ruela LO, Moura CC, Gradim CVC, Stefanello J, Iunes DH, Prado RR. Implementation, access and use of integrative and complementary practices in the unified health system: a literature review. Cien Saude Colet. 2019;24(11):4239-50.
17. Zhou ES, Gardiner P, Bertisch SM. Integrative medicine for insomnia. Med Clin North Am. 2017;101(5):865-79.
18. Gray AC, Steel A, Adams J. A critical integrative review of complementary medicine education research: key issues and empirical gaps. BMC Complement Altern Med. 2019;19(1):73.
19. Nakanekar A, Kulkarni S, Khobarkar P, Belsare M. Integrative management of critical case of Covid 19 with Ayurveda and modern medicine: A case report. J Ayurveda Integr Med. 2022;13(1):100496.
20. Mehta D. Integrative medicine and cardiovascular disorders. Prim Care. 2017;44(2):351-67.
21. Schuman Olivier Z, Trombka M, Lovas DA, Brewer JA, Vago DR, Gawande R, et al. Harv Rev Psychiatry. 2020;28(6):371-94.
22. Armstrong K, Jr TL, Anderson MM, Patricolo GE. Integrative medicine and the oncology patient: options and benefits. Support Care Cancer. 2018;26(7):2267-73.
23. Chiasson AM, Baldwin AL, Mclaughlin C, Cook P, Sethi G. The effect of live spontaneous harp music on patients in the Intensive Care Unit. Evid Based Complement Alternat Med. 2013:428731.
24. Riera R, Braga VL, Rocha LPS, Bernardo DD, Andrade LAF, Hsu JC, et. al. What do Cochrane systematic reviews say about new practices on integrative medicine? Sao Paulo Med J. 2018;136(3):251-61.
25. Arring NM, Barton DL, Brooks T, Zick SM. Integrative Therapies for Cancer-Related Fatigue. Cancer J. 2019;25(5):349-56.
26. Krusczecki C, Cameron CR, Hume AL, Ward KE. A systematic review of integrative medicine for opioid withdrawal. J Subst Abuse Treat. 2021;125:108279
27. Brasil. Ministério da Saúde. Portaria nº 702, de 21 de março de 2018. Incluídas no Sistema Único de Saúde novas práticas na Política Nacional de Práticas Integrativas e Complementares (PNPIC). Brasil: Diário Oficial da União; 2018.
28. Chessells JM, Veys P, Kempski H, Henley P, Leiper A, Webb D, et al. Long-term follow-up of relapsed childhood acute lymphoblastic leukaemia. Br J Haematol. 2003;123(3):396-405.
29. Uderzo C, Conter V, Dini G, Locatelli F, Miniero R, Tamaro P. Treatment of childhood acute lymphoblastic leukemia after the first relapse: curative strategies. Haematologica. 2001;86(1):1-7.
30. Coustan-Smith E, Gajjar A, Hijiya N, Razzouk BI, Ribeiro RC, Rivera GK, et al. Clinical significance of minimal residual disease in childhood acute lymphoblastic leukemia after first relapse. Leukemia. 2004;18(3):499-504.
31. Behm, Frederick G. Classification of Acute Leukemias. PUI, Ching-Hon (ed.). In: Treatment of Acute Leukemias: New Directions for Clinical Research. 1 ed. Nova York: Springer; 2003. p. 43-58
32. Beloto, Nayara Carvalho Polido. Leucemia Linfoide Aguda em crianças: Revisão Histórica, Diagnóstico e Alternativas de Tratamento. 2010. 42 f. Monografia (Especialização em Biologia Celular e Tecidual) – Universidade Federal do Paraná: Curitiba; 2010.
33. Dantas GKS, Silva LTA, Passos XS, Carneiro CC. Diagnóstico diferencial da leucemia linfoide aguda em pacientes infanto-juvenis. Revista da Universidade Vale do Rio Verde, Três Corações. 2015;13(2):3-18
34. Dias PP, Silva ADS, Oliveira JSA. Mortalidade Infantil por Leucemia Linfoide nas Regiões do Brasil. Revista

Brasileira de Inovação Tecnológica em Saúde. 2016;6(1):11-21.

35. Fadel AP. Investigação Laboratorial de Leucemia Linfoide Aguda. São José do Rio Preto: Academia de Ciência e Tecnologia; 2010.

GABARITO

1. Resposta: O *cluster* de sintomas é definido como um conjunto de dois ou mais sintomas relacionados entre si, que ocorrem de modo simultâneo e se influenciam mutuamente, em geral com etiologia em comum. As práticas integrativas e complementares podem ser aplicadas no manejo dos sintomas, e sua influência positiva em um sintoma pode reduzir, consequentemente, o outro e promover a saúde integrativa.

2. Resposta: C.
Comentário: As práticas integrativas e complementares são aliadas aos cuidados tradicionais e possuem como objetivo principal a promoção da qualidade de vida do indivíduo. Pode estar associada à terapia curativa, como a farmacológica, mas seu enfoque não é curar e sim prevenir e promover saúde integral.

3. Resposta: D.
Comentário: As práticas integrativas e complementares podem ser indicadas para todos os indivíduos, por sua ligação entre mente, corpo, espírito e ambiente. Vale ressaltar que é relevante que os profissionais observem o custo-benefício de cada intervenção, mas a princípio promovam seu uso a todos.

4. Resposta: O enfermeiro intensivista pode integrar as práticas integrativas e complementares com uma simples ação: reconhecendo a saúde integrativa como uma forma de cuidar, complementar ao cuidado tradicional.

5. Resposta das palavras cruzadas:

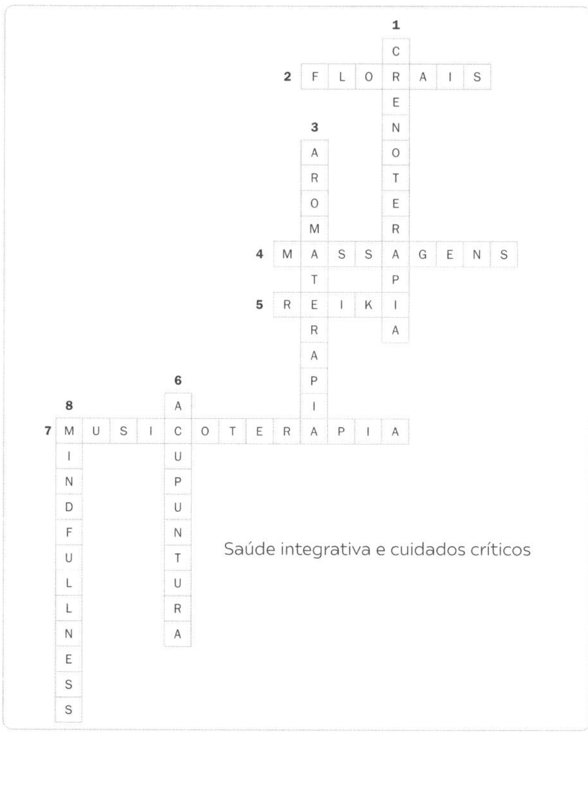

CAPÍTULO 17

Cuidando de quem cuida

Daniela de Paula Coelho
Nórthon Roberto Ferreira de Mendonça

RESUMO

A enfermagem representa aproximadamente 59% da força de trabalho mundial na área da saúde. No Brasil, esses profissionais estão distribuídos nas categorias de auxiliar de enfermagem, técnico de enfermagem e enfermeiro, prestando assistência à saúde da população na atenção primária, secundária e terciária. No entanto, no cotidiano de trabalho, eles se deparam com carga de trabalho excessiva, infraestrutura inadequada, contato com sofrimento, morte e violência ocupacional, que, em longo prazo, podem ocasionar dificuldades como estresse crônico, além de comprometer a saúde física, mental e emocional. Portanto, é fundamental que os profissionais de enfermagem adquiram hábitos de autocuidado e resiliência com objetivo de melhorar a qualidade de vida e mitigar os riscos de adoecimento por estresse ocupacional.

TÓPICOS ABORDADOS

1. Panorama da enfermagem no mundo e no Brasil.
2. Conceito e fisiologia do estresse e as diferenças entre o estresse agudo e crônico.
3. Teoria que aborda o estresse ocupacional e as características do trabalho da enfermagem.
4. *Burnout* e consequências para saúde do trabalhador.
5. Estratégias de enfrentamento para o estresse.

OBJETIVOS DE APRENDIZAGEM

Que ao final deste capítulo o leitor seja capaz de conceituar o estresse e identificar sinais de estresse ocupacional., compreender a síndrome de *burnout* em profissionais de saúde e na enfermagem, entender e aplicar estratégias de enfrentamento de estresse, como o *mindfulness*.

PANORAMA DA ENFERMAGEM NO MUNDO E NO BRASIL

O trabalho é primordial, pois por intermédio dele é possível assegurar a sobrevivência[1]. As constantes mudanças no cenário econômico mundial, globalização e mudanças tecnológicas repercutem nas características do trabalho e potencializam os eventos geradores de estresse. Pode se tornar repetitivo e prolongado e – associado à ausência de estratégias individuais de enfrentamento – tende a contribuir para o adoecimento, a insatisfação, o absenteísmo e o risco elevado de abandono à instituição e/ou à profissão[1-3].

A enfermagem representa aproximadamente 59% da força de trabalho global na área da saúde, sendo composta por 27,9 milhões de profissionais que desempenham atividades essenciais na prevenção de doenças, promoção e recuperação da saúde da população. No entanto, esse quantitativo ainda não acompanha o crescimento da população mundial e estima-se um déficit global de 5,9 milhões de profissionais[2].

No Brasil, a enfermagem adquiriu autonomia a partir da Lei nº 5905/73, através da criação dos conselhos federal e regionais[4,5]. Segundo dados do Conselho Federal de Enfermagem (COFEN), o total de profissionais está em torno de 2,7 milhões[6], entre os quais 77% são auxiliares ou técnicos de enfermagem e 23% são enfermeiros[5,7]. Os profissionais estão distribuídos pelo país de maneira heterogênea, concentrando-se nas grandes capitais, e a região Sudeste acomoda 49,0% dos trabalhadores; na sequência está a região Nordeste, com 22,3%, Sul com 13,4%, Norte com 8,0% e Centro-Oeste com 7,3[7].

O perfil dos profissionais é predominantemente feminino, correspondendo a 85,1%; no entanto, nos últimos anos observa-se um aumento da procura pela profissão por homens[7]. Em relação à faixa etária, 38% da equipe de enfermagem tem entre 26 e 35 anos, 29,3% entre 36 e 45 anos e 18,2% tem idade entre 46 e 55 anos, o que caracteriza uma força de trabalho jovem[8]. Quanto ao estado civil, 48,7% estão em uma união estável, 38% são solteiros e 11,9% divorciados[8].

No que se refere ao tempo de atuação na profissão, 46,3% atuam entre 2 e 10 anos e 34,3% entre 11 e 30 anos[6]. Como a enfermagem não tem uma carga horária regulamentada[9], 34,7% trabalham entre 31 e 40 horas semanais, 24,7% entre 41 e 60 horas e 10,5% atuam mais que 60 horas por semana[7]. O serviço público é o que possui maior empregabilidade, sendo o plantão o regime de trabalho mais utilizado nos setores público e privado[5]. Em relação à faixa salarial, em agosto de 2022 foi sancionada a Lei nº 14.434/2022 pelo Congresso Nacional, regulamentando o piso salarial da enfermagem, na qual se prevê o pagamento de R$ 4.750 para enfermeiros, R$ 3.325 para técnicos de enfermagem e R$ 2.375 para auxiliares e parteiras[10]. Até o momento, entre 62,5% e 68,2% dos profissionais possuem rendimento mensal de até 3 mil reais[6].

Apesar de a enfermagem ser considerada uma profissão primordial no mundo e no Brasil, a insatisfação salarial, as condições de trabalho precárias e a necessidade de conciliar dois ou mais empregos são fatores que aumentam o descontentamento e a vontade de deixá-la. A grande maioria relata desgaste emocional; 52,8% dos profissionais mencionam terem sido desrespeitados por usuários e familiares e 19,7% já sofreram violência física ou psicológica no trabalho[11]. Portanto, o contexto de trabalho da enfermagem possui características que podem favorecer o estresse ocupacional e ocasionar inúmeros prejuízos para a saúde física, mental e emocional dos trabalhadores.

ESTRESSE OCUPACIONAL

O conceito de estresse surgiu em 1936 com o endocrinologista Hans Selye, que submetia cobaias a estressores físicos e constatou uma resposta fisiológica inespecífica denominada *síndrome geral da adaptação*, que ocorre em três fases cronológicas: alarme, resistência e exaustão. Contudo, não é necessária a ocorrência de todas as fases para se caracterizar estresse, pois a última fase somente acontece quando os recursos individuais se esgotam diante do agente estressor[12,13]. Mason, em 1968, constatou que alguns determinantes psicológicos, como eventos novos, imprevisíveis, incontroláveis e avaliação social negativa – podem modular a resposta ao estresse[14].

Quando o indivíduo interpreta uma situação como ameaçadora ou desafiadora, o eixo simpático-adrenal medular (SAM) estimula a secreção de adrenalina e noradrenalina pela suprarrenal, ocasionando reações fisiológicas como aumento da pressão arterial, do fluxo sanguíneo na musculatura estriada e da glicemia. Posteriormente, ocorre a ativação do eixo hipotálamo-pituitária-adrenal (HPA), na qual o hipotálamo secreta o hormônio liberador de corticotrofina (CRH), que estimula a hipófise a liberar o hormônio adrenocorticotrófico (ACTH); este estimula o córtex da suprarrenal a secretar cortisol que, por ser lipossolúvel, atravessa a barreira hematoencefálica e une-se a receptores no hipotálamo, exercendo *feedback* negativo (Figura 1)[15-17]. A descarga de cortisol na corrente sanguínea ocasiona modificações no metabolismo dos carboidratos, a saber: estimula a gliconeogênese no fígado, aumentando a glicemia sanguínea; estimula o metabolismo proteico, reduzindo a quantidade de proteína celular, exceto no fígado; e estimula o metabolismo dos lipídios, mobilizando ácidos graxos como fonte de energia (Figura 1).

Ademais, acontecem modificações na resposta inflamatória, aumentando a regeneração celular[15] e a otimização da resposta imunológica em curto prazo, com supressão em longo prazo[17]. Os sistemas autonômico e neuroendócrino iniciam o processo de adaptação (alostase) para preservar a homeostase (equilíbrio) com objetivo de em curto prazo preparar o indivíduo para a reação de luta ou fuga[18]. O estresse pode ocasionar, de maneira transitória, sintomas como irritabilidade, dor de cabeça, tensão muscular, taquipneia, aumento da frequência cardíaca, aumento da pressão arterial, alterações do apetite e gastrointestinais, sudorese e dificuldades para dormir ou cansaço excessivo e alterações na atenção, na memória e na função executiva[19].

O estresse agudo é uma resposta adaptativa do indivíduo, sendo extremamente necessária para a manutenção da vida. No entanto, se os eventos se tornam repetitivos, prolongados e associados à ausência de estratégias individuais de enfrentamento, ocorre o estresse crônico, como consequência do desgaste dos sistemas fisiológicos de adaptação ao estressor agudo (carga alostática) e aumento do risco para o adoecimento (sobrecarga alostática) por doenças cardiovasculares, metabólicas e transtornos mentais[20,21]. A intensidade dos efeitos nocivos da resposta crônica ao estresse pode ser modulada por fatores genéticos, ambientais e comportamentais[16].

No contexto de trabalho, a inovação tecnológica trouxe muitas mudanças, tornando as barreiras entre trabalho e vida pessoal quase inexistente, pois é comum permanecer conectado ao trabalho e responder a demandas, como sinal de alta produtividade. O estresse no trabalho pode trazer consequências para saúde, a segurança e o bem-estar dos colaboradores, bem como para o cenário organizacional, ocasionando relações interpessoais conturbadas, baixa motivação, baixa criatividade e aumento da rotatividade entre os colaboradores. Segundo dados da Organização Internacional do Trabalho (OIT), 40 milhões de colaboradores na União Europeia referem estresse no trabalho, sendo mais prevalente nos setores de educação e saúde[1].

Uma das teorias que abordam o estresse ocupacional foi proposta por Siegrist e Klein em 1990, na qual a relação entre fatores extrínsecos – como o esforço (carga e característica do trabalho) e a recompensa (reconhecimento, suporte social, promoção e segurança) – e intrínseco – relacionado à característica de personalidade denominada *comprometimento excessivo* – influencia a resposta ao estresse[22]. O desequilíbrio nessa relação, ou seja, esforços intensos associados a baixas recompensas, é capaz de aumentar a suscetibilidade do profissional ao adoecimento[23]. O comprometimento excessivo é um componente que tende a aumentar as expectativas da pessoa em relação às recompensas no trabalho, o que em longo prazo pode ocasionar frustração.

A enfermagem, em seu cotidiano, lida com estruturas precárias de trabalho, escassez de recursos materiais e humanos, esforço físico, exposição ao risco biológico, contato direto com sofrimento e morte e violência ocupacional[23]. Estudos têm demonstrado que os profissionais de enfermagem apresentam desequilíbrio esforço-recompensa e que isso está associado a

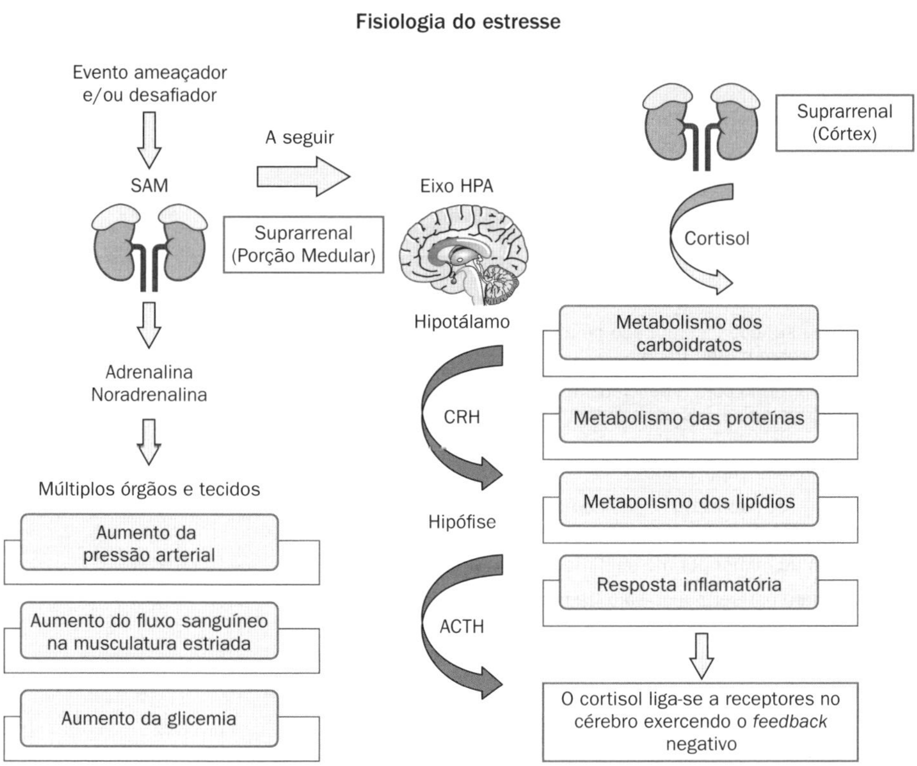

FIGURA 1 Representação da fisiologia do estresse.
Fonte: Elaborada pelos autores.

transtornos emocionais, pode desencadear estresse crônico e está associado a episódios depressivos[23-25]. Pesquisa com trabalhadores com mais idade correlacionou o desequilíbrio entre o esforço e a recompensa com risco aumentado para incidência de diabetes[26].

Um dos instrumentos utilizados para avaliar a percepção do estresse ocupacional é a versão reduzida da escala de estresse no trabalho (Quadro 1)[28]. Essa escala é composta por 13 itens que abordam alguns estressores no contexto de trabalho e as respostas diante deles. As respostas podem variar entre 1 (Discordo totalmente), 2 (Discordo), 3 (Concordo em partes), 4 (Concordo) e 5 (Concordo totalmente). A pontuação pode variar entre 13 e 65 e quanto maior a pontuação, maior será a percepção de estresse no trabalho.

É importante mencionar que, durante a pandemia de covid-19, o aumento da carga de trabalho, o déficit de informação, o medo de se contaminar, o medo de contaminar os familiares e a diminuição do suporte social devido ao afastamento dos familiares e amigos contribuíram para aumentar os eventos estressores no ambiente de trabalho e potencializar o risco para *burnout*[29].

BURNOUT EM PROFISSIONAIS DE SAÚDE E ENFERMAGEM

A síndrome de *burnout* é um problema social com impacto sobre os indivíduos, ambientes de trabalho e economia, podendo

Quadro 1 Escala de Estresse no Trabalho – versão reduzida

Escala de Estresse no Trabalho	1	2	3	4	5
1. A forma como as tarefas têm sido distribuídas em minha área tem me deixado nervoso					
2. A falta de autonomia na execução do meu trabalho tem sido desgastante					
3. Tenho me sentido incomodado pela falta de confiança do meu superior sobre o meu trabalho					
4. Sinto-me irritado com a deficiência na divulgação de informações sobre decisões organizacionais					
5. Sinto-me incomodado por ter que realizar tarefas que estão além da minha capacidade					
6. Tenho me sentido incomodado com a deficiência nos treinamentos para capacitação profissional					
7. Fico de mau humor por me sentir isolado na organização					
8. Fico irritado por ser pouco valorizado por meus superiores					
9. As poucas perspectivas de crescimento na carreira têm me deixado angustiado					
10. Tenho me sentido incomodado por trabalhar com tarefas abaixo do meu nível de habilidade					
11. A competição do meu ambiente de trabalho tem me deixado de mau humor					
12. A falta de compreensão sobre quais são as minhas responsabilidades neste trabalho tem causado irritação					
13. O tempo insuficiente para realizar o meu volume de trabalho deixa-me nervoso					
Pontuação final					

Fonte: Paschoal T, Tamayo A, 2004[28].

gerar o surgimento de problemas psicológicos e a perda parcial ou total da capacidade laboral[30]. Em 2019, a Organização Mundial da Saúde (OMS) passou a considerar o *burnout* como uma doença, inserindo-o oficialmente na Classificação Internacional de Doenças (CID), na categoria de problema de saúde associado ao emprego, sendo classificado como um estado de exaustão vital[31]. De acordo com essa classificação, *burnout* é uma síndrome resultante de um estresse crônico no local de trabalho que não foi gerenciado com sucesso e que pode causar sentimentos de exaustão e de negativismo relacionados ao trabalho, aumento do distanciamento mental, sensações de ineficácia e de falta de realização pessoal[31].

Os sintomas centrais podem ser acompanhados por consequências físicas e psicológicas, tais como: níveis altos de estresse, problemas gastrointestinais, doenças coronarianas, transtornos depressivos e de ansiedade, insônia, déficits na atenção, memória e funções executivas e uso abusivo de medicamentos psicotrópicos[32-34]. Há também consequências sociais e ocupacionais do *burnout*, que vão desde absenteísmo e presenteísmo até a perda parcial ou total da capacidade laboral e aposentadorias por invalidez[32].

O primeiro aspecto fundamental da síndrome de *burnout* é o aumento dos sentimentos de exaustão emocional, que se dá através do esgotamento de recursos energéticos e emocionais[35,36]. Conforme os recursos emocionais se esgotam, os trabalhadores sentem incapacidade para se doar em um nível psicológico ao trabalho. O segundo aspecto do *burnout*, que surge como resposta a essa exaustão, é o desenvolvimento de atitudes e sentimentos negativos, cínicos e hostis em relação a outros indivíduos no contexto do trabalho (pacientes ou colegas). Essa resposta, nomeada como despersonalização, acaba por afastar colegas e até colocar o indivíduo acometido pelo *burnout* em risco de algum prejuízo laboral[35,36]. Por fim, ocorre o terceiro aspecto fundamental do *burnout*, que é a tendência a se avaliar de maneira negativa, principalmente no que diz respeito ao trabalho com outras pessoas. Nesse ponto, o trabalhador tende a sentir que não está realizando atividades que valham a pena no trabalho, relatando falta de motivação, baixo desempenho e baixa realização pessoal com o trabalho (Figura 2)[35,37].

Todas as profissões podem apresentar demandas que contribuem para o desenvolvimento de *burnout*. Entretanto, existe relato amplo da síndrome em profissões que envolvem um grau elevado de intercâmbio emocional e contato pessoal, como nas profissões da área de educação, serviços sociais e saúde[38,39]. Profissionais de saúde que sempre exercem sua profissão em contato direto com o público e colegas, envolvendo constante troca emocional, são cercados de cobranças e expectativas e apresentam grande incidência de *burnout*, com diminuição da realização pessoal e autoeficácia e aumento da exaustão emocional e despersonalização[40,41].

Profissões da área de saúde, como medicina, enfermagem e fisioterapia, estão entre as mais acometidas pela síndrome. O excesso de responsabilidade por causa do trabalho direto com outras vidas, o acúmulo de empregos, a escassez de sono e a alta cobrança por resultados e desempenho são alguns dos fatores de risco para essas profissões[42].

Algumas consequências comuns ao quadro da síndrome, mas que apresentam maior gravidade nas profissões de saúde, são o absenteísmo, o presenteísmo e a automedicação[43]. O absenteísmo consiste no excesso de faltas, com ou sem justificativas, ao trabalho. Isso coloca o trabalhador sob risco de demissão ou outras punições, desfalca equipes de trabalho e, ainda, pode gerar uma queda no desempenho e na performance do profissional[44]. Por outro lado, o presenteísmo ocorre quando o trabalhador está sempre presente fisicamente, mas está ausente em termos atencionais[45]. O indivíduo está no ambiente em que trabalha, mas não está atento. Evidentemente, isso representa um risco para o sistema de segurança do paciente e a qualidade do serviço, pois aumenta a probabilidade de erros, muitas vezes irreversíveis[46].

A automedicação é outra possível consequência do *burnout* em profissionais da saúde[47]. A pressa em solucionar as sensações desagradáveis do estresse crônico caracterizado pelo *burnout*, a ânsia por atender às expectativas geradas no ambiente do trabalho e a alta demanda acabam levando os profissionais dessas áreas a buscar soluções mais rápidas. O fácil acesso a medicamentos e a dificuldade de acesso aos serviços de saúde, na condição de pacientes, por falta de tempo, dinheiro para pagar planos de saúde, vergonha de ser atendido por colegas ou falta de suporte da gestão ou de superiores, favorecem a automedicação desses profissionais[47,48].

O diagnóstico do *burnout* é produzido de maneira clínica, levando em consideração a história do paciente e seu envolvimento no trabalho. O psicólogo e o psiquiatra são os profissionais de saúde recomendados para identificar o problema e indicar a melhor forma de tratamento. Muitas vezes os indivíduos não buscam ajuda médica por não saberem ou não conseguirem identificar os sintomas e, em consequência, negligenciam a situação ou utilizam-se de soluções como a automedicação, sem saber que algo mais sério pode estar acontecendo[35]. Por isso, é importante conhecer mais sobre o assunto, diferenciar *burnout* de fadiga e estresse agudo, entender os sintomas e possíveis causas e consequências. Para o diagnóstico, o profissional deve realizar anamnese meticulosa, análise dos problemas do ambiente de trabalho e da profissão, análise dos recursos e demandas dos pacientes, utilizando-se, dentre outras coisas, de instrumentos de avaliação psicológica[35].

A ENFERMAGEM E A LUTA POR MELHORES CONDIÇÕES DE TRABALHO

Na tentativa de mitigar o estresse ocupacional e assegurar melhores condições de trabalho para profissionais de enfermagem, a categoria enfrenta algumas batalhas políticas, como a luta por locais para pequenas pausas no trabalho, a regulamentação da carga horária semanal e o piso salarial nacional.

Em relação ao ambiente para descanso, em São Paulo existe a Lei nº 17.234, de 2020[49], que confere obrigatoriedade para os hospitais públicos e privados de criarem salas de descompressão com objetivo de promover pequenas pausas no trabalho da equipe de enfermagem, aliviar a rotina e diminuir o estresse ocupacional. Porém, as salas de descompressão não são realidade em todo o país.

O Projeto de Lei (PL) nº 2.295/2000, que aborda a regulamentação de 30 horas de trabalho semanal[9], tramita no Senado

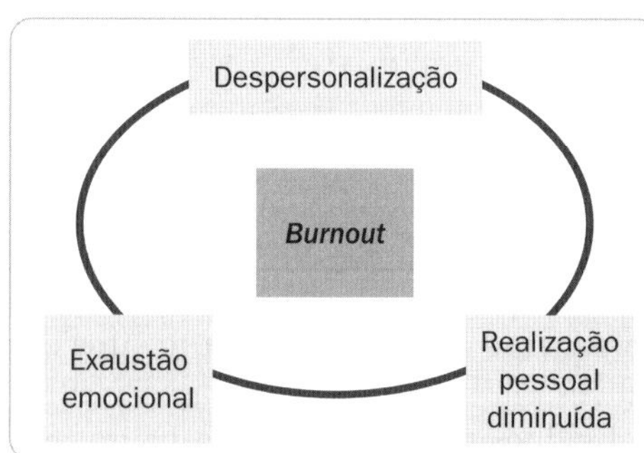

FIGURA 2 Representação da caracterização da síndrome de *burnout*.

há 22 anos; no entanto, até o momento, não houve um resultado favorável. A proposta de emenda à Constituição PEC nº 11/2022[10], que prevê o piso nacional de 4.750 reais para enfermeiros, 3.325 para técnicos de enfermagem e 2.375 para auxiliares e parteiras, foi aprovada pelo Senado e pelo atual presidente do Brasil; no entanto, os profissionais seguem aguardando o reajuste salarial.

Estratégias para mitigar o risco de estresse crônico

Enquanto não obtém o resultado esperado em relação às melhores condições de trabalho, carga horária e salário, o profissional necessita obter novos hábitos de autocuidado com o objetivo de adquirir estratégias de enfrentamento positivas diante de situações estressoras, obter resiliência e mitigar o risco de adoecimento.

Resiliência é o termo utilizado na física para expressar a capacidade de um material voltar ao estado normal após sofrer pressão. É comum utilizar esse termo para expressar a capacidade de um indivíduo de se reconstruir, mesmo lidando com situações de vida desfavoráveis[50]. A resiliência pode ser adquirida por meio de um processo de desenvolvimento pessoal e abrange algumas características, como autorresponsabilidade, positividade diante das situações, flexibilidade, além de manter uma vida equilibrada, consciência emocional e cuidado com a espiritualidade[51].

Uma das ferramentas essenciais nesse processo é a inteligência emocional, conceito definido pela primeira vez em 1990 pelos psicólogos Salovey e Mayer[51] e, posteriormente, disseminado por Daniel Goleman em 1995[52]. Trata-se de aumentar a autopercepção, perceber as emoções e geri-las, da melhor maneira possível. Logo, a gestão das emoções torna o profissional menos reativo a situações externas e aumenta a capacidade de lidar com situações estressantes[53]. A seguir, elencamos alguns hábitos relevantes para assegurar o bem-estar físico, mental e emocional do trabalhador.

Alimentação

Segundo a OMS, aproximadamente 8 milhões de óbitos ao ano podem ser atribuídos a uma alimentação não saudável. A constituição exata da dieta saudável depende de características individuais, como idade, sexo, nível de atividade física e estilo de vida. No entanto, alguns princípios são cruciais: limitar a ingestão de açúcares; alterar o consumo de gordura saturada para insaturada e eliminar gorduras trans, produzidas industrialmente; reduzir o consumo de diário de sódio; consumir grãos integrais, vegetais, frutas, nozes e leguminosas; e atentar para o consumo excessivo de cafeína. Além disso, é importante consumir água potável, de acordo com as necessidades corporais[55].

Atividade física

A atividade física regular é um fator protetor para diminuir a incidência de doenças cardiovasculares, diabetes do tipo II, sintomas de ansiedade e depressão, manter o peso adequado e proporcionar bem-estar. As recomendações da OMS é que adultos, entre 18 e 64 anos, realizem semanalmente de 150 a 300 minutos de atividade física aeróbica ou 75 a 150 minutos de atividade aeróbica de elevada intensidade. É recomendado associar, pelo menos duas vezes na semana, atividade de fortalecimento muscular. Mulheres grávidas e no pós-parto também devem realizar pelo menos 150 minutos de atividade física aeróbica de moderada intensidade[56]. O exercício físico aumenta a resiliência ao estresse fisiológico e oxidativo, promove autoconfiança, autoestima e pode promover relacionamento e suporte social[57].

Qualidade do sono

Manter uma boa qualidade de sono também é uma forma de gerenciar o estresse do dia a dia. Dados existentes na literatura mostram que uma boa qualidade de sono está associada a menores níveis de estresse[58,59] e índices positivos de saúde física e mental[60]. Indivíduos que apresentam uma melhor qualidade de sono, além de apresentar menores níveis de estresse, também apresentam menores níveis de depressão e ansiedade[60,61] e maiores níveis de qualidade de vida[62].

Dados similares também são encontrados em profissionais de saúde. Palhares, Corrente e Matsubara (2014) verificaram que profissionais de enfermagem com melhor qualidade de sono apresentam mais qualidade de vida autorrelatada[63,64]. Nessa mesma direção, outro estudo verificou que a qualidade de sono em profissionais de enfermagem está diretamente relacionada com aspectos positivos da saúde mental e com maior qualidade de vida[65].

Diferentes fatores podem melhorar a qualidade do sono. A higiene do sono é um conjunto de práticas bastante recomendado[66]. Médicos e psiquiatras do sono fazem um trabalho pedagógico chamado de "higiene do sono", que consiste, primariamente, em entrevistar o paciente a fim de ouvir suas queixas sobre o sono. Além disso, esses profissionais buscam entender a rotina do paciente, seus hábitos alimentares e, até mesmo, detalhes da arquitetura do quarto em que esse paciente costuma dormir. Sabe-se que há evidências de eficácia da higiene do sono para a melhora da qualidade de sono e promoção de saúde[66,67].

As estratégias de higiene do sono que são aconselhadas aos pacientes envolvem o horário de sono, atividades perto da hora de dormir, alimentação e substâncias ingeridas e o ambiente do sono[68]. Dentre as sugestões envolvendo o horário, é recomendado que se tenha entre 7 e 8 horas de sono por dia, preferencialmente ininterruptas. Assim sendo, o indivíduo precisa encontrar tempo suficiente para dormir e ter uma rotina do acordar. Em relação ao ambiente, é indicado que seja silencioso, bem arejado e escuro para dormir. O tipo de colchão, roupas e travesseiros também pode ser alvo de mudanças sugeridas pelo profissional. Além desses fatores, orienta-se que o indivíduo esteja atento ao que faz nas últimas 3 horas antes de dormir. O excesso de exercícios físicos e o uso de aparelhos que emitem luzes são desaconselhados, enquanto atividades relaxantes podem propiciar um sono de maior qualidade. Trabalhar na cama pouco antes de dormir também não é aconselhado. Já no que se refere à ingestão de alimentos e outras substâncias, a orientação é de que sejam evitados alimentos com alto índice calórico, bem como refrigerantes, chocolates e bebidas energéticas. Também se aconselha que o indivíduo evite nicotina, cafeína e bebidas alcóolicas, bem como é indicado que não haja grande consumo de líquidos pouco antes de se deitar[68].

Mindfulness

Uma ferramenta que se mostra eficaz para o gerenciamento do estresse[69,70], sendo útil para prevenir e mitigar os efeitos do *burnout* no trabalho[71], é o *mindfulness*. De acordo com Jon Kabat-Zinn, o pioneiro dessa temática no ocidente, o *mindfulness* pode ser definido como a consciência do momento presente sem julgamento, sem reatividade e com abertura à experiência[72].

Bishop e colaboradores (2004) sugeriram *mindfulness* como sendo um estado mental composto por dois elementos: a autorregulação da atenção e a orientação para a própria experiência com curiosidade, abertura e aceitação[73]. Dessa forma, há diferentes vias para atingir o estado de *mindfulness* e, ao cultivar essa capacidade com regularidade, é possível conseguir se afastar de determinadas situações e observar pensamentos e emoções[74]. Com isso, os indivíduos podem ter a possibilidade de escolher respostas emocionais e comportamentais mais adaptativas ao contexto[75].

As intervenções baseadas em *mindfulness* (IBM) tiveram início em 1982, com Kabat-Zinn e seu programa de redução de estresse[76]. IBM é um termo genérico para um grande conjunto de intervenções baseadas por teorias e práticas que têm influência de tradições contemplativas e de disciplinas como medicina, educação e psicologia[74,77]. Essas intervenções buscam estimular o desenvolvimento de uma nova relação com a experiência, caracterizada pelo foco no momento presente, abertura e compaixão, como forma de enfrentar os sofrimentos da vida[77,78].

As IBM, em sua maioria, ocorrem em formato grupal, em sessões semanais, e envolvem práticas de meditação, práticas de compaixão, práticas de hatha yoga, técnicas de respiração, entre outras[74,78]. As abordagens podem variar de acordo com o número de sessões, com a quantidade de pessoas no grupo, com o modelo de entrega (on-line ou presencial) e materiais de apoio, e com as práticas envolvidas[77]. No entanto, o conteúdo fundamental das IBM envolve o controle da atenção, a regulação emocional, a consciência corporal, a autopercepção e a autorregulação com treinamentos intensivos, aprendizagem experiencial e investigação interativa por meio de práticas, de psicoeducação e de diálogo compartilhado[74].

Na literatura científica, há evidências consistentes quanto à eficácia de IBM para a saúde mental e física[79,80], transtornos psiquiátricos[81], estresse[82,83], relacionamentos, desempenho e bem-estar no ambiente de trabalho[84], e para diferentes aspectos da promoção de saúde[85-87]. Esse conjunto de evidências científicas posiciona o *mindfulness* como uma relevante ferramenta terapêutica, que foi sistematizada ao longo das últimas duas décadas e integrada como intervenção clínica da medicina convencional[85]. No Brasil, as práticas meditativas (o que acaba incluindo *mindfulness*) estão inseridas desde 2017 no grupo das Práticas Integrativas e Complementares (PICs) do Ministério da Saúde, sendo utilizadas na atenção básica à saúde[88,89].

Dados metanalíticos apresentam evidências de eficácia de programas de *mindfulness* para reduzir o estresse experienciado por enfermeiras hospitalares[90]. O aumento do bem-estar e a melhoria na saúde mental, com diminuição de níveis de ansiedade e depressão, também são relatados com o uso dessa prática[91,92]. Além disso, programas de *mindfulness* podem aumentar a satisfação com a vida, diminuir sintomas de *burnout* e melhorar o desempenho no trabalho[75].

Apesar de proporcionar diversos benefícios, as práticas de *mindfulness* podem gerar certos desconfortos e problemas. Dores nas articulações, aumento da reatividade emocional, vício em meditação, aumento de comportamentos e alucinações já foram relatados por alguns praticantes[93,94]. Por isso, é importante ter orientações de profissionais capacitados na hora de aprender e praticar o *mindfulness*. Indicações de posturas, horários, locais e tipos de roupa, por exemplo, podem fazer a diferença na prevenção de efeitos negativos. Indivíduos diagnosticados com transtornos psicóticos, por uso de substância ou obsessivo-compulsivo têm contraindicação de participação nesse tipo de programa, assim como pessoas com recente episódio depressivo maior ou episódio maníaco (ou hipomaníaco) e indivíduos com risco de suicídio[95,96].

Para gerenciar o estresse no ambiente de trabalho é importante ter como regras fundamentais o autocuidado e a autocompaixão. Respeitar os próprios limites, reconhecer e valorizar suas pequenas conquistas e motivar os colegas pode gerar uma grande diferença para o ambiente. Uma prática rápida e fácil de aprender chama-se "*mindfulness* na respiração" (descrita a seguir). É uma prática que pode durar de 5 a 20 minutos, a depender da intenção de quem está praticando.

Mindfulness na respiração

1. Sente-se em uma cadeira confortável com os pés apoiados no chão.
2. Tente manter a postura equilibrada e confortável, deixando a coluna ereta e os braços alinhados com as pernas.
3. Nos primeiros 2 minutos busque perceber como estão seus pensamentos, suas emoções e suas sensações corporais, levando a atenção para a atividade que está prestes a se iniciar.
4. Aos poucos, com gentileza, leve sua atenção para a respiração.
5. Note os movimentos do ar entrando e saindo do corpo. Faça isso em 10 ciclos de respiração.
6. Agora, tente perceber as sensações da respiração. Note o ar entrando e saindo do corpo, passando pelas narinas, pela garganta. Veja se é possível repetir isso em 10 ciclos de respiração.
7. Use sua atenção na respiração para contar cada ciclo respiratório. Inspira e expira e conta 1... inspira e expira e conta 2... repita isso por 10 ciclos de respiração.
8. Por fim, de modo gentil, perceba como você se sentiu após essa prática. Note as sensações que ecoam no corpo após a atenção plena na respiração.

É possível aprender a praticar por conta própria, com auxílio de livros e materiais audiovisuais encontrados na internet. Outra opção para praticar *mindfulness* é buscar por instrutores capacitados que ofertam grupos no Brasil.

Algumas pessoas acreditam que *mindfulness* e meditação são a mesma coisa, mas não são. Meditação é apenas uma das várias formas de se atingir o estado mental de *mindfulness*. É possível praticar caminhando, conversando, na hora da alimentação e até ouvindo uma música. A postura também não é impeditiva, pois é possível praticar sentado, em pé, deitado, de joelhos e nas clássicas posições de lótus. Por fim, é importante lembrar que o *mindfulness* não é um relaxamento. Por mais que muitas pessoas relatem sensações de "relaxamento", "calmaria" e "paz" ao praticá-lo, trata-se de um treinamento atencional. A ideia central dessas práticas é nos manter sempre em contato com o momento presente. Isso nos dá a capacidade de notar a experiência do momento presente de maneira mais completa, diminuindo a reatividade, melhorando a regulação de emoções e a concentração. É possível praticar *mindfulness* em até 3 minutos. A prática dos 3 passos (descrita a seguir) é um exemplo; e pode ser inserida nas pequenas pausas no local de trabalho, podendo durar de 1 a 3 minutos e constituindo uma grande aliada do autocuidado[97]. É fundamental respeitar os próprios limites e ter autocuidado ao praticar. Lembre-se: a prática regular pode trazer mais benefícios[97]. Vamos praticar?

Mindfulness dos 3 passos

- **Passo 1.** Busque notar como estão seus sentimentos, pensamentos, como você está em relação ao que está acontecendo no momento presente.
- **Passo 2.** Observe sua respiração. Note 3 respirações profundas, percebendo sensações e movimentos da respiração.
- **Passo 3.** Leve a atenção para o corpo como um todo, notando os reflexos da respiração no corpo, percebendo sensações corporais e, então, voltando a se conectar com o ambiente e retornando a atenção para suas atividades.

Por fim, apesar das constantes mudanças no cenário de trabalho, é notável que não temos controle sobre o meio externo, e a resposta ao estresse depende das características individuais. Situações que são passíveis de estresse para um indivíduo não são para outros. Entretanto, profissionais da área da saúde e cuidadores muitas vezes trabalham em condições precárias, com carga de trabalho excessiva, baixa remuneração e baixo reconhecimento profissional, além de lidarem diariamente com sofrimento, morte e violência ocupacional. Esses fatores podem ser considerados potencialmente estressantes. Portanto, fortalecer a resiliência e adquirir estratégias saudáveis de autocuidado, incluindo alimentação, atividade física regular, sono e repouso, práticas como *mindfulness*, pequenas pausas no trabalho e apoio social (Figura 3) são essenciais para promover bem-estar, reduzir o risco de estresse crônico, evitar o adoecimento do profissional e impactar positivamente as organizações de saúde com o aumento da segurança e a qualidade dos serviços prestados aos pacientes.

A Figura 3 mostra o mapa mental dos principais conceitos apresentados neste capítulo.

VAMOS PRATICAR?

1. Quais são as três fases do estresse em sequência cronológica?
   a. Alarme, resistência e exaustão.
   b. Exaustão, alarme e resistência.
   c. Resistência, tensão e ansiedade.
   d. Depressão, alarme e exaustão.

2. Eventos considerados estressores, quando se tornam repetitivos, prolongados e associados à ausência de estratégias individuais de enfrentamento, podem ocasionar:
   a. Estresse agudo.
   b. Mal-estar generalizado.
   c. Estresse crônico.
   d. Transtorno mental.

3. *Burnout* é:
   a. Ansiedade em excesso.
   b. Um quadro de estresse agudo.

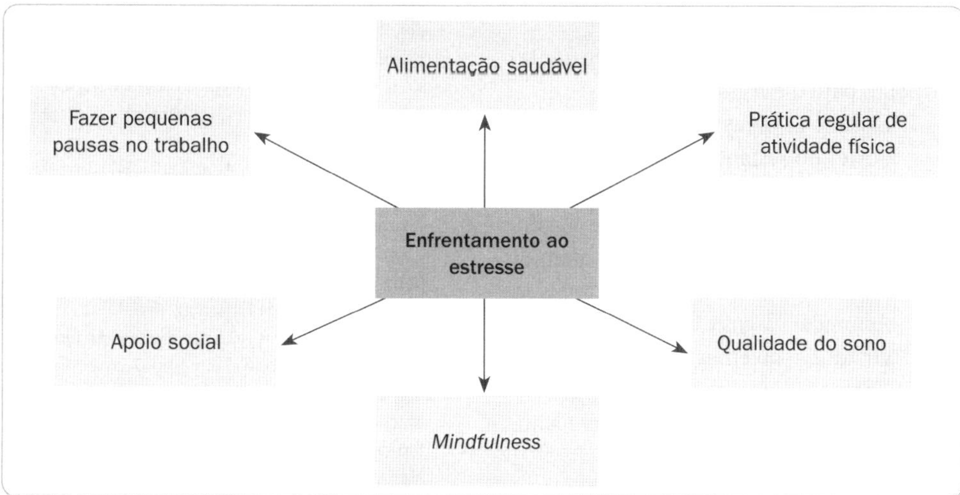

FIGURA 3 Mapa mental dos conceitos apresentados no capítulo. Estratégias para mitigar o risco de estresse crônico.

Fonte: Elaborada pelos autores.

c. Transtorno mental ocasionado por exaustão emocional no trabalho.
d. Estado de exaustão vital ocasionado por estresse crônico no ambiente laboral.

4. Quais são os três aspectos fundamentais da síndrome de *burnout*?
   a. Prejuízo laboral, invalidez e aposentadoria.
   b. Dores, exaustão emocional e absenteísmo.
   c. Sentimentos de exaustão emocional, despersonalização e baixa realização pessoal.
   d. Invalidez, estresse agudo e baixa realização pessoal.

5. Corresponde a algumas consequências da síndrome de *burnout* para a empresa e o trabalhador:
   a. Absenteísmo, presenteísmo e automedicação.
   b. Diarreia, urticária e desmaios.
   c. Dores agudas, agressividade e perda total da memória.
   d. Baixo nível de estresse, ausência de emoções e melhora na atenção.

6. São exemplos de estratégias de enfrentamento para o estresse:
   a. Dormir 12 horas por dia e praticar esportes no restante do dia.
   b. Ter hábitos de autocuidado, tais como: manter rotina regular de sono e alimentação balanceada e saudável, além de praticar atividade física regularmente.
   c. Acumular cargos e empregos para "fugir" dos problemas.
   d. Recorrer a qualquer artifício que estiver ao seu alcance, inclusive à automedicação.

7. Consistem em ações que podem dificultar a luta contra o estresse no dia a dia:
   a. Praticar *mindfulness*
   b. Praticar a higiene do sono, alimentação balanceada e atividade física regular.
   c. Ter inteligência emocional e flexibilidade mental.
   d. Acumular empregos e não ter bom relacionamento com colegas de trabalho e gestores.

8. O que é *mindfulness*?
   a. Prática religiosa oriental.
   b. Relaxamento.
   c. Consciência no momento presente, com autorregulação da atenção e abertura às experiências.
   d. Atenção na respiração.

REFERÊNCIAS

1. International Labour Organization. Workplace Stress; a Collective Challenge. Itália: International Training Centre of the ILO; 2016.
2. World Health Organization. State of the Word Nursing 2020: investing in education, jobs and leadership. Geneva: World Health Organization; 2020.
3. Teixeira GS, Silveira RCP, Mininel VA, Moraes JT, Ribeiro IKS. Quality of life at work and occupational stress of nursing in an emergency care unit. Texto Contexto – Enferm. 2019;28:e20180298. Doi: https://doi.org/10.1590/1980-265X-TCE-2018-0298.
4. Brasil. Lei nº 5.905, de 12 de julho de 1973. Dispõe sobre a criação dos Conselhos Federal e Regionais de Enfermagem e dá outras providências. Diário Oficial da União, Brasília; 1973.
5. Machado MH, Koster I, Aguiar Filho W, Wermelinger MCM, Freire NP, Pereira EJ. Mercado de trabalho e processos regulatórios – a Enfermagem no Brasil. Ciênc Saúde Coletiva. 2020;25(1):101-12. Doi: https://doi.org/10.1590/1413-81232020251.27552019.
6. Conselho Federal de Enfermagem (COFEN). Enfermagem em números [página na Internet]. [acessado 2022 Jul 10]. Disponível em: http://www.cofen.gov.br/enfermagem-em-numeros.
7. Machado MH, coordenadora. Pesquisa Perfil da Enfermagem no Brasil: Relatório Final. Rio de Janeiro: Nerhus-Daps-Ensp/Fiocruz; 2017.
8. Machado MH, Santos MR, Oliveira E, Wermelinger M, Vieira M, Lemos W, et al. Condições de trabalho da enfermagem. Enferm Foco. 2015;6(1/4):79-90.

9. Brasil. Projeto de Lei 2295/2000. Dispõe sobre a jornada de trabalho dos Enfermeiros, Técnicos e Auxiliares de Enfermagem; 2000.
10. Brasil. Projeto de Lei à Constituição 11. Institui o piso nacional do enfermeiro, do técnico de enfermagem, do auxiliar de enfermagem e da parteira; 2022.
11. Silva MCN, Machado MH. Sistema de Saúde e Trabalho: desafios para a Enfermagem no Brasil. Ciênc Saúde Coletiva.2020;25(1):7-13. Doi: https://doi.org/10.1590/1413-81232020251.27572019.
12. Selye H. A syndrome produced by diverse nocuous agents. Nature.1936;138(1):32.
13. Faro A, Pereira ME. Estresse: revisão narrativa da evolução conceitual, perpectivas teóricas e metodológicas. Psicologia Saúde & Doença. 2013;14(1):78-100.
14. Mason JW. A review of psycho endocrine research on the sympathetic-adrenal medullary system. Psychosom Med. 1968;30(5):Suppl 631-53. Doi: https://doi.org/10.1097/00006842-196809000-00022.
15. Sapolsky RM, Romero LM, Munck AU. How do glucocorticoids influence stress responses? Integrating permissive, suppressive, stimulatory, and preparative actions. Endocr Rev. 2000;21(1):55-89. Doi: https://doi.org/10.1210/edrv.21.1.0389.
16. Lupien SJ, Matheu F, Tu M, Fiocco A, Schramek TE. The effects of stress and stress hormones on human cognition: Implications for the field of brain and cognition. Brain Cogn. 2007;65(3):209-37. Doi: https://doi.org/10.1016/j.bandc.2007.02.007.
17. Dhabhar FS, Meaney MJ, Sapolsky RM, Spencer RL. Reflections on Bruce S. McEwen's contributions to stress neurobiology and so much more. Stress. 2020;23(5);499-508. Doi: https://doi.org/10.1080/10253890.2020.1806228.
18. Sterling P, Eyer J. Allostasis: Stress, cognition and health. Philadelphia: John Wiley&Sons; 1988. Allostasis a new paradigma to explain arousal pathology. p. 629-40.
19. Silva MC, Oliveira DS, Santos ALS, Ferreira VCO, Fernandes ESF, Souza CO. Manejo do estresse e fatores associados entre estudantes de enfermagem. Rev Recien. 2022;12(37):365–75. Doi: https://doi.org/10.24276/rrecien2022.12.37.365-375.
20. Mc Ewen BS, Mendelson S. Stress: theoretical and clinical aspects. USA: Press; 1993. Effects of stress on neurochemistry and morphology on the brain: counterregulation versus damage. p.101-26.
21. Picard M, Juster RP, McEwen B. Mitochondrial allostaticload puts the 'gluc' backin glucocorticoids. Nat Rev Endocrinol. 2014;10(5):303-10.
22. Siegrist J, Klein D. Occupational stress and cardiovascular reactivity in blue colar workers. Work & Stress. 1990;4(4):295-304. Doi: https://doi.org/10.1080/02678379008256992.
23. Siegrist J, Li J. Associations of extrinsic and intrinsic componentes of work stress withhealth: a systematic review of evidence on the effort-reward-imbalance model. Int J Environ Res Public Health. 2016;13(4):432. Doi: https://doi.org/10.3390/ijerph13040432.
24. Nguyen PT, Nguyen HV, Le PM, Phung HT, Dao ATM, Hayashi K, ei al. Translation, validation and psychometric properties of Effort-Reward Imbalance Questionnaire among nurses in Vietnam. Prev Med Rep. 2022;25:101692. Doi: https://doi.org/10.1016/j.pmedr.2021.101692
25. Araújo TM, Siegrist J, Moreno AB, Fonseca MJM, Marreto SM, Chor D, et al. Effort-reward imbalance, over-commitment and depressive episodes at work: evidence from the ELSA-Brasil cohort study. Int J Environ Res Public Health. 2019;16(17):3025. Doi: https://doi.org/10.3390/ijerph16173025.
26. Keser A, Li J, Siegrist J. Examining Effort–Reward Imbalance and Depressive Symptoms Among Turkish University Workers. Workplace Health Saf. 2019;67(3):131-6. Doi: https://doi.org/10.1177/2165079918807227.
27. Mutambudzi M, Siegrist J, Meyer J D, Li J. Association between effort-reward imbalance and self-reported diabetes mellitus in older U.S. workers. J Psychosom Res. 2018;104:61-4. Doi: https://doi.org/10.1016/j.jpsychores.2017.11.008.
28. Paschoal T, Tamayo A. Validação da escala de estresse no trabalho. Estud Psicol. 2004;9(1):45-52. Doi: https://doi.org/10.1590/S1413-294X2004000100006.
29. World Health Organization (WHO). Mental health considerations during COVID 19 outbreak. World Health Organization; 2020. Disponível em: https://www.who.int/publications/i/item/WHO-2019-nCoV-MentalHealth-2020.1.
30. Maslach C, Schaufeli WB. Historical and conceptual development of burnout. Waschington D C: Taylor & Francis; 1993. In: Professional burnout: recent developments in theory and research. p.1-16.
31. World Health Organization (WHO). International statistical Classification of Diseases and related health problems-10th revision. Geneva: WHO; 2019.
32. Salvagioni DAJ, Melanda FN, Mesas AE, González AD, Gabani FL, Andrade SM. Physical, psychological and occupational consequences of job burnout: A systematic review of prospective studies. PLoS One. 2017;12(10):e0185781. Doi: https://doi.org/10.1371/journal.pone.0185781.
33. Jonsdottir IH, Nordlund A, Ellbin S, Ljung T, Glise K, Wåhrborg P, et al. Working memory and attention are still impaired after three years in patients with stress-related exhaustion. Scand J Psychol. 2017;58(6):504-9. Doi: https://doi.org/10.1111/sjop.12394.

34. 34. Koutsimani P, Montgomery A, Masoura E, Panagopoulou E. Burnout and cognitive performance. Int J Environ Res Public Health. 2021;18(4):2145. Doi: https://doi.org/10.3390/ijerph18042145.
35. 35. Edú-Valsania S, Laguía A, Moriano JA. Burnout: A Review of Theory and Measurement. Int J Environ Res Public Health. 2022 4;19(3):1780. Doi: https://doi.org/10.3390/ijerph19031780.
36. 36. Maslach C, Leiter MP. Understandingthe burnout experience: recentre Search and its implications for psychiatry. World Psychiatry. 2016;15(2):103-11. Doi: https://doi.org/10.1002/wps.20311.
37. Maslach C, Leiter MP. New insights into burnout andhealthcare: Strategies for improving civility and alleviating burnout. Med Teach. 2017;39(2):160-3. Doi: https://doi.org/10.1080/0142159X.2016.1248918.
38. Amigo I, Asensio E, Menéndez I, Redondo S, Ledesma JA. Working in direct contact with the public as a predictor of burnout in the banking sector. Psicothema. 2014;26(2):222-6. Doi: https://doi.org/10.7334/psicothema2013.282.
39. Jantsch N, Costa AEK, Pissaia LP. Síndrome de Burnout: uma revisão integrativa. Research, Society and Development. 2018;7(1):e1371191. Doi: https://doi.org/10.17648/rsd-v7i1.104.
40. De Hert S. Burnout in healthcare workers: prevalence, impact and preventative strategies. Local Reg Anesth. 2020;13:171-83. Doi: https://doi.org/10.2147/LRA.S240564.
41. Molina-Praena J, Ramirez-Baena L, Gómez-Urquiza JL, Cañadas GR, De la Fuente EI, Cañadas-De la Fuente GA. Levels of Burnout and Risk Factors in Medical Area Nurses: A Meta-Analytic Study. Int J Environ Res Public Health. 2018;15(12):2800. Doi: https://doi.org/10.3390/ijerph15122800.
42. Cañadas-De la Fuente GA, Vargas C, San Luis C, García I, Cañadas GR, De la Fuente EI. Risk factors and prevalence of burnout syndrome in the nursing profession. Int J Nurs Stud. 2015;52(1):240-9. Doi: https://doi.org/10.1016/j.ijnurstu.2014.07.001,
43. Vieira I, Russo JA. Burnout e estresse: entre medicalização e psicologização. Physis. 2019;29(02):e290206. Doi: https://doi.org/10.1590/S0103-73312019290206.
44. Dyrbye LN, Shanafelt TD, Johnson PO, Johnson LA, Satele D, West CP. A cross-sectional study exploring the relationship between burnout, absenteeism, and job performance among American nurses. BMC Nurs. 2019;18:57. Doi: https://doi.org/10.1186/s12912-019-0382-7.
45. Homrich PHP, Danta Filho FF, Martins LL, Marcon ER. Presenteísmo entre trabalhadores da saúde: revisão da literatura. Rev Bras Med Trab. 2020;18(1): 97-102. Doi: https://doi.org/10.5327/Z1679443520200478.
46. Shan G, Wang S, Wang W, Guo S, Li Y. Presenteeism in Nurses: Prevalence, Consequences, and Causes From the Perspectives of Nurses and Chief Nurses. Front Psychiatry. 2021;8(11):584040. Doi: https://doi.org/10.3389/fpsyt.2020.584040.
47. Limaye D, Fortwengel G, Limaye V, Krause G. A systematic review of the literature to assess self-medication practices. Ann Med Health Sci Res. 2017;7(1):1-15. Doi: https://doi.org/10.18203/2394-6040.ijcmph20173192.
48. Barros AR, Griep RH, Rotenberg L. Self-medication among nursing workers from public hospitals. Rev Lat Am Enfermagem. 2009;17(6):1015-22. Doi: https://doi.org/10.1590/s0104-11692009000600014.
49. Brasil. Lei nº 17.234 de 03/01/2020. Obriga os hospitais públicos e privados a criar uma sala de descompressão, para ser utilizada pelos enfermeiros, técnicos de enfermagem e auxiliares de enfermagem. Diário Oficial da União; 2020.
50. Brolese DF, Lessa G, Santos JLGD, Mendes JDS, Cunha KSD, Rodrigues J. Resiliência da equipe de saúde no atendimento de pessoas com transtornos mentais em um hospital psiquiátrico. Rev Esc Enferm USP. 2017;51:e03230. Doi: https://doi.org/10.1590/S1980-220X2016026003230.
51. Jackson D, Firtko A, Edenborough M. Personal resilience as a strategy for surviving and thriving in the face of workplace adversity: a literature review. J Adv Nurs. 2007;60(1):1–9. Doi: https://doi.org/10.1111/j.1365-2648.2007.04412.x.
52. Salovey P, Mayer JD. Emotional Intelligence. Imagination, Cognition, and Personality. 1990;9(3):185-211. Doi: https://doi.org/10.2190/DUGG-P24E-52WK-6C.
53. Goleman G. Emotional Intelligencia. EUA: Bantam Books; 1995.
54. Ordoñez-Rufat P, Polit-Martínez MV, Martínez-Estalella G, Videla-Ces S. Emotional intelligence of intensive care nurses in a tertiary hospital. Enferm Intensiva (Engl Ed). 2021;32(3):125-32. Doi: https://doi.org/10.1016/j.enfie.2020.05.001.
55. World Health Organization. Action framework for developing and implementing: Public food procurement and services policies for a healthy diet. Geneva: World Health Organization; 2021. Disponível em: https://www.who.int/publications/i/item/9789240018341.
56. World Health Organization. WHO guidelines on physical activity and sedentary behaviour. Geneva: World Health Organization; 2020. Disponível em: https://www.who.int/publications/i/item/9789240015128.
57. Kandola A, Ashdown-Franks G, Hendrikse J, Sabiston CM, Stubbs B. Physical activity and depression: Towards understanding the antidepressant mechanisms

of physical activity. Neurosci Biobehav Rev. 2019;107:525-39. Doi: https://doi.org/10.1016/j.neubiorev.2019.09.040.

58. 58. Bagrowski B, Gutowska J. Sleep Quality and the Level of Perceived Stress in Medical Students. Ann Psychol. 2022:1:87-9. Doi: https://doi.org/10.18290/rpsych2022.0005.
59. Herawati K, Gayatri D. The correlation between sleep quality and level of stress among students in Universitas Indonesia. Enferm Clin. 2019;29:357-61. Doi: https://doi.org/10.1016/j.enfcli.2019.04.044.
60. Clement-Carbonell V, Portilla-Tamarit I, Rubio-Aparicio M, Madrid-Valero JJ. Sleep quality, mental and physical health: a differential relationship. Int J Environ Res Public Health. 2021;18(2):460. Doi: https://doi.org/10.3390/ijerph18020460.
61. 61. João KADR, Jesus SN, Carmo C, Pinto P. The impact of sleep quality on the mental health of a non--clinical population. Sleep Med. 2018;46:69-73. Doi: https://doi.org/10.1016/j.sleep.2018.02.010.
62. Marques DR, Meia-Via AMS, Silva CF, Gomes AA. Associations between sleep quality and domains of quality of life in a non-clinical sample: results from higher education students. Sleep Health. 2017;3(5):348-56. Doi: https://doi.org/10.1016/j.sleh.2017.07.004.
63. Palhares VC, Corrente JE, Matsubara BB. Association between sleep quality and quality of life in nursing professionals working rotating shifts. Rev Saude Publica. 2014;48(4):594-601. Doi: https://doi.org/10.1590/s0034-8910.2014048004939.
64. Bagheri H, Shahabi Z, Ebrahimi H, Alaeenejad F. The association between quality of sleep and health related quality of life in nurses. Hayat. 2007;12(4):13-20.
65. Bahri N, Shamshiri M, Moshki M, Mogharab M. The survey of sleep quality and its relationship to mental health of hospital nurses. Iran Occupational Health Journal. 2014;11(3):96-104.
66. Irish LA, Kline CE, Gunn HE, Buysse DJ, Hall MH. The role of sleep hygiene in promoting public health: A review of empirical evidence. Sleep Med Rev. 2015;22:23-36. Doi: https://doi.org/10.1016/j.smrv.2014.10.001.
67. Yazdi Z, Loukzadeh Z, Moghaddam P, Jalilolghadr S. Sleep Hygiene Practices and Their Relation to Sleep Quality in Medical Students of Qazvin University of Medical Sciences. J Caring Sci. 2016; 5(2):153-60. Doi: https://doi.org/10.15171/jcs.2016.016.
68. Hauri PJ. Sleep/wake lifestyle modifications: sleep hygiene. In: Therapy in sleep medicine. Therapy in Sleep Medicine. 2012:151-60. Doi: https://doi.org/10.1016/B978-1-4377-1703-7.10011-8.
69. Bartlett L, Buscot MJ, Bindoff A, Chambers R, Hassed C. Mindfulness is associated with lower stress and higher work engagement in a large sample of MOOC participants. Front Psychol. 2021;10(12):724126. Doi: https://doi.org/10.3389/fpsyg.2021.724126.
70. Khoury B, Sharma M, Rush SE, Fournier C. Mindfulness-based stress reduction for healthy individuals: a meta-analysis. J Psychosom Res. 2015;78(6):519-28. Doi: https://doi.org/10.1016/j.jpsychores.2015.03.009.
71. Kinnunen SM, Puolakanaho A, Tolvanen A, Mäkikangas A, Lappalainen R. Improvements in Mindfulness Facets Mediate the Alleviation of Burnout Dimensions. Mindfulnee. 2020;11(12):2779-92. Doi: https://doi.org/10.1007/s12671-020-01490-8.
72. Kabat-Zinn J. Mindfulness. Mindfulness. 2015;6(6):1481-3.
73. Bishop SR, Lau M, Shapiro S, Carlson L, Anderson ND, Carmody J, et al. Mindfulness: a proposed operational definition. Clinical Psychology: Science and Practice. 2004;11(3):230-41. Doi: https://doi.org/10.1093/clipsy.bph077.
74. Creswell JD. Mindfulness Interventions. Annu Rev Psychol. 2017;68:491-516. Doi: https://doi.org/10.1146/annurev-psych-042716-051139.
75. Lomas T, Medina JC, Ivtzan I, Rupprecht S, Eiroa-Orosa FJ. A systematic review and meta-analysis of the impact of mindfulness-based interventions on the well-being of healthcare professionals. Mindfulness. 2019;10:1193–216. Doi: https://doi.org/10.1007/s12671-018-1062-5.
76. Kabat-Zinn J. An outpatient program in behavioral medicine for chronic pain patients based on the practice of mindfulness meditation: theoretical considerations and preliminary results. Gen Hosp Psychiatry. 1982;4(1):33-47. Doi: https://doi.org/10.1016/0163-8343(82)90026-3.
77. Crane RS, Brewer J, Feldman C, Kabat-Zinn J, Santorelli S, Williams JM, et al. What defines mindfulness-based programs? The warp and the weft. Psychol Med. 2017;47(6):990-9. Doi: https://doi.org/10.1017/S0033291716003317.
78. Kabat-Zinn J. Mindfulness-based interventions in context: Past, present, and future. Clinical Psychology: Science and Practice. 2003;10(2):144–56. Doi: https://doi.org/10.1093/clipsy.bpg016.
79. Creswell JD, Lindsay EK, Villalba DK, Chin B. Mindfulness training and physical health: mechanisms and outcomes. Psychosom Med. 2019;81(3):224-32. Doi: https://doi.org/10.1097/PSY.0000000000000675.
80. Ngô TL. [Review of the effects of mindfulness meditation on mental and physical health and its mechanisms of action]. Sante Ment Que. 2013;38(2):19-34. Doi: https://doi.org/10.7202/1023988ar.
81. Goldberg SB, Tucker RP, Greene PA, Davidson RJ, Wampold BE, Kearney DJ, et al. Mindfulness-based interventions for psychiatric disorders: A systematic review and meta-analysis. Clin Psychol Rev. 2018;

59:52-60. Doi: https://doi.org/10.1016/j.cpr.2017.10.011.

82. Jayewardene WP, Lohrmann DK, Erbe RG, Torabi MR. Effects of preventive online mindfulness interventions on stress and mindfulness: A meta-analysis of randomized controlled trials. Prev Med Rep. 2016;5:150-9. Doi: https://doi.org/10.1016/j.pmedr.2016.11.013.
83. Sanada K, Montero-Marin J, Alda Díez M, Salas-Valero M, Pérez-Yus MC, Morillo H, et al. Effects of mindfulness-based interventions on salivary cortisol in healthy adults: a meta-analytical review. Front Physiol. 2016;7:471. Doi: https://doi.org/10.3389/fphys.2016.00471.
84. Good DJ, Lyddy CJ, Glomb TM, Bono JE, Brown KW, Duffy MK, et al. Contemplating mindfulness at work: An integrative review. J Manag. 2015;42(1):114-42. Doi: https://doi.org/10.1177/0149206315617003.
85. Demarzo M. Mindfulness e Promoção da Saúde. São Paulo: RESC, 2015.
86. Galante J, Friedrich C, Dawson AF, Modrego-Alarcón M, Gebbing P, Delgado-Suárez I, et al. Mindfulness-based programmes for mental health promotion in adults in nonclinical settings: a systematic review and meta-analysis of randomised controlled trials. PLoS Med. 2021;18(1):e1003481. Doi: https://doi.org/10.1371/journal.pmed.1003481.
87. Mapurunga MV, Andreoni S, Oliveira DR, Sarubbi Jr V, Bonilha AC, D'Almeida V, et al. Protocol for a Nested Randomized Controlled Trial to Evaluate the Feasibility and Preliminary Efficacy of the Mindfulness Based Health Promotion Program on the Quality of Life of Older Adults Assisted in Primary Care-"The MBHP-Elderly Study". Front Med (Lausanne). 2020; 7:563099. Doi: https://doi.org/10.3389/fmed.2020.563099.
88. Brasil. Ministério da Saúde. Departamento de Atenção Básica. Ampliação da PNPIC. Brasil. 2017. Disponível em: http://189.28.128.100/ dab/docs/portaldab/documentos/informe_pics_ maio2017.pdf.
89. Tesser CD, Sousa IMC, Nascimento MC. Práticas Integrativas e Complementares na Atenção Primária à Saúde brasileira. Saúde Debate. 2018;42(spe1):174-88. Doi: https://doi.org/10.1590/0103-11042018S112.
90. Botha E, Gwin T, Purpora C. The effectiveness of mindfulness based programs in reducing stress experienced by nurses in adult hospital settings: a systematic review of quantitative evidence protocol. JBI Database System Rev Implement Rep. 2015;13(10):21-9. Doi: https://doi.org/10.11124/jbisrir-2015-2380.
91. Guillaumie L, Boiral O, Champagne J. A mixed-methods systematic review of the effects of mindfulness on nurses. J Adv Nurs. 2017;73(5):1017-34. Doi: https://doi.org/10.1111/jan.13176.
92. Penque S. Mindfulness to promote nurses' well-being. Nurs Manage. 2019;50(5):38-44. Doi: https://doi.org/10.1097/01.NUMA.0000557621.42684.c4.
93. Cebolla A, Demarzo M, Martins P, Soler J, Garcia-Campayo J. Unwanted effects: is there a negative side of meditation? A multicentre survey. PLoS One. 2017;12(9):e0183137. Doi: https://doi.org/10.1371/journal.pone.0183137.
94. Schlosser M, Sparby T, Vörös S, Jones R, Marchant NL. Unpleasant meditation-related experiences in regular meditators: Prevalence, predictors, and conceptual considerations. PLoS One. 2019;14(5):e0216643. Doi: https://doi.org/10.1371/journal.pone.0216643.
95. Didona F. Mindfulness and obsessive-compulsive disorder: Developing a way to trust and validate one's internal experience. In: Clinical handbook of mindfulness. New York: Springer; 2009. p.189-219.
96. Shonin E, Gordon W, Griffiths M. Are there risks associated with using mindfulness for the treatment of psychopathology? Clinical Practice. 2014;11(4):389-92. Doi: https://doi.org/10.2217/CPR.14.23
97. Demarzo MM, Cebolla A, Garcia-Campayo J. The implementation of mindfulness in healthcare systems: a theoretical analysis. Gen Hosp Psychiatry. 2015;37(2):166-71. Doi: https://doi.org/10.1016/j.genhosppsych.2014.11.013.

GABARITO

1. Resposta: A
2. Resposta: C
3. Resposta: D
4. Resposta: C
5. Resposta: A
6. Resposta: B
7. Resposta: D
8. Resposta: C

Índice remissivo

D

E

F

G

H

I

L

M

N

O